临床危重症诊治与监护

王新花 张 力 李金霞 赵彦明 张桂兰 主编

科学技术文献出版社
SCIENTIFIC AND TECHNICAL DOCUMENTATION PRESS
·北京·

图书在版编目（CIP）数据

临床危重症诊治与监护 / 王新花等主编.—北京：科学技术文献出版社，2018.6
ISBN 978-7-5189-4621-1

Ⅰ.①临… Ⅱ.①王… Ⅲ.①急性病—诊疗 ②险症—诊疗 ③急性病—护理 ④险症—护理 Ⅳ.① R459.7 ② R472.2

中国版本图书馆 CIP 数据核字（2018）第 146037 号

临床危重症诊治与监护

策划编辑：李 蕊 责任编辑：张 红 李 晴 责任校对：文 浩 责任出版：张志平

出 版 者	科学技术文献出版社
地 址	北京市复兴路15号　邮编　100038
编 务 部	(010) 58882938，58882087（传真）
发 行 部	(010) 58882868，58882870（传真）
邮 购 部	(010) 58882873
官方网址	www.stdp.com.cn
发 行 者	科学技术文献出版社发行　全国各地新华书店经销
印 刷 者	北京虎彩文化传播有限公司
版 次	2018 年 6 月第 1 版　2018 年 6 月第 1 次印刷
开 本	889×1194　1/16
字 数	562千
印 张	22.25
书 号	ISBN 978-7-5189-4621-1
定 价	88.00元

《临床危重症诊治与监护》
编 委 会

作者及单位

王新花（滨州医学院附属医院）　　　　张　力（滨州医学院附属医院）

李金霞（滨州医学院附属医院）　　　　赵彦明（滨州医学院附属医院）

张桂兰（滨州医学院附属医院）　　　　孙　程（滨州医学院附属医院）

吕　尧（泰山医学院附属医院）　　　　曹秀萍（山东省滨州市无棣县人民医院）

邢晓莉（胜利油田中心医院）　　　　　张朝霞（滨州医学院附属医院）

孟萍萍（滨州医学院附属医院）　　　　周希环（滨州医学院附属医院）

马维娟（青岛市中心血站）　　　　　　薛玲喜（中国人民解放军第八十八医院）

程　洁（中国人民解放军第八十八医院）　王艳春（滨州医学院附属医院）

宋德海（滨州医学院附属医院）　　　　类维振（中国人民解放军第八十八医院）

徐艳婷（滨州医学院附属医院）　　　　于海腾（滨州医学院附属医院）

阮月芹（滨州医学院附属医院）　　　　刘永云（滨州医学院附属医院）

解树英（滨州医学院附属医院）　　　　任素珍（滨州医学院附属医院）

高梅兰（滨州医学院附属医院）　　　　周婷婷（滨州医学院附属医院）

薛海红（滨州医学院附属医院）　　　　张　茜（滨州医学院附属医院）

于月燕（滨州医学院附属医院）　　　　董挪挪（滨州医学院附属医院）

杜　唯（滨州医学院附属医院）　　　　刘婷婷（胜利油田中心医院）

杨倩雯（胜利油田中心医院）　　　　　焦珊珊（胜利油田中心医院）

朱秋芳（胜利油田中心医院）　　　　　王凤娇（胜利油田中心医院）

燕丽萍（胜利油田中心医院）　　　　　赵圣丽（胜利油田中心医院）

左程成（胜利油田中心医院）　　　　　张苹苹（胜利油田中心医院）

于晓文（胜利油田中心医院）　　　　　刘文娟（胜利油田中心医院）

田沙沙（胜利油田中心医院）　　　　　刘　莹（胜利油田中心医院）

王君妍（胜利油田中心医院）　　　　　王真真（胜利油田中心医院）

殷晓艳（胜利油田中心医院）　　　　　陈韦如（胜利油田中心医院）

刘　欢（胜利油田中心医院）　　　　　张云丹（胜利油田中心医院）

郭志欣（胜利油田中心医院）　　　　　薛　青（胜利油田中心医院）

前　言

危重症医学是现代医学的重要组成部分，它是一门综合性和实践性很强的跨学科专业。作为一门发展迅速的学科，是我国医学进步的重要标志之一。现在，无论是综合性还是专科性的ICU，其基本功能都是相同的——抢救、治疗和研究危重症。危重症不仅在西医上有极为成熟的抢救和治疗措施，同时，中医方面也越来越多地应用于其抢救与治疗中。笔者结合自身多年的临床经验，编著此书，希望能更好地促进危重症医学临床实践的发展。

本书共分4篇16章，第一篇是危重患者总论，针对重症医学概述、危重症患者急救及监护技术、危重症患者的营养支持及危重症患者输血与急救等进行了综述；第二篇是内科危重症，分别针对神经精神性危重症、呼吸内科危重症、心血管内科危重症、消化内科危重症、急性肾衰竭进行了论述；第三篇是外科危重症，分别对骨创伤与神经外科危重症、心脏移植、胸外科危重症、胃肠外科危重症、泌尿外科危重症进行了论述；第四篇是妇科、儿科危重症，主要针对妇科危重症和儿科危重症进行论述。本书充分吸收国内外最新的知识，力求能给读者奉献一本内容丰富、新颖和全面反映危重症的工具书。在编写过程中着力突出重点与难点问题，分别对危重症疾病在病因及发病机制、诊断，以及治疗等方面面临的问题集中、深入、重点阐述，并提出针对性的处理策略，尽可能地提出研究重点和方向。

本书读者对象为重症医学科及其相关科室专业人员，以及广大基层医疗机构，包括县级医院、乡镇医院及社区医疗服务中心的临床医生；同时还包括广大研究生、进修生、医学院校学生等，可作为其工作和学习的工具书及辅助参考资料。由于时间仓促，专业水平有限，书中存在的不妥之处和纰漏，敬请读者和同人批评指正。

王新花　张　力

2018 年 1 月

目　录

第二篇　内科危重症

第三篇　外科危重症

第四篇　妇科、儿科危重症

第一篇

危重患者总论

第一章

重症医学概述

第一节　重症医学理论与临床实践

重症医学是近半个多世纪以来发展起来的一门临床医学新专业，是指研究机体（包括高危者）器官功能障碍病理生理过程及其诊治的临床医学。重症监护病房（ICU）是重症医学的临床基地。重症医学理论和临床体制的出现是医学发展和患者诊治的需要，也是各种监护设备和技术在急危重患者诊治过程中应用的结果。它既不同于内科、外科、妇产科、儿科等以患者群体对象进行划分的专业，也不同于神经、心血管、呼吸等以脏器解剖或功能进行划分的专业。重症医学的特点是：理论上强调基础医学和临床医学结合；诊治过程中强调团队协作；强调"病、症/证互补"的疾病诊断模式，通过动态的整体观察和监护进行个体化的临床决策，以均衡的脏器功能支持为主要手段实施早期目标性治疗。重症医学是一门极具活力、以团队协作为基础的临床实践性很强的学科。

一、动态监护和个体化临床决策是重症医学理念的核心

重症患者临床表现和病理生理机制复杂而瞬息万变，每例患者都有其疾病发生、发展过程的特殊性，需要对疾病发展趋势和预后做出准确的判断。因此，对个体患者实施动态监护、分析和临床决策程序是重症医学理念的核心。

动态监护还必须强调早期和适宜。高危患者首先呈现的是生命体征代偿性的生物钟节律紊乱，并非一开始就表现出生理正常值明显偏移，这也正是目前全身炎症反应综合征（SIRs）静态诊断标准值过宽的原因。这种处于不稳定状态的机体（临床上常称为"重症高危状态"）一旦遭受促发因素则呈现危重症临床过程。因此，对此类患者实施早期监护才能事半功倍。由于监护的仪器设备和项目日益增加，尤其是分子生物学等监测手段的发展，针对具体患者权衡利弊地选择适宜的监测方法和监测频度极为重要。新生儿、小婴儿更具有起病急、变化快、预后差异大，以及有创监测、取血标本对机体影响大等特点。为此，必须有一套规范化的 ICU 管理体系和制度，重症医学的临床医生必须具备分析与综合互补的思维模式。

二、团队协作和不断探索创新是 ICU 成功救治患者的保证

重症医学需要从临床实践中不断地去发现问题，提高到基础医学的水平来分析，提出假设，进行研究。然后，回到临床实践，以求验证。按"临床—基础—临床"模式，不断地探索与求证，要善于从失败中吸取教训。重症患者的诊治是一个连续、多变的过程，充满未知数。各种高新技术应用都需要根据个体不同反应及时做出分析判断，整个 ICU 是一个救死扶伤的团队，需要建立一套健全完整的管理组织系统，包括医师、护士和其他技术人员（如呼吸治疗师、临床药剂师等）合理组成的人员梯队；符合当前循证医学证据的诊治常规和护理常规；各级医师查房、执行程序、交接班制度和各种人员有计划地轮流培训制度等。否则，将无法获取重症患者发生发展全过程的真实信息，无法取得较其他专业更高的重症患者抢救成功率，也就无法实现重症医学"实践—理论—再实践"不断发展的动力。

三、"病、症/证互补"的临床诊断模式

现代医学以解剖学、病理生理学为基础，逐渐形成了分析还原的实证主义思维模式。面对重症感染患者，寻找"病原体"和"病灶"才能确诊疾病并给予针对性治疗。但是，近年来重症感染仍是 ICU 住院患者的重要死亡原因，传统单一的感染性疾病诊断模式并不符合危重症多病因、多发病机制和复杂多变的临床特点。对危重症患者要更强调"病、症/证互补"的诊断模式。这是一种基于系统医学和中西医结合理念的诊断模式。这里的"症"指的是基本病理生理状态（包括传统病理生理学和系统病理生理学），也可以称为症候群或病理生理状态，如 SIRS/sepsis 及其序贯状态。"证"有两个含义，一是对上述病理生理状态更为精细的分期或动态分析；二是指中医的辨证施治，如脏腑、卫气营血、经络和阴阳的辨证。由此可见，"病、症/证互补"的临床诊断模式，即是各专业的疾病、病理生理状态和中西医理论互补的诊断原则。"病、症/证互补"诊断的核心理念是：个体化实践与循证理论相结合的诊治模式；分析与综合、微观与整体思维模式互补；定量与定性、静态与动态监测方法学互补。实施两种互补的关键是对患者的精细连续观察和监护，在搜集各种宏观/微观、定量/定性信息基础上进行反复思考，最终做出疾病诊断和全面解释危重状态发生发展过程。例如，一个肺炎儿童，血气分析低氧血症明显，C 反应蛋白 67 mg/L，胸片双侧肺野浸润，心肌酶学指标增高，少量胸腹腔积液，支原体 IgM 阳性。传统疾病诊断为：重症支原体肺炎，急性呼吸衰竭；应用"病、症/证互补"的诊断为：支原体肺炎、急性肺损伤、多脏器功能受损。如果病情再加重或迁延，还应进行病理生理分析和中医的辨证诊断。这种诊断模式的优点已为大量的临床实践所证明。实施这种"病、症/证互补"的临床诊断模式，ICU 医师除了需要熟练掌握重症医学理论外，还要尽可能熟识各种临床医学专业知识，同时加强与专业科室医师的交流，互相学习，取长补短。"病、症/证互补"的疾病概念还会引出治疗上"治标和治本互补"的概念，从而"艺术性"地掌握好脏器支持和病因治疗的最佳时机。

四、重症医学是以经验医学为主、循证医学为指导的临床医学

近年来，重症医学在基础理论上获得重大进步，以循证医学理念为基础的各种指南的制定使 ICU 工作更加规范化。但也应指出，目前重症医学仍处于以经验医学为主、以循证医学为指导的阶段。这

是重症疾病的复杂性和快速多变的特性所决定的。动态监测、个体化临床决策仍是重症医学的灵魂。我们应该这样来理解循证医学在重症医学临床中的应用：给个体患者以最符合个体愿望、最佳成本效益比、最少痛苦和后遗症的最优化医疗服务。包括多中心随机对照研究的重症医学的证据都是相对的，不是绝对真理。重症医学临床正处于日新月异、理念不断更新、技术不断创新的局面。在面对个体重症患者时，仍需采用传统的床边查房、个体化动态回顾分析，而这种床边分析病情并进行临床决策的过程需要临床医师长期的经验积累和思维模式的培养。

五、重症医学当前存在的问题和发展方向

近年来，重症医学在现代基础医学理论指导下，应用大量高新技术，在降低重症患者病死率方面取得了重大成就。但也存在以下困惑和问题：①面对危重患者抢救过程中对生命至上的医学伦理问题和当前高新技术诊治措施与医源性致病性、加强医学人性化之间的矛盾；②无限增长的高医疗资源消耗与有限的群体和个体负担能力的矛盾；③ Sepsis（脓毒症）及其序贯状态（包括 ARDS/DIC/ 感染性休克和 MODS）的发生率增加，病死率未降。

重症医学作为年轻的临床医学专业，在理论、技术发展及 ICU 体制等方面还需要不断探索和完善：①理论上和方法学上加强宏观和微观两个方向的研究，其中，宏观方向上需要加强与系统医学、系统生物学和感染微生态学的结合和互补；②创立具有我国特色的（中西医互补的）重症医学理论体系，从"生物医学"模式向"生物—心理—社会医学"模式转变；③从我国人口众多、经济基础相对薄弱的具体国情出发，探讨建立适合国情的不同等级医院内的 ICU 体制、管理模式和人员培训制度。

（王新花）

第二节　危重症医学发展现状与展望

一、危重症医学的发展史

危重症医学的诞生起源于"重点监护"的理念，而这一理念的提出者是现代护理学的创始人——南丁格尔。早在 17 世纪中期的克里米亚战争期间，她就曾为受伤严重的士兵建立专门的护理病区，这就是危重症医学的萌芽。20 世纪 50 年代，脊髓灰质炎在西方大规模流行，面对大量的呼吸衰竭患者，出现了气管插管和机械通气技术，其中丹麦的麻醉师 Ibsen 给患者手动机械通气，并建立 100 余张床位的抢救病房，也是重症加强治疗病房最早的雏形，也是现代医学的一个里程碑事件，极大地推动了危重症医学的出现。随着新的机械通气和各种监护技术的应用，1958 年，美国麻醉科医生 Safar 创建了第一个专门的危重症治疗病房，并正式命名为重症加强治疗病房。在 20 世纪 60 年代到 70 年代，重症加强治疗病房在美国各种层次的医院相继出现。1970 年，美国危重症医学会（SCCM）成立，会议

上把危重症医学定义为"治疗危及生命的急性疾病或创伤的跨学科专业"。1980 年，在日本等数个国家的倡导下成立了西太平洋危重症医学会（WPACCM），随后亚洲很多国家开始建立自己的重症加强治疗病房。1982 年，欧洲危重症医学会（ESICM）成立。

我国的危重症医学发展较晚，1982 年，北京协和医院成立了国内第一个重症加强治疗病房。20 世纪 90 年代末进入较快的发展阶段，国内各大医院纷纷成立重症加强治疗病房，并且从一开始单一的中心重症加强治疗病房逐渐发展成为专科的重症加强治疗病房，包括呼吸重症加强治疗病房、心脏重症加强治疗病房、脑重症加强治疗病房、外科重症加强治疗病房、儿科重症加强治疗病房、急诊重症加强治疗病房等。1997 年，中国病理生理学会危重症医学专业委员会成立。至此，重症医学从急诊医学中分出成为独立的二级学科。经历了这一个个危重症医学发展的里程碑，50 多年来，危重症医学从无到有、由弱变强，今天成为现代医学的一个重要临床学科，是医学现代化的一个重要标志。

二、我国危重症医学面临的问题

危重症医学发展到今天已颇具规模，但仍很不成熟，其发展仍然面临着众多问题。美国危重症医学会 2004 年的调查显示，当时危重症医学面临的三大主要问题是：医疗质量、人员短缺和床位较少，其他还有工作量较大、缺少好用的医疗设备等问题。我国危重症医学的发展同样面临着众多问题。面临的第一个问题是医护人员数量不足。最近，北京医学会危重症医学分会对北京市重症加强治疗病房的现状进行了调查，参加调查的 64 家医院中有 126 个重症加强治疗病房，1090 张病床。从事危重症医学专业的专职医生有 497 名，非专职医生有 269 名，专职护士有 1870 名。医生:护士:床位为 0.7:1.71:1。从这些数据可以看出，相对于床位数来讲，医生和护士数量不足，特别是医生。这就造成医护人员的工作量大、心理压力大，工作时注意力不易集中，容易出现差错，最终导致医疗质量下降。面临的第二个问题是医护人员的素质需要提高。美国危重症医学会提出加强医疗科的医务人员必须是一支有着多学科知识和经验基础的医疗团队，这个团队在恰当的时间为危重患者提供适宜的医疗服务，这与其他服务模式比较，可明显降低重症加强治疗病房患者的病死率。我国目前的医护人员要求还达不到这个水平，国内重症加强治疗病房医生来源有限，且水平参差不齐，主观愿望不强烈。面临的第三个问题是缺少正规的培训和教材。2006 年，世界危重症医学联盟教育委员会对 54 个国家进行关于危重症医学培训方面的调查，其中 37 个国家有正规培训课程和教材。培训的模式有多种：跨学科的专科培训、多学科的亚专科培训、单一亚专科培训和专科培训。多数国家培训课程结束后要进行考试，通过考试后给予资格认证。目前，国内大部分医学院校未设专门的危重症学科，缺少专门规范教材，也没有定期举办的培训班，缺乏危重症医师资格认证。同时，对危重症医生培训的投入也较少。这些都是危重症医学发展面临的现实问题，必须得到解决才会有更好的发展。

三、展望

危重症医学发展应该注重"整体观念"。古语云：中医治病，上医治人。人体是作为一个有机系统而存在的，人体的各个器官也是非常微妙地联系在一起的。所以，疾病的治疗从来都不应该是"头痛医头，脚痛医脚"，特别是对于危重症医生来讲，整体观念显得十分重要。患者是一个整体，同样，疾病也是一个整体，治疗应该是系统的、全面的。例如，多器官功能衰竭不仅仅是几个器官功能损害的单独叠加，而是级联放大互相影响的。"以人为本"是科学发展观的核心，在危重症领域同样应该坚持以人为本。目前，国内绝大多数大中规模的医院都有自己的重症加强治疗病房，买一批监护仪，放几台呼吸机，放几个比较重的患者，然后从其他科室拉几个医生护士过来值班，这样就叫重症加强治疗病房吗？不是的，重症加强治疗病房在医疗设备上固然先进，但真正在重症加强治疗病房占主导地位的，应该是危重症医生。

　　"预防在先"也应当成为危重症医学的重要理念。古人云：上医治未病，中医治已病，下医治大病。那么在危重症领域再杰出的大师在古人眼里也只不过是会治重病的"下医"。况且危重症患者的死亡率一直较高，如果都要等到疾病发展到重症阶段，除了给患者生命支持和家属的安慰外，医师往往束手无策。

　　所以，研究危重症疾病的发展规律，实施早期干预，避免疾病进一步向重症发展，更好地治愈疾病和改善预后，也是危重症医学重要的研究领域和发展方向。除了预防疾病的进一步发展，"预防在先"还应该体现在院外急救，适当及时的院外急救常常能给予患者最有效的支持，如严格的止血能预防失血性休克的发生，及时有效的心肺复苏能够避免全身重要脏器的长期缺氧，减少多器官损伤的可能性，为能获得良好的治疗疗效奠定基础。

（张　力）

第三节　危重症护理学的现状与发展进展

一、危重症护理学的概念

　　危重症护理学是研究各类急性病、急性创伤、慢性病急性发作及各类急危重症患者的抢救与护理的一门临床学科，是急诊医学的重要组成部分，是现代护理学的一门分支学科，对抢救危重患者起着重要的作用。

二、我国危重症护理学的发展

　　我国急救护理事业在早期只是将危重患者集中在靠近护士站的病房或急救室，以便于护士密切观察与护理；将外科手术后患者先送到术后复苏室，清醒后再转入病房。20 世纪 70 年代末期，改革开放政策使危重症医学从国外引进成为可能。1984 年，北京协和医院率先按照现代危重症医学的概念和欧美等国家的模式建成综合性 ICU。第一批 ICU 在几家教学医院相继成立。20 世纪 80 年代，我国部分大医院紧跟世界医学发展的潮流开始建立 ICU，中华护理学会成立了"危重症护理学专业委员会"，我国香港特别行政区成立了"香港危重病学护士协会"，大大促进了 ICU 护理在香港的发展，也加强了与内地 ICU 的联系。中华护理学会等学术团体多次举办重症监护治疗学习班，组织学术交流活动，加强护理队伍建设，许多大型医院相继设立 ICU，以适应危重症医学发展的需要。1991 年，北京协和医院陈德昌教授主持了由原卫生部举办的第 1 期 ICU 培训班，由此拉开了国内 ICU 培训的序幕，并逐渐成为国内 ICU 的发展基地，培养了一批骨干力量。进入 20 世纪 90 年代中期，ICU 作为三级甲等医院检查的必备条件，促使 ICU 建设进入一个快速发展阶段。2002 年，北京护理学会受北京市卫生局委托与香港危重病学护士协会联合举办了第一届全国性的"危重症护理学文凭课程班"，为期 3 个月，率先在全国启动 ICU 专科护士的资格认证工作。随后，上海、浙江、江苏等地也相继开展了 ICU 专科护士的培训。2005 年，中华医学会重症医学分会和解放军重症医学会相继成立。我国危重症医学发展进入新的时期。这一段历程也是艰难地走了 25 年。

三、我国危重症护理学的发展现状

经过 100 多年的发展，重症护理学已经逐渐发展为一门跨学科的新兴学科。我国危重症护理学也取得了一定的进步，但是目前还存在以下问题：发展水平不平衡，管理模式不健全，缺乏规范化的管理指南，专业人员比率低，专业人员技术水平参差不齐，专科培训体制不完善，危重症监护的实用性、循证研究相对较少等。

1.发展水平不平衡　我国危重症护理学的发展是伴随着危重症医学的开展逐渐孕育产生的，各省市开展危重症监护的规模、形式各不相同。原卫生部副部长朱庆生认为，由于我国地域广阔，经济发展差异大，一些大城市如北京、上海、广州、深圳等地，由于政府重视，起步早，投入大，发展较快，而一些边远地区和小城市，由于条件所限发展较慢，因此全国各地发展水平很不平衡。

2.管理模式不健全，管理机制落后　中国危重症护理经过近几年的发展，已初具雏形，ICU 大致可分为综合 ICU、专科 ICU 和部分综合 ICU。目前，国内 ICU 管理模式分为开放式（无专职 ICU 医师）、半开放式（ICU 医师与原专科医师共管）和封闭式（ICU 专职医师专管）3 种模式。何种管理模式较适合 ICU 的发展目前尚无统一结论，现在的护理模式只是机械地进行治疗与护理，在护患关系上，没有达到更高层次上的和谐，不仅达不到预期的护理目标，甚至还导致护患纠纷。国内的一些管理者观念陈旧，靠经验管理，工作方法僵硬，对护理工作中存在的问题不能深入浅出地分析，找出切实可信的解决方法，而是在不断重复问题，使该解决的问题得不到解决。

3.专业护士比率低　在 1 份全国 126 所二级甲等医院护理人力资源配置问题的调查中发现，有88.0% 的医院存在护士缺编情况。特别值得注意的是，有的医院缺编率甚至高达 85.0%，平均缺编率27.5%。根据原卫生部 2006 年的调查，我国三级综合性医院病房护士与床位比平均为 0.33∶1，最低为0.26∶1。2006 年发布的《中国重症加强治疗病房（ICU）建设与管理指南》评价指标中，要求重症监护室床护比应达到 1∶（2.5～3）以上，而国内很多所医院 ICU 的护士与床位数之比为 1.6∶1，可见现有的 ICU 护士人力配备严重不足，处于一种超负荷运转的状态。ICU 护士都在疲于完成紧张而繁重的护理工作，就连观察病情、书写护理记录都要见缝插针地去做。在这种情形下，护理工作的内涵即对患者实行整体护理，也就变成了纸上谈兵。护理人员配备不足，必将影响到整体护理的质量，进而降低医院的服务质量，削弱医院的竞争力，同时患者的安全也无法得到保障。只重形式、不注重实际效果的整体护理既浪费了人力、物力和财力，又给护士造成了很大的精神压力和困惑，使人产生厌倦感。护理队伍稳定性下降，护理人才流失，每年都有大批护士转岗改行。最后，使得本来就有限的人力资源不能有效被利用，临床护士更加不足，这样便形成了恶性循环。

4.专业人员技术水平参差不齐　当前，我国医院ICU护士中女性占多数，且25岁以下年龄段年轻护士居多。根据2007年原卫生部对全国696所三级综合医院的调查发现，护理队伍中具备大专及以上学历的护士比例为57.5%。另一份调查显示，广东省护理普通教育中专与大专和本科的招生规模比较，比例过大，且2000年起一直占招生量的3/4左右，提示护士队伍整体的教育起点仍然偏低。值得重视的是，在我国高等护理教育快速发展的今天，护理学硕士研究教育取得了较大的进步，但是从事ICU临床工作的护士中，硕士及以上学历者十分缺乏，可能与我国培养的高层次护理人才目前数量较少、大多数毕业生从事的是教学和科研工作、从事临床护理工作的研究生较少等原因有关。另外，ICU护士中技术职称普遍偏低，以初级职称为主，高级职称的护士数量很少，中高级职称者偏少，表明我国ICU还没有形成合理的护理人才结构；与此同时，护士临床经验缺乏的现象较为显著，工作年限低于5年者占绝大多数，这在一定程度上影响了ICU临床教学和护理学术水平的提高。可见我国ICU护士整体素质不高，成为制约本学科发展的不可忽视的环节，而如何解决高学历护士年轻化导致的工龄短、技术职称低和临床经验缺乏的问题是今后护理管理者需要解决的关键问题。

5.专科护士培训制度不健全，资格认证不完善　ICU中的大量工作是由护理人员承担的，如对病情的初步观察、物理治疗和生活护理等。但是，目前普遍存在对ICU护理人员的重视不足现象。ICU作为一种专业，受到相关政策和护理教育等因素的影响，导致我国ICU护理人才的梯队模式没有建立，从事ICU专业的条件和资格认证尚在论证与起步阶段。

6.危重症急救监护学研究滞后　20世纪80年代的危重症护理研究处于初级阶段，大部分的研究是描述性研究。20世纪80年代后，特别是近几年的危重症护理研究逐渐趋向于多样化、跨学科的研究，包括如费用效益分析和政策性的预测研究等，但是，目前我国危重症研究仍处于经验介绍（描述性研究），临床研究和科研型研究相对较少，与国外危重症护理学研究相比还有很大的差距。

四、我国危重症护理学发展的思考

为促进护理事业发展，原卫生部颁布了《中国护理事业发展规划纲要（2005—2010年）》，这是我国第一个全面筹划护理事业发展的规划纲要，明确提出"十一五"时期我国护理工作的目标和工作重点，主要围绕稳定护理队伍的建设、实现人力资源的合理配置、提高整体护理素质、有计划地培养专科护士、提高护理专业水平等，这是总目标。而危重症护理学学科的发展目标为以下几点。

1.平衡发展　可以采取以点带面的形式，学习、借鉴北京、广州和上海等地医院发展较快、具备良好管理经验的模式，并根据各个医院的实际情况予以补充，以求共同发展。

2.完善危重症护理质量管理体系，制定规范化管理指南　健全的ICU制度与管理是发挥其功能和避免医疗护理差错的重要保证，制度与管理的好坏直接影响ICU的护理质量，而护理质量与患者的生命安危紧密相关，关系着危重患者的抢救成功率、病死率和致残率。ICU应用先进的诊断、监护、治疗设备与技术，对病情进行连续、动态的定性和定量观察，并通过有效的干预措施，为重症患者提供规范的、高质量的生命支持，改善生存质量。2006年，中华医学会重症医学分会发布了《中国重症监护病房（ICU）建设与管理指南》。2009年，原卫生部又下发了关于规范ICU建设的相关文件。指南应该是建立在循证医学支持的基础上，来自于临床，根据可改善患者预后的证据，总结临床可行的监测治疗方法。根据全国危重症学科建设指南，以循证护理为根本，完善危重症护理质量的持续改进，进一步规范我国的危重症护理实践标准、各级人员岗位说明书、绩效考核标准、重症专科护理管理制度等，实施规范化管理显得尤为重要。姜小鹰指出，我国的ICU质量管理应建立以患者为中心、优化护理流程、重视患者的基础护理工作，满足患者重症期的基本生理需求；把专科护理和医院感染预防工作作为危重症护理质量管理的重点，提高护理质量管理，减少感染等并发症的发生；可以参考护理质量管理创新模式进行管理；加强与多部门的协调沟通，实现医疗、护理、医技、后勤为一体的全面质量管理体系。根据指南加强执行力度的检查，ICU质量控制小组成员应及时发现问题，及时上报并入录到数据库，使用数据库进行规范化管理、分析和整改。

3.科学统筹人力资源的合理配置和能力的培养

（1）人力资源的合理配置：国外研究显示，护理人力配置与护理质量和医院效率密切相关。我国如何进行合理的ICU护理人力资源建设和培养是今后学科发展的关键点。在ICU的运行中，医护人员的个体资质是控制的重点，因而人员素质对ICU的工作质量与安全起到至关重要的作用，应实施人员准入制。郭燕红指出，医院应当加强护士人力资源的科学管理，按照护理岗位设置及岗位职责、工作量和工作强度、专业技术要求等要素合理配置护士，科学统筹护士人力资源，实施岗位管理。我国目前采用量表或评分系统估计工作量的研究护理人力的配置较少，多采用床护比来配置护理人力。刘华平等对护理人力资源的配置方法为：①建议有关部门制定医院护士最低人力配置标准，按工作量合理配置人员；②确定医院的组织结构、人员编制、床位编制，以及不同人员的结构和比例，医院坚决遵守，不能转移编制；③各级卫生行政部门对在编不在岗的护理人员将不予注册；④规范用人制度；⑤调整床护比。吴欣娟等研究表明，目前临床护士从事的护理工作中大约有3/4（73.6%）是护理专业性的工作，1/4（26.4%）是非护理专业性工作。对于一些不需要或很少需要护理知识和技能的工作，可以通过增加后勤人员或护理人员配备的方法使问题得到解决；而一些需要高技术含量的工作，可以进行学科的细分，设立专科护士，将一些原来不需要由护理人员做的工作分配给其他人员完成。护理管理者应依据每天工作实际需要实施弹性的护士人力调整和护士的分层级管理，对于生活护理、遵医嘱完成治疗、操作、间接护理等方面的工作可以直接让中专学历的护士完成；而临床护理工作中对患者病情的观察、评估、计划的制订、实施，健康教育，心理支持，专科护理，以及护理教育、研究和管理岗位的工作都要求专科或本科学历的注册护士完成；研究方面的工作更是需要高层次的护理人员完成。医院也应重视ICU，给予大力支持，尽量达到指南中床位医护比的要求。

（2）能力的培养：2004年9月在英国剑桥大学举行了"第二届英国危重病学护士协会国际研讨会暨第一届危重病学护士世界联盟会议"，其中一个主要议题是"ICU护士的核心才能"。英国布莱顿大学护理及产科研究中心教授Julie Scholes认为，核心才能是帮助护理专业发展的工具，可指导护士如何在临床持续有效地发挥其专业功能，并达到有质量的"以患者为中心"的护理。根据中国香港医院管理局的ICU专科护理服务指引，ICU护士的核心才能可提高重症监护护理的卓越性。

4.进一步完善我国专科护士的培训制度和资格认证

（1）专科护士的培训制度：对危重症患者能否及时正确地做出判断和实施救护，直接关系到患者生命的安危和以后的康复。现阶段已呈现"高技术装备和护理人员技术水平不高"的矛盾局面，因此，现代ICU对护士提出了更高的要求，按专业化标准培养符合现代化监护要求的ICU高级护理专业人才已成为当务之急。郭燕红指出，各省、自治区、直辖市卫生厅（局）按照我国卫生部下发的《专科护理领域护士培训大纲》，对重症监护、急诊、急救等领域的护士展开专科培训工作，提高护士的专业能力。我们应承担起国内 ICU 护士的继续教育和培训任务，借助北京、香港地区的护理专业化实力带动我国护理专业的发展，并将专科护士的培养纳入医学人才培养范畴，给予专项经费支持。ICU 护理专业技术人员的业务水平与层次同样是 ICU 诊疗质量的关键，要求 ICU 的护士应全面掌握临床检测系统的监护技能与应急能力。

（2）完善专科护士资格认证：按专业化标准培养符合现代监护要求的 ICU 专业护理人才已成为当务之急。国内外关于 ICU 专科护士的培养进行了多角度的论述和研究。继美国之后，加拿大、英国等欧美国家在 20 世纪 60 年代也开始实施专科护士培养制度。在欧洲，英国护士从专科学校毕业后需进行 6～12 个月的 ICU 专业训练；瑞典是 1 年，奥地利是 9 个月，丹麦是 1 年半。结业者授予 ICU 护士证书，待遇方面优于普通病房护士。《中国护理事业发展规划纲要（2005—2010 年）》中指出，在 2005—2010 年，分步骤在重点临床专科护理领域，包括重症监护等专科护理领域开展专业护士培训。但是，我国 ICU 高级护理人才的梯队模式还没有建立，从事 ICU 专业的入门条件和资格认证工作尚在论证和起步阶段。ICU 专科护士的发展还有待于更加系统的专科培训、规范专科认证标准、明确专科护士的岗位职责、完善实践能力的评价手段。

5. 护理专家带动开展护理科研　危重症医学是新兴的、边缘性学科。要发展，就需要对临床与基础医学理论问题进行更为深入的探索和求证。相对而言，护理科研在医院科研方面还比较薄弱，要不断改进护理工作，提高护理水平，推动护理知识和技术的更新与应用，促进护理学科的发展。首先，要明确学科定位和归属，将理论体系系统化和条理化，改变目前学科研究"大而散"的现象，规范研究对象和研究方法。其次，要以临床实际需求为着眼点，以解决问题为目的，开展护理科研工作。我国应进一步培养各学科的临床护理专家，并让护理专家利用其知识、专长和技术提高全院的护理科研水平。开展科研的重点领域有：重症护理评估、患者舒适、医院感染的预防和护理并发症预防等方面。最后，加强现有 ICU 护理研究成果的收集整理工作，分析成果应用的可行性，为避免重复研究及研究的持续性和深入性奠定良好的基础。无论是医院创新管理的机制，还是临床医疗模式创新，都需要有护理教育理论做指导，因此结合实践，要求护理师资贴近临床，教改紧密结合实际，使护理研究在创新中拓宽思路，注重临床，指导临床。

6. 规范危重症护理学教材和课程体系　目前，我国各高校护理专业危重症护理学教材和课程体系参差不齐，因此，应从危重症护理学的课程教育入手，聘请国内外在危重症护理学方面有独特见解的教授和专家撰写与临床紧密结合的危重症护理学教材，设置合理的课程体系，并把危重症护理学列为必修科目是非常必要的。

7. 积极开展国际交流与合作　护理学要从"描述性"到"解释性"，提高科技含量，与国际接轨，否则临床资料将失去可比性，不利于国际交流。因此，不断引进新理念、新技术，并广为传授，实属重要之举。我国应学习和借鉴国外的护理服务理念、专业技术经验、教育和管理模式，积极争取在护理人才培养、业务技术、管理和教育等方面的国际交流与合作，探索出我国自己的见解和经验。危重症护理学是一门应用性很强的学科，在参与国家重大课题研究的实践中，可以使本学科在理论和方法上得到进一步发展，国家应支持和争取更多的国内外交流合作项目，为研究资源的充分利用、信息的交流等发挥枢纽作用。

（李金霞）

第二章

危重症患者急救及监护技术

第一节　氧疗与人工气道管理

呼吸道是气体进出肺脏的通道，肺是进行气体交换的场所，机体在新陈代谢过程中，不断地消耗氧气，又不断地产生二氧化碳。因此，需要不断地从外界空气中摄入氧气，并将二氧化碳排出体外，形成一系列气体交换的过程。肺脏是全部心排出量注入体循环之前的必经之路，各脏器的血流及分布都受它的影响。因此，呼吸道及肺脏在人体中占有极为重要的位置。重症监护患者往往需要进行氧疗与人工气道管理，故呼吸道护理技术具有重要的临床意义。

一、呼吸道解剖结构与生理功能

（一）呼吸道解剖结构特点

（1）呼吸道为由上至下的管道，当人体吸气时，气体进入肺脏是由上至下；当人体呼气时，排出气体是由下至上的。即使人体平卧时，呼吸道仍与体轴构成15°，因此外物易吸入而不易排出。

（2）呼吸道上邻有窦腔，下邻有胃肠。上呼吸道有鼻腔、鼻咽腔和许多鼻旁窦，当这些窦腔感染时，其脓性分泌物易向下引流入下呼吸道；当人体熟睡时，声门开放，尤易发生上述情况。下邻胃肠，肠梗阻或胃胀气的患者如有呕吐物在口咽部储积，可被误吸入下呼吸道而导致吸入性肺炎。

（3）呼吸道路长道窄又迂曲。从气管到肺泡的呼吸道共有23级分支，这样就增加了排除分泌物的难度，没有哪一个体位能使各部支气管都能引流通畅。

（二）呼吸道组织结构特点

（1）气管及支气管的黏膜腺体丰富，受刺激后分泌过多而不能有效排出时，便会阻塞气道。胸部术后（尤其是食管手术后）患者易发生迷走神经兴奋，功能亢进，使气管及支气管黏膜腺体分泌物过多，患者咳出大量的泡沫痰。

（2）小支气管壁上的平滑肌发达，形如窗格，当受刺激产生痉挛时，可将分泌物及感染物关闭在其远端，导致感染，甚至窒息。

（3）肺泡的横断面积大，达 70 m²，一旦发生支气管肺炎，毒素吸收面积大，易发生中毒性休克。

（4）肺泡壁薄，利于气体交换和吸收。血流通过毛细血管 1/4 的路程，气体交换已完成，故肺储备功能大。但小儿肺内弹力组织发育较差，顺应性低下，易发生肺不张。

（三）呼吸道生理功能特点

1. 自主呼吸　成年人 24 小时内共呼出气体 10 000 ～ 12 000 L。若是空气有污染则可吸入大量灰尘、化学物质和细菌。故从某种意义上说，肺是一个"吸尘器"。

2. 肺循环功能

（1）储血功能：肺内正常含血量为 500 ～ 600 mL，供心室充盈之用。风湿性心脏病二尖瓣狭窄的患者，肺内血量大增，有人也把肺称为"储血库"。

（2）过滤功能：流进体循环的血量几乎全部通过肺毛细血管网。因此，在某种意义上肺循环是体循环的"过滤器"，进入体循环静脉内的大小异物、组织片或脂肪滴均可在肺循环中形成栓塞。

3. 呼吸道自然防御功能

（1）过滤与黏附作用：直径在 10 μm 以上的粉尘几乎完全在鼻腔中被去掉，剩下的黏附至鼻咽部及喉头。

（2）温化与湿化作用：这是鼻最重要的作用，鼻腔除了有丰富的黏膜外，每侧还有 3 个鼻甲增加了鼻腔黏膜的面积，使流经其间的空气冷者温化、热者降温、干者加湿。

（3）关闭与咳嗽作用：喉部有会厌和声带等防线关闭喉头，使异物不至于直接进入下呼吸道。呼吸道受交感神经和副交感神经所支配，而副交感神经纤维较敏感，一旦刺激喉头或气管分叉，就会引起咳嗽反射。但患者在昏迷状态、酸中毒、胸腹部疼痛、麻醉剂及镇静剂使用等情况下，关闭及咳嗽作用受到抑制。

二、氧气疗法

（一）缺氧

各类缺氧的治疗，除了消除引起缺氧的原因以外，均可给患者吸氧。但氧疗的效果因缺氧的类型而异。氧疗对低张性缺氧的效果最好。由于患者 PaO_2 及 SaO_2 明显低于正常人，吸氧可提高肺泡气氧分压，使 PaO_2 及 SaO_2 增高，血氧含量增多，因而对组织的供氧增加。但由静脉血分流入动脉引起的低张性缺氧，因分流的血液未经肺泡直接掺入动脉血，故吸氧对改善其缺氧的作用不大。血液性缺氧、循环性缺氧和组织缺氧者 PaO_2 及 SaO_2 正常，因为可结合氧的血红蛋白已达 95% 左右的饱和度，故吸氧虽然可明显提高 PaO_2，而 SaO_2 的增加却很有限，但吸氧可增加血浆内溶解的氧。通常在海平面吸入空气时，100 mL 血液中溶解的氧仅为 0.31 mL；吸入纯氧时，可达 1.7 mL；吸入 3 个大气压的纯氧时，溶解的氧可增至 6 mL。而通常组织从 100 mL 血液中摄氧量平均约为 5 mL。可见，吸入高浓度氧或高压氧使血浆中溶解氧量增加，能够改善组织的供氧。组织性缺氧时，供氧一般虽无障碍，但是组织利用氧的能力降低；通过氧疗提高血浆与组织之间的氧分压梯度，以促进氧的弥散，也可能有一定治疗作用。一氧化碳中毒者吸入纯氧，使血液的氧分压升高，氧与 CO 竞争与血红蛋白结合，从而加速 HbCO 的解离，促进 CO 的排出，故氧疗效果较好。

（二）供氧

心肺复苏时，立即行人工呼吸，急救者吹入患者肺部的是含 16% ～ 17% 氧浓度的空气，理想时肺泡内氧分压可达 80 mmHg。心搏骤停或心肺复苏时，低心排出量、外周氧释放障碍均导致组织缺氧。其他因素还包括通气异常致肺内分流和呼吸系统疾病，组织缺氧导致无氧代谢和代谢性酸中毒，化学药品和电解质治疗对酸碱失衡也会产生影响。基于上述原因，基础生命支持（Basic Life Support，BLS）和高级生命支持（Advanced Life Support，ALS）时推荐吸入 100% 的纯氧，高的吸入氧浓度可以增加动脉血中氧的溶解度，进而加大身体氧的输送（心排出量 × 血氧浓度），短时内吸入 100% 纯氧治疗有益无害，而只有长时间吸高浓度氧才会产生氧中毒。在急性心肌梗死患者中，氧支持疗法可改善心电图 ST 段改变的幅度和范围。推荐对急性冠状动脉综合征患者在最初 2 ～ 3 h 经鼻导管吸氧 4 L/min，对于持续或反复心肌缺血，或伴充血性心力衰竭、心律失常的复杂心肌梗死，吸氧 3 ～ 6 h，直到患者低氧血症纠正，临床上病情稳定。

吸氧作为基础护理的一个基本操作，在临床上广泛使用。吸氧的方法有鼻导管法、鼻塞法、面罩法、双腔鼻导管法及氧气罩法，采用何种方法目前国内常依据各地的习惯及患者的情况而定。

（三）氧中毒

氧气虽为生命活动所必需，但 0.5 个大气压以上的氧却对任何细胞都有毒性作用，可引起氧中毒。一般认为，氧中毒时细胞受损的机制与活性氧的毒性作用有关。氧中毒的发生取决于氧分压而不是氧浓度。吸入气的氧分压（PiO_2）与氧浓度（FiO_2）的关系如公式：$PiO_2 = (PB - 6.27) \times FiO_2$，式中，PB 为吸入气体压力（kPa）。6.27 kPa（47 mmHg）为水蒸气压。潜水员在深 50 m 的海水下作业（PB 约为 608 kPa，即 4560 mmHg）时，虽然吸入气的氧浓度正常（$FiO_2 = 0.21$），氧分压（FiO_2）却高达 126.4 kPa（948 mmHg），从而可导致氧中毒；相反，宇航员在 1/3 大气压环境中工作，即使吸入纯氧（$FiO_2 = 1$），PiO_2 也仅为 27.5 kPa（206 mmHg），不易出现氧中毒。当吸入气的氧分压过高时，因肺泡气及动脉血的氧分压随之增高，使血液与组织细胞之间的氧分压差增大，氧的弥散加速，组织细胞因获得过多氧而中毒。人类氧中毒有两型：肺型与脑型。

1. 肺型氧中毒　发生于吸入一个大气压左右的氧 8 h 以后，出现胸骨后疼痛、咳嗽、呼吸困难、肺活量减少、PaO_2 下降。肺部呈炎性病变，有炎性细胞浸润、充血、水肿、出血和肺不张。氧疗的患者如发生氧中毒，吸氧反而使 PaO_2 下降，加重缺氧，造成难以调和的治疗矛盾，故氧疗时应控制吸氧的浓度和时间，严防氧中毒的发生。

2. 脑型氧中毒　吸入 2 ～ 3 个大气压以上的氧，可在短时间内引起脑型氧中毒（4 个大气压吸氧数十分钟，6 个大气压的吸氧数分钟），患者主要出现视觉、听觉障碍，恶心、抽搐、晕厥等神经症状，严重者可昏迷、死亡。高压氧疗时，患者出现神经症状，应区分"脑型氧中毒"与由缺氧引起的"缺氧性脑病"。前者患者先抽搐以后才昏迷，抽搐时患者是清醒的；后者则先昏迷后抽搐。对氧中毒者应控制吸氧，但对缺氧性脑病者则应加强氧疗。

三、气道紧急处理

当临床上发现患者意识丧失伴有上呼吸道部分梗阻，患者呼吸费力，若不及时处理可能危及生命。鼻翼翕动，所有辅助呼吸肌参与呼吸，仍无足够气体交换者，常因舌后坠、呕吐、误吸、呼吸道分泌物积聚、喉痉挛及喉水肿等引起。在这种紧急情况下，应首先解除气道梗阻，保证患者有足够的通气及氧供。常有人误认为此时应立即行气管内插管，但在熟练掌握气管插管技术的专业人员到来之前，常由于插管不成而延误时机，造成缺氧加重，甚至血流动力学紊乱、心律失常等情况的发生。在某些情况下，一些简单的气道紧急处理方法能起到重要作用，甚至可以免除气管插管。

（一）急救措施

（1）将患者置于平卧位，后背有平整的硬支撑。

（2）清除呼吸道、口咽部的分泌物和异物。

（3）头后仰，托起下颌，但怀疑可能引起颈椎损伤时不能变更头位。实施时施救者先将一手掌放在患者的头顶，拇指置于患者额前，余4指托于患者后脑，将患者的头位后仰，使寰枕关节尽量伸展（使头后仰）；再用双手3、4、5指放于患者双侧下颌角和颞颌关节处向上托起下颌，使下颌角抬起，呈现下颌牙位于上颌牙之前上的位置（托下颌）或调整头部位置，使气道通畅。

（4）放置通气道，包括口咽、鼻咽两种通气道。口咽通气道放置时将弓形凹面朝向上腭部，插到舌根部再旋转180°。通气道不可过短，易将舌推向咽喉壁加重梗阻；通气道过长则能刺激咽部，引起恶心、呕吐乃至损伤。其长度以选择从口角到耳垂的距离为宜。鼻咽通气道放置时，将通气道涂抹液态石蜡（润滑作用）后垂直于患者冠状面插入一侧鼻孔，顺势偏向患者喉结方向通过鼻甲，如遇阻力不能插入时，稍旋转调整方向再插入，切忌使用暴力。如多次试插不能成功，则以相同方法在另一侧鼻孔试插，多能成功。如双侧鼻孔试插均不成功，则可换小一号的通气道试插。鼻咽通气道的长度选择可参照患者鼻尖到一侧耳垂的距离。

（5）其他方法。对有些患者不宜行气管插管或急救人员经验太少时，可选择人工气道盲探插入建立气道通路，可能比明视下气管插管更简单有效。可选择的气管导管有喉罩气道、食管气管导管、咽气管导管等。经过适当训练，在心搏骤停时与面罩相比，喉罩气道、食管气管导管可提供更好的通气。

（二）辅助气道

1.口咽气道　适用于浅昏迷而不需要气管插管的患者，但应注意在口腔中的位置，因为不正确的操作会将舌推至下咽部而引起呼吸道梗阻。给清醒患者放置口咽气道可引起恶心、呕吐，或由呕吐物引起喉痉挛。受过适当训练的人员才可给患者放置口咽气道。

2.鼻咽气道　适用于牙关紧闭，咬伤、颞颌关节紧闭，妨碍口咽气道置入的颌面部创伤。疑有颅骨骨折的患者使用鼻咽气道要谨慎，浅昏迷者鼻咽气道比口咽气道的耐受性更好。鼻咽气道置入可引起鼻黏膜的损伤而致出血，如果导管过长，可刺激声门反射引起喉痉挛、恶心及呕吐。

3.喉罩气道　是20世纪80年代研制出的建立人工气道的新方法，适用于急救、麻醉、呼吸衰竭的治疗等多种场合。

4.充气口咽通气气道　在1992年才提及，虽然当初是为存在自主呼吸的麻醉患者设计的，但其在复苏中也很有用。这种装置是在口—咽通气道的基础上，远端加一套囊并有一 15 mm 的接头。近来研究表明，充气口咽通气法使用容易，为在复苏期间没有受过这方面训练的人提供了一种有效的气道管理方法。

（三）面罩通气

对训练有素的急救人员来说，一个适合的面罩可有效、简便地行人工通气。透明面罩便于观察到胃的反流。面罩封严面部，同时罩住口、鼻，但有一个提供氧的入口和 15 ～ 22 mm 大小的连接头，备有不同型号的面罩以适合成人及儿童使用。

用口—面罩通气，推荐采用单向阀装置，可避免患者呼出气体与急救者口腔接触，与球囊—面罩相比，更宜于控制潮气量。急救人员位于患者头端处能使口—面罩密封效果最好，用嘴密封面罩进气孔对患者吹气，用双手固定面罩，将头部侧倾，保持气道通畅。

储氧面罩能保证有效的（$FiO_2 > 50\%$）无创供氧条件，主要用于未建立人工气道的低氧血症患者的氧供。护理上需注意吸氧面罩不能紧密贴合面颊、活塞阀缺失和 CO_2 潴留。要根据患者颜面尺寸调节面罩松紧，加紧鼻夹，使用前认真检查供氧活塞阀和呼气活塞阀的功能状态，注意检测动脉血气分析，预防 CO_2 潴留。

Venturi 面罩的原理为氧气经过狭窄的孔道进入面罩时，在喷射气流的周围产生负压，携带一定量空气从开放的边缝流入面罩，调整边缝大小，可以改变空气与氧气的比率，决定吸入氧浓度的高低。特点为给氧浓度恒定，不受潮气量及张口呼吸的影响，适于低氧血症者。

（四）简易呼吸器

简易呼吸器是由面罩、单向阀、球体、氧气储气阀、氧气储气袋、氧气导管组成。当挤压球体时，产生正压，将进气阀关闭，内部气体强制性推动鸭嘴阀打开，并堵住出气阀，球体内气体即由鸭嘴阀中心切口送向患者。简易呼吸器的呼吸频率、呼吸比、潮气量、压力、流速均由操作者调节。由于其体积小，便于携带和安放，常用于：①紧急情况下来不及连接呼吸机或急救场地无法安装呼吸机时；②机械通气治疗前，采用简易呼吸器进行通气，使机械通气与自主呼吸同步或协调；③用于估计气道阻力和肺、胸的顺应性；④搬运患者做某些特殊检查或给患者翻身、吸痰、更换气管导管时；⑤常规呼吸机出现故障时临时替代。

1. 操作方法

（1）将患者仰卧、去枕、头后仰。

（2）清除口腔与喉中义齿等任何可见的异物。

（3）可插入口咽通气道，防止舌咬伤和舌后坠。

（4）一抢救者应位于患者头侧，将头部向后仰，并用双手的 3、4、5 指托起患者下颌使其下齿居于门齿之上，保持气道通畅。

（5）将面罩扣住口鼻，并用拇指和食指紧紧按住面罩，其他的手指则紧按住下颌的骨性部分，形成"EC"手法固定面罩。

（6）另外一施救者手挤压球囊体，将气体送入肺中，规律性地挤压球体提供足够的吸气/呼气时间。

（7）有氧源时，将氧流量调至 8 ～ 10 L/min，挤压球囊 1/2，潮气量为 6 ～ 8 mL/kg。

（8）无氧源时，应去除氧气储气袋，挤压球囊 2/3，潮气量为 10 mL/kg。

（9）如单人操作时，则施救者应以同样的方法，位于患者头侧将其头部向后仰，一手提下颌并扣紧面罩，另一手挤压球囊体，给患者通气，以看到患者胸廓明显起伏为好。

2. 注意事项　选择合适的面罩，以便得到最佳使用效果；如果外接氧气，应调节氧流量至氧气储气袋充满氧气鼓起（氧流量 8 ～ 10 L/min）；有无发绀的情况；适当的呼吸频率；鸭嘴阀是否正常工作；接氧气时，注意氧气管是否接实。如果操作中单向阀受到呕吐物、血液等污染时，应取下单向阀加以清洗。

3. 清洁与消毒

（1）将简易呼吸器各配件依顺序拆开，置入消毒液中浸泡 2 ～ 4 h。

（2）取出后使用清水冲洗所有配件，去除残留的消毒剂。

（3）储氧袋只需擦拭消毒即可，禁用消毒剂浸泡，因易损坏。

（4）如遇特殊感染患者，可使用环氧乙烷熏蒸消毒。

（5）消毒后的部件应完全干燥，并检查是否有损坏，将部件依顺序组装。

（6）做好测试备用。

（五）自动转运呼吸机（ATVs）

自动转运呼吸机为手动触发、气流限制的人工呼吸器，专门为院前救治而设计，从 20 世纪 80 年代初开始在欧洲使用，而这一概念美国接受得较慢，部分原因是因为通气与胸外按压不能同步进行，但这种看法并不正确。对非插管患者行机械通气呼吸，胸外按压容易进行，一旦需要急救人员控制气道只需让另外的急救人员将通气机打开。另外，插管患者通气与胸外按压无须保持同步。ATVs 有很多优点。在院内转运与自动充气球囊通气装置相比，两者均能保持满意的分钟通气量及动脉血气体交换，而球囊通气只有在行通气量与潮气量监测的条件下才能保持准确。虽然不是十分精确，但在没有潮气量与分钟通气量监测的条件下，ATVs 通气方式是有效的。有研究提示，ATVs 在院前急救的气管插管患者中和其他设备一样有效。另外，有关 ATVs 在呼吸骤停非气管插管患者机械通气的模式及动物实验中均表现出明显的优越性。

目前在选择通气方法时，ATVs 技术拥有很大的优势：对气管插管患者，可使急救人员能同时完成其他工作；对非气管插管患者，急救人员可用双手固定面罩和维护气道开放；用一只手即可保持面罩所需密封压力；一旦应用，ATVs 可提供特定的潮气量、呼吸频率及通气量。

将使用 ATVs 与其他方法比较，包括口—面罩、球囊—面罩及子控通气装置，研究证实可改善肺膨胀及减少胃膨胀，这是因为低吸气流量和长吸气时间。使用 ATVs 的缺点是需要氧源与电源的支持，此外，ATVs 一般不适用于 5 岁以下儿童。院前救治使用的 ATVs 应该简易采用时间或容量控制，避免压力控制模式，在肺阻力变化时（10% 以内），输送的潮气量相对恒定。

流量阀要与 ATVs 协调，以减小做功，促进自主呼吸的恢复，并保证吸入流量流速峰值至少在 120 L/min。促发自主呼吸的压值不超过 −2 ～ 1 cmH$_2$O。某些 ATVs 允许选择高的通气频率，这是由于 CPR 期间通气频率成人超过 10 次 /min，儿童超过 20 次 /min，适当的呼气时间和呼气末正压对于防止气道塌陷是必要的。PEEP 可减少回心血量，因为 CPR 期间肺灌注压很低，肺毛细血管血流很容易被高肺泡压所阻断。适当的呼气时间与保持 1 : 2 的呼吸比对于维持最小限度的气道塌陷是非常必要的。在院前与转运计划的制订中，要求只有接受过培训的人员才能实施 ATVs 通气。

四、人工气道的建立

气道的建立分为喉上途径和喉下途径。喉上途径是指经口和经鼻两种；喉下途径是指经环甲膜和经气管两种。气管插管是借助麻醉喉镜或徒手，经口或经鼻将气管导管置入气管内的方法。插管途径分为经口或经鼻。插管根据能否直视声门又分为明视和盲插两种。借助麻醉喉镜经口明视气管插管是最常见的方法。

（一）准备工作

1. 插管用物的准备　插管之前应充分做好准备工作。插管所需用具如下：喉镜（直镜片、弯镜片），插管内芯、开口器、舌钳、套囊充气用 10 mL 注射器、压舌板、面罩、简易呼吸器，气管导管，注射器、口咽通气道、牙垫、负压吸引设备、吸痰管、气管插管固定带、麻醉喷壶（1% 的丁卡因）、麻黄碱、给氧设备、备用 2 号电池两节和相关急救药物。

2. 气管插管前评估　气管插管困难的发生率是 3% ～ 18%，其中 90% 以上的困难气道可通过术前检查得以发现。有学者认为，所有患者都必须在开始实施麻醉之前对是否存在困难气道做出估计，只要在麻醉前，任何时间进行评估都是可行的。术前评估包括气道的病史、体格检查及回顾以前麻醉的记录。术前估计有困难气道时，将会提示麻醉医师在患者意识消失和呼吸暂停之前做好各种必要的准备，并可事先寻求帮助。

有 4 个部位的运动幅度对气管插管影响最大，即张口度、颈部屈伸、以颈部为轴伸展头部（以寰枕关节的活动伸展）和下颌伸出的幅度。临床最常用的检查方法有以下几种。

（1）改良的 Mallampati 分级：患者端坐位，尽可能张大嘴并伸出舌头，根据所能看到的最佳视野分级。Ⅰ级能看到咽腭弓、软腭和悬雍垂；Ⅱ级能看到咽腭弓、软腭，悬雍垂被舌根掩盖；Ⅲ级只能看到软腭；Ⅳ级软腭也看不到。临床上，Mallampati Ⅰ级常预示插管容易，Ⅲ或Ⅳ级提示很可能发生困难插管。这个试验的结果还受到患者的张口度、舌的大小和活动度，以及其他口内结构和颅颈关节运动的影响。

（2）下颌前伸的能力：下颌前伸的幅度是考察下颌骨活动性的指标。如果患者的下齿前伸能超出上门齿，通常气管插管是简单的。如果患者前伸下颌时不能使上下门齿对齐，插管可能是困难的。

（3）颅颈运动：通过评价以寰椎关节为轴的伸展运动来估计颅颈运动。首先让患者头部向前向下，使颈部弯曲并保持其颈部在此屈曲体位不动，然后让患者试着向上扬起脸来测试寰椎关节的伸展运动。在颈部屈曲和寰椎关节伸展的体位下最易实施喉镜检查，寰椎关节伸展运动的减少与困难插管有关。

（4）喉镜检查：喉头分级是最常用的方法，该分级描述了在喉镜暴露下所能见到的喉部视野。Ⅰ级能看到声带；Ⅱ级仅能看到部分声带；Ⅲ级仅能看到会厌；Ⅳ级看不到会厌。如果能看到会厌及喉开口的后壁，就有可能完成插管。对评估有插管困难的患者准备清醒插管时，局麻下喉镜试暴露发现达到Ⅱ级水平，则提示插管无困难。

3. 监测项目　呼吸频率、幅度、方式，评估有无缺氧：观察口唇、甲床、皮肤黏膜的色泽、血压和脉搏节律等。

（二）操作方法

1.经口腔气管插管法　最常用，重点注意事项如下。

（1）经口腔明视下气管插管法主要适用于需要呼吸支持的危重患者开放气道、防止误吸发生的一种紧急救护技术。

（2）根据患者性别、年龄选择适宜的气管导管，插管前必须检查气管插管套囊是否松动、漏气。

（3）插管前，检查气管插管所需用物是否齐全，特别是喉镜光源是否明亮。

（4）患者体位准备：固定头部，后仰位，术者站于患者头位，用右手拇、食指拨开上、下唇，提起下颌并启开口腔，左手持喉镜沿右口角置入口腔，同时将舌体稍向左推开，使舌体位于喉镜上方外侧，调整镜片深度，借助灯光依次可见舌根部、悬雍垂、咽后壁、会厌，然后上提喉镜，显露声门。

（5）右手采用握笔式手法持气管导管，沿喉镜片对准声门裂，轻柔地插过声门进入气管内，将牙垫置于上、下门齿之间，退出喉镜，并向气管套囊内注入 5 mL 左右的空气，使套囊后部进入声门下 1～2 cm 处，接简易呼吸器挤压 1～2 次，听诊肺部呼吸音，确定气管导管位置。听诊两侧呼吸音均匀，再妥善固定气管导管和牙垫，记录在气管导管在门齿的刻度。

（6）插管时动作迅速准确，切勿时间过长，如插管操作时间在 30 秒内未能完成，应暂停操作，给予高浓度氧气吸入后再重新操作。

（7）在插管时，如声门显露困难，右手按压喉结部位，有助于声门显露，或利用导管管芯将导管弯成"L"形，用导管前端挑起会厌，再行插入，导管前端进入声门后再将管芯退出，顺势将导管插入气管。

（8）将导管插入合适深度，使导管尖端距离隆突 2～3 cm，向气管插管套囊注入适量气体，使导管与气管壁密闭，防止呕吐物、口腔分泌物流入气管，造成吸入性肺炎的发生；安放牙垫后再退出喉镜，通气时观察口腔内有无气体漏出，并用听诊器听呼吸音，确定导管位置是否正确。

（9）导管外端与牙垫一起固定，气管插管完成后，整理用物，准确记录病情，气管插管时间、氧疗方式和气管插管深度，并列为交接班内容。

2.经鼻腔盲探插管法　临床上常采用少量镇静、镇痛及咽喉气道的表面麻醉方法。事先检查鼻腔是否通畅，并以 15 mg 麻黄碱（2 mL）点鼻腔，使其在鼻腔黏膜充分扩散以收缩黏膜下血管，当导管前端进入鼻后孔后，在管端接近喉部时，术者以耳接近导管外端，随时探测最大通气强度并将导管插入气管。必要时可借助喉镜在明视下看准声门，用插管钳夹住导管前端送进气管。无论经口或经鼻完成插管后应确认气管导管的准确位置，必要时拍摄床旁胸片以确定。

3.可视喉镜下气管插管　随着可视化技术的普遍应用，各级医院已经有可视喉镜作为困难气道的备选。操作相对简单，只需操作者在直视下将可视喉镜的镜片缓慢插入，摄像头通过门齿可以监控到会厌的通路，要把气管导管末端弯成 60° 以上的角型，准确地放入会厌，进入声门后再将管芯退出，顺势将导管插入气管。

（三）其他

1.并发症　①操作粗暴可致牙齿脱落，或损伤口鼻腔和咽喉部结膜，引起出血，造成下颌关节脱位。②浅麻醉下进行气管插管可引起剧烈咳嗽、憋气或喉支气管痉挛，有时由于迷走神经过度兴奋而产生心动过缓、心律失常，甚至心搏骤停。③导管过细、过软易变形，使呼吸阻力增加，甚至因压迫、扭曲而使导管堵塞；导管过粗、过硬，容易引起喉头水肿，甚至引起喉头肉芽肿。④导管插入过深误入支气管内，可引起缺氧和一侧肺不张。

在缺乏气道保护的复苏时，尽可能进行气管插管。气管插管前应先给患者吸氧并通气。如果患者存在自主呼吸，应先让患者吸高浓度氧 3 min，如自主呼吸不足，应使用简易呼吸器辅助呼吸。

2. 确定气管导管位置的方法

（1）气囊 - 瓣开始通气时，必须立即确定导管的位置。①当气囊压缩时，行上腹部听诊，观察胸廓的运动。如果听见胃内吹哨音或见胸廓无运动，导管已经进入食管，不要再进行通气，拔除导管重新插管。②再次插管前应气囊给予 100% 氧 15 ～ 30 s 后进行。③如果胸廓运动正常，胃部未闻及气过水音，应进行双肺听诊，先听双肺前部及中部，然后再听胃部。④如果对导管的位置有怀疑，使用喉镜直接观察导管是否在声门里。⑤如果导管在声门里，再次确定导管在前牙的刻度。⑥确定插管成功，使用口咽道或牙垫防止患者咬破或阻塞导管。

（2）精确判定气管导管位置的方法：①呼气末 CO_2 检测：检测呼气末 CO_2 浓度提示气管导管的位置，如果检测仪显示 CO_2 缺乏，意味气管导管不在气管内，尤其是存在自主呼吸和有效血循环时。②食管检测法：使用仪器在气管导管末端产生吸引力，如果气管插管在食管中，这种引力推压食管黏膜阻碍检测仪的末端，阻止检测仪活塞的运动或使吸引囊再次膨起。

3. 吸引装置　包括便携式及固定式的吸引器。便携式吸引器包括真空瓶和用于咽部吸引的大孔、导管；固定式吸引器能够产生气流 > 40 L/min，当吸引管夹闭时，产生的吸引力 > 300 mmHg。对于儿童及气管插管的患者，吸引量是可调节的，手控吸引器不像电动吸引器那样易出问题，临床使用效果很好。

五、人工气道护理

1. 病房管理　最好在空气净化区内，注意环境的消毒和隔离。

2. 护理记录　记录项目包括插管日期和时间、插管人的姓名、插管型号、插管途径（经鼻、经口）、插管外露的长度、患者在操作中的耐受情况、气囊的最佳充气量等。

3. 气囊管理　定时给气囊放气，在决定拔管及气囊放气前，必须清除气囊上的滞留物，防止误吸、呛咳及窒息的发生。对长期机械通气者，注意把气囊的压力保持在 18.5 mmHg（25 cmH_2O）以下，以防气管内壁受压坏死。可用最小容量闭合技术为气囊充气，并观察气囊有无漏气、破损现象。8 岁以下儿童均用无气囊的气管导管，以减低对气管内壁的损害。

用气囊测压表可准确测量气囊内的压力，亦可采用以下两种方法，掌握气囊充气量。

（1）最小漏气技术：即气囊充气后，吸气时允许有少量气体漏出。方法：将听诊器置于患者气管处，听取漏气声。向气囊内缓慢注气直到听不到漏气声，然后从 0.1 mL 开始抽出气体，直到吸气时能听到少量漏气声为止。该方法可预防气囊对气管壁的损伤，但由于有少量漏气，口鼻腔内的分泌物可通过气囊流入肺内，并于进食时易发生误吸，增加肺内感染机会，而且对潮气量有一定影响。

（2）最小闭合技术：即气囊充气后，吸气时恰好无气体漏出。方法：将听诊器置于患者气管处，边向气管内注气边听漏气声，直到听不到漏气声，然后抽出 0.5 mL 气体时，又可听到少量漏气声，再注气，直到吸气时听不到漏气声为止。该方法可在一定程度上减少气囊对气管壁的损伤，不易发生误吸，不影响潮气量。

4.气管导管位置的监测

（1）气管插管后应拍胸片，调节气管插管位置，使之位于隆突上 2～3 cm。

（2）记录插管外露长度，经口插管位置应从门齿测量，经鼻插管位置应从外鼻孔测量。如果经口插管外露部分过长时，为减少无效腔量，可以适当剪掉部分外露的插管。

（3）固定好气管插管，外露部分应每班测量，并班班交接。

5.气管导管的护理安全

（1）人工气道的固定方法：应经常检查导管上的标记以确定导管的位置：成人导管标记的长度是（22±2）cm（经口）或（27±2）cm（经鼻）。正常情况下导管尖端应位于隆突上 2～3 cm 处。导管向上移位易导致声带损伤、意外脱管或通气障碍，向下移位易导致单肺通气。为防止移位，应该用绳带、胶布将导管妥善固定，并且在每次改换位置时，用手固定气管导管，以防脱管。

（2）注意观察患者神志的改变：对神志清楚者讲明插管的意义及患者注意的事项，防止患者自行拔除套管；对神志不清、躁动的患者应给予适当的肢体约束或应用镇静剂，防止套管脱出。

（3）注意评估患者体位变化，头部、四肢的活动度。给患者变换体位时，应注意调节好呼吸机管路，以防仅拉出气管套管。

6.气管导管脱出的应急处理

（1）气管插管：套管脱出 8 cm 以内时，吸净患者口鼻及气囊上的滞留物后，放出气囊内气体，将套管插回原深度，并拍胸片确定插管位置。若脱出超过 8 cm 时，放开气囊，拔出气管插管，给予鼻导管或面罩吸氧，密切观察病情变化，必要时重新插入。

（2）气管切开管：伤口未形成窦道前即术后 48 小时内，套管脱出时，一定要请耳鼻喉科医生处理，不可擅自插回。窦道形成后，若导管脱出，吸痰后放气囊，插回套管，重新固定。

7.气道湿化 建立人工气道后，外界冷而干燥的气体直接经气管导管进入肺部，可引起肺部感染、痰液潴留、气管内壁干燥等并发症。因此在进行机械通气时，应加强湿化，保证患者吸入气温度 32～36 ℃。常用的湿化方法有：温湿交换过滤器、蒸汽加温加湿、雾化加湿等。

（1）根据痰液的性状及吸痰时在玻璃管内壁上的附着情况，一般将痰液的黏稠度分为三度：①Ⅰ度（稀痰）：如米汤或泡沫样，吸痰后，玻璃接头内壁上无痰液滞留，提示要适当减小气道湿化。②Ⅱ度（中度黏痰）：痰液外观较Ⅰ度黏稠，吸痰后有少量痰液潴留在玻璃接头内壁，易被水冲洗干净，表示气道湿化较满意。③Ⅲ度（重度黏痰）：痰液外观明显黏稠，常呈黄色，玻璃接头内壁上潴留大量痰液，且不易被水冲净，提示气道湿化严重不足，或伴有机体脱水。

（2）痰液量评估标准：①0 度：没有或只在吸痰管外侧有少量痰迹；②1 度：只在吸痰管顶端内侧有痰液；③2 度：吸痰管内充满痰液；④3 度：吸痰时间少于 12 s；⑤4 度：大量痰液，吸引时间超过 12 s。

8.气道内分泌物的清理 借助物理治疗方法，护士应及时吸痰。吸痰时应使用无菌技术，并在吸痰过程前后向患者提供 100% 的氧气，以减少因吸痰引起的缺氧、心律失常或肺不张等。气道内盲目吸引只能吸除气管分支部附近的痰液，而不能除去末梢支气管部的痰液，还会给患者带来不必要的痛苦，如支气管哮喘患者会因吸痰刺激而诱发支气管痉挛。因此，掌握有效的吸痰方法非常必要，具体程序如下。

（1）吸痰前评估：根据动脉血气分析结果，判断是否有痰潴留，根据胸片、听诊、触诊判断痰的潴留部位，观察是否有气道压升高或潮气量减小、误吸或反流、呼吸功耗增加、血气分析指标恶化、明显的气道分泌物。

（2）根据痰液的黏稠度加湿，并加大吸氧浓度、潮气量及压力支持参数。

（3）根据痰液的潴留部位调整患者体位，使痰液潴留的肺区域在上方。

（4）挤压震颤胸廓，使痰液向主气道移动。

（5）吸引。

（6）吸痰后评价：根据动脉血气分析结果、胸片、肺部听诊判断吸痰效果。

另外，注意预防因吸痰引起的相关并发症：①吸痰前后提高吸氧浓度；②使用简易呼吸器给予高通气量（禁忌证除外）；③使用合适型号的吸痰管，吸痰管外径应小于气管导管内径的 1/2；④吸痰时手法要轻柔；⑤吸痰时间≤ 15 s；⑥将吸痰管送入气管插管深部拔出时再给负压。

9. 口腔护理　可以预防由于口腔病原菌逆流而引起的呼吸道感染。在做口腔护理前，先检查气囊充气是否良好，以免误吸。

（赵彦明　宋德海）

第二节　呼吸支持与护理

一、概述

呼吸机是借助人工装置（呼吸机或人工呼吸机）的机械力量，将空气、氧气或空气－氧气混合气压入肺内，产生或辅助患者的呼吸动作，使肺间歇性膨胀，达到增强和改善呼吸功能、减轻或纠正缺氧和二氧化碳潴留目的的一种治疗措施或方法。

呼吸支持是治疗各种类型的呼吸衰竭和各种原因引起的缺氧与二氧化碳潴留最直接、最有效的方法与措施。在临床上，当引起呼吸衰竭的疾病和因素在短期内无法控制或去除时，仅缺氧或二氧化碳潴留就足以造成患者死亡。此时应用呼吸机进行呼吸支持，能纠正缺氧和二氧化碳潴留，不但能直接挽救患者生命，也为原发病治疗赢得时间。

（一）呼吸机的工作原理

呼吸功能包括外呼吸和内呼吸，呼吸机只能替代和改善外呼吸。

1. 人为产生呼吸动作　替代呼吸中枢，产生、控制和调节呼吸动作；替代神经、肌肉等产生呼吸动作。

2. 改善通气 机械通气的正压气流不但可以使呼吸道通畅的患者得到足够的潮气量和分钟通气量，还能通过不同方式或途径，克服气道阻力增加和顺应性下降，改善有气道阻力增加和顺应性下降症状患者的通气功能。

3. 改善换气 呼吸机可以通过不同通气模式或方式等，改善肺的换气功能：提高吸入氧浓度（FiO_2），增加氧的弥散，提高 PaO_2，利用特殊通气模式或功能，如吸气末屏气、呼气延长、呼气末正压（PEEP）等，改善肺内气体分布，增加氧弥散，促进 CO_2 排出，减少肺内分流，纠正通气 / 血流比值失调，改善换气功能。

4. 减少呼吸做功 机械通气可以不依赖神经、肌肉的兴奋、传导与收缩产生呼吸动作，能减少呼吸做功，降低呼吸肌氧消耗。

5. 纠正病理性呼吸动作 机械通气的气道内正压能纠正病理性呼吸动作，如多发、多处肋骨骨折所致连枷胸引起的反常呼吸运动，并纠正由反常呼吸引起的缺氧或二氧化碳潴留。

（二）适应证与禁忌证

1. 适应证 任何原因引起的缺 O_2 与 CO_2 潴留，均是呼吸机治疗的适应证，主要有以下几种。

（1）各种原因所致心搏、呼吸停止时的心肺脑复苏。

（2）中毒所致的呼吸抑制。

（3）神经–肌肉系统疾病造成的中枢或周围性呼吸抑制和停止。脑卒中（出血和缺血），脑外伤，脑炎（细菌、病毒、原虫、寄生虫等），脑部手术，癫痫持续状态（原发或继发），各种原因所致的脑水肿、脊髓、神经根、呼吸肌等受损造成的呼吸抑制、减弱和停止等。

（4）胸、肺部疾病，如 ARDS、严重肺炎、胸肺部大手术后、COPD、重症哮喘等。

（5）胸部创伤：肺挫伤、开放性或闭合性血气胸、多发多处肋骨骨折所致的连枷胸，只要出现无法纠正的低氧血症，均是应用机械通气的适应证。

（6）循环系统疾病：急性肺水肿（心源或非心源性）、急性心肌梗死所致的心搏骤停、心脏大手术后常规机械通气支持等。

2. 禁忌证 呼吸机治疗没有绝对禁忌证。除未经引流的气胸和肺大疱是呼吸机治疗的主要禁忌证外，其余均为相对禁忌证。例如，低血容量性休克患者在血容量未补足以前，严重肺大疱和未经引流的气胸，肺组织无功能，大咯血气道未通畅前，急性心肌梗死，支气管胸膜瘘，使用者缺乏应用机械通气的基本知识或对呼吸机性能不了解等。

（三）连接方式

1. 接口或口含管 指借助接口或口含管将患者与呼吸机相连。应用这种方法时，必须使用鼻夹，避免机器所供给的气体从鼻腔外溢。主要适用于神志清醒和能配合的患者。

2. 面罩 将口、鼻完全遮盖，再与呼吸机连接。

3. 喉罩 置放于喉头，周边有用于密封的气囊。

4. 气管插管 ①经口：普遍，易于掌握；②经鼻：易被耐受，维持时间长，一般可维持一周以上，气道护理适当时可维持的时间更长，而且也易于固定。

5. 气管切开造口置管 优点是无效腔最小、易于固定、气道湿化和分泌物吸引便利、耐受程度好，适用于长时间接受机械通气治疗；缺点是损伤大。

二、呼吸机的分类

（一）按通气控制模式

1.控制性机械通气（Controlled Mechanical Ventilation，CMV）　在自主呼吸消失或减弱的状态下，完全由呼吸机产生、控制和调节患者的呼吸。

2.辅助性机械通气（Assisted Mechanical Ventilation，AMV）　在自主呼吸存在的状态下，由呼吸机辅助或增强患者的自主呼吸。

（二）按吸、呼气相切换方式

1.定压型　压力切换呼吸机产生正压，气流进入肺内，当预定压力值达到后，气流中断，呼气阀打开，胸廓和肺被动性地萎陷，产生呼气。

2.定容型　容量切换同样是通过正压将预定潮气量的气体送入呼吸道或肺内，并将压力控制在一定范围内，但当预定容量达到后，呼吸机才停止供气，气流中断，呼气阀打开，肺和胸廓萎陷，产生呼气。

3.定时型　时间切换按预定的吸、呼气时间供气（吸气）或排气（呼气）。潮气量由呼吸机的工作压力、吸气时间和由此产生的吸气流速控制或调节，多与定压型共存。

4.多功能型　指在同一台呼吸机中，兼有定压、定容、定时的切换装置，这是呼吸机进一步完善的必然趋势。使用这种类型的呼吸机时，吸、呼气相的切换或控制方式既可以由操作者任意选择，也可以由呼吸机本身根据所设置的参数和监测指标综合调置。

（三）按是否有同步装置

1.同步机械通气　自主呼吸通过呼吸机的触发压使机器供气，产生吸气。触发装置分压力、流量、容量触发3种类型，触发水平可由操作者任意设置或调节。同一水平的触发压，不同类型呼吸机的触发方式不尽相同，主要取决于呼吸机的同步性能。以往多采用压力触发的方法，近来有采用流量触发的方法，灵敏度较高，同步性能好。

2.非同步型呼吸机　指不具备同步装置的呼吸机，已逐渐被同步型呼吸机所替代，但简易和便携式急救呼吸机还使用该模式。

（四）其他类型

1.高频通气（HFV）　通气频率通常均＞60次/min。初始于20世纪60年代末，是借助高压气源向气道内有节律地、短促地喷气，并以较小的潮气量、较高的通气频率达到间歇正压通气（IPPV）的目的。优点是低气道压、低胸膜腔内压、对循环干扰小、无须关闭气道、FiO_2保证。HFV包括以下几种方式。

（1）高频正压通气（HFPPV）：结构与常规呼吸机相似，但通气频率多为60～100次/min，吸气时间＜ 30%，潮气量较小。

（2）高频喷射通气（HFJV）：用喷射管直接喷射，利用 Venturi 原理进行通气，并可直接插入气管内，通气频率 100 ～ 200 次 /min。

（3）高频振荡通气（HFOV）：通气频率 200 ～ 900 次 /min，潮气量＜无效腔气量（20% ～ 80% 无效腔气量）。

2. 膜肺（ECMO） 是将未经气体交换的血液从体内引出，流经一种特殊装置，进行气体交换，将氧气摄入，从而将二氧化碳排除，然后再回输体内。这种能吸入氧气、排除二氧化碳的装置被称为膜肺。

3. 液体通气（LV） 是将一种流经气管和支气管后能释放出氧和携带走二氧化碳的全氟碳（PFC）液体经人工气道持续滴入肺内，协同呼吸机临床应用，共同纠正缺氧与二氧化碳潴留。

三、通气模式

模式与功能是两个概念。模式（Mode）是指一种独立的通气方式；功能是呼吸机所附带的某些特殊功能。主要通气模式有以下几种。

1. 持续正压气道通气（CPAP） 持续正压气道通气指在有自主呼吸的条件下，整个呼吸周期内均人为地施以一定水平的正压，故又可称为自主呼吸基础上的全周期正压通气。

因 CPAP 仅仅是一种自主呼吸的通气方式，呼吸机并不提供恒定的潮气容积与吸气流速，故在纠正由严重肺功能障碍所致的换气功能障碍时，远不如 PEEP 效果明显。由于 CPAP 对自主呼吸要求较高，许多有严重肺功能障碍的患者不适合应用 CPAP 通气模式，这在相当程度上限制了其应用范围。

其主要优点是吸气时恒定的持续正压气流＞吸气气流，使吸气省力，呼吸做功减少；此外，与患者的连接方式较为灵活，经人工气道或面罩均可。主要用于脱机前过渡或观察自主呼吸情况，如吸气压力、潮气量、每分通气量等。CPAP 对人体的影响与 PEEP 相同，如对循环干扰（回心血量减少、心排出量下降、血压下降及心脏负荷增加）和气压伤等。

2. 压力支持通气（PSV） 是一种辅助通气方式，即在自主呼吸的前提下，每次吸气都接受一定水平的压力支持，以辅助和增强患者的吸气能力，增加吸气幅度和吸入气量，类似带同步装置的定压型辅助呼吸。但吸气相压力恒定，吸、呼气切换方式不尽相同。与单独应用 IMV/SIMV 通气模式的不同之处是患者每次吸气（指令性或自主性）均能得到压力支持，支持水平随需要设定。

主要应用于自主呼吸能力不足，但神经调节无明显异常的患者。应用 PSV 时，机体可在一定水平的压力支持下，克服疾病造成的呼吸道阻力增加和肺顺应性下降，得到充足的潮气量。随病情好转，压力支持水平可逐渐降低，常用于机械通气撤除的过程中、危重哮喘、COPD、胸部创伤和手术后需长期呼吸机支持者。

3. 压力调节容量控制模式（PRVC） 呼吸机通过不断监测患者胸 / 肺的顺应性（压力—容量变化），计算出达到预定所需的最低吸气压力，反馈性地自动调节吸气压力，在潮气量保证的前提下，将患者的吸气压力降低至最恰当水平。

该通气模式主要适用于气道阻力增高的患者，如危重支气管哮喘；肺部病变较重的患者，如气道阻力增加和（或）肺顺应性下降明显。应用 PRVC 通气模式，也能通过呼吸机较完善地监测和调节系统，得到较好的治疗效果；对需要较高初始流速或流量才能打开的闭合气道和肺单位，PRVC 可能会有一定的价值，如 ARDS 患者因表面活性物质减少所致的肺泡萎陷。

4. 双相或双水平正压通气（BiPAP）　吸、呼气相的压力均可调节。P_1 相当于吸气压力（0 ~ 90 cmH$_2$O），P_2 相当于呼气压力；T_1 相当于吸气时间，T_2 相当于呼气时间；这两个时相的压力和时间均可根据临床的需要随意调整。

在自主呼吸和控制呼吸时均可使用。一般情况下，根据临床需要，可灵活调节出多种通气方式。

（1）当 P_1 ＝吸气压力，T_1 ＝吸气时间，P_2 ＝0 或 PEEP 值，T_2 ＝呼气时间，即相当于定时压力调节的 PPV。

（2）当 P_1 ＝ PEEP，T_1 ＝无穷大，P_2 ＝0，T_1 ＝0，即相当于 CPAP。

（3）当 P_1 ＝吸气压力，T_1 ＝吸气时间，P_2 ＝0 或 PEEP 值，T_2 ＝期望的控制呼吸周期，即相当于 IMV 或 SIMV。

注意事项与其他定压型通气模式相仿，如 PCV、PSV、CPAP、BiPAP 等，应用时应监测潮气量，适当设置报警参数，以防通气量不足，尤其当气道压力增高时，潮气量常常多变或不恒定。

5. 间歇指令通气（IMV）/ 同步间歇指令通气（SIMV）　IMV 呼吸机在每分钟内，按事先设置的呼吸参数（频率、流速、流量、容量、呼吸比等），给予患者指令性呼吸；在指令通气间隔时间内，患者可以有自主呼吸，但呼吸频率、流速、流量、容量、吸 / 呼等不受呼吸机的影响，呼吸机的供气也不能与自主呼吸同步。SIMV 呼吸机提供的指令性通气可以由自主呼吸触发，呼吸机的供气能与自主呼吸同步。

其主要优点为在逐渐降低呼吸机控制和辅助呼吸频率的过程中，逐渐增加自主呼吸的能力，有助于锻炼患者的自主呼吸，减少呼吸肌失用性萎缩；使从机械通气到自主呼吸的过渡更自然、更符合生理要求，也更安全；IMV/SIMV 状态下，可以通过呼吸机得到气道内气体的加温和湿化，并能得到适当的 FiO$_2$；将 IPPV 与自主呼吸很好地结合和协调，更能保证有效通气量；脱机过程中，能发挥自身调节呼吸的能力，避免过度通气和通气不足，减少呼吸性碱中毒和呼吸性酸中毒的发生。

在临床上如与 PSV 同时使用时，IMV/SIMV+PSV 能避免加重呼吸肌疲劳。低呼吸频率的 IMV/SIMV 不宜应用时间过长，避免加重呼吸肌疲劳的发生率。当患者病情变化或不稳定时，应警惕发生通气不足的可能。因为倘若病情恶化使自主呼吸突然停止，可能出现通气不足，如果未及时发现和处理，可能造成死亡。因此，应用低频率的 IMV/SIMV 时，应注意将分钟通气量报警下限调至能维持患者生命的最低水平，以便及早发现通气不足和缺氧，必要时加用 PSV。

6. 其他　间歇正压通气（IPPV）是最基本的通气模式。吸气相正压、呼气相压力降为零。间歇正负压通气（IPNPV）原理为吸气相正压、呼气相转为负压。呼吸机在吸气相、呼气相均辅助通气，临床应用并不普遍。虽然呼气相负压有助于静脉回流，可减轻气道正压对呼吸和心脏的影响，但负压呼气易引起气道和肺泡萎陷，造成医源性肺不张。

四、通气功能

1. 呼气末正压通气（PEEP）　指呼吸机在呼气末仍保持在一定的正压水平。主要适用于由肺内分流量 / 心输出量（Qs/Qt）增加所致的低氧血症，如 ARDS。

PEEP 纠正 ARDS 低氧血症的作用机制是：①避免和防止小气道的闭合，减少肺泡萎陷，降低 Qs/Qt，纠正由 Qs/Qt 增加所致的低氧血症；②增加功能残气量（FRC），有利于肺泡 – 毛细血管两侧气体的充分交换（O_2 与 CO_2）；③肺泡压升高，在 FiO_2 不变的前提下，能使 P（A-a）O_2 升高，有利于氧向肺毛细血管内弥散；④ PEEP 使肺泡始终处于膨胀状态，能增加肺泡的弥散面积，也有助于氧的弥散；⑤肺泡充气的改善，能使肺顺应性增加，在改善肺的通气、弥散、通气 / 血流比失调的同时，还可减少呼吸做功。

最佳 PEEP 应是能使萎陷的肺泡膨胀至最好状态，Qs/Qt 降低至最低水平，PaO_2 被提高至基本满意水平，而对血流动力学影响和肺组织气压伤降低至最低程度的 PEEP 水平。不同患者随疾病和严重程度不同，最佳 PEEP 水平也不尽相同；即使是同一个患者，在疾病发生和发展的不同阶段，所需要的 PEEP 水平也可能不同。最简便、最佳的 PEEP 水平选择法是在保持 $FiO_2 < 60\%$ 的前提下，能使 $PaO_2 \geqslant 60$ mmHg 时的最低 PEEP 水平。有学者主张通过持续观察压力—容量环，寻找上、下拐点的方法寻找最佳 PEEP 水平。后者涉及呼吸机装置和判断水平，临床普及受限。一般情况下，最佳 PEEP 水平应是在循环状态能负担的前提下、$FiO_2 \leqslant 40\% \sim 50\%$、$PaO_2 \geqslant 60$ mmHg 时的最低 PEEP 水平。呼吸机应用过程中，应该根据患者氧合状况改善与恶化的监测，随时调节 PEEP 水平。

内源（内生）性 PEEP（PEEPi）或自发性 PEEP（Auto-PEEP）是指因呼气时间短或呼吸阻力过高，致肺泡内气体潴留，使肺泡内压在整个呼吸周期均保持正压，相当于 PEEP 的作用，称为 PEEPi 或 Auto-PEEP。多由疾病造成，如当某种疾病使呼吸道阻力增加时，呼气所需的时间延长，在呼吸频率增加的情况下，由于呼气时间缩短和同等时间内气道阻力增加所致的呼出气的减少，吸入的气体明显多于呼出的气体；随着肺泡内气体逐渐增多，肺泡内压逐渐增加，PEEPi 即由此产生。克服 PEEPi 的常用方法是应用相同水平的 PEEP。

2. 吸气末屏气　呼吸机在吸气相产生正压，但在吸气末和呼气前，压力仍保持在一定水平（犹如自主吸气的屏气），然后再行呼气。这种吸气末压力保持在一定水平的通气功能，就被称为吸气末屏气，也有人称之为吸气平台，又可称为吸气末停顿、吸气末屏气等。

该通气功能的优点是，延长了吸气时间，有利于气体分布与弥散，适用于气体分布不均、以缺氧为主（如弥散障碍或通气 / 血流失调）的呼吸衰竭。吸气末屏气通气功能有利于雾化吸入药物在肺内的分布和弥散，也有助于进行某些肺功能数据的监测，如气道阻力和静态顺应性等。

吸气末屏气主要用于进行某些肺功能测定，如静态吸气压、静态顺应性等；也可用于令患者被动性、强制性在充分吸气的状态下拍胸部 X 线片。

3. 呼气延长或延迟和呼气末屏气　根据等压点学说，呼气延长或延迟可减少气道（小支气管）的动态压缩，有助于气体排出。所谓等压点是指在呼气过程中，气道内压力逐渐下降达到胸膜腔内压水平时气道内外压相等的那一点。慢性阻塞性肺气肿患者习惯于噘嘴样呼吸，目的在于使等压点向远端（口腔端）移动，减少气道的动态压缩，有利于呼气。

4. 反比通气（Inverserateventilation，IRV）　正常状态下，吸气时间总是少于呼气时间，吸 / 呼（I/E）多在 1 :（1.5 ～ 2）。IRV 时，吸气延长，吸气时间＞呼气时间，I/E 可在（1.1 ～ 1.7）:1。吸气延长有利于改善氧合，纠正缺氧，减少二氧化碳的排出，可以用于治疗 ARDS 或其他原因所致的低碳酸血症。

5. 叹息　即深吸气。不同呼吸机设置的叹息次数和量不尽相同，一般每 50 ～ 100 次呼吸周期中有

1～3次相当于1.5～2倍于潮气量的深吸气，相当于正常人的呵欠。目的是使那些易于陷闭的肺泡定时膨胀，改善这些部位肺泡的通气，防止肺不张，对长期卧床和接受机械通气治疗的患者有一定价值。

五、呼吸支持方式的选择

合理选择呼吸机类型和通气方式、模式及功能等，需要操作者不但对各种呼吸机的性能、通气方式、模式和功能有全面的了解；还需要掌握患者的具体病情，分析出造成缺氧和二氧化碳潴留的病理生理机制，这需要长期临床应用的经验积累。

1. 呼吸机类型的选择

（1）肺功能：肺部病变严重程度影响呼吸频率、气道阻力和肺组织的顺应性。肺功能状况差时，气道阻力高和顺应性差，对呼吸机的功能和性能要求高。

（2）应用场合：①搬运途中或长时间转运时，如汽车、火车、轮船、飞机等处，选择简易、轻便的呼吸机，有蓄电池装置；搬运患者做某项特殊检查和治疗，以及翻身、吸痰、更换导管等情况下，选用简易呼吸器即可。②病情危重或紧急情况下，来不及安装时，先应用简易呼吸器；与自主呼吸同步，选择简易呼吸器以过度通气的方式抑制自主呼吸；为阻挡气道阻力及肺、胸顺应性，选择简易呼吸器。

（3）自主呼吸：如规则、强弱正常，不存在呼吸突然停止的情况下，可选用辅助和同步的通气方式；反之，选用控制和非同步的通气方式。辅助与控制、同步与非同步两种装置常合并存在，选择辅助型通气方式时，所应用的呼吸机要有同步装置。

（4）呼吸道分泌物：如果呼吸道分泌物多，不适合应用胸外型呼吸机，不建立人工气道，不利于呼吸道的湿化和吸引；如果呼吸道分泌物少，除加强气道的湿化和吸引外，还应选用湿化装置好的呼吸机。

（5）气道密闭程度：气道密闭不好或无法密闭的患者，如颌面部手术、条件差无法建立人工气道、气囊漏气一时无法更换时，选用高频通气；否则，以常频机械通气为主。

2. 通气模式与功能的选择　呼吸机通气模式的选择主要参照通气模式特点和具体病情，兼顾呼吸机所具备的通气模式，根据病情变化来调整和改变。呼吸机功能的选择主要参照以下情况。

（1）缺氧纠正情况：缺氧纠正不满意时，从产生缺氧的机制考虑，调整通气功能或模式。由肺内分流所致缺氧时选择PEEP；由气道阻力增加、时间常数不等所致气体分布不均造成缺氧时，延长吸气时间，必要时用吸气末屏气和反比通气；防止长期卧床所致肺底部小灶性不张可选择叹息。缺氧纠正满意时，根据病情选择脱机时的通气模式。

（2）二氧化碳潴留情况：接受呼吸机治疗的患者，二氧化碳潴留纠正不良者并不多见。二氧化碳排出受呼气影响，呼气延长或呼气末屏气适用于二氧化碳潴留纠正不良者。

（3）呼吸肌力量：呼吸肌力量不足（疲劳或乏力）时，酌情应用不同水平的PSV。

（4）气道阻力：气道阻力正常时，机械通气效果容易达到满意的效果；气道阻力增高时，可借助呼吸机所具有的特殊功能，如呼气延长或呼气末屏气功能，降低气道阻力，通过减慢气体流速、减少气道动态压缩机制，达到降低气道阻力的作用，对有气道阻力增高的患者有较好的作用。

3. 连接方式的选择　选择呼吸机连接方法时，应考虑多方面因素，使所选择的人工气道既能保证呼吸机合理应用，又能最大限度地减轻患者痛苦，减少损伤和并发症。

（1）病情急缓：紧急时，采用简便易行的经口气管插管；也可用面罩，先给患者充分供氧，待缺氧有所缓解后，再考虑建立能维持较长时间的人工气道。

（2）呼吸机治疗时间：数小时以上，考虑经口气管插管或喉罩；时间较长时，如72小时或超过72小时，直接选择能保留相对长时间的人工气道法，如经鼻气管插管和气管切开造口置管术。时间估计有困难时，宁可先选择效果肯定且安全、容易耐受、损伤小的方法，以后视病情发展，酌情改行气管切开造口置管术等。

（3）是否需要反复呼吸机治疗：需要反复接受呼吸机治疗的患者，不适合应用损伤大的方式（气管切开造口置管术），即使估计应用时间可能超过一周，也应尽量避免。最好的方法是无创（面罩）呼吸机治疗，但因需要患者主动配合，昏迷和病情严重、分泌物多的患者不适合采用。

（4）气道分泌物多：分泌物多时，为便于气道湿化和充分吸引，可直接选择气管插管或切开。

（5）意识状况：如意识状况好、能配合的患者，估计应用呼吸机治疗时间短、呼吸道分泌物也不多时，可考虑应用面罩或喉罩等；意识状况不好，又不能配合时，尽量避免应用面罩或喉罩。

（6）气道梗阻部位：呼吸道梗阻需用呼吸机治疗时，人工气道必须超过梗阻水平。

六、参数设置和调节

（一）常用参数设置

1. 呼吸频率　主要考虑因素是自主呼吸频率。自主呼吸频率正常、减弱、停止时，按正常呼吸频率设置（16～20次/min）；自主呼吸频率快（>28次/min）时，初始呼吸频率不宜设置过低，随着引起自主呼吸频率增快的原因去除，再将呼吸频率逐渐下调；还应考虑呼吸衰竭的病理生理，在有气道阻力增高时，选择慢而深的呼吸频率；限制性肺部疾病时，选择稍快的呼吸频率（18～24次/min）。

2. 潮气量（TV）　与呼吸频率有一定关系，首次TV设置，应掌握一定规律，减少设置的盲目性。一般先以5～10 mL/kg设置，以后根据动脉血气分析调整；特殊状况下，如有肺大疱、可疑气胸、血容量减少尚未纠正、血压下降等，先将潮气量设置在较低水平，将呼吸频率适当提高，以预防通气不足；自主呼吸频率过快时，为减少对抗，呼吸频率设置应与自主呼吸频率接近，此时应适当降低潮气量水平。

3. 分钟通气量（MV）　并非所有呼吸机均需设置潮气量和MV，有的只有其中一项，MV等于TV与呼吸频率的乘积。鉴于厂家已经设置或考虑，MV可以不做设置，除非只有MV设置。

4. 吸/呼（I/E）　呼吸功能正常者以1:1.5左右为宜；阻塞性通气功能障碍1:（2～2.5）；限制性通气功能障碍1:（1～1.5）。吸气屏气时间应算在吸气时间内。

5. 呼气末正压（PEEP）　初次接受呼吸机治疗时，一般不主张立即应用或设置PEEP。随缺氧难以纠正，适当设置PEEP水平，依据缺氧纠正情况，调节PEEP水平。

6. 吸入氧浓度（FiO_2）　初用时，为迅速纠正低氧血症，可应用较高FiO_2（>60%），100%也十分常用。随低氧血症纠正，再将FiO_2逐渐降低至<60%。低氧血症未得完全纠正时，不能以一味

提高 FiO_2 的方式纠正缺氧，应该采用其他方式，如 PEEP 等。低氧血症改善明显时，将 FiO_2 设置在 40% ~ 50% 水平为最佳；FiO_2 设置原则是使 PaO_2 维持在 60 mmHg 前提下的最低 FiO_2 水平。

（二）常用参数调节

常用参数调节依据动脉血气分析指标、心脏功能、血流动力学状况，避免肺组织气压伤。

1. 动脉血气分析指标

（1）PaO_2：是低氧血症是否被纠正的标准。$PaO_2 \geq 60$ mmHg，说明所设置的参数基本合理，如果 FiO_2 水平已经降至 40% ~ 50% 水平，可以暂不做调整，待 PaO_2 稳定一段时间后再做调整，直至降低至准备脱机前的水平；如果所设置的 FiO_2 水平较高，应逐渐降低 FiO_2，直至降低至相对安全的水平（FiO_2 40% ~ 50%）。

低氧血症未被纠正时，可从两方面着手调整机械通气参数：①分析低氧血症产生的原因，调整相应参数。Qs/Qt 增加时，选择 PEEP；弥散障碍时，提高 FiO_2；通气功能障碍时，去除呼吸道分泌物、保持呼吸道通畅，并适当增加潮气量。低氧血症原因一时无法确定时，可以借助上述方法鉴别产生低氧血症的可能因素。PEEP 可以纠正的低氧血症，预示 Qs/Qt；提高 FiO_2 可以纠正的低氧血症，预示弥散障碍。两种方法均可以纠正的低氧血症，通过观察哪一种方法最为明显，分析产生低氧血症的主要原因。低氧血症由多种原因造成，同时合并 QS/QT 和弥散障碍，分析哪种原因占的比例大，无法分辨时，可同时应用两种方法纠正低氧血症。合并二氧化碳潴留时，调节降低 $PaCO_2$ 升高的处理方法。②采用各种能纠正低氧血症的方法，如增加潮气量、延长吸气时间、增加吸气平段或吸气屏气的时间、应用 PEEP、提高 FiO_2 等，并观察疗效，酌情选择最佳方法。

（2）$PaCO_2$：是判断呼吸性酸、碱中毒的主要指标。呼吸性酸中毒预示通气不足；呼吸性碱中毒预示通气过度。机械通气治疗时，$PaCO_2 < 35$ mmHg，提示过度通气；$PaCO_2 > 50$ mmHg，提示通气不足。过度通气时，降低潮气量、缩短呼气时间；严重低碳酸血症，如心功能和血流动力学状况允许，采用反比通气。通气不足时，保持呼吸道通畅，增加 MV、呼吸频率和延长呼气时间等。

2. 心功能和血流动力学状况　已存在心功能障碍和血流动力学紊乱，慎用 PEEP、吸气延长、吸气末屏气和反比通气等。

3. 肺组织气压伤　熟悉容易引起气压伤的通气功能和模式，如 PEEP、PSV、高潮气量等。如有肺组织气压伤易发因素（先天或后天性肺大疱、肺损伤）时，避免使用容易引起气压伤的通气模式和功能；无法避免使用这些模式和功能时，严密观察，及时发现和处理。没有肺组织气压伤易发因素时，也应严密观察，警惕气压伤。

（三）报警参数设置和调节

1. 容量（TV 或 MV）报警　临床意义是预防漏气和脱机。多数呼吸机监测呼出气 TV、MV 或 TV 和 MV 同时监测。设置依据：依 TV 或 MV 的水平不同而异，高水平设置与 TV 或 MV 相同；低水平设置能维持生命的最低 TV 或 MV 水平。

2. 压力（高、低）报警　分上、下限，用于对气道压力的监测。气道压升高，超过上限水平时，高压报警；气道压降低，低于低压水平时，低压报警装置被启用。低压报警装置是对脱机的又一种保护措施，高压报警多提示咳嗽、分泌物堵塞、管道扭曲、自主呼吸与机械通气拮抗或不协调等。

高、低压报警参数设置依据正常情况下的气道压水平，高压报警参数设置正常气道最高压（峰压）上 $5 \sim 10\,cmH_2O$ 水平；低压报警参数设置能保持吸气的最低压力水平。

3. 低 PEEP 或 CPAP 水平报警　临床意义是保障 PEEP 或 CPAP 的压力能在所要求的水平。未应用 PEEP 或 CPAP 时，不需要设置。

4. FiO_2 报警　临床意义是保障 FiO_2 在所需要的水平。设置依据根据病情，一般高于或低于实际设置的 FiO_2 10% $\sim$ 20% 即可。

（张桂兰）

第三节　机械通气及撤离

一、概述

机械通气可以维持生命，但不能治疗疾病，所以呼吸支持只是一种临时方法，为基础疾病引起呼吸衰竭的治疗赢得时间，其最终目的是成功撤机。大部分患者能成功撤机，但慢性或严重肺疾病、长期呼吸支持（＞1～2周）或成为呼吸机依赖者、神经肌肉病变、多个器官功能衰竭者成功撤机较困难，占此类患者的 20% $\sim$ 40%，少数患者终生依赖呼吸机。成功的撤机往往需要引起呼吸支持的因素解除后，掌握撤机的时机，选择合适的方法，因人而异，有计划地实施。

呼吸机撤离可分为 3 类：快速常规撤机；经周密计划后缓慢、逐渐撤机；呼吸机依赖或不可能撤机者需要采取特殊的措施。

（一）呼吸机撤离指征

（1）导致呼吸衰竭的原发病已经解除或正在解除之中。

（2）通气和氧合能力良好。

（3）咳嗽和主动排痰能力强。

（4）呼吸肌有力量。

（5）气道通畅。

（二）撤离呼吸机具体标准

1. 通气功能　VC $> 10 \sim 15\,mL/kg$；TV $> 5 \sim 8\,mL/kg$；$FEV_1 > 10\,mL/kg$；最大吸气压 $> -20\,cmH_2O$；每分通气量（静态）$< 10\,L$；每分钟最大自主通气量 $> 2 \times$ 每分钟静息通气量 $\geqslant 20\,L$；VC、FEV_1、每分钟最大自主通气量等指标需要患者主动配合，受患者对测定方法的理解和能否较好配合的影响。

2.氧合指标（动脉血气分析）

（1）$FiO_2 < 40\%$ 时，$PaO_2 > 60\ mmHg$。

（2）FiO_2 100% Ef，$PaO_2 > 300\ mmHg$；$P（A\text{-}a）O_2 > 300 \sim 350\ mmHg$。

（3）$Qs/Q_T < 15\%$，$SaO_2 > 85\%$。

（4）$VO/VT < 0.55 \sim 0.6$。

3.浅快呼吸指数（f/V_T）和 $P_{0.1}$（吸气初始 0.1 s 时口腔闭合压）　是近年来主张应用的指标。前者以 $\leqslant 105$ 为预计撤机成功，后者以 $\leqslant 4 \sim 6\ cmH_2O$ 为可能预计撤机成功。

二、撤机方法

撤机过程包括：撤机前期、撤机期和拔人工气道期。撤机前期是决定是否开始撤机的阶段；撤机期是指通过不同撤机方法使患者能维持足够的自主呼吸；拔人工气道期是指拔除人工气道，患者恢复呼吸正常生理功能的阶段。

（一）撤机前期

1.能否开始撤机，首先评估如下简单问题。

（1）患者病情有否好转。

（2）引起需要呼吸机支持的原因是否解除。

（3）患者临床状况是否稳定。

如其中一个或几个回答为"否"，则撤机很难成功，需继续给予呼吸支持及对原发病的治疗。

2.上述问题回答仍乐观的话，则需做下列评估。

（1）$HR > 120$ 次 /min 或 < 70 次 /min。

（2）呼吸次数 > 30 次 /min。

（3）明显的吸气时呼吸肌做功。

（4）明显的呼气时腹肌变硬。

（5）呼吸不规则。

（6）患者不会遵嘱改变呼吸模式。

患者无上诉状况，说明病情稳定，90% 撤机成功；如有 1 ～ 2 项存在，往往需要继续呼吸支持；同时存在 3 项或以上，说明患者病情不稳定或恶化。

3.进一步的临床评估　包括中枢神经系统、代谢、心血管、肺和肾功能的状况、患者心理状况。

（1）下列因素可影响撤机，需及时处理：贫血、肺不张、腹胀、酸碱失衡、气管痉挛、药物镇静或麻醉、胃肠道问题、心血管因素（休克或心力衰竭）、中枢神经系统抑制、电解质紊乱、体液过多、低氧血症、不合适的撤机尝试、呼吸做功增加、感染、营养不良、体位不佳、代谢紊乱、呼吸肌萎缩、呼吸肌虚弱 / 衰竭、疼痛、心理损害、肾衰竭、分泌物过多、失眠、饥饿。

（2）中枢神经系统的评估：神经系统功能保证呼吸驱动稳定，以及良好的痰液清理和气道保护能力，最好是患者清醒、合作，能配合治疗。不清醒患者需评估其有无恶心和咳嗽反射，镇静、肌松类药物在撤机前停止应用，机体保持酸碱平衡，且患者有足够、安稳的睡眠。

（3）心血管评估：保证组织灌注及细胞气体交换，基本标准如下：HR < 120 次 /min；收缩压 80 ～ 180 mmHg，无严重心律失常，Hb 120 ～ 150 g/L，无心绞痛。根据血流动力学的评估及病史，了解左心室储备能力，左心室储备功能下降时，撤机时由于自主呼吸静脉回流增加时左心室后负荷增加，从而损害心血管功能。

（4）代谢和酸碱平衡评估：营养的质和量是代谢评估的关键。呼吸肌的体积和收缩力是评估营养状况的重要指征。每日的营养供给根据营养需要和气体交换能力因人而异，多数患者的营养需要较平时休息时多 1.5 ～ 2 倍。蛋白质摄入要保证 1 ～ 1.5 mg/（kg·d）。而糖类摄入过多，则增加呼吸商，产生过多 CO_2 甚至造成急性碳酸性呼吸衰竭。肠道外液体性氨基酸-卡路里营养配方可引起代谢性酸中毒而增加呼吸需求。酸碱代谢紊乱可影响撤机。

（5）肾功能的评估：肾功能要足以维持酸碱平衡、电解质正常和体液平衡。酸碱失衡可影响呼吸能力和肌做功；电解质紊乱削弱肌功能；体液过多导致肺气体交换受阻。准备撤机的患者要维持尿量等于入量或高于入量 1000 mL/d，无异常的体重增加及水肿存在。

（二）撤机期

经评估，呼吸机撤离容易的患者可以直接撤离，即先逐步降低呼吸机条件（PEEP、PSV 水平和 FiO_2），观察氧合水平。撤除机械通气后，生命体征稳定，通气和氧合水平符合标准，可以拔除人工气道。

呼吸机撤离困难的患者可以分次或间断撤离：先采用一定通气模式作为撤除呼吸机的过渡措施，如应用 SIMV，逐渐降低 SIMV 呼吸次数，当至 5 次 /min 时，如能较好地维持通气和氧合，意味呼吸机撤离已有一定的把握；PSV 时，逐渐增加 PSV 的压力支持水平，以利于肺、胸廓的充分膨胀，做被动性的肺功能锻炼；以后逐渐降低 PSV 压力，降至一定水平或完全撤除后，仍能维持较好呼吸时，可以试行呼吸机撤离。

呼吸肌衰竭患者加强营养和被动性呼吸肌锻炼：先应用 PSV，增加肺的膨胀度；再逐渐降低 PSV，并应用 SIMV 的通气模式；PSV 全部撤除后，再逐渐降低 SIMV 的通气支持次数，直至达到 5 次 /min 时；氧合状况满意，考虑呼吸机撤离。

间断呼吸机撤离是将呼吸机撤离的时间分开，先是逐小时，即每日分次呼吸机撤离；以后视病情逐渐增加每日呼吸机撤离的次数或延长每次呼吸机撤离的时间；最后改成逐日或白天呼吸机撤离、夜间上机等，直至完全停用。适用于呼吸机撤离困难的患者，间断呼吸机撤离的时间，依呼吸机撤离的难易程度而异。

（三）拔人工气道期

改变通气模式或间断呼吸机撤离时，仍能维持较好的通气和氧合时，方可拔除人工气道。对病情复杂的患者，即使暂时呼吸机撤离成功，也应慎重拔除人工气道。因为撤离失败屡有发生，再次应用机械通气治疗的难易程度主要取决于人工气道的重新建立。有人工气道的患者，再次行机械通气治疗并不困难；拔除人工气道后，重新建立人工气道费时、费力，还会增加痛苦，严重时会给生命带来威胁。因此，对病情发展难以预料的患者，应适当延长人工气道拔除后观察的时间。

拔管后气道护理是呼吸机撤离成败的关键。加强气道护理能促进呼吸道分泌物排出，保持气道通畅，预防肺部感染。主要方法有超声雾化吸入、捶 / 拍背震荡、刺激咽喉部产生咳嗽与排痰、抗生素和祛痰药等。

（四）呼吸机撤离困难

1. 原因　呼吸需求和呼吸能力的不平衡，以及动脉低氧血症、心血管系统功能不稳定、营养不良、心理性依赖和必要仪器缺乏等。

2. 处理措施

（1）尽早、尽快控制和祛除原发病因。

（2）采用特殊呼吸模式与功能，尽早锻炼呼吸肌力量，预防呼吸肌疲劳与衰竭。

（3）加强营养支持治疗，增加呼吸肌力量。

（4）树立信心，克服心理障碍。

（5）原有慢性呼吸功能不全，尽早做腹式呼吸，增强和改善呼吸功能。

（6）呼吸机撤离困难的患者需要做相当长时间的观察、摸索和调试。

三、程序化撤机

程序化撤机作为近年来国内外呼吸疾病专家提出的撤机、拔管策略，是以呼吸生理及临床参数为依据，逐步撤离机械通气支持而制定的撤机方法和步骤。程序化撤机能够排除主观因素，通过自主呼吸实验（SBT）评估患者自主呼吸的能力和撤机后的耐力，提高撤机、拔管的准确性，缩短待机时间，加快患者的撤机步伐。

程序化撤机由临床评估、自主呼吸实验前评价、自主呼吸实验、撤机、气道开放性和气道保护能力评价、拔管护理和拔管后观察 6 个部分组成。

（一）临床评估

有创机械通气患者行机械通气后，随时给予呼吸生理及临床参数的评估。

1. 呼吸功能评估　呼吸机参数：FiO_2 0.40，$VT < 15$ mL/kg，$PEEP < 5 \sim 10$ cmH$_2$O，$PaO_2/FiO_2 > 200$ mmHg，$f/VT < 105$；咳嗽反射、吞咽反射和最大吸气压的评估。

2. 循环系统评估　心率、心律、血压、心输出量是否稳定。

3. 神经系统评估　镇静肌松类药物是否停用，GCS ≥ 13 分。

4. 肾脏和代谢评估　肾功能要足以维持酸碱平衡、电解质正常和体液平衡。主要电解质 Mg^{2+} 在 $1.8 \sim 3.0$ mg/L，PO_4^{2-} 在 $2.5 \sim 4.8$ mg/L，K^+ 在 $3.5 \sim 5.0$ mg/L，动脉血气的 pH 在 $7.35 \sim 7.45$。

5. 营养评估　ALB > 30 g/L，HGB $> 80 \sim 100$ g/L。

6. 感染　外周血白细胞计数低于每立方毫米 10 000 个或较前下降每立方毫米 2000 个以上，体温下降 < 38 ℃。

7. 患者心理准备　长期使用呼吸机的患者对呼吸机产生依赖，怀疑自己的呼吸能力，对撤机产生恐惧心理，不能有效配合撤机。需要耐心做好解释工作，做好患者撤机前的心理准备，取得配合。①撤机前向患者说明长期应用有创机械通气所造成的危害；②告知患者撤机是病情好转的标志；③讲解撤机过程和可能出现的不适；④让患者充分了解撤离呼吸机的必要性和可能性；⑤鼓励自主呼吸，重建呼吸力量和信心；⑥争取患者的主动配合。

（二）自主呼吸实验前评价

机械通气时间、潮气量、浅快呼吸指数、PEEP、FiO_2、PaO_2/FiO_2、意识状况（GCS）、镇静／肌松药是否应用、最大呼气压（将压力触发灵敏度调节至 15 cmH_2O 左右，观察能否触发呼吸机，判定呼吸肌力量）等。

未通过自主呼吸实验前，评价者继续按原通气模式和参数进行机械通气，次日再做评估。

（三）自主呼吸实验

1.方法 自主呼吸实验是在低辅助通气时测定通气和氧合参数，通过试验时相关指标的变化，评价患者自主呼吸能力的一种检验方法，而非撤机方式。自主呼吸试验时间一般为 30 ～ 120 min，亦可根据患者具体情况而定。

自主呼吸试验方式包括低水平 PSV、低水平 CPAP 与 T 形管通气 3 种。

（1）T 形管自主呼吸：吸氧流量 5 ～ 8 L/min，亦可根据患者具体情况而定。

（2）低水平 PSV：压力支持选择为 5 ～ 7 cmH_2O，FiO_2 < 0.40，PEEP < 5 cmH_2O，时间是 30 ～ 120 min。

（3）低水平 CPAP：CPAP 选择为 5 ～ 6 cmH_2O，时间是 30 ～ 120 min。

自主呼吸实验的不同方式，是由待机条件下的 PSV 模式或 CPAP 模式通气与非待机条件下的 T 形管自主呼吸完成的。

2.评价

（1）自主呼吸实验成功：试验过程中及结束后患者生理参数稳定，呼吸频率 < 30 次 /min，潮气量 > 5 mL/kg，动脉血气分析显示无严重代谢性酸中毒和低氧血症；在 FiO_2 < 0.40 的状态下，测血气分析为 PaO_2 > 50 ～ 60 mmHg，$PaCO_2$ < 45 mmHg，pH > 7.3 且 SpO_2 ≥ 90%。表明自主呼吸实验成功，可实施撤机，并准备拔出气管导管。

（2）自主呼吸实验失败：患者出现明显胸闷、出汗和发绀，不能有效咳痰，生理参数明显变化，呼吸频率 > 30 次 /min，心率 > 100 次 /min（较试验前增加 20 次 /min 以上），收缩压较试验前 ± 20 mmHg，潮气量 < 5 mL/kg，SpO_2 < 90%，$PaCO_2$ 较试验前增加 20 mmHg，表明自主呼吸实验失败。

（3）自主呼吸实验操作过程中患者如果发生病情变化，应立即停止试验。同时将呼吸机的通气模式、相关参数予以恢复，维持充分的氧合，防止低通气所致的呼吸肌疲劳。

（4）自主呼吸实验时应仔细填写自主呼吸试验评估表。

（四）撤机

1.T 形管法撤机

（1）T 形管法撤机是使患者间断停用呼吸机的方法，撤机时患者完全自主呼吸，通过连接于气管导管的 T 形管吹入湿化后的氧气，保持一定的氧浓度，但不提供通气辅助。

（2）根据患者的血氧饱和度和血气分析结果，调整氧浓度。

（3）T 形管使用方法比较简单，对设备的要求低，患者无须消耗额外的呼吸功以克服通气管路的阻力，适用于多数患者。

（4）撤机开始阶段应选择在充分休息后的白天，间断时间从数分钟到数小时逐渐延长，一般以整夜停用呼吸机作为完全撤机的指标。

2. 注意事项

（1）开始阶段要有医护人员在旁边观察、鼓励。

（2）机械通气时间超过一周的患者，可采用间断脱机，根据患者的耐受情况，逐步增加停机次数和延长停机时间。

（3）一般认为，停机后患者呼吸、血压平稳，心率无明显增快（＜20次/min），尿量满意，无额头出汗，说明患者对停机的耐受性好，可继续脱机过程；反之，则应检查出现异常情况的原因，缩短停机时间，必要时加用特殊的撤机方法，如 CPAP、PSV 等。

（4）停机前，患者不应饱食，禁用镇静药物，患者体位在病情允许的情况下，应采取半卧位，以利膈肌运动，增加自主呼吸时的潮气量。

（5）撤机开始时，应密切观察各项生理指标，监测血气分析，连续进行脉搏氧饱和度监测。通常呼吸浅快、心率增快和脉搏氧饱和度进行性下降是最早出现的撤机失败信号。

3. 撤机后护理

（1）撤机后患者肺部的病理生理改变并未完全恢复至正常，有可能发生二氧化碳潴留、低氧血症等并发症，因此不能放松对患者的监护和治疗。

（2）撤机后应继续面罩或鼻导管给氧，氧浓度可以比撤机时提高 10%。

（3）加强雾化以稀释痰液，鼓励患者有效咳嗽、咳痰，及时清除呼吸道分泌物。

（4）撤机后，可根据患者的具体情况实施体位引流，增加翻身、叩背。

（5）撤机后监测血气分析，监测肺氧合和气体交换情况，密切床旁循环功能的监护，及时发现和处理异常情况。

（6）机械通气的患者不同程度地存在营养不良，撤机后自主呼吸比机械通气时消耗更多的能量，需及时补充，避免体内出现负氮平衡和全身衰竭。

4. 撤机后再行机械通气的指征　由于撤机前患者的各项生理指标已达到或接近撤机指标，因此除患者的心理因素干扰外，停机的开始阶段都比较平稳。随着完全自主呼吸时间的延长，部分患者可能出现呼吸肌疲劳，继而引起呼吸、循环功能恶化。因此，撤机时必须有医护人员在场密切观察生命体征，监测患者各项生理指标的变化，定期复查动脉血气，一旦有病情恶化的征象，应及时给予干预治疗（文丘里面罩吸氧、无创呼吸机辅助呼吸），效果不佳立即恢复有创机械通气治疗。

（五）气道开放性和气道保护能力评价

1. 评价上气道开放性　通过气囊漏气试验评价上气道开放性，在控制通气模式情况下，放松气管导管气囊，监测呼吸机呼吸潮气量差值，若差值＜110 mL，表明上气道开放性良好。

2. 评价患者咳嗽能力。

3. 评价痰液性质和量　若患者上气道开放性良好，咳嗽能力较强，痰液较稀薄、量较少时可考虑拔管。

（六）拔管护理和拔管后观察

（1）通知患者将要拔管并做好解释工作。

（2）准备气管插管用物，通知医生。

（3）拔管前再次检测患者生命体征、氧合状态。

（4）彻底清除气管导管和口咽部的分泌物，采用清除气囊潴留物的方法。

（5）将床头放平，松解气管导管固定带。

（6）将吸痰管插入气管导管内，边吸引边将气管导管和吸痰管一同拔出，将床头抬高 30° ～ 45°。

（7）鼓励并协助患者咳嗽、咳痰，防止气道阻塞。告知患者有暂时的吞咽困难。

（8）根据需要选择氧疗方式，观察患者的呼吸频率、胸廓起伏和血氧饱和度参数。30 min 后复查血气分析。

（9）拔管后继续观察和监测呼吸系统、循环系统和神经系统参数，并详细记录。

（七）注意事项

呼吸肌疲劳是撤机失败的主要原因。呼吸肌疲劳征象为患者表现出呼吸困难，伴有呼吸浅促费力，节律不均匀，自主呼吸潮气量 < 250 mL，与撤机前相比心率每分钟增加 10 ～ 20 次，血气分析提示 $PaCO_2$ 逐渐升高。在出现呼吸肌疲劳征象时，应立即调整通气模式和参数，减少呼吸肌做功及能量的消耗，为再次撤机创造条件。

如果各项指标正常，48 h 内无再次插管，表明程序化撤机成功。

撤机作为机械通气的最后环节，准确把握撤机时机非常关键。撤机过早可以使呼吸衰竭再度恶化而危及生命；撤机过迟可能造成机械通气的并发症增多，对呼吸机依赖性增高，医疗费用增加。随着对程序化撤机方式的深入研究，不同疾病自主呼吸试验检测时间的统一，程序化撤机将更加完善。

（曹秀萍　邢晓莉）

第四节　无创通气的应用与护理

一、概述

无创通气（NIV）是指不经气管插管而能够增加肺泡通气的辅助机械通气，包括体外负压通气、经鼻面罩正压通气、胸壁震荡及膈肌起搏等。近年来，在多种无创通气手段中，经鼻的无创正压通气（NPPV）的临床应用正逐渐增多，特别是慢性支气管炎和阻塞性睡眠 – 呼吸暂停综合征患者，NPPV 已成为首选的治疗措施。在急诊中，无创机械通气治疗也能明显改善一些患者的主观症状，减少呼吸衰竭加重的次数，从而降低住院率和医疗费用。

（一）原理

NPPV对呼吸衰竭病理生理的主要环节均有影响，吸气压力（IPAP）能增加肺泡通气，改善呼吸肌功能，降低呼吸功耗，从而纠正高碳酸血症；呼气压力（EPAP）能解除上气道的阻塞，改善氧合及通过克服内源性呼气末正压（PEEPi）降低呼吸功，改善呼吸肌疲劳。除机械作用外，神经-体液因素也可能发挥重要作用。

（二）适应证和禁忌证

1. 适应证

（1）以呼吸肌疲劳为主要诱因的呼吸衰竭，如轻中度COPD高碳酸血症，特别是pH 7.25 ~ 7.35的患者。

（2）心源性肺水肿，首选CPAP，无效时可用无创通气。

（3）有创通气拔管后用无创通气进行序贯治疗，即拔管后的急性呼吸衰竭。

（4）对多种肺疾病的终末期患者，已无插管指征或患者拒绝插管治疗时，无创通气也可起到一定的作用。

（5）可用于重症支气管哮喘，手术后呼吸衰竭、创伤后呼吸衰竭、肺不张及肺部感染合并呼吸衰竭时的治疗。

2. 禁忌证

（1）心跳呼吸骤停者。

（2）血流动力学不稳定者（存在休克或严重的心律失常等）。

（3）需要保护气道者（如呼吸道分泌物多，严重呕吐有窒息危险，以及消化道出血、近期上腹部手术）。

（4）严重脑病患者。

（5）近期面部及上气道手术、创伤或畸形。

（6）上气道阻塞。

（三）应用条件

1. 培训　负责NPPV工作的人员首先要熟悉自己手中的机器性能，应亲身上机体会呼吸机的工作状态，使自己有感性认识，必须清楚应用无创呼吸机需要解决的目的，才能保证工作的顺利开展。

2. 配备　开始应用NPPV的4 ~ 8 h需要有专人负责治疗和监护，才能提高疗效。当患者适应后或者病情改善后，可以无须专人监护。

3. 条件　最基本的监护条件应具备血氧饱和度监测、心电监护和动脉血气分析监测。当无创通气治疗失败后，有可能发展为严重危及生命的呼吸衰竭，必须准备好紧急插管的设备。

二、使用方法

（一）人—机连接

临床上最常用的是鼻罩和口鼻面罩，也可以根据情况选择鼻塞。应当准备多个不同规格和不同类型的鼻罩和口鼻面罩，供患者选择应用。鼻罩和鼻面罩均可用于无创通气，选择哪一种应根据病情及患者的耐受情况而定，两者各有优缺点。

1.鼻罩 其优点是无效腔小（约 105 mL），发音、进食及咳痰不受影响，呕吐时不易引起误吸，患者可随意控制是否触发呼吸机等；缺点是张口呼吸时易漏气，降低疗效。对轻症呼吸衰竭患者应首选鼻罩通气，无效时换用鼻面罩。

2.鼻面罩 其缺点为无效腔较大（约 250 mL），进食、发音及咳痰时需脱开呼吸机，当呕吐时易发生误吸，当面罩内压力＞ 25 cmH$_2$O 时胃肠胀气发生率高；优点为漏气较少，血气改善较鼻罩通气快。重症呼吸衰竭时应首选鼻面罩，病情稳定后（一般在 24 h 后）可换用鼻罩通气以增强耐受性。

3.注意事项

（1）无论采取哪种面罩，由于保留了完整的上呼吸道结构和功能，对吸入气体的加温和加湿功能并未受到很大影响，因此，气道湿化一般不存在很大问题，可连接湿化器，但不需通电加热。

（2）由面罩引起的不适是患者不能耐受无创通气治疗的主要原因。因此，面罩与皮肤的接触不宜过紧，允许有少量漏气并不会导致气道压力的下降，固定带的松紧程度以能容纳 2 个手指为宜，加用护垫可阻挡漏气及减轻对皮肤和眼部的刺激。

（3）当有明显的胃肠胀气时应降低压力并插入胃管，可用胶带密封胃管与面罩的交界处。

（二）呼吸机类型的选择

常规急救用呼吸机和专门为无创通气设计的便携式小型无创通气机都可用于进行无创通气治疗。前者价格昂贵，但报警及监测装置完备是其优点，采用流速触发可减少呼吸功，如存在漏气，则容易出现压力和分钟通气量报警，应注意调整报警限。

新近开发的几种新型呼吸机（如 Taema、VELA、Newport e500、Esprit 呼吸机、LTV1000 及伽利略呼吸机等）都具备双水平正压通气的功能，可用于进行无创通气治疗，实现了一机双用，使无创通气向有创通气过渡变得简单方便。

而无创通气机（如 BiPAP）内置自动漏气补偿系统，即使存在一定程度的漏气，呼吸机本身可自动调节流速维持设定的压力。具体选择哪种呼吸机应根据现有条件、医护人员接受训练的情况和习惯等确定，不论哪种呼吸机，如应用得当均能取得良好效果。

（三）通气模式

以 BiPAP Vision 呼吸机提供的模式为例，介绍持续气道正压（CPAP）模式和压力支持的自主 / 定时（S/T）模式。

1.CPAP 模式

（1）在患者的整个自主呼吸周期提供持续的压力水平，压力可控制和维持，流量需根据患者需求调节，并自动对漏气进行补偿。

（2）具有增加肺泡内压，改善氧合和功能残气量，防止气道和肺泡的萎缩，改善肺的顺应性，扩张上呼吸道的作用。

（3）不良反应与 PEEP 相近，增加气道峰压和平均气道压，减少回心血量和肝肾等重要脏器的血流灌注等。

（4）使用这种模式通气患者必须具有较强的自主呼吸能力，适用于急性低氧血症性呼吸衰竭、急性心源性肺水肿和低通气综合征。

2. S/T 模式

（1）自主呼吸时：当自主呼吸频率低于设定频率时，呼吸机提供时间触发、压力限制、时间切换的压力支持模式。在自主呼吸时，既能保持预先设定的压力水平，也能满足患者流量的需求。患者是决定吸气时间和潮气量的主动方，输出潮气量取决于吸气压与呼气压的压力差。

（2）定时呼吸时：当自主呼吸频率高于呼吸控制设定值时触发机械通气，如在呼吸频率控制设定的时间间隔内未测到自主呼吸，呼吸机将激活时间触发的机械通气，并送出吸气压力水平，机械通气并不一定与患者同步，吸气与呼气之间的切换平衡将由设定时间决定，以确保患者每分钟最低呼吸次数。吸气压力（IPAP）决定每次呼吸压力支持大小，呼气压力（EPAP）作为基础线的压力水平。主要用于自主呼吸功能良好的呼吸衰竭患者，但应注意潮气量的监测，防止发生严重的通气不足和重复呼吸导致的二氧化碳潴留。

3. 其他模式　压力目标通气模式中的压力控制通气（PCV）、压力支持通气模式（PSV）、比例辅助通气（PAY）和容量目标通气模式中的容量控制通气（VCV）均可用于进行 NPPV，但目前多倾向使用辅助 / 控制模式中的压力目标通气。

（1）PSV：一般认为 PSV 较为舒适，与 CPAP 联合应用可用于急性呼吸衰竭的治疗。但患者自主呼吸功能必须良好，面罩漏气严重时呼吸机不能感受气流下降，吸气相不能向呼气相转换，造成患者不适和人—机对抗。

（2）PCV：是一种较好的 NPPV 通气模式，按设定时间进行吸气 / 呼气切换，由于流速可变，患者感觉也舒适，对较严重的呼吸衰竭患者可选用此模式，但应注意潮气量的监测，防止发生严重的通气不足。

（3）VCV：优点是通气量恒定，但压力高，患者舒适性差，流速设置不当时容易产生人—机对抗。

（四）通气参数设定

最初设定的呼吸参数多为 CPAP 10 cmH$_2$O、PSV 10 cmH$_2$O，由医护人员手持面罩轻放在患者面部之上，使患者适应面罩呼吸并能很好地与呼吸机同步，吸入氧浓度调至使 SaO$_2$ > 90% 为宜。

待患者完全适应后（一般需要 2 h），固定面罩，将 CPAP 调至 3 ～ 5 cmH$_2$O，并逐渐增加 PSV 水平（每次递增 2 ～ 3 cmH$_2$O，一般不超过 25 cmH$_2$O 以避免严重的胃肠胀气发生），使呼吸频率低于 25 次 /min，呼气潮气量达 7 mL/kg 以上。

除治疗方面的考虑外，患者本身也能提出自我感觉最舒适的通气方式和压力支持水平，供医生调节呼吸参数时参考。

英国胸科学会 2002 年推荐治疗 COPD 急性高碳酸血症性呼吸衰竭时的通气模式和参数设置为：S/T

模式，EPAP 4 ～ 5 cmH$_2$O，IPAP 12 ～ 15 cmH$_2$O，并逐渐递增至 20 cmH$_2$O，备用支持频率为 15 次 / min，备用 I/E 为 1∶3。

（五）其他

1.疗程　每日治疗的时间和总的治疗时间可根据病情灵活掌握，通常 3 ～ 6 h/ 次，1 ～ 3 次 / 天；急性呼吸衰竭治疗 3 ～ 7 天，慢性呼吸衰竭可以长期应用。病情重时通气时间应长，有的甚至还需要夜间通气，通气间歇期间可排痰、进食或进行气雾剂吸入治疗等。

2.监测内容

（1）患者的主观反应（呼吸困难缓解程度、舒适度和精神状态等），主要生命体征的客观反应（呼吸频率、血压、心率的改善）。

（2）呼吸生理指标的变化（无创血氧饱和度监测、呼气潮气量及动脉血气改善）。

（3）面罩情况（是否合适、有无漏气及舒适度）；有无并发症发生（胃胀气、面部皮肤坏死溃疡、呼吸道分泌物潴留等）。

（4）通过视诊和触诊确定有无辅助呼吸肌（胸锁乳头肌及胸腹部肌肉的收缩）参与呼吸。

（5）及时评估患者对治疗的反应。

3.疗效评估

（1）治疗后的前 30 min 至 1 h 是无创通气治疗成功的关键，应密切观察患者对治疗的反应，及时处理发现的各种问题。如使用得当，绝大多数患者在 2 h 内主观症状和气体交换指标都会得到明显改善；如无效，则需气管插管的可能性将明显增大。

（2）无创通气治疗 2 h 后应全面评估患者的一般状况和动脉血气情况，如 PaCO$_2$ 进行性增高、pH 显著降低，此时应积极考虑进行有创通气治疗。如病情虽无明显改善但也无恶化，可继续无创通气治疗到 4 ～ 6 h 后评价疗效，如仍无改善可考虑换用其他治疗措施。

三、常见问题

1.PaCO$_2$ 持续增高的原因

（1）吸氧浓度是否过高，如存在，则将 FiO$_2$ 降低，维持 SaO$_2$ 在 85% ～ 90% 即可。

（2）是否有严重面罩漏气，此时应检查面罩松紧，如用鼻罩可考虑应用下颌带或换用口鼻面罩。

（3）管路连接是否正确，排气通道是否畅通，是否有管道漏气等。

（4）是否存在重复呼吸，检查呼气阀或适当增加 EPAP 水平可解决问题。

（5）人—机不协调：观察患者，调节设定的呼吸频率，检查吸气触发和呼气触发灵敏度设置，适当增加 EPAP 水平（尤其是 COPD 患者）。

（6）通气不足：观察胸部膨起情况，增加吸气压力（CIPAP）或容量，考虑延长吸气时间或增加呼吸频率，换用其他通气模式或呼吸机。

（7）如果 PaCO$_2$ 改善而 PaO$_2$ 仍低，可增加 FiO$_2$ 或增大 EPAP 水平。

2.面罩漏气的处理

（1）确定是否有呼气及潮气量的改变。

（2）重新调整面罩的位置并固定头带。

（3）用防护罩或胶带密封漏气处。

（4）在允许范围内尽可能降低 CPAP 和 PSV 水平。

（5）换用密封效果好的面罩。

（6）经上述处理仍存在严重的漏气或通气效果不佳时，应采用 PCV（压力水平与 PSV 相当）或容量控制模式（A/C，IMV、SIMV，压力报警限 < 40 cmH$_2$O）。

（7）某些呼吸机进行无创通气时，在应用 PSV 过程中如发生严重面罩漏气，呼吸机将无法感受气流的降低，导致不能向呼气相切换，应及时密封漏气。

3. 人—机不同步的处理

（1）原因主要为不能触发吸气、漏气、通气模式和参数设置不合理等。

（2）采用同步触发性能较好的呼吸机（如流量触发、容量触发、流量自动追踪等）。

（3）合理使用 PEEP。

（4）经常检查有无漏气。

（5）应用同步性能较好的模式（如 PSV），有利于改善人机同步性。

（6）对于呼吸明显增快的患者（呼吸频率 > 30 次 /min 时），较难达到人—机同步。可以先用手控同步或用简易人工呼吸气囊辅助呼吸，使患者的呼吸频率和呼吸费力情况改善后，再连接呼吸机，有利于达到理想的同步性。

4. 患者不耐受的处理

（1）医生在场和缓慢递增压力水平可减少患者恐慌，避免压力和气流过大造成的胸闷。

（2）选择合适的连接方法，通常建议备用多种的连接方法，让患者试戴后，选择适合的连接方法。多数患者对鼻罩的耐受性较好。

（3）检查操作步骤是否正确，不正确的操作次序是造成不耐受的常见原因之一。

（4）人—机不同步造成呼吸对抗，使呼吸困难加重，无法坚持治疗。

（5）通过监护可以及时发现情况，寻找引起患者不适和不耐受的原因，并及时处理。

5. 治疗失败的原因

（1）适应证选择不当：由于基础疾病严重或者一些特殊的基础疾病（如大气道阻塞等），无创通气的成功率比较低。

（2）通气模式和参数设定不合理：如应用的潮气量和气道压力过低，则无法达到理想的辅助通气效果。

（3）患者不耐受：由于不耐受，使得治疗的时间过短或辅助通气不足，造成治疗失败。

（4）面罩和管道的重复呼吸：面罩本身可以产生无效腔效应（目前常用的面罩无效腔量多为 80 ～ 100 mL），部分呼吸机存在管道的重复呼吸，影响 CO$_2$ 的排出，使治疗失败。选用小无效腔的连接方法和避免管道重复呼吸，可以明显提高疗效。

（5）气道阻塞：由于痰液的阻塞、睡眠时的上呼吸道阻塞或使用鼻罩时的鼻塞，均可增加气道阻力，影响辅助通气的效果。经常鼓励或刺激咳嗽、排痰和处理鼻塞等措施，有利于改善气道阻塞，提高疗效。

（6）漏气：面罩与面部之间漏气或者使用鼻罩时口漏气，会明显影响辅助通气效果和同步性。

四、护理措施

（一）操作程序

（1）确保训练有素的医护人员在场，合适的监护条件和气管插管设备、复苏设备等。

（2）选择呼吸机，连接和检查呼吸机，初步设定参数，特别注意呼气阀功能、氧气管路。

（3）患者及家属教育（目的、意义、注意事项、如何摘掉和固定面罩、如何配合呼吸机等）。

（4）患者取坐位或卧位（头部抬高 30°以上）。

（5）选择合适的连接器（面罩或接口器等）。

（6）医护人员或患者本人扶持面罩或鼻罩，连接和开动呼吸机，开始用低的压力（容量），用自主触发（有后备频率）的模式；压力限制型：吸气压 $8 \sim 12\ cmH_2O$；容量限制型：$8 \sim 10\ mL/kg$。患者适应后（约 30 min），配置头固定带（避免固定带的张力过高，一般应能通过 2 指），如口腔漏气严重可加用下颌带。

（7）通气参数的进一步调节　按照患者的耐受性逐渐增加吸气压（$10 \sim 20\ cmH_2O$）或潮气量（10 mL/kg 左右），达到缓解气促、减慢呼吸频率、增加潮气量的目的，患者与呼吸机的同步性应良好。

（8）给氧，使 $SPO_2 > 90\%$。

（9）检查漏气，必要时调整固定带的张力，或加用下颌带。

（10）必要时加用湿化器。

（11）间歇监测血气（开始 $1 \sim 2\ h$ 后，以后按需而定），评价临床效果。

（二）患者教育

（1）在实施无创通气前，应尽可能向患者详细解释清楚治疗目的、意义、注意事项和可能出现的问题，讲解面罩基本结构和取、戴方法。

（2）可以让神志清楚的患者一起来取、戴，让其参与治疗护理，增强战胜疾病的信心，消除患者的恐惧。

（3）指导患者有规律地呼吸，在紧急情况下（如咳嗽、咳痰或呕吐时）能够迅速拆除连接，提高无创通气的安全性和依从性。

（三）面罩选择与固定

1. 面罩选择　按面罩的基本构造可分为气垫式和面膜式两种，前者与皮肤接触的面积因气垫充气量的不同而差别很大。若充气不足，可导致硬质面罩对面部皮肤压迫；而充气过多，使面罩与面部接触面积减少，极易产生漏气。为防止漏气则需要增加固定带的拉力，这样会增加面罩硬壳对面部的压迫，引起鼻梁和面部皮肤的糜烂，该面罩适用于急救。

面膜式硅胶面罩，其面膜薄，可塑性强，与面部接触面积大，与鼻面颊的吻合性好，适用于长时间、持续通气的患者，以增强患者的舒适感。

2. 固定方法　面罩的固定方法可采用 4 根拉扣式橡胶带、粘拉式布带和头罩三点式固定。四带式固定易引起压力分布不均，导致面罩漏气和压力性损伤；三点式固定符合力学原理，压力分布最均匀，密闭性、舒适性更好，可保证大部分患者不漏气，压力性损伤少。

（1）头带固定时，应避免系带压住患者的眼睛和耳郭。

（2）在气垫和面罩固定时应注意气垫对颜面部的压迫，气垫内的压力不宜过高，否则压力太大造成密封不良和局部皮肤的压迫。

（3）面罩与皮肤的接触不宜过紧，允许有少量漏气，但不会导致气道压力的降低，固定带的松紧程度以能容纳两个手指为宜。

（四）其他

1. 腹胀　鼻面罩通气可产生误咽而发生胃膨胀，患者感觉极为不适，因此需要患者闭嘴用鼻呼吸，减少吞咽动作，如病情允许可采取半卧位，出现胃胀气后应及早行胃肠减压。

2. 压迫性损伤　长期压迫极易造成鼻脊处、两侧鼻部皮肤红肿疼痛或破溃，所以面罩气囊充气后维持压力应小于毛细血管动脉端压力（充气 10 ～ 15 mL），鼻罩上两额骨旁用纱布或海绵衬垫以减轻压迫，有破溃者可采用金霉素眼药膏，但需保持清洁，防止继续感染。

3. 分泌物的引流　对于神志清楚的患者，通常可自行有效咳嗽、咳痰，而对于高碳酸血症导致的神志不清，不能合理通气，可在患者通气 2 ～ 4 h 清醒后，因呼吸肌疲劳缓解，而恢复完善的咳嗽能力。如果患者一般情况差，因咳嗽力量较弱而导致昏迷，必须建立人工气道。

4. 仪器的保养　仪器保养时应切断电源线，采用清水或 75% 的乙醇湿润擦拭，清洁主机机体，切勿将液体侵入呼吸机内部。机体进气口的过滤片应在使用前检查是否完整、清洁，过滤片变脏时，需要及时更换以保持运行正常。每次使用完毕后的管路应检查是否有破裂，用肥皂布擦拭外壁污渍，检查连接口是否有损坏和齿状口，再采用 0.1% 的有效氯浸泡 30 min 后，冲洗管路、控干水分、连接管路后，试机备用。

（王真真　殷晓艳　陈韦如　张云丹）

第五节　循环系统监测

循环监测从早年的血压、脉搏、尿量、肤色等简单的临床观察，发展到 20 世纪 70 年代以来的血流动力学监测，是监测方法学上的巨大进步，但循环系统的根本功能是向外周组织细胞输送足够的氧以满足其代谢需要，因此，考察氧供与氧需是否平衡无疑是了解循环状态更为深入的监测手段，这种认识是近年循环监测和治疗上又一项有突出意义的巨大进展。

一、一般指标

1. 血压和心率　是常规循环监测指标。由于正常的血压对保证组织器官灌注至关重要，因此，在循环受到威胁的情况下，机体最重要的就是要保持血压稳定，并为此调动其他代偿因素。因此，血压不是反映循环变化最敏感的指标。实验中观察到，在心排出量已大幅下降时，血压最快也要在 40 min后方见下降；而当心排出量尚未恢复正常时，血压却最先恢复。事实上，一旦血压降低，往往已是循环失代偿的结果。循环的代偿功能是通过提高心率、增强心肌收缩力、收缩外周血管等途径实现的。因此，在反映循环状态上，心率和脉压的变化较血压更敏感。

（1）观察要点：目前，测量血压常用袖带法，但在休克时不宜使用，因其不能反映真实情况。一般的理解认为，在袖带法测不出读数时，动脉直接测压法仍可测出。但一些报道却指出，自动袖带测量法的读数往往倾向于"正常"，与动脉直接测压相比，差值最高可达到 50 mmHg 左右。这意味着当用自动袖带法获得一个满意的读数的同时，患者实际可能已处于休克中。

动脉直接测压最大的优点是准确，其并发症不超过 1%。据报道，使用由 Teflon 制作的穿刺工具有助于减少血管栓塞。动脉插管一般选择桡动脉，插管前应先做 Allen 试验以证实远端侧支循环良好。但休克时常使这项试验变得难以观察，在这种情况下可用多普勒探查。在桡动脉不宜使用时，可选用足背动脉进行。建立动脉有创监测也便于反复的血气检查和避免误入静脉。据估计，在抽取 1 mL 的动脉血中，如仅混入 0.1 mL 静脉血，即能使 90 mmHg 的 PaO_2 降至 60 mmHg，足可误导治疗决策。

（2）假性高血压：是指普通的袖带测压法所测得的血压值高于通过动脉穿刺而直接测得的血压值，但相差多少才能诊断为假性高血压，目前尚无定论。多数学者认为，如果其袖带舒张压高于动脉腔内舒张压 1.33 kPa（10 mmHg），即可诊断为假性高血压。

关于其流行病学资料，国内有材料（50 例）表明，在 65～74 岁组中假性高血压的发生率为 70.6%（12/17），75 岁以上组为 33.3%（7/21），而 64 岁以下组则低至 16.7%（2/12）。国外有材料表明 ＞ 60 岁组为 50%，＜ 60 岁组为 31.3%。

由于近年来老年性高血压越来越受到重视，且在治疗过程中老年性高血压也容易出现低血压或直立性低血压，从而出现心脑供血不全等问题；在休克及低血压的判定中，明确血压的真实情况对危重症的抢救也非常重要。所以，获得一个准确的血压值有重要意义。另外，假性高血压在老年人中其血压差值可以相当大，从而导致不必要的治疗或治疗过度，从而引起不良甚至严重后果。

（3）对于肢体不全或躁动患者的心电图肢体导联记录：在急诊科工作中，及时而准确地记录心电图十分重要，但是有时是非常困难的，如患者谵妄、抽搐、躁动、剧烈胸痛、呼吸困难，甚至肢体不全或严重损伤，此时由于四肢的不自主运动等原因使记录肢导心电图十分困难。

近来有学者建议，急诊情况下将四肢导联改在右肩前部、左肩前部、右侧下胸区域和左侧下胸区域，并与标准导联记录的心电图波形进行比较，结果发现，新导联系统的伪差较标准导联的明显减少，但新导联系统的 R 波幅度在Ⅱ、Ⅲ和 aVF 导联略有升高，Ⅰ和 aVL 导联略有下降，并与标准导联相关良好。大约有 99.6% 的患者心电图波形幅度改变在 5% 以内，而 ST 段改变平均为（2.6±11.4）mV，额面电轴垂直偏移为 7.8°±8.5°，因此两种导联系统比较无明显差异，所以这种新的导联系统可用于监护。

此导联系统的优点是：①心电图记录可与其他一些救命措施同时进行（如气管插管、静脉穿刺等）；②可在患者穿着裤子或长筒袜子的情况下记录；③避免了操作者来回移动；④运动伪差很小；⑤如果粘贴电极不更换的话，可以连续观察心电图的变化。

2.尿量 在肾功能正常时，尿量可以反映内脏的血流灌注，并由此估计内脏的循环状态。但是应注意某些非循环因素对尿量的影响，如治疗中使用了利尿药、高渗溶液或高糖血症均可产生明显的利尿作用，涉及垂体后叶的颅脑手术甚至可产生尿崩。但是，如将尿量与心率和血压结合判断则有助于减少误诊。临床实践表明，正确运用上述3项指标，可以成功地对多数患者完成复苏或指导循环治疗。

3. 经皮氧张力（$PtCO_2$）和脉搏血氧饱和度（SpO_2）监测 由于皮肤对血流灌注的变化非常敏感，近年来使用经皮氧监测仪进行 $PtCO_2$ 监测已成为循环监测的重要手段之一。此法是通过测定局部氧释放量来了解组织血液灌注情况。正常人 $PtCO_2$ 值为 $8.07 \sim 9.95$ kPa [（60.7 ± 7.48）mmHg]。用 $PtCO_2$ 反映循环变化是基于下述认识：在循环稳定、外周灌注充足时，$PtCO_2$ 接近于 PaO_2。其接近程度取决于皮肤厚度，新生儿几乎完全一致，而成人则约为 PaO_2 的 80%，即 $PtCO_2/PaO_2$ 约等于 0.8。这种关系在 PaO_2 为 $23 \sim 495$ mmHg（$3.07 \sim 65.98$ kPa）的巨大范围内均具有良好的相关性（$r = 0.89$），因此在一定程度上 $PtCO_2$ 可以代替 PaO_2 监测。但在外周灌注减少时，$PtCO_2$ 将追随局部流量的变化，且反应快捷。据报道，当心排出量下降时，$PtCO_2$ 的变化一般不超过 2 min，比传统的监测指标如血压、心率、尿量等均更敏感。由于 $PtCO_2$ 具有对呼吸和循环变化双重反应的特性，因此，在 $PtCO_2$ 降低时，至少应同时检测 PaO_2 以资鉴别。如果 PaO_2 也呈比例地降低，则表明变化的原因在肺部；如果 PaO_2 正常或 $PtCO_2/PaO_2 < 0.8$，则提示循环恶化、容量不足、局部血管收缩或心排出量下降。

除 $PtCO_2$ 外，临床上更经常使用脉搏血氧饱和度（SPO_2）测量仪，两者的意义是一样的。但由于后者监测的是 SO_2 而不是 PO_2，因此对肺氧合和循环变化的敏感性不及 $PtCO_2$，即尽管 PaO_2 在氧解离曲线平坦部以上可能有巨大的波动，但 SPO_2 的变化幅度很小。$PtCO_2$ 和 SpO_2 标准测量均需局部加热约到 45 ℃，故要求每 6 h 更换一次检测部位以防灼伤。

二、氧输送和氧耗

1. 概念 氧输送（DO_2）是指单位时间里（每分钟）心脏通过血液向外周组织提供的氧输送量，它是由 SaO_2、Hb 和心输出量三者共同决定的。正常机体的 DO_2 与代谢状态密切相适应。正常情况下，成人 DO_2 约为 1000。外周需氧量直接表现为氧耗量（VO_2），是指单位时间内机体所利用的氧量。氧耗量和氧供应量的比值即为氧摄取率（VO_2/DO_2），正常情况下为 25% 左右，为 $200 \sim 250$mL/min，也就是说，所供应的氧只有少部分被组织摄取利用。

当代谢率升高，外周氧需求量增加时，如发热、运动、组织修复等，机体首先通过提升心输出量增加 DO_2，使之与外周需求达到新的平衡。如果因为某种原因使 DO_2 增加受限，或增加后的 DO_2 仍不敷需要的话，机体则转而通过提高氧提取（O_{2ext}）增加氧利用。这时氧需与 VO_2 仍可保持一致，并表现为 VO_2 继续保持恒定，无外周乏氧代谢的证据。O_{2ext} 最高可达到 75%，超过此极限即可使 VO_2 受到限制，并导致 VO_2 追随 DO_2 变化而变化。此时 VO_2 不再能够反映真正的氧需求，只表示氧的实际利用量，并在两者间造成一个"氧债"（Oxygen Debt）。

由于细胞缺氧使糖代谢不能进入三核酸循环和糖酵解加速，故往往导致高乳酸性酸中毒。据此，可以得出以下结论：① O_{2ext} 增加提示存在绝对或相对的 DO_2 不足；②外周代谢规定了一个不容 DO_2 过低的阈值，如 DO_2 低于此值便不能满足氧需求，并表现为 VO_2 追随 DO_2 变化的依赖现象；③ VO_2 和氧需求不是同义语，前者是氧的实际利用量，取决于 DO_2 和组织细胞对氧的实际利用能力，后者则取决于机体的代谢状态；④血浆乳酸测定对评价 DO_2 与氧需求、氧需求与 VO_2 是否平衡具有重要价值。

2.治疗学意义 基于上述认识，可以对循环状态做更深入和本质性的了解和判断，并以纠正外周缺氧作为目标指导治疗。

（1）混合静脉血氧饱和度（SvO_2）下降虽然未必一定合并外周缺氧，但至少提示 DO_2 已有相对不足和濒临缺氧的风险，因此治疗上应尽可能提高 DO_2。如果 SvO_2 下降同时伴有高乳酸性酸中毒，乃至出现其他缺氧的临床表现，则必须努力提高 DO_2。

（2）但有时 SvO_2 并不能真实反映氧合情况，某些病例在外周已存在乏氧代谢时并不表现 SvO_2 降低，因此有必要进一步考察 DO_2 和 VO_2 的关系。具体方法是：通过改善肺功能提高 SaO_2、纠正贫血、增加补液或强心中的任一措施，"点滴式"地逐步提高 DO_2，同时观察 VO_2 的变化。如果 VO_2 追随 DO_2 提高而提高，即表示 DO_2 仍不满足外周氧需求，并必然伴有外周氧供不足，故不应中断提高 DO_2 的努力，直至 VO_2 脱离对 DO_2 的依赖。

（3）任何改善循环的努力均应在乳酸逐渐恢复正常中得到体现。但乳酸水平也会受许多非循环因素的影响，且由于乳酸半衰期较长（$1 \sim 18\,h$）而不能即时反映循环变化的结果，因此，乳酸检测并不能取代前述的观察和方法。

3.DO_2-VO_2 病理性依赖 近年来临床发现，在许多病理状态下，存在一种被称作"DO_2-VO_2 病理性依赖"（Pathological Supply Dependence）的现象。这些病理状态主要包括 ARDS、严重创伤、严重感染、脓毒症和 MSOF 等。其表现是 DO_2 的阈值似乎相当高，有的尚可测出，而有些则无法测出，以致 DO_2-VO_2 始终处于依赖状态。

目前，对病理性依赖的成因和意义还不十分明了。由于该类患者通常都有较高的代谢率并且 O_{2ext} 受损，因此要求有较高的 DO_2 阈值应不难理解。至于 O_2 耐受损则可能与血红蛋白释氧能力下降、短路血管开放、组织水肿致细胞摄氧困难，乃至线粒体功能障碍使细胞利用氧能力降低有关。但也有学者认为"病理性依赖"并无特殊意义，而可能是由于 DO_2 和 VO_2 不恰当的测量和计算方法学所致。

三、胃肠黏膜内酸度（pH）监测

血流动力学、SvO_2、血液 pH、乳酸、DO_2-VO_2 等各项监测均属于整体监测，其异常提示循环障碍已波及全系统或全身的功能，显然这些仍不是循环监测最敏感的手段，临床上希望能够获得更早的变化讯号。循环病理生理学研究表明，在循环遭受打击时，最早做出反应，且最晚恢复的是胃肠道的血液灌注，并由于灌注不足而导致局部的组织缺氧和酸中毒。

这种变化先于全身的缺氧和酸中毒表现，并以"隐蔽型代偿性休克"的形式独立存在。

后者是指一种临床上缺乏血流动力学紊乱、少尿、酸中毒、高乳酸血症等一系列全身低灌注和组织缺氧表现，但确实存在内脏灌注不足的一种综合征。显然，所谓"隐蔽"和"代偿"只是指全身而言，而内脏器官实际已受到损害，并有发展为全身脓毒症和器官衰竭的风险。因此，实现对胃肠道等内脏器官的组织氧合和酸度等方面的监测可能会比全身或系统监测获得更敏感的循环资料。这个方法现已应用于临床。

1.测定原理 Tonometer 是一根形似胃管，但前端附有一半透膜囊腔的导管，当将其送入胃或肠腔内，并向囊腔内注入生理盐水后，胃或肠腔内的 CO_2 便可向囊腔内的生理盐水弥散，并在 $30 \sim 90\,min$ 内取得压力平衡。然后抽出囊内的生理盐水在普通的血气机上测出其 PCO_2，该值经校正后（PCO_{2ss}）

即被认为可以代表胃、肠黏膜内的 PCO_2 值。同时再抽取患者动脉血测出 HCO_3^- 含量，该值也被认为与黏膜组织液中的 HCO_3^- 相等。最后，将这两个数值代入 Henderson-Hasselbalch 公式，计算出黏膜内的（T = 37 ℃）pH：pH = 6.1 + 1 g（HCO_3^-、$PCO_2 \times K \times 0.03$）。Herderson-Hasseelbalch 方程成立是基于以下理论：①测得的 PCO_2 等于胃黏膜内实际 PCO_2；②组织中 HCO_3^- 等于动脉血 HCO_3^-。

虽然这是一种间接检测胃肠黏膜内酸度和循环状态的方法，但动物实验及与直接电极法所测结果十分接近的初步临床观察也显示，所测结果不但与全身的 DO_2-VO_2、pH、乳酸的变化有良好的相关性，而且与肝静脉血中的上述指标也密切相关，而后两者未必总是一致的。因此，胃肠黏膜内酸度测量能够较真实地反映机体对缺血反应最敏感区域的灌注变化。临床报道还显示，使用胃肠黏膜内酸度测量技术指导治疗，业已取得了比常规监测治疗更好的疗效，并对预测预后有重要价值。

2. 测定方法

（1）张力计法：用生理盐水将 TRIP-NGS 导管远端的聚硅酮膜水囊内的气体完全排空，再将生理盐水抽空，以三通管锁闭水囊防止气体混入，然后采用常规经鼻饲插胃管的方法将导管前端送入胃腔内，并经 X 线检查证实导管的水囊确实在胃腔内，将 2.5 mL 室温生理盐水经三通管开关注入水囊，防止气体混入，之后关闭开关，开始计算平衡时间。60 min 后用注射器缓慢抽出 1.0 mL 囊内液体弃掉，再抽取囊内所剩液体，立即用血气分析仪测定 PCO_2。同时，抽取动脉血测定 HCO_3^-，利用 Herderson-Hasseelbalch 方程 pH = 6.1 + 1 g（HCO_3^-/$CO_2 \times K \times 0.03$）求出 pH（K 为校正系数，60 min 时 K = 1.13）。聚硅酮膜对 CO_2 等分子有良好的通透性，但不能透过 H^+。

（2）胃管法：患者经鼻插入胃管，吸尽胃内容物后，向胃内注入 30 mL 生理盐水，夹闭胃管，定时抽取胃液，弃去前 10 mL，留取后 2 mL；所得标本立即用血气分析仪测定胃肠道二氧化碳分压（PCO_2）。同时，经动脉采血测定 HCO_3^- 浓度，根据公式 pH = 6.1 + 1 g（HCO_3^-/$CO_2 \times K \times 0.03$）计算 pH（K 为校正系数，60 min 时 K = 1.13）。胃管法测定 pH 不仅简单、方便、经济、实用，而且测定结果准确可靠。

3. 影响因素

（1）反渗现象：胃黏膜分泌 H^+ 与胰腺分泌的 HCO_3^- 反应可引起胃内 PCO_2 增高，导致 pH 降低，相反，分泌 H^+ 引起的碱潮又可使动脉 HCO_3^- 升高，以上两种情况均不能直接反映氧代谢情况。针对反渗现象，可使用 H_2- 受体阻断剂或质子泵阻断剂，如雷尼替丁、洛塞克等，可达到抑制胃酸分泌的作用。另外，长期禁食的患者胃酸分泌也很少，以上措施可显著减少对临床判读 pH 的干扰。

（2）全身性酸中毒：代谢性或呼吸性酸中毒均可使 pH 降低，干扰 pH 的准确测定。针对全身性酸中毒，将 pH 标准化，即 pH = 7.40–lg（PCO_2/$PaCO_2$），可避免诸如肺通气障碍或肾功能不全等对测定结果的影响。

（3）CO_2 排出减少：当组织灌注减少但又不伴有细胞缺氧时，就不会造成组织 CO_2 蓄积。有关实验表明，只有当出现无氧代谢时 CO_2 才显著升高。

4. 需要注意的问题

（1）对于长期保留胃管的禁食患者，持续测定 pH 还存在很大困难。另外，对于没有禁食水的患者在测定胃 pH 前，应至少禁食水 1 h 以上，所获得的结果才较为理想；若患者有胃积血的现象，则不适宜测定胃 pH。

（2）采用胃管法进行 pH 的计算，对于已经出现血流动力学异常和酸碱与电解质平衡紊乱的患者，并无实际临床意义。

（3）外伤手术患者由于发病急，术后插管较多，如何及时准确地测定胃 pH 尚待进一步研究。

（4）部分非胃肠功能障碍患者，也可能出现 pH 降低的现象，但无临床症状出现，确定此类人群 pH 的实际意义可做进一步检查，防止干扰临床诊断。

（5）技术人员和测定设备也可影响胃 pH 的测定结果。通过严格培训的技术人员，能更准确地测定胃 pH，不同型号的血气分析仪对所测定的结果误差如有显著性，以上总体失误率可达 34%。

（6）使用磷酸缓冲液可以提高测定数据的可靠性，比使用生理盐水更能增加胃 pH 的精确度。

（7）对胃 pH 正常下限值的理解，对于判定所测定的胃 pH 意义有直接的影响，部分学者采用 7.32，也有一些专家采用 7.35。事实上，想获得精确的胃 pH 正常下限值是很困难的，在利用胃 pH 判断患者病情时，一定要结合当时患者的具体病情。

（8）测定胃 pH 时，一定要注意操作过程中避免与空气接触，排气和排液过程应充分利用三通开关和另一侧开口，在形成负压后要立即关闭开口。

5.临床意义　可造成黏膜内 pH 下降的 DO_2 的阈值在不同情况下会有所不同，因血流减少的阈值高于因血氧含量降低的阈值。换言之，血流量变化较血氧含量变化的影响大，由此进一步说明黏膜内酸度测量法在监测流量变化上具有较特异的可靠性。此外，出现内毒素血症时，即使正常甚至较高的 DO_2 也会出现 pH 下降，其原因与该类患者 VO_2 较高和 O_2 供不足时损害有关。

尽管黏膜内酸度测量法问世尚不久，还需经过大量的临床验证，但相信以其无创性、方便性及敏感性的巨大优点，将会在循环监测领域内占有一定的地位。目前，可供临床使用的张力计有胃、十二指肠和乙状结肠 3 种类型，对比研究显示，后两者的敏感性均高于前者。

四、血乳酸测定

血浆乳酸的正常值为（1.0 ± 0.5）mmol/L，但危重患者 < 2 mmol/L 均可视为正常，大于此值即可诊断为"高乳酸血症"。虽然低灌注和缺氧是危重患者"高乳酸血症"的重要原因，但不是唯一原因，儿茶酚胺分泌增加和碱中毒也均可因促进糖酵解而增加乳酸含量。此外，肝功能下降导致乳酸摄取减少也会造成血乳酸增加。由此可见，血浆乳酸水平可受许多非循环因素的影响，单纯的"高乳酸血症"并不足以判断外周灌注不足和缺氧。但在上述情况下，乳酸水平一般不会很高，往往 < 5 mmol/L，称为"中度高乳酸血症"，同时由于缓冲系统通常是正常的，一般不会伴有酸中毒；反之，如系低灌注和缺氧所致，不但乳酸水平会显著升高，而且往往伴有严重的酸中毒。

因此，"高乳酸性酸中毒"是判断外周灌注不足和缺氧的重要依据，而不仅仅是"高乳酸血症"。为进一步辨明"高乳酸血症"的原因，一方面，有学者提出同时检测血乳酸和丙酮酸盐，如两者比值增大（正常约为 10∶1）则有助于组织缺氧的判断；另一方面，有时尽管在外周出现严重的缺氧和乏氧代谢，但由于该区域循环极差，而不能在整体乳酸测量中得到反映。总之，在充分肯定乳酸测量价值的同时，还必须注意其他因素的影响，以保证诊断的准确性。

（焦珊珊　朱秋芳　王凤娇　燕丽萍）

第六节　心肺脑复苏技术

一、概述

心跳、呼吸骤停的原因大致可分3类：意外伤害、致命疾病和不明原因。如果心搏骤停在先，称为心搏骤停。因为心搏骤停发生的即刻心电表现绝大多数为心室纤颤，故称为室颤性心搏骤停；继发于呼吸停止的心搏骤停称为窒息性心搏骤停。

心搏骤停即刻有4种心电表现：室颤（VF）、无脉搏室速（VT）、无脉搏电活动（PEA）和心电静止（Asystole）。及时、有效的基础生命支持（BLS）和高级心血管生命支持（ACLS）使得心搏骤停的患者有希望再度存活。ACLS的基础是高质量的BLS，从现场目击者高质量的心肺复苏术（CPR）开始，对于室颤和无脉搏室速，应在几分钟内给予电除颤。对于有目击的室颤，目击者CPR和早期除颤能明显增加患者的出院生存率。

心肺脑复苏（CPCR）是对心搏骤停所致的全身血循环中断、呼吸停止、意识丧失等所采取的旨在恢复生命活动的一系列及时、规范、有效的急救措施的总称。早年所谓的复苏主要指心肺复苏（CPR），即以人工呼吸、心脏按压等针对呼吸、心搏停止所采取的抢救措施。20世纪70年代始强调CPR时要考虑到脑，现代观点认为脑是复苏的关键器官，因为即使CPR成功，但如果脑发生不可逆损伤亦不能称之为完全复苏。现代心肺复苏技术起始于1958年，Safar发明了口对口人工呼吸法，经实验证实此法简便易行，可产生较大的潮气量，被确定为呼吸复苏的首选方法。1960年Kouwenhoven等发表了第一篇有关心外按压的文章　，被称为心肺复苏的里程碑。两者与1956年Zoll提出的体外电除颤法构成了现代复苏的三大要素。熟练掌握这些复苏基本技术是急诊医护人员的必备技能。

近十几年来，人们先后制定了许多心肺复苏方面的文件，在这方面，了解其内涵，对指导临床非常重要。其中，心肺复苏指南（Guideline）强调的是方向，临床应用有很大的灵活性，与"标准"（Standard）的内涵明显不同。心肺复苏指南突出的特征是以循证医学为准则，强调引用文献来源的合法权威性。心肺复苏指南的更改和确定原则，也兼顾了对将来可能的影响作用，如安全性、价格、有效性和可操作性等。

二、现场识别与救治

心搏骤停后，体循环几乎立即停止，数秒钟内意识丧失，意识丧失前后多有抽搐、青紫、口吐白沫等表现，称为心源性脑缺血综合征；十余秒钟后出现叹息样呼吸，$30 \sim 60$ s内呼吸停止。如果呼吸突然停止，一般在数分钟后意识丧失，心搏骤停。无意识、无脉搏、无自主呼吸是心跳、呼吸骤停的主要识别标志。

现场心肺复苏中的主要救治手段被浓缩为ABCD四个步骤，即开通气道、人工呼吸、人工循环、除颤，其中穿插着生命体征的评估，主要包括：神志是否清楚？气道是否通畅？有无自主呼吸？有无自主循环？

1.评估意识　现场目击者发现有人倒地，首先确认现场是否安全（应设法将其转移到安全环境中），接着检查患者有无反应，拍其双侧肩膀并大声问"你怎么样？你听得见吗"，最好呼其姓名。如果患者无反应或者受伤需医疗救助，立即呼救，拨打急救电话，如 120 或 999，可以叫附近的人帮助，然后尽快返回继续查看患者的病情。

2.呼叫并启动急诊医疗服务体系（EMS） 目击者参与援助患者就成为现场救援者。如果一名救援者发现一个无反应的成人，首先通知 EMS，如果现场附近有自动体外除颤仪（AED）应立即取来，开始心肺复苏（CPR）或除颤；有 2 名或更多救援者在场，其中一人开始 CPR，另一人通知 EMS，并取 AED。

应根据可能的原因选择最合适的救助行动。如果判断原因可能为心源性，立即拨打急救电话，然后开始 CPR 和除颤。如果判断为溺水者或其他原因的窒息（原发性呼吸系统疾病），应当在打电话通知 EMS 系统前先给予 5 个周期（约 2 min）的 CPR。

3.开通气道，检查呼吸 专业指南推荐目击者用仰头举颌法开通气道，不推荐抬颈或推举下颌的方法，因可能引起脊柱移位。对于医务人员也推荐仰头举颌法开通气道。

医务人员怀疑患者有颈椎损伤时，可使用推举下颌的方法开通气道。为了保证 CPR 过程中气道的开放，如果推举下颌不能有效开通气道，则仍然使用仰头举颌法。

在检查通气环节中，当气道开通后，可以通过看、听、感觉呼吸，如果为业余救援者不能确定是否有正常呼吸或虽为专业人员但 10 s 内不能确定是否有呼吸，则立即给 2 次人工呼吸。如果为业余救援者不愿也不会人工呼吸，可以立即开始胸部按压。实际操作过程中经常无法判断患者是否存在正常呼吸。

对逐渐减慢的叹息样呼吸应判断为无效呼吸，立即给予人工呼吸。CPR 的培训应强调如何识别叹息样呼吸，指导救援者立即实施人工呼吸和 CPR。

4.进行人工呼吸 现场的 CPR 操作中，口对口人工呼吸是主要的人工通气方式。

推荐每次吹气 1 s 以上，为的是均匀、缓和通气。施救者应采用正常吸气后吹气而非深吸气后吹气；如有条件，可以用口对屏障过滤器呼吸、口对鼻和口对造瘘口通气。更好的方法是使用气囊面罩通气，每次通气历时 1 s 以上，提供足够的潮气量使胸廓起伏。没有气管插管的患者，每当给予 30 次胸部按压后给 2 次呼吸，每次吸气持续 1 s。

气道开放（气管插管）后的通气方法：建议在 2 名急救者实施 CPR 的过程中，对已开放气道的患者，不再进行周期性 CPR（中断胸部按压进行通气）。相反，按压者不间断地行胸部按压 100 次/min，通气者每分钟 8～10 次呼吸。特别强调限制潮气量及呼吸频率，防止过度通气。建议 2 名急救者大约每 2 min 交换 1 次以防按压者过度疲劳，影响按压质量。

目前认为胸部按压的重要性超过了人工呼吸，为此，新指南给出了以下建议。

（1）在室颤性心脏猝死的最初几分钟内，人工呼吸可能不如胸部按压重要，因为此时血液中的氧浓度还是很高。在心脏性猝死的早期，心肌及脑的氧供减少主要是由于血流减少（心输出量）而不是血液中氧下降。在 CPR 过程中，胸部按压提供血流，急救者应保证提供有效的胸部按压，尽量减少中断。

（2）当 CPR 开始几分钟后血氧不断被利用时，通气和胸部按压对延长室颤性猝死患者的生命同样很重要。对窒息性死亡的患者，如儿童或溺水者，人工呼吸更为重要，因为其心搏骤停时血氧已经很低。

（3）在 CPR 过程中，肺血流量锐减，所以在较低潮气量和呼吸频率的情况下，仍能维持足够的通气血流比值。急救者不应给予过度通气（呼吸次数太多或呼吸量太大），过度通气既无必要甚至有害，因为会增加胸腔内压，减少静脉血回流入心脏，减少心输出量和生存率。

（4）应尽量避免幅度过大和过于用力的人工呼吸，因其可引起胃部膨胀，产生并发症。以下要点用于指导人工呼吸：每次呼吸持续 1 s 以上；保证足够潮气量使胸廓产生起伏；避免快速、用力吹气；建立人工气道后，2 人 CPR，每分钟 8 ～ 10 次通气，不要尝试通气和胸部按压同步，不要为了通气而中断胸部按压。

（5）在成人 CPR 过程中，推荐潮气量 500 ～ 600 mL（6 ～ 7 mL/kg）。

5. 检查脉搏（仅对医务人员）　救援者如果是医务人员，应该检查脉搏（目前的专业指南不推荐非医务人员目击者检查脉搏）。如果在 10 s 内未触到脉搏，立即给予胸外按压。可以根据其他循环体征，如叹息样呼吸、无咳嗽反应、无活动反应判断循环停止。为了简化心肺复苏训练，应指导救援者掌握一旦患者无呼吸、无反应就表明心搏骤停。

如果无呼吸但有脉搏，应给予单纯人工呼吸（仅对医务人员）。专业指南建议人工呼吸 10 ～ 12 次/min，或每 5 ～ 6 s 一次呼吸。给予人工呼吸时，约每 2 min 重新评价脉搏，但每次花费的时间不要超过 10 s。

6. 胸部按压　胸部按压技术是现代心肺复苏技术的核心。胸部按压通过改变胸腔压力和直接按压心脏产生一定的动脉血压，从而产生一定量的脑和冠状动脉血流。

胸部按压的操作要点如下。

（1）患者平卧于硬的平面上。

（2）操作者以垂直向下的力量按压。

（3）按压部位：胸骨下半段。

（4）按压频率：100 次/min。

（5）按压深度：4 ～ 5 cm。

（6）按压—通气比例：成人 CPR 30：2，婴儿和儿童在 2 名熟练急救者操作时可采用 15：2 的比例。

（7）完成气管插管后的按压与通气：如有 2 名急救者，不再进行周期性 CPR（即中断胸部按压进行通气），按压者持续 100 次/min 的胸部按压，不需停顿进行通气，通气者提供 8 ～ 10 次/min 的呼吸。

（8）按压者的替换：如果有 2 名或以上急救者，每 2 min 替换一次，并努力在 5 s 内完成替换。

（9）尽可能不间断按压：每进行 5 个 30：2 为一个周期的 CPR，历时大约 2 min，然后检查自主循环和自主呼吸及心电节律是否恢复，一次中断时间亦不应超过 10 s。如果没有恢复，则继续一个周期的 CPR。

2005 指南强烈推荐在 CPR 过程中不要搬动患者，除非患者在危险的环境或受伤患者需要手术干预。在患者被发现的地方复苏并尽量减少中断，这种 CPR 更好。

三、口对口人工呼吸

口对口人工呼吸是一种快速有效的向肺部供氧的措施。但需明确口对口人工呼吸只是一个临时措施，因为吸入氧的浓度只有 17%，对于长时间的心肺复苏，这远达不到足够的动脉血氧合的标准。因此，当初始处理未能获得自主呼吸时，应给予面罩给氧或气管插管以获足够的氧气供应。另外，气管内插管还可提供一条给药途径，尤其是在静脉通路未建立时更有价值。

1. 注意事项

（1）如果吹气过多或过快，吹入的压力高于食管；且由于气流在气管内的物理效应，故产生一种使气管壁向内的作用力，这种力促使毗邻的食管张开；两者综合作用，使气流冲开食管，引起腹部胀气。

（2）通气良好的指标是有胸部的扩张和听到呼气的声音。

（3）若感到吹气不畅，应重新调整头部及下颌的位置；若仍不畅通，应考虑有无其他原因的气道阻塞。

（4）规定有效吹气 2 次即可。还应注意逐渐增强吹气压力，防止发生腹胀。

（5）吹气后，施术者头应转向患者胸部方向，观察患者的呼吸情况，并防止施术者吸入患者呼出的含高二氧化碳的气体。

（6）口对口呼吸时不能太用力，以免造成牙龈出血。

2. 通气生理 在没有气管插管的情况下，口对口呼吸或面罩通气使气流在胃和肺内的分布，取决于食管开放压和肺胸顺应性。由于肺胸顺应性下降，为避免胃膨胀，必须保持低的吸气气道压，气道压增加主要是由于舌和会厌组织所致的部分气道梗阻。较长的吸气时间可保证较大潮气量和低的吸气气道压。为保证成人潮气量达 0.8 ~ 1.2 L，吸气常需持续 1.5 ~ 2.0 s。为此，目前强调在基础生命支持时，须在胸外按压的间隙进行缓慢的吹气。压迫环状软骨（Sellick 手法）防止胃胀气极为有用。

人工呼吸的效果监测主要是根据动脉血气分析，对于心搏停止的患者过度通气在某种程度上来说是必需的，这主要是心搏停止后代谢酸中毒的一种代偿反应。一般来说，动脉血 pH 应当维持在 7.30 ~ 7.45，由于肺动脉内分流低氧血症是不可避免的，因此复苏患者应吸入 100% 氧气，短期用高浓度的氧气对人体无明显害处。

动脉血气分析并不能完全反映复苏时组织酸碱平衡和氧供应情况，但对于了解通气情况和肺内气体交换仍是必需的，而混合静脉血气分析和呼气末二氧化碳水平更能反映组织灌注情况，造成这种差别的原因主要是由于复苏时心排出量很低。由于心排出量低，肺的灌注也低，二氧化碳运输至肺也就少，最终导致组织及静脉血中二氧化碳蓄积和酸中毒。此时，动脉血氧分压不能完全反映组织灌注情况，甚至提供错误的信息，并常常掩盖组织缺血的严重程度。

3. 争议 自 20 世纪 60 年代以来，主要依据 Safar 的实用经验，口对口人工呼吸取代了体位复苏、翻转躯体、提放上肢和马背颠簸等古老的通气技术，被推崇为心肺脑标准复苏术的 ABC 步骤之一。但近来发现其不仅对普及心肺复苏术有负面影响，而且实际作用也受到怀疑。

（1）即使经过良好的复苏训练，也很难达到美国心脏协会标准。一项研究表明：青年医学生 129 人按美国心脏协会标准进行心脏按压，只有 15 人达到 80 次 /min 的频率，达到 100 次 /min 的则更少，平均为 56 次 /min。如果要兼顾口对口人工呼吸，更会影响有效按压的时间。

（2）口对口人工呼吸对血气的优良作用，均来自麻醉时不中断循环的研究结果，而在心搏骤停循环中断或低循环状态的实际情况可能有所差异。研究发现，急救者吹出的气体含氧量为 16.6% ~ 17.8%，稍低于空气氧含量（21%），但 CO_2 含量为 3.5% ~ 4.1%，大大高于空气 CO_2 含量（0.03%）。吸入高浓

度 CO_2（5%），即使同时吸入高浓度氧气（95%），也明显抑制心脏功能。另外，心搏骤停早期的自发性叹气样呼吸对血氧和 CO_2 的影响远优于口对口人工呼吸。单纯胸外按压无须用任何辅助呼吸，亦可引导通气，产生 5～7 L/min 的通气量，在心搏骤停 4 min 内仍可维持有效血氧浓度。Berg 等对心搏骤停 6 min 以上的动物比较了单纯胸外按压、胸外按压加辅助呼吸与未做心肺复苏的效果，发现前两者的 24 h 生存率明显高于后者，但前两者的 24 h 生存率无显著差异。还有学者对 3053 例院前心搏骤停者比较旁观者进行单纯胸外按压、胸外按压加辅助呼吸与未做心肺复苏的效果，发现前两者入院后的复苏成功率分别为 15% 和 16%，无显著统计学差异，但明显优于未做心肺复苏者（6%）。

（3）心搏骤停后消化道括约肌张力下降，气道分泌使阻力迅速增高，加之平卧位肺顺应性降低，口对口人工呼吸很容易使气体进入消化道。有报道人工呼吸时反胃、吸入性肺炎的发生率高达 10%～35%。

因此，目前认为除抢救儿童、有过气道病变和气道梗阻的心搏骤停、溺水和呼吸停止等特殊情况外，口对口人工呼吸至少不是早期抢救心搏骤停的关键措施，在单人实施心肺复苏时应不再强求。

4. 改良 Sellick 手法　口对口人工呼吸术是 1958 年 PeterSafar 发明的在心肺复苏 CPR 中广泛应用的基本操作方法。然而，由于口对口人工呼吸时产生的气管内气流可使气管内收（Venturi 效应），引起毗邻的食管张开，使部分气流经食管进入胃，造成胃胀气；后者不但影响胸外心脏按压的效果，而且还会在胸外按压时胃内气体和内容物大量反流进入口咽部，继而造成吸入性肺炎。

为防止胃胀气及吸入性肺炎的发生，近来对 CPR 做了以下一些改进：①将口对口人工呼吸的吹气速度降低，由过去的快速吹气改为缓慢吹气（1.5～2.0 s/ 次或长于 1 s/ 次），以减轻 Venturi 效应；②将气管插管进行麻醉时常用的 Sellick 手法移植到 CPR 中，即在环状软骨的前方施加压力（用拇指和示指），使环状软骨向后移动压迫后方的食管，阻止胃内容物反流进入口咽部。

但是，目前在心肺复苏 CPR 中应用 Sellick 手法还存在两个问题：①需要二人同时操作完成，一人行口对口人工呼吸，另一人压迫环状软骨，做 Sellick 手法；②由于用拇指和示指直接压迫环状软骨，压迫力量不易控制，用力过大时可将气管压扁，造成气道阻塞。

改良 Sellick 手法是在心肺复苏 CPR 时，术者在推额提颏开放气道（Airway，A）后，顺势用右手小指掌指关节处在环状软骨上施加压力，并同时进行口对口人工呼吸（Breathing，B）。

改良 Sellick 手法的优点为：①将口对口人工呼吸与压迫环状软骨进行了有机的结合，一人即可完成操作，且手法过程流畅；②由于是用小指掌指关节处压迫环状软骨，力量不易过大，不易造成气道阻塞。

总之，改良 Sellick 手法将人工呼吸与传统的 Sellick 手法进行了有机的结合，有较大实用价值。

四、胸外按压

在心肺复苏过程中，有效的人工通气必须与有效的人工循环同时进行，两者缺一不可。胸外心脏按压所产生的心输出量一般只有正常情况下的 25% 或更少，且这部分搏出的血液大多流向头部，常常能满足脑的需要，至少在短期内能满足。心肌的灌注则相当差，复苏时的冠状动脉血流低于正常情况下的 10%，且心肌灌注不良常常是心律失常的主要原因。心肌灌注不足主要是由于复苏时舒张压过低所致。

胸部按压技术即对胸骨下部分连续的、有节奏的按压。这种按压使胸内压力广泛增大和（或）心脏直接受压，导致血液循环。当胸外按压同时进行适当的人工呼吸时，通过按压循环到肺的血液将可能接受足够的氧气来维持生命。

胸部按压时，患者必须置于水平仰卧位。这是因为即便按压恰当，到达的脑血流也是减少的。当头抬高于心脏时，脑血流将进一步减少或受限。如患者躺在床上，应最好放一与床同宽的木板于患者身下，以避免胸外按压效果的减少。

确定胸骨下半部按压的位置，可以采用以下方法，抢救者也可以选择确认下部胸骨的其他替换办法：①抢救者的手置于靠近自己一侧的患者肋骨下缘；②手指沿肋下缘向上移动至下胸部中央肋骨与下胸骨相接的切迹处；③一只手的手掌根部置于胸骨的下半部，另一只手叠放于其上以使双手平行，抢救者手掌根部的长轴应放在胸骨的长轴上，这样可维持按压的主要力量作用于胸骨并减少肋骨骨折的概率；④手指可以伸展或者交叉放置，但应保持不挤压胸部。

1.正确的按压技术　遵照以下指南完成有效的按压。

（1）肘固定，臂伸直，两肩的位置正对于患者胸骨上方，以使每次胸部按压垂直向下作用于胸骨。如果按压不是垂直向下，躯干有旋转的倾向，部分力量可能无效，胸部按压的效果就会减小。

（2）在正常体形的成人，胸骨应该下压近 4～5 cm。偶遇非常单薄者，较小程度的按压足以产生可摸到的颈动脉或股动脉搏动。对有些人下压胸骨 4～5 cm 可能不够，需稍增加胸骨下压才能产生颈动脉或股动脉的搏动。根据能产生颈动脉或股动脉可触到的搏动的按压力量，能判别出最佳胸骨按压力量。但这只能由 2 名抢救者完成，单个抢救者应该遵循 4～5 cm 的胸骨按压方法。

（3）胸部按压压力消除后使血液流入胸部和心脏。在每次按压后必须使压力完全消除，使胸恢复到正常位置。当按压时间为压—放周期的 50% 时动脉压最大。因此，应鼓励抢救者保持长的按压时间。这在快速率胸部按压（每分钟 100 次）时比每分钟 60 次的按压时更容易实现。

（4）双手不应离开胸壁，也不应以任何方式改变位置，否则会失去正确的手位。当然，为了对心跳呼吸停止患者进行有效的复苏，人工呼吸和胸部按压必须联合应用。

2.胸外按压的影响因素

（1）按压位置：胸外按压是获得最大心输出量的决定因素。有人提出正确的方法是术者跪或站在患者的一侧，双手上下交叉，放在患者胸骨的下半部分。压迫的位置不必太精确，只要把双手放在剑突上方即可。如果压在剑突上有可能造成肝撕裂，并且胸腔挤压的效果不明显。对于不准许将手放在胸骨上的一些患者，放在胸壁的其他部位效果也不错，如左右半胸各放一只手。每次挤压一般应使胸骨下降 4～6 cm，如方法正确，做起来并不困难。正确的挤压方法是将肘关节伸直，上身向前倾，将身体的重量直接传递到手掌，30～50 kg 的力量已足够。另外，将患者置于比较硬的支持物上（如木板）进行胸外按压比较容易和有效，当然最好还是把患者放在床上进行复苏。

（2）按压频率、压力及速率：胸外按压最合适的频率、压力和速率目前还存在争议。

早期的研究结果表明，按压频率每分钟在 40～120 次，血流量无显著变化，但近来的研究却表明，在此范围内随着胸外按压频率的增加输出量也增加，但如超过 120 次/min，冠脉血流量下降，因此，目前推荐频率多为 80～120 次/min。另外，压迫持续的时间也很重要，在压迫频率较慢时，向下压持续的时间占总时间的 50%～60%，较短时间的压迫更能提高心排出量，但是当压迫频率比较快时，这种差别则不明显。

快速冲击性的心外按压，即提高起始阶段的压迫速率，可获得较高的收缩压和舒张压，心脑灌注也增加。另外，胸外按压的压力也是很重要的，压力越大，心输出量越高。

根据能量守恒定律，胸外按压作用于胸部的能量等于推动血液循环的总能量。前者等于作用力与按压距离的乘积；而作用力又等于加速度和质量的乘积。所以，胸外按压时推动血液循环的总能量与按压的加速度、胸部的质量和按压的距离成正比。据此产生了一些新的复苏方法，如主动提拉胸部和背部的吸盘式按压法（加大按压的幅度和距离）和强有力的冲击式按压法（提高加速度）等。这些都是依据上述原理发明的复苏手段。

（3）按压/通气比率：胸部按压中断可影响复苏效果，因此，胸部不间断地按压被认为可增加生存率，这在动物实验和临床 CPR 回顾性研究中均得到证实。在 CPR 最初几分钟仅胸外按压有效，胸外按压中断常与通气（吹气）有关。有研究证实，15∶2 即胸部按压 15 次、吹气 2 次可导致过度通气，而过度通气会引起神经系统损伤，胸部也不能完全松弛，对复苏不利。为减少过度通气，也不至于中断胸外按压，故目前在实施 CPR 时，将胸外按压与通气比由过去的 15∶2 改为 30∶2，而对婴幼儿则可为 15∶2。

3. 胸外心脏按压的并发症

（1）骨折：以胸、肋骨骨折最多见，高龄患者几乎不可免。肋骨骨折可发生在任何部位，多见于近侧端，以肋骨与肋软骨交界处最多。一旦一处发生骨折，很快出现第二处、第三处……最多达 15 处以上，见于长时间复苏操作或动作粗暴。肋骨骨折本身可能对复苏效果影响不大，可按规定继续做胸外心外按压。但其骨折端因不断按压刺激胸膜、肺脏甚至心脏，导致气胸、血气胸、心包积液、心包压塞、心房或心室穿破等。肋骨骨折的部位一般多在第三、四、五肋，以第三肋最多。常见于着力点太高、用力不均匀、老年人。胸骨骨折较少，有人做复苏后尸检 19 例，胸骨骨折有 5 例，占 24%。

（2）心、肺、大血管损伤：除上述因肋骨骨折外，尸检还见到心包广泛瘀血、心内膜下出血、心肌血肿、食管破裂、气管撕裂、纵隔气肿及升主动脉或胸腔内大静脉破裂等。复苏后肺水肿也比较多见，与 CPR 持续时间及心脏复跳时间长短无关。

（3）腹腔脏器损伤：虽然腹腔脏器损伤较少，也不容忽视。肝脏损伤占 3%，脾脏占 1%，胃肠损伤更少，但引起的大出血却常是很严重的，多因按压位置过低所致。

（4）栓塞：形成栓塞的栓子往往是骨髓栓子或脂肪栓子；在肺的发生率分别为 7% 和 13%；还可能发生在其他部位。然而，发生栓塞者不一定有明显的骨折，却常由肋、胸骨裂缝骨折后，骨髓内容物进入血管引起。

（5）其他损伤：如胸壁创伤、皮下气肿、肾上腺出血、后腹膜出血等。

4. 胸部按压指南

（1）有效胸部按压是 CPR 产生血流的基础。

（2）有效胸外按压的频率为 100 次 /min，按压深度 4～5 cm，允许按压后胸骨完全回缩，按压和放松时间一致。

（3）尽可能减少胸外按压的停止时间和停止次数。

（4）推荐按压：通气比例为 30∶2，这是专家们的一致意见，而没有明确的证据。需进一步研究决定最佳按压通气比例，以获得最理想的生存率和神经功能恢复。每分钟实际按压次数决定于按压的频率、次数、开放气道的时间、吹气的时间及允许 AED 分析的时间。

（5）单纯胸外按压CPR：在CPR过程中，维持正常的通气血流比值必须有一定的分钟通气量。虽然最好的CPR方式是按压和通气协同进行，但是对于非专业急救人员，如果他们不能或不愿意进行紧急吹气，还是应该鼓励他们只进行单纯按压的CPR。

五、电除颤及起搏

直流电除颤是目前复苏成功的重要手段，如果应用适当，终止心律失常的成功率是很高的。除颤器可在短短的10 ms内进行数千伏的单相除极，放出的能量一般都能达到360 J。除颤的操作方法比较简单，将除颤器能量设置到需要水平，然后充电到电极板。电极板所放的位置并不是重要因素，而保证有足够的导电糊（或盐水纱垫）和施加一定的压力则是非常重要的，因为这些简单的措施可增加传递到患者体内的能量。一般是将一个电极板置在右锁骨下，另一个是在心尖外侧（如果用扁平的电极板则置左肩胛骨下方）。

在心搏骤停即刻4种心电表现中，VF和VT可通过电击转化为正常窦性节律，称为电击心律；而PEA和心电静止电击治疗无效，称为非电击心律。经皮起搏对心动过缓者有效，对无收缩状态的心脏无效。因此，在心搏骤停时不推荐使用经皮起搏治疗。

1. 早期电除颤　对于挽救心搏骤停患者生命至关重要，因为：①心搏骤停最初发生的心律失常绝大部分是心室颤动（VF）；②除颤是终止VF最有效的方法；③如果没有及时的救治，除颤成功的概率迅速下降，几分钟内VF即转化成心电静止（直线）。

在美国实施的公众除颤计划使心搏骤停患者生存率增加，但也有一些社区装备AED后，心搏骤停患者生存率反而下降，研究者认为这是由于忽视了及时CPR的重要性。室颤发生后每过一分钟，VF致心搏骤停患者的生存机会下降7%～10%。如果及时实施CPR，则每分钟只下降3%～4%，使患者生存率增加2～3倍。CPR可以为脑和心脏输送一定的血液和氧分，延长可以进行除颤的时间窗。因此，目前认为心搏骤停4～5 min以上开始抢救者应先做CPR 2 min（5个30∶2 CPR）；心搏骤停即刻开始抢救者应该优先除颤，如果除颤仪器未到现场或未准备好应先做CPR，一旦准备完毕立即除颤。

仅有基本CPR不可能终止VF和恢复有效灌注心律。因此，急救人员必须能够迅速地联合运用CPR和自动体外除颤器（AED）。心搏骤停一旦发生，急救人员必须采取以下步骤为患者争取最大的生存机会：①呼叫急诊医疗服务系统（EMS）；②立即进行CPR；③尽早使用AED。缺少其中任何一项都会减少心搏骤停患者的生存机会。

2. 除颤的操作步骤

（1）确认除颤时机：除颤时机的掌握至关重要。专业指南对除颤时机的说明是：VF或VT，心搏骤停即刻或3～4 min以内，应立即或尽早除颤；VF或VT，心搏骤停4～5 min以上或时间不能确定，应先做2 min CPR（5个30∶2 CPR），然后除颤；非电击心律（PEA和心电静止）除颤无效，因此仅做胸按压和人工通气。

（2）确定除颤能量：除颤器按波形不同分为单相波和双相波两种类型。单相波除颤器较早应用于临床，现已逐步被双相波除颤器所替代。两种波形除颤器除颤能量水平不同，能量相当或更低的双相波除颤器较单相波除颤器能更安全有效地终止VF，但没有证据表明哪种波形除颤器具有更高的自主循环恢复率和存活出院率。单相波除颤仪首次除颤能量为360 J，如果需要继续除颤，能量仍然为

360 J。双相切角指数波除颤仪首次除颤能量为 150～200 J，双相方波除颤仪首次除颤能量为 120 J，如果不熟悉双相波除颤仪的具体种类，可以一律使用 200 J 除颤。

（3）充电和放电：明确了除颤时机和除颤能量后，充电和放电只是按照仪器说明进行的操作。有关的注意事项是：操作者应熟悉所用的设备，熟练掌握充电和放电的动作及按钮的部位；除颤电极置放的部位为心尖和心底两处（详细阅读除颤器或 AED 说明），单相波除颤两个电极位置不可更换，而双相波则是可以更换的；应保证电极板与皮肤的充分接触，以免放电时产生火花和灼伤，主要方法是在电极板上涂抹导电糊，要涂抹均匀，厚度适中。以往也有人用生理盐水纱布垫在皮肤与电极之间除颤，但如果盐水过多容易造成两个电极间的短路。放电前操作者身体不要接触患者身体，并向在场人员明示"现在除颤，大家请闪开"，确认没有人身体接触患者身体或病床后，双手同时按下两侧的放电钮，听到放电的声音后本次除颤便完成。

3.自动体外除颤器（AED）　是计算机控制的智能化除颤器，它能够通过声音和图像提示来指导非专业急救人员和医务人员对 VF、VT 进行安全的除颤。非专业急救人员需要经过有效的培训来掌握其正确的使用方法。AED 的具体使用方法如下。

（1）自动节律分析：AED 的有效性和安全性已经被证实，在许多领域的临床试验中被广泛检验。其节律分析功能是相当精准的。当接通电源并将电极与人体接通时，AED 会自动检测心电节律并分辨可电击心律，语音提示将会告知急救者是否需要实施电击除颤。

（2）电极放置：正规除颤 AED 右侧电极板放在患者右锁骨下方，左电极板放在与左乳头齐平的左胸下外侧部。其他可以放置电极的位置还有胸壁的左右外侧旁线处的下胸壁，或者左电极放在标准位置，其他电极放在左右背部上方。

（3）除颤波形的分析：VF 的分析在预测治疗效果和进一步改良治疗方案方面是否有用仍存在争议。有人认为，高幅度的 VF 除颤复律成功概率较高，而低幅度的 VF 除颤成功概率可能较低，应先做高质量的 CPR 或辅以复苏药物应用。

六、心肺复苏药物治疗

1.给药途径的选择

（1）静脉通路：在复苏时建立静脉通道非常重要，虽然许多静脉都可用做输液通道，但还是应当选择膈肌以上的静脉，如肘上静脉、贵要静脉、颈内静脉及锁骨下静脉。因为在胸外按压时，血流优先向头部流动，所以采用大隐静脉或股静脉进行输液可使药物进入中央循环的时间延迟（约为 4 s）。如能摸得到上肢静脉，还是应尽可能选择上肢静脉，以便缩短药物进入中央循环的时间。

但是，在复苏时往往伴有显著的静脉痉挛，所以常常看不到上肢静脉，此时还可进行颈内和颈外静脉插管，锁骨下静脉也可选用，但这条途径并发症的发生率很高，且在胸外按压时很难进行锁骨下静脉插管。

另外，在静脉给药时，对于较小容积的药物，应在推注后再给予约 20 mL 的液体，以保证药物能达到中央循环，防止药物滞留于外周血管中。

（2）气管内给药：如果由于技术上的原因不能迅速建立静脉通道，一些药物可经气管内给药，如肾上腺素、阿托品、利多卡因等，经气管内给药吸收比较快且安全，药物剂量与静脉相同。但碳酸氢钠不能经气管给药。给药方法为：将药物稀释成 10 mL 左右，气管内滴入，然后进行两次较深的通气，以促进药物在肺内的均匀分布。

近来也有研究表明，气管内给药起作用的时间迟于静脉给药，所以提示在临床上静脉给药仍为首选。

（3）心内注射：关于心内注射的问题，目前认为只适用于开胸进行心脏按压和胸外按压不能经气管和静脉给药的患者。其主要的并发症是冠状动脉撕裂、心肌内注射和心包压塞。有学者研究表明，采用胸骨旁途径进行心内注射，有 11% 注入心室肌内，有 25% 伤及大血管。

心内直接注射肾上腺素的效果与静脉途径给药效果一样，疗效无明显增加。当心内注射时，应首选剑突下途径，其次为胸骨旁途径。

（4）其他途径：骨髓腔内给药也是一种途径，一般选择胫骨和髂骨。还有采用鼻腔内给药，如在用肾上腺素前，先用酚妥拉明，以扩张鼻黏膜血管。

2. 肾上腺素

（1）机制：由于复苏剂量的肾上腺素能同时激动 α 和 β 肾上腺素能受体，从而使外周血管收缩（α 受体作用）、心率加快及心肌收缩力增强（β 受体作用）。周围血管收缩不但有助于提高复苏的成功率，而且舒张压升高还可增加心肌灌注。近来的研究还显示，肾上腺素可使脑和心脏以外的血管床收缩，在不改变右心房压和脑压的同时，使主动脉收缩压和舒张压增加，从而使脑和心脏的灌注压增加。

（2）用法：心肺复苏时应尽快给予肾上腺素静脉注射，首次应用标准剂量为 1 mg。由于肾上腺素代谢很快，可每 3～5 min 重复注射，或者持续静脉滴注。如果未建立静脉通道，可经气管内给药，即将适当剂量的肾上腺素溶于 10 mL 的液体中滴入气管内。

对于心搏骤停后自主循环恢复的患者，要注意肾上腺素的高敏性，应及时减少剂量，以免诱发心室颤动。因为自主循环存在与否，机体对肾上腺素的反应明显不同。心搏骤停时，较大剂量的肾上腺素也可能无反应；心跳恢复后，很小剂量的肾上腺素也可能导致心室颤动。这也许与心跳恢复前后心肌的肾上腺素能受体的调整有关。

3. 碳酸氢钠　复苏中经常使用碳酸氢钠，但它在复苏中的作用还存在着很大的争议。近来主张复苏早期不用碳酸氢钠，而应以首先建立有效的人工通气，消除体内 CO_2 蓄积为主要手段。

（1）在复苏中的作用：尽管予以碳酸氢钠可暂时纠正代谢性酸中毒，但过早或过量应用可导致高钠血症、高渗状态、重度的动脉系统碱血症，还可能出现中心型或周围型的 CO_2 产生增加，从而有可能加重细胞内和脑内酸中毒，这些情况是很危险的，可降低复苏的成功率。

（2）应用原则：由于循环不良使动静脉血气分离，动脉血 CO_2 分压正常或不高而静脉血常为高 CO_2 分压和酸中毒，所以动脉血气分析不能反映组织酸碱失衡的真实情况。因此，心搏骤停后使用碳酸氢钠的原则是宜晚不宜早，在正确剂量的范围内宜小不宜大，速度宜慢不宜快。碳酸氢钠还可使肾上腺素失活，并与氯化钙沉淀，所以不能与这些药在同一静脉通道中应用。

4. 抗心律失常药　在室速或室颤电复律后心律的维持方面有重要价值，这些药物的作用不是直接作用于窦房结，使之保持窦性心律，而是提高室颤的阈值，同时也可增加转复后心搏骤停的发生率。因此。在室颤患者复苏的初期一般不主张给予抗心律失常药。

5. 液体的应用　心肺复苏时液体的选择应用生理盐水，一般不用葡萄糖，后者可在缺氧条件下代谢成乳酸，加重组织的酸中毒。晶体液还有助于使浓缩的血液稀释而有利于循环。对于血容量不足的患者，在复苏过程中给予 1 ～ 2 L 生理盐水或其他扩容剂可有助于升高血压，但血容量正常的患者，补液无益。

6. 推荐方法

（1）肾上腺素：1 mg 静脉推注，每 3 ～ 5 min 一次仍是首选。

（2）血管加压素：对于难治性室颤，与肾上腺素相比，血管加压素作为 CPR 一线药物效果可能不错。2 个剂量的血管加压素＋1 mg 肾上腺素优于 1 mg 肾上腺素，2 种药物合用效果可能会更好。对于无脉电活动，肾上腺素、血管加压素均未被证明有效。

（3）胺碘酮：对于顽固性室颤或无脉室速常用胺碘酮。

（4）碱性药物：在 CPR 时，没有足够的证据支持可使用碱性药缓冲剂。在高级生命支持时，使用碳酸氢钠是安全的。对高钾血症所致的心搏骤停或威胁生命的高血钾，应用碳酸氢钠是有效的。对三环类抗抑郁药导致的心脏毒性（低血压、心律失常），使用碳酸氢钠可预防心搏骤停。

（5）镁：心搏骤停时的镁治疗未能改善自主循环重建或出院生存率。镁可能对缺镁致室性心律失常或扭转性室速有效。

（6）阿托品：对恢复自主循环方面没有显示出有益。在将要停搏的心脏缓慢心率时，每隔 3 ～ 5 min 静脉注射 1 mg 可能有效。

（7）氨茶碱：目前研究表明，使用氨茶碱没有显示对重建自主循环有效，也未被证明能提高出院生存率。但在心搏骤停时使用氨茶碱是安全的，可以考虑在心率非常慢的心搏骤停时用氨茶碱，或在肾上腺素无效的心搏骤停患者使用大剂量氨茶碱，有时会有效。

七、脑复苏

1. 脑损伤发生的分期　心搏骤停导致脑血流停止，产生全脑缺血和损伤。在临床上可分为四期。

（1）心搏骤停前缺氧：实际上大部分患者在心搏骤停前就存在严重的缺氧，已经存在脑损伤。

（2）心搏骤停：即临床死亡至复苏前的损伤，这与来诊时间有关。

（3）心肺复苏期的损伤：指有效心肺复苏至心跳恢复之间的损伤，这与医护人员的素质有关。

（4）复苏后综合征：是指复苏后所出现的代谢紊乱和血流动力学改变所造成的进一步损伤，这是目前研究的热点之一。

2. 脑血流灌注和"无血流恢复"现象　有时虽然心肺复苏成功，但是患者已存在严重的不可逆转的缺血性脑病，这主要是由于长期的脑缺血，或者自主循环建立后脑循环未能及时恢复。

临床经验表明，有时颈动脉虽有良好搏动，脑组织仍因缺氧而死亡，关键在于脑血流的灌注是否满意，这取决于动脉平均压与颅内血流平均压之差。从理论上应认为增加颈动脉血流量时必定也相应增加脑流量，但事实证明效果恰好相反。在临床研究中发现尽管一期复苏满意，并证实颈动脉有良好的搏动，但脑组织却未获得满意的血流灌注。颈动脉的主干在其远端分为颈外动脉及颈内动脉，前者对颅外组织如舌及面颊部供血，脑组织的血液灌注依靠颈内动脉。所以，增加颈内动脉的血流才能改善脑组织的血液灌注。

近来有学者提出，心搏骤停后脑血管可瞬间出现扩张，但随即在很短时间内出现收缩，这种后期血管收缩现象称为"无血流恢复"（No-reflow）现象。

3."窃血"现象 全脑缺血时由于不同部位对缺血的耐受性不同，或恢复再灌注后得到氧供较好的缘故，一部分脑细胞功能保持良好，一部分脑细胞死亡，而在这两极中间的部分存在一些细胞功能丧失、但并未死亡的脑细胞，形成脑缺血性半月影区。

当发生再灌注时，缺血性半月影区得不到血流的充分供给，而血液灌注较好的区域由于缺血半月影区内血管痉挛而得到了更多的血液供应，即"窃血"现象。

4.过度通气 呼吸支持多由人工机械通气完成。临床上早已发现二氧化碳分压从正常降至20 mmHg，脑血流量将减少40%～50%，颅内压同时降低。有资料认为它可改善氧供应，减轻组织酸中毒，恢复脑血管主动调节功能，减轻脑水肿。尤其在心肺复苏前期，过度通气在纠正呼吸性酸中毒和降低颅内压方面可能效果显著。但可引起脑血管收缩，所以现在多数学者仍认为应保持二氧化碳在25～35 mmHg较合适。

5.短暂高血压和血液稀释 临床上促进再灌注来解决复苏后综合征的方法有诱发短暂高血压和血液稀释。注意诱发高血压只是短暂的，通常时间只有5～15 min，以血管活性药物控制，时间过长可加重脑水肿。通常合并血液稀释，利用低分子右旋糖酐调节红细胞比积。肝素化或链激酶也有应用临床的报道，一些实验研究表明可以减轻复苏后脑损伤。

6.低温疗法 轻度低温疗法改善心搏骤停患者转归。对发生于医院外心搏骤停的成年患者，如诱因为室颤，其意识丧失，有自主循环，应进行低温治疗，体核温度应降至32～34 ℃，持续时间应为12～24 h。这种低温治疗可能对于因其他心律失常而致的心搏骤停或发生于医院内的心搏骤停患者也有益处。

（1）作用机制：有几种可能的机制使轻度低温在心搏骤停再灌注后能改善神经系统转归。在正常脑组织中，脑温度＞28 ℃时，每降低1 ℃，脑氧代谢率能减少6%，这在一定程度上是由于减少了正常的电活动。轻度低温被认为能抑制许多与再灌注损伤相关的化学反应。这些反应包括产生自由基，释放兴奋性的氨基酸，能导致线粒体损害和细胞凋亡（程序化的细胞死亡）的钙离子转移、脂质过氧化、DNA损坏和炎症等，这些反应可导致脑内敏感部位（如海马回和小脑）一些神经元的死亡。尽管具有潜在的益处，但低温治疗也可能产生不良作用，如心律失常、高血糖、感染和凝血障碍。

（2）常规低温疗法：在以往脑复苏的方法中最常提到的是降低脑部温度，以降低脑部代谢率，抑制脑水肿。低温脑复苏作用机制很可能是多个机制的复合。但这种方法可遗留一些问题，如心律失常、血液黏稠度增加、脑血流减慢等，这对促进脑再灌注不利。对此争论的实质是应用时机的问题，一般认为在稳定再灌注前提下的低温疗法是可取的。还有学者认为，单纯进行头部降温很难降低脑部的温度，因为全身的血液温度还较高，且血流速度很快，故提出应进行全身低温。

（3）亚低温疗法：新近发现亚低温（33～34.5 ℃）可达到与中度低温相同的效果，且全身不良反应更少，更易实施和控制。用介入性血液变温器或体外环流换温器，可稳步和稳定降温，不至于体温过低或波动较大。

7.其他脑复苏方法

（1）纳洛酮：是特异性阿片受体拮抗剂，在心肺脑复苏中应用受到重视。它通过血—脑屏障和边缘体的阿片受体结合，抑制β-内啡肽与阿片受体的结合，从而抑制内源性内啡肽所产生的生物学效应，有助于脑复苏。常用剂量为10 μg/kg，必要时可重复给药。

（2）高压氧治疗：高压氧可提高血氧张力，增加血氧含氧的氧储备，提高血氧弥散，减轻脑水肿，降低颅内压，改善脑电活动。通常在 3 个大气压下吸纯氧。此时血中物理溶解氧比常压下呼吸空气时增加 21 倍，且颅内压可能降低 40% ~ 50%。并有资料表明，高压氧疗法有可能加速复苏患者的苏醒。

（3）脑辅助循环灌注：近来有学者提出采用体外循环机或血液泵对脑进行辅助循环灌注，将有广阔的应用前景。

（刘婷婷　杨倩雯　刘　欢　张　茜）

第七节　重症监护病房护理技术

在急诊及重症监护病房内，除了应对患者的重要脏器给予支持，如机械通气、肾脏替代治疗外，还需采取其他措施以保护脏器功能并防止进一步受损。这些技术主要包括：Swan-Ganz 导管与血流动力学监测、腹内压监测、颅内压监测、床旁血液净化技术、营养支持、保持皮肤完整性、心理护理和肢体康复运动。

一、胸部物理治疗

（一）概述

对气管插管或机械通气的患者，需给予胸部理疗，以清除气道内过多的分泌物，使不张肺复张，改善通气，减少通气血流比例失调的发生及促进胸廓运动。胸部理疗的主要目的是增加气体交换，预防肺不张及避免因痰痂堵塞或感染而造成的肺实变。故护士应每日对病情进行评价，并根据情况采取以下适当的治疗措施。

1. 体位　合适的体位以利体位引流或改善通气—灌注比例。

2. 人工过度通气　应用 2 L 的人工气囊给予患者自身 1.5 倍潮气量的气体。慢慢地送气并在快速放气前让气体在肺内保留短暂的时间。呼吸前可滴入些生理盐水。这种技术可改善通气，从而使不张肺复张，松解痰液，也可使动脉血氧和肺顺应性得到改善。

3. 人工操作技术　通过振动和震颤胸壁的方法可使气道内分泌物松脱下来。

4. 吸痰　将吸痰管经气管插管送至隆突部位水平，采用 25 ~ 30 kPa 的负压将痰吸出。

（二）手法振肺

1. 目的

（1）打开萎陷的肺泡，保持肺泡复张，促进肺泡换气。

（2）改善通气 / 血流灌注。

（3）通过变换体位，最大限度增加心肺功能。

（4）清除痰液，利于肺内分泌物的引流。

（5）治疗及预防肺部并发症。

2. 适用范围

（1）肺部器质性病变：慢性阻塞性肺部疾病（COPD）、支气管扩张、肺炎等。

（2）应用辅助通气：人工气道或机械通气。

（3）呼吸肌动力障碍：上腹部手术后、低蛋白血症。

（4）肺通气 / 换气功能障碍：呼吸道分泌物产生增多。

（5）中枢性的排痰障碍：因昏迷或瘫痪导致咳嗽反射减弱。

3. 操作步骤

（1）准备物品：手套、听诊器、吸痰装置一套。

（2）向清醒患者解释操作目的，取得配合。

（3）结合胸片、肺部听诊、血气指标、气道力学指标、血氧饱和度等，评估患者肺功能状况。

（4）根据医嘱进行雾化吸入。

（5）协助患者取适宜体位：90° 侧卧位或 15°～20° 斜坡卧位等，充分暴露左（右）腋中线区。

（6）开始手法振肺

1）肺部触诊：操作者戴手套，立于患者背侧，以双手掌触探肺内分泌物位置，判断患者肺内痰液的部位；评估肺内痰液情况。结合听诊可增加判断的准确性。

2）振动部位：前后以患者腋前线、腋后线为界，上下以腋窝、肋弓边缘为界。

3）叩击部位：脊柱两侧肺区。

4）振动方法：①摇振法：操作者用双手掌"握住"患者肺，在患者吸气末呼气初给予手法摇动 4～5 次；②推压法：将双手掌放在患者肺部振动区域，在患者吸气末呼气初给予手法推压 4～5 次，与体位引流共同应用，振动法较叩击法风险性小；③叩击方法：握手掌成碗状，依靠腕部的力量有节奏地叩拍 15～20 次，促进受压部位分泌物的活动。叩背的顺序是沿着脊柱两侧、由下到上向心性的叩击。与体位引流共同应用效果会更好。

（7）吸痰，帮助患者排出呼吸道分泌物。

（8）再次进行肺部触诊。

（9）变换卧位，进行另一侧手法振肺。

4. 注意事项

（1）患者如有下列情况，应禁止或慎用手法振肺：①生命体征不稳定，如收缩压＞ 220 mmHg 或＜ 80 mmHg，舒张压＞ 110 mmHg 或＜ 40 mmHg，严重心律失常；②高颅压、严重癫痫、气胸、急性肺水肿、咯血，高危出血者（血小板＜ 10×10^9/L）、哮喘持续状态等；③严重代谢性酸中毒未纠正、ARDS、肺栓塞、肺气肿患者要酌情考虑。

（2）手法振肺操作时，对自主呼吸的患者要鼓励其深呼吸，对机械通气患者可提高潮气量 50～100 mL，以利于打开肺泡，增加通气 / 换气面积。

（3）避免叩拍锁骨、前胸及脊椎部，叩击力度以患者无不适感觉为宜，避免损伤。

（4）操作过程中，要注意密切观察患者反应和生命体征。

（5）注意手法振肺的时机选择，应在支气管镜检查前，气管插管拔管前，气管切开实施前应用，或在呼吸机参数调校前后 1 h 应用，腹膜透析患者应在透析后实施。

（三）振肺排痰仪使用

振肺排痰仪可促进排痰，改善肺通气、换气功能，提高血氧分压，减轻缺氧症状，防止发生坠积性肺炎。

1. 禁止使用情况　患者如有下列情况，应禁止应用振肺排痰仪。

（1）皮肤及皮下感染。

（2）胸肺部肿瘤及创伤。

（3）肺结核、肺气肿、气胸、肺部血栓、肺出血及咯血。

（4）凝血机制异常。

（5）不能耐受振动的患者：心肌梗死、心律失常、极度虚弱等。

2. 操作步骤

（1）准备物品：振肺排痰仪、吸痰装置一套。

（2）2～4 步同手法振肺。

（3）协助患者取舒适卧位：平卧位、侧卧位、半卧位等。

（4）开始排痰：①接上振肺机电源；②调节操作时间：根据患者肺功能评估结果来确定振肺时间，一般是一侧振动 3～5 min 为宜；③调节振肺频率：原则是振动频率由弱到强，如 15 W → 20 W → 30 W，以患者能接受为宜，要避免突然高频率的操作，导致患者心率、血压的骤然变化；④可选择圆式和鞍式振动头，振肺方向要沿着支气管走行，对有自主呼吸的患者要鼓励其深呼吸，对机械通气患者可提高潮气量 50～100 mL，以利于打开肺泡，增加通气/换气面积；⑤振动头轻压胸部皮肤时，可起到拍打胸肺的作用，振动头重压胸部皮肤时，可起到振动胸肺的作用。

（5）操作完毕，关闭电源。

（6）吸痰，帮助患者排出呼吸道分泌物。

（7）操作过程中，注意观察患者生命体征，如有异常，立即停止操作。

二、人工肝脏支持术

人工肝脏是借助体外机械、化学或生物性装置暂时替代肝脏功能，从而协助治疗肝脏功能不全或相关疾病的方法。人工肝的治疗机制是基于肝细胞的强大再生能力，通过一个体外的机械、理化和生物装置，清除各种有害物质，补充必需物质，改善内环境，暂时替代衰竭肝脏的部分功能，为肝细胞再生及肝功能恢复创造条件，或等待机会进行肝移植。

人工肝支持系统分为非生物型、生物型和混合型 3 种。非生物型人工肝方法是目前在临床广泛使用并证明是确实有效的方法，包括血浆置换、血液灌流、血液滤过、血液透析、连续性血液透析滤过、分子吸附再循环系统、血浆滤过透析、血浆胆红素吸附等。生物型与混合型人工肝不仅具有解毒功能，而且还具备部分合成和代谢功能。

（一）适应证

（1）各种原因引起的肝衰竭早中期，凝血酶原活动度控制在 20%～40%，血小板 $\geqslant 50 \times 10^9$/L 者为宜；晚期肝衰竭患者也可进行治疗，但并发症多见。

（2）晚期肝病肝移植术前等待供体及肝移植术后排异反应、移植肝无功能期的患者。

（二）相对禁忌证

（1）有严重活动性出血情况，出现弥散性血管内凝血者。

（2）对治疗过程中所用药品如血浆、肝素、鱼精蛋白等高过敏者。

（3）循环功能衰竭者。

（4）心肌梗死非稳定期者。

（5）严重全身感染者。

（6）妊娠晚期。

（三）护理措施

1.术前护理

（1）心理护理：由于人工肝治疗费用高，治疗前应先征求家属和患者的意见，并解释该项治疗的有效性、局限性和安全性。明白该项治疗是一种支持性疗法，以避免纠纷的产生。向患者和家属解释人工肝治疗的过程和作用机制，解除其紧张心理，并填写人工肝治疗意见同意书。

（2）常规护理：术前会阴部备皮；备齐术中用药，如肝素、利多卡因，以及患者病情需要的药物、急救用品、心电监护仪、注射器、试管和化验单。了解患者的睡眠和饮食情况，根据患者基础疾病进行饮食指导。更换患者床单位并进行消毒。

（3）血液净化中心准备：备好洁净房间，严格无菌操作，减少陪护人员，使用空气净化装置。检查人工肝主机和血透机功能、导管是否通畅，使用生理盐水 3000 ～ 5000 mL 预冲管道，20% 清蛋白600 mL 事先循环 1 h。准备就绪，连接好管道透析开始。同时备好氧气、心电监护等急救用品。

2.术中护理

（1）病情观察：由于血液在体外循环，血液温度下降，患者易出现寒战，注意为患者保暖，密切观察生命体征；观察消化道症状及肝性脑病有无改善。随时监测各种数据。观察动静脉压力和体外循环情况，及时预测和处理发生的危险。了解患者的心理需要，提供生活护理。观察患者尿量、血生化指标的变化。

（2）管道护理：透析过程中，应根据患者的凝血机制、体重及血液在体外的循环情况给予适当剂量肝素。由于患者凝血功能差，防凝剂用量要少，正确方法是随时观察血流速度，间隔 0.5 ～ 1 h 检验凝血指标，以便准确计算用量。最好使用低分子量肝素，以减少出血的危险。每隔 30 min 用 250 mL无菌生理盐水冲洗血路管道，防止血液在管道中凝固，影响透析的持续进行。

（3）局部护理：会阴部穿刺置管处多观察，有出血时多按压，可使用沙袋，也可指导陪护人员手压，避免渗血、皮下血肿形成。

3.术后护理

（1）病情观察：患者经过 6 ～ 8 h 的治疗，即刻留取血标本送检，以便与术前指标相对比。患者被送入病房后，尽可能进行心电监护，以随时观察患者的生命体征，密切注意患者的意识、乏力、尿量，以及消化道症状改善程度。第二日常规抽血检验，以观察肝脏功能的变化。

（2）肢体护理：术侧肢体避免弯曲超过90°，指导患者正确活动肢体，增加舒适感。术后24 h内应绝对卧床休息。第2天可轻微活动。观察局部有无渗血、渗液、皮下血肿。观察术侧肢体皮温、色泽及血液回流情况，观察足背动脉波动情况，按摩患者术侧下肢，促进血液循环，及早发现和避免静脉血栓的形成。

（3）留置管的保护：导管避免脱出、扭曲；指导患者大小便时勿污染。保持局部干燥，每日更换包裹的纱布并消毒局部。观察管内是否有血凝现象；1～2次/天使用0.4%肝素盐水5 mL冲留置管道，防止管腔被血栓堵塞。如果患者凝血功能差，可减少冲管次数和肝素用量，或使用生理盐水冲管，避免加重患者的凝血障碍。

（4）拔管护理：行人工肝治疗后，导管留置一定时间，如不准备为患者再次治疗，可行拔管。最好由专人拔管。拔管后穿刺处持续按压6 h以上，患者24 h绝对卧床休息，防止再出血。避免用力、剧咳等腹压增高的动作，防止血管伤口裂开，发生大出血而危及生命。密切观察局部有无血肿、渗血，保持清洁干燥直至完全愈合。

（5）饮食指导：经过人工肝治疗后，患者的食欲得到改善，食量增加，但肝脏的代谢功能并未完全恢复，过量饮食尤其是大量食入蛋白质会加重肝脏负担，甚至引发肝性脑病。所以应指导患者清淡饮食，少食多餐，食用易消化的半流质食物。

随着细胞生物学、组织工程学、生物材料等技术的发展，非生物型人工肝技术得到不断优化，生物型和混合型人工肝成为人工肝研究的热潮。肝细胞永生化和干细胞在生物学方面的研究取得了很大进展，具有较好的应用前景。细胞移植治疗肝衰竭也日益受到人们的重视，但其安全性和疗效还有待临床试验的验证。相信随着研究的不断深入，必能带动在细胞源和生物反应器等方面取得突破，人工肝的性能也必然会不断得到改进与优化。

三、血液净化技术

血液净化是指利用一定的仪器和设备，将患者血液引出体外，经过一定程序清除体内某些代谢废物或有毒物质，再将血液引回体内的过程。血液净化技术的目的是替代患者丧失功能的肾脏，有效地清除毒素和多余的水分等，纠正水、电解质和酸碱失衡。适用范围主要为急慢性肾衰竭，急性肺水肿，药物中毒，酒精中毒，免疫系统疾病如家族性红斑狼疮，神经系统疾病如吉兰巴雷病、重症肌无力，多发性骨髓瘤，高脂血症等。血液净化技术包括腹膜透析、血液透析、血液灌注和血浆清除术等。下面将主要介绍急诊血液透析的应用方法。

急诊血液透析所需材料主要为上机物品，包括一次性血滤耗材一套、生理盐水、肝素、一次性注射器、注射泵；下机物品包括：生理盐水、肝素、一次性注射器、手套。

1.急诊血液透析指征

（1）高钾血症，血清钾＞7 mmol/L，无尿。

（2）严重左心衰竭，呼吸困难不能平卧，咳粉红色泡沫样痰。

（3）严重酸中毒，严重水、电解质紊乱，保守疗法不能纠正者。

（4）药物中毒深昏迷者，并已在急诊洗胃、留置尿管者。

2.血液透析装置操作流程

（1）打开电源开关，将透析A、B液吸管分别于A、B液口连接，触摸屏幕，选择准备栏内的工程键，将液置换键按亮，机器进行自检。

（2）安装透析器及血液回路至透析装置上。

（3）自检结束后，绿灯恒亮，将透析键按亮，使机器处于除气状态。将血泵速度调至100～200 mL/min。

（4）连接旁路，用0.9%注射用生理盐水500 mL预冲血液回路动脉端、肝素管、动脉壶、透析器、静脉壶；全部管路和透析器注满后，倒转透析器，将透析器静脉端朝上，调整血泵速度至400～500 mL/min，待排气键自动熄灭后，依次冲洗各个接头，冲洗结束后停泵，将给液口夹闭，血泵速度降至80～100 mL/min。

（5）根据医嘱设定目标除水量、除水速度、肝素维持量、机温。

（6）无菌操作下穿刺内瘘动脉静脉，接通动脉穿刺针管口与血液回路动脉端口并固定。开血泵，待血液上行至肝素管前时，快速注入肝素首次量，并确定肝素维持量。

（7）当血液流至静脉壶时，关血泵，消毒血液回路静脉端管口，夹紧夹子，排尽空气，连接静脉穿刺针管口与血液回路静脉端口，检查并固定管。

（8）开血泵逐步升至200～300 mL/min，打开静脉压监测。

（9）再次检查各项设定值，穿刺部位无渗血，血液回路通畅，拧紧各连接口，检查各止血钳固定到位。经第二人核对无误，确认透析开始。

（10）监测患者血压、脉搏有无异常，登记在透析记录纸上。发现异常立即报告医生。

（11）遇故障及时排除，保证透析顺利进行，除水准确无误。

3.回血操作步骤

（1）总除水量达标时间已到，则"目标除水量"提示，无特殊治疗，可以回血，按"蜂鸣停止"—"准备"—"回收"键，夹闭肝素管，血流量调到80～100 mL/min，开始回血。

（2）关血泵，关闭动脉穿刺针夹，拔出动脉穿刺针，插入已消毒的盐水瓶内，打开夹子，开血泵，用生理盐水冲洗动脉壶、透析器、静脉壶，冲净血液后，夹紧静脉穿刺针管。穿刺点贴创可贴，绷带压迫，拔针，固定。

（3）卸下血液回路和透析器，旁路连接桥归位。

（4）拔掉透析液吸管，插回透析装置上A、B液口。开始自动冲洗、消毒透析装置。

4.注意事项

（1）做好患者心理护理，向患者及其家属讲解透析的目的、方法、注意事项及可能导致的并发症，取得合作。

（2）透析前需化验血红蛋白、血小板、出凝血时间及血型。

（3）严格按照医嘱设定透析条件（除水量、透析时间、除水速度），并经第二人查对。

（4）观察穿刺点有无渗血，机器运转是否正常。

（5）透析时严密监测生命体征，每小时测T、P、R、BP。遇有特殊情况随时监测，并记录。

（6）常见透析并发症主要有低血压、高血压、心律失常、失衡综合征、脑出血、发热、头痛、恶心、呕吐、肌肉痉挛、急性溶血、呼吸困难、意识丧失、全身抽搐、精神异常、皮疹和瘙痒等。透析过程中应严密观察，发现异常及时报告医生并配合处理。

（7）患者透析中出现低血压时，取头低脚高位，减慢脱水速度，适当补充生理盐水。

（8）患者透析中出现高血压遵医嘱用药。如考虑为血容量增多，根据医嘱增加脱水量。

（9）记录全面规范，包括体重、血压、脉搏及其他病情变化。

四、其他护理问题

（一）早期活动

（1）对于重症患者，需有意识地保持骨骼肌系统的活动；重症监护病房患者的制动和肌肉失用性萎缩问题，必须自一开始就引起重视。仅 7 天的卧床休息可使肌肉萎缩 30%。

（2）有些患者在多脏器功能不全急性期后，发展成严重的多发性神经病或肌病，从而导致肌肉失用性萎缩或极度衰弱。这类患者表现出肌肉松弛，深部腱反射减弱或消失。经过数月的康复，功能常可恢复正常。

（3）一些患者会主动进行部分项目的训练，但是大多数患者只能被动运动和需要给予积极的辅助。这些运动有利于维持全身关节的活动度、肌肉的弹性和张力，从而有助于静脉回流及正常的运动反应。

（4）肩关节、手关节、髋关节、踝关节极易发生挛缩。手和足的支托夹板固定可保护和保持这些关节处于中心位置。

（5）尽管患者在气管插管下行机械通气治疗，但早期的下床活动是至关重要的。可以使用吊架、倾斜的桌子和步行辅助器，以促进身体的早期康复。

（二）控制感染

重症监护病房患者比普通病房患者的院内感染发生率约高 5 倍。发生院内感染的常见部位为肺部、导管穿刺处、泌尿道和伤口。感染的途径包括吸入气体的污染（通过呼吸系统的仪器），来自邻近组织的扩散，远处的病灶经血行转移，口咽—胃肠道菌群移位到气管等。

1.感染类型

（1）原发内源性感染：患者自身菌群是感染源（如流感嗜血杆菌、肺炎链球菌、大肠埃希杆菌）。

（2）继发（远距离的）内源性感染：来自喉部和胃肠道的菌群感染（如克雷白杆菌属）。

（3）外源性感染：病原菌直接来自重症监护治疗的环境，而不是来自患者喉部和消化道（如葡萄球菌）。

2.预防

（1）最重要的预防感染播散的措施就是洗手，有 40% 的感染传播来自医务人员的手。

（2）有力的控制感染的措施可降低交叉感染的发生率，包括使用抗生素、规定更换深静脉导管的时间和原因、隔离技术和应用一次性物品（如呼吸机管路和滤器）。

（3）经常对工作人员进行教育和检查，以帮助他们强化规范操作。

3.坠积性肺炎　是重症患者需注意的问题。多见于严重消耗性疾病，尤其是临终前由于心功能减弱，长期卧床，引起肺底部长期处于充血、淤血、水肿而发炎。临床多没有其他肺炎所特有的发热、呼吸困难及体征，而是靠 X 线片才能帮助诊断。

除用有效抗生素以控制病情外，还应加强以下护理。

（1）鼓励患者咳嗽，咳出痰液并给予祛痰药。

（2）注意局部引流，如体位排痰、翻身拍背，对活动不便的老年人要定期翻身。

（3）多饮水，进食高热量、低流质饮食。

（4）并保持大便通畅，防止食管—胃反流，如饭后保持 2 h 的坐势，还应充分保持口腔清洁。

4.吸入性肺炎 吞咽障碍是导致吸入性肺炎的主要原因之一，如何在日常护理工作中客观判定患者是否存在吞咽障碍，目前尚无简便有效的方法。近来日本 Teramoto 等报道了一种简单易行、只需一根细鼻导管的二步吞咽激发试验，可在各种易发生吸入性肺炎的患者中检测吞咽功能障碍。吞咽激发试验不需特殊装置，故适用于所有虚弱的老年患者，并可以在床边完成。

（1）方法

1）患者在仰卧位经鼻导管（内径 0.5 mm）向咽上部注入蒸馏水 0.4 mL 或 2.0 mL，观察吞咽反应和吞咽潜伏期。

2）导管开口在咽上部的合适位置可由目测确定。

3）潜伏期指注水到吞咽开始之间的时间，根据观察喉部特征性运动确定，用跑表测定，注水后 3 s 内出吞咽反应者为正常。

（2）结果判定

1）第一步吞咽激发试验，注入 0.4 mL 水后，吸入性肺炎组患者无正常反应者。

2）第二步吞咽激发试验，注入 2.0 mL 水后，对照组反应均正常。

（3）临床意义

1）吞咽激发试验检测吸入性肺炎的敏感性和特异性，第一步分别 100%、83.3%，第二步分别为 66.7%、100%。

2）第一步吞咽激发试验正常者发生吸入性肺炎的可能性极低，第二步吞咽激发试验反应降低者则极可能发生吸入性肺炎。

因此，吞咽激发试验对区分易发生误吸者和吞咽功能正常的人有一定的意义。

（三）饮食护理

1.原则

（1）大多数重症监护患者因病情危重而不能维持适当的饮食摄入，因而需要肠内或肠外营养，或两者结合。

（2）胃肠内营养的绝对禁忌证有：胃肠道梗阻、持续的麻痹性肠梗阻、肠瘘。相对禁忌证有：吸收障碍、短肠综合征、肠道感染性疾病、胰腺炎和胆囊炎。

（3）除有禁忌证者外，所有可能在重症监护病房住院 48 h 以上的患者，均需进行胃肠内营养。多数患者适用胃肠内进食，有时配合使用一些胃动力药。肠内喂养也起到相当于保护胃肠黏膜的作用。

（4）如患者不能忍受胃肠内营养，可采用小量胃肠内营养加胃肠外营养的混合营养，或单纯胃肠外营养。

（5）记录摄入量是保证需要入量与实际入量一致的重要手段。

（6）危重症患者需要蛋白 0.7 ～ 1.0 g/（kg·d），每周最少需 10% 脂肪乳 1000 mL，需 83 ～

146 kcal/（kg·d）的非蛋白质能量。非蛋白质能量通常的比例是脂肪:糖类为1:2。

2. **药片分割服用** 为方便老年患者吞服，很多人习惯将药片分成小块，但这可能破坏药片外表的保护层，导致药效发生变化，从而危害他们的健康，甚至导致死亡。

（1）许多药片外表都覆盖着一层抵御胃酸的保护层。如果药片被分割服用，就会在胃中分解，从而失去疗效。

（2）有些药片的外表有一层"延缓糖衣"，作用是延缓药片的分解，延长药的疗效。如果药片被分割服用，可能太早释放剂量，药效持续时间会缩短，不良反应也会增加。例如，心绞痛和高血压患者吞下压碎的硝苯地平，可能引起头晕和头痛，脑卒中和心脏病发作的风险也增加。

（3）有些药片的外层是为了避免药片遭到氧气、光或者潮湿的破坏，这种药片也不能分割服用。

（4）药片被压碎，有潜在的不良作用。例如，治疗关节炎和癌症的甲氨蝶呤，在压碎后，与皮肤接触时，可能杀死细胞。乳癌患者服用的枸橼酸三苯氧胺被压碎后，孕妇若吸入粉末，粉末可能释放有害物质。

（5）部分药片的外表都有一条切割纹，使患者误以为可以分割服用，事实上很多药片上的切割纹只是起装饰作用。

（四）心理护理

1. **心理失调** 与重症监护治疗密切相关，包括感觉失调和定向力障碍。研究表明，有2/3的出院患者不能回忆或仅能记起一点住在重症监护病房阶段的事情，仅有少部分患者能清楚地记住这段经历，有些人可发展成长期的心理紊乱。

（1）患者可有意识模糊、注意力分散、烦躁不安、语无伦次、焦虑不安或产生幻觉。可出现症状明显的谵妄、"重症监护病房精神病"或急性焦虑症。

（2）患者感到许多恐惧和不愉快的刺激，如疼痛、气管插管的存在、呼吸机脱开、呼吸机的声音、输液泵和监护仪的报警。

（3）患者会感到环境嘈杂、被仪器包围、缺乏隐私、受限制和被隔离。

（4）患者还会发现缺乏时间概念、做梦，经常产生人格解体和痛苦经历的幻觉。

2. **预防措施**

（1）工作人员应改变灯光的亮度，以加强白天和夜晚的区别；钟面要大且清晰易读。

（2）重症监护治疗病房的重要设计特征是窗户的高低要与患者眼睛的水平相当。

（3）患者应置身于熟悉的物品、家庭照片及音乐氛围的环境中。

（4）能对一些简单问题进行回答，如今天的情况如何。

（5）鼓励家庭成员参与护理和交谈，护理人员和家庭成员的触摸和接触也是一种安慰和安全感。

（6）当病情平稳时，应有较长时间的睡眠而不被打扰，应做到集中采集检测数据，保证舒适的体位，保暖，解除疼痛，减低环境噪声和灯光亮度。

（7）当病情改善时，应鼓励患者独立自理，并能适应周围环境。

（8）如患者出现烦躁不安，应注意有无因导管引起的感染。

3. **其他措施**

（1）保持安静：使患者保持安静的方法是语言交流或诚挚的接触。必要时可使用镇静剂，以预防患者自我伤害。

（2）急性情绪混乱：常焦虑不安，非常痛苦，但多于几日内稳定，而且事后患者自己并不记得这次急性的情绪混乱发作；护士应劝导患者这种情绪混乱是自限性的。

（3）创伤后应激障碍：可导致压抑、睡眠紊乱和经常出现噩梦。应对患者和家属进行随诊和心理咨询，以帮助患者很好地应付监护后遗症。

（4）家庭支持：当患者住进重症监护治疗室后，对亲属和朋友是一种打击，他们需要安慰、信息和思考，以便能应付这些变化。尽管患者在急性期阶段时，其亲属经常感到无能为力和无助，一旦患者的病情平稳和恢复意识后，他们应帮助患者恢复健康。

（类维振　程　洁）

第三章

危重症患者的营养支持

第一节 危重症患者的营养概念

在 20 世纪 70 年代以前，患有严重疾病的患者，在药物治疗的情况下经常会死于与营养不良有关的并发症，临床上住院患者普遍存在着蛋白质－能量缺乏性营养不良，主要是由于营养摄入减少、疾病的影响、手术创伤应激及禁食等原因导致。现代营养支持的兴起是基于当时治疗的失败和对危重患者营养支持的重要性研究，因为人们逐渐认识到，患者的营养状态好坏与其治疗效果及最后的疾病转归是密切相关的。在临床上，当患者存在明显的营养不良时，应用药物治疗或手术治疗的效果往往很差，手术后的并发症发生率及手术死亡率也很高，鉴于此，对患者营养状况的评估及对营养不良的处理，经常是临床医师在诊治过程中需要解决的首要问题。随着基础理论和应用研究的日趋深入，营养支持已成为一门综合治疗技术，尤其是对于危重症患者来说，更是控制疾病发展、促进伤口愈合及患者恢复的重要措施。近代营养治疗正在逐步发展，已经比较完善，营养制剂越来越丰富，营养所需的器具质量越来越高，已经能够满足大多数患者的需要，肠道内外营养显示出巨大的优势，起到了救助生命的重要作用。

一、营养支持概念的发展

现代重症医学与临床营养支持理论和技术的发展几乎是同步的，都已经历了约半个世纪的历史。数十年来大量强有力的证据表明，住院患者中存在着普遍的营养不良；这种营养不良（特别是低蛋白营养不良）不仅增加了住院患者的病死率，并且显著增加了平均住院时间和医疗费用的支出；而早期适当的营养支持治疗，则可显著降低上述时间与费用。

近年来，虽然医学科学有了长足的进步，但住院重症患者营养不良的发生率却未见下降。其原因包括：社会人口老龄化；医学水平的提高使得重症患者生命延长、病情更加复杂迁延；应激时的乏氧代谢使得各种营养底物难以利用；严重的病理生理损害（意识、体力、消化器官功能）妨碍重症患者进食；部分慢性患者往往有长期的基础疾病消耗；病理性肥胖患者的增多，特别是许多患者在入院时多忽视了营养状态的评估。因此，临床营养支持作为重症患者综合治疗的重要组成部分，应该得到足够的重视。

重症医学是对住院患者发生的危及器官功能和生命的急性病理生理变化进行全方位支持和综合治疗的学科。在重症医学的综合治疗中，关键是保护和改善全身与各器官的氧输送，并使之与氧消耗相适应，即灌注与氧合。灌注与氧合的目的是维持与改善全身与各器官组织的新陈代谢，而代谢的底物及部分代谢过程的调理，营养支持是重要的手段。

早期的临床营养支持多侧重于对热量和多种基本营养素的补充，随着对机体代谢过程认识的加深及对各种营养底物代谢途径的了解，人们发现各种营养底物在不同疾病的不同阶段通过不同的代谢途径与给予方式，对疾病的预后有着显著不同的影响。例如，不同蛋白质（氨基酸）对于细胞生长与修复、多种酶系统活性、核酸代谢、细胞因子产生、免疫系统功能影响各异；而不同脂质的代谢则对细胞膜的功能和稳定、各种甾体激素与性激素水平，以及众多炎性介质和凝血过程有着不同的作用。糖类在不同疾病状态和疾病不同时期的代谢也不一致。而一些维生素与微量元素除了作为多种辅酶起作用外，还具有清除氧自由基的功能。因此，现代临床营养支持已经超越了以往提供能量、恢复"正氮平衡"的范畴，而通过代谢调理和免疫功能调节，从结构支持向功能支持发展，发挥着"药理学营养"的重要作用，成为现代危重症治疗的重要组成部分。

二、危重患者营养支持的目的

供给细胞代谢所需要的能量与营养底物，维持组织器官结构与功能；通过营养素的药理作用调理代谢紊乱；调节免疫功能，增强机体抗病能力，从而影响疾病的发展与转归，这是实现重症患者营养支持的总目标。应该指出，营养支持并不能完全阻止和逆转重症患者严重应激的分解代谢状态和人体组成改变。患者对补充蛋白质的保存能力很差。但合理的营养支持可减少净蛋白分解及增加合成，改善潜在和已发生的营养不良状态，防治其并发症。

三、危重患者营养支持原则

严重应激后机体代谢率明显增高，出现一系列代谢紊乱，体重丢失平均为 0.5～1.0 kg/d。机体营养状况迅速下降及发生营养不良（体重丢失≥10%）是重症患者普遍存在的现象，并成为独立因素影响危重症预后。临床研究表明，延迟的营养支持将导致重症患者迅速出现营养不良，并难以为后期的营养治疗所纠正。此外，营养摄入不足和蛋白质能量负平衡与发生营养不良及血源性感染相关，并直接影响重症监护室患者的预后。对危重症患者来说，维持机体水、电解质平衡为第一需要。在复苏早期、血流动力学尚未稳定或存在严重的代谢性酸中毒阶段，均不是开始营养支持的安全时机。此外，还需考虑不同原发疾病、不同阶段的代谢改变与器官功能的特点。存在严重肝功能障碍、肝性脑病、严重氮质血症、严重高血糖未得到有效控制等情况下，营养支持很难有效实施。

应激性高糖血症是 ICU 患者普遍存在的问题。近年来，临床研究表明，任何形式的营养支持（EN、PN）均应配合使用胰岛素控制血糖。严格控制血糖水平（≤110～150 mg/dL）可明显改善重症患者的预后，使机械通气时间、住 ICU 时间、多器官功能障碍综合征发生率及病死率明显下降。

综上所述，《指导意见》给出如下推荐意见：重症患者常合并代谢紊乱与营养不良，需要给予营养支持（C 级）；重症患者的营养支持应尽早开始（B 级）；重症患者的营养支持应充分考虑到受损器官的耐受能力（E 级）。

对于入住 ICU 的危重症患者，应根据其各自的代谢特点给予个体化的营养支持。

（周希环　解树英）

第二节　危重症患者的营养代谢与应激特点

创伤、严重感染和大手术后等危重患者的代谢反应十分复杂，既存在摄入不足或禁食引起的部分或完全饥饿的代谢反应，也存在严重的应激反应。作为对各种致病因子的一种适应性和抵御性反应，危重症患者会发生一系列病理生理反应和代谢改变，可表现为体温升高、呼吸心率增快、心排量增加、氧输送与氧耗增加、血管通透性增加、外周血白细胞升高等。同时，机体代谢状态发生迅速变化，呈现高代谢特征，基础代谢率可增加 50% ~ 150%，即能量消耗迅速增加，胰岛素分泌减少或相对不足，糖异生增加，血糖升高，脂肪动员增加，蛋白质迅速分解，尿素氮排泄增加，导致净氮丢失增加及负氮平衡。

临床证据表明，危重患者营养不良的发生迅速而普遍，其程度与感染及创伤的严重程度密切相关。更值得关注的是，营养不良本身已成为预测危重症预后不良风险的重要因素，影响着危重症患者并发症的发生率与病死率。因此，对危重症患者实施及时、有效的营养干预十分重要。

人体的基本营养物质可分为：①供给能量的糖类和脂肪；②构成细胞物质基础的蛋白质；③其他成分如水、电解质、维生素和微量元素等。ICU 重症患者所消耗的能量和营养物质均较高，需要通过临床营养来补充。现代临床营养已不再是单纯供给营养的疗法，而是治疗疾病的措施之一，合适的营养补充是 ICU 重症患者康复的有利保证。营养支持治疗被公认是 ICU 中的标准治疗措施之一，通过营养管理保障危重患者摄入营养的质和量，能够保障细胞和脏器的功能，促进伤口愈合，降低机体在损伤时的分解代谢反应，提高免疫功能，改善胃肠道功能，减少并发症的发生，改善患者临床预后。

应激反应（Stress Reaction）是指机体对外界或内在的，躯体、精神或情绪上的任何有害刺激的生物学反应的总称，是危重症发生、发展过程中的重要阶段，常迅速引发代谢性营养不良。机体遭受创伤、烧伤、感染及大手术的打击后，会发生一系列病理生理反应及代谢改变，这种生理变化发生在两个显著不同的阶段，即代谢抑制期与代谢亢进期。在创伤后 12 ~ 24 h，常常发生代谢抑制，主要与低氧耗、低体温、低心排血量、低灌注及乳酸酸中毒有关。随着病情的发展，发热、呼吸频率增快、心排出量增加、氧耗增加、外周血白细胞增加等出现，代谢抑制逐渐让位于代谢亢进。其生理与代谢变化的特点主要包括：①能量消耗迅速增加；②葡萄糖需要量增加，但氧化利用障碍，血糖升高；③蛋白质合成降低，分解加速；④脂肪动员与氧化加速；⑤净氮丢失增加及负氮平衡；⑥机体免疫功能下降；⑦胃肠功能损害等。应激反应的高峰发生在损伤数日后，而后随着机体康复逐渐消退。

一、应激状态下营养代谢的特点

1.体内激素水平的变化　在外伤、手术和感染等应激情况下，刺激机体中枢神经系统交感神经兴奋，产生适应性反应，引起一系列的神经内分泌反应。

（1）交感神经兴奋，肾上腺髓质儿茶酚胺大量释放，引起一系列心血管效应和内分泌改变。肾上腺素及去甲肾上腺素可促进肝脏和肌肉内的糖原分解，抑制胰腺分泌胰岛素，使脂肪酸释放转换成葡萄糖，加速糖原异生，肌肉内氨基酸释放转换成葡萄糖，导致患者出现高血糖。

（2）下丘脑－垂体轴的兴奋，使血液中的糖皮质激素、醛固酮，以及胰高血糖素、甲状腺素等水平升高、机体分解代谢增加，体内糖原消耗，葡萄糖利用障碍，脂肪动员加强，蛋白质分解加速，合成减慢。尿氮排出增加，血中支链氨基酸（BCAA）升高，尿液中 3- 甲基组氨酸排出明显增加，出现负氮平衡。肌肉和脂肪大量消耗，体重明显下降，此时机体对氮的需求相应增加。这种分解代谢程度，同应激强度和持续时限相平行，轻者数日，重者数周或更长。

（3）多种细胞因子如白介素 -1、肿瘤细胞因子等的蛋白分解作用，参与激素与代谢的变化，使机体处于严重的应激和高分解状态。

2.糖类的代谢改变　糖类的存在形式有多种，包括单糖、二糖、寡糖和多糖，其最基本的功能是为机体代谢提供能量。葡萄糖是细胞最常用的供能物质，也是脑和其他神经组织必需的供能物质，同时，糖类对于 DNA、RNA、辅酶、糖蛋白、糖脂的合成也起到至关重要的作用。

创伤、脓毒症、烧伤、外科手术等常导致糖类代谢变化，在代谢抑制早期，葡萄糖生成略有增加，胰岛素水平下降；代谢亢进期，虽然胰岛素水平上升，葡萄糖水平仍然持续升高，常表现为高血糖症。葡萄糖升高的水平与疾病或损伤的严重程度密切相关。

3.能量代谢障碍

（1）肝脏细胞有氧代谢障碍，导致葡萄糖的有氧氧化障碍，表现为血乳酸和丙酮酸同步升高，血乙酰乙酸 /β- 羟丁酸比率降低。

（2）由于胰岛素受体和胰岛 β- 细胞分泌受到抑制，胰高血糖素的释放增多，胰高血糖素 / 胰岛素的比率明显升高，出现"胰岛素抵抗"现象。

（3）机体得不到足够的外源性能量供给，肝糖原迅速分解消耗。

（4）糖异生明显增强。

4.脂肪代谢紊乱

（1）在创伤感染急性期，脂肪动员加速，机体外周组织可直接摄取游离脂肪酸作为燃料。

（2）酮体生成相对受抑制，与饥饿时的酮症有着明显的区别。关于酮体生成受抑制的机制尚不完全清楚，可能部分与血中胰岛素水平升高、选择性抑制激素敏感性脂肪酶有关。

（3）在全身情况恶化的状态下，脂肪分解受抑，脂肪的净合成增加，表现为呼吸商升高，三酰甘油的清除率随之降低，自发性的脂质血症或高三酰甘油血症成为一个明显的特征。

5.蛋白质分解

（1）出现明显的负氮平衡应激和高分解代谢状态下，由于机体出现葡萄糖不耐受现象，使得能量消耗依赖于肌肉蛋白及细胞结构蛋白质的大量分解，机体每日分解蛋白质 75 ～ 150 g，导致300 ～ 600 g 肌肉群消耗，骨骼肌块迅速萎缩。

（2）总体净蛋白的合成降低随着外周和内脏蛋白质的分解增加，虽然肝脏的蛋白质主要是急性蛋白的合成在早期显著增加，但总体净蛋白的合成降低。

（3）在肝脏功能损害严重时，糖异生出现抑制，肝脏合成蛋白质障碍，肌肉释放大量芳香族氨基酸（AAA）和含硫氨基酸，使其血浆浓度明显升高；支链氨基酸（BCAA）因为肌肉蛋白质分解释放增加，又不断被外周组织摄取利用而消耗，其血浆水平正常或降低，BCAA/AAA的比值明显下降。当组织释放和利用BCAA都出现抑制时，机体的能量代谢衰竭。

6. 微量元素的代谢改变　微量元素是机体的必需营养元素，在急性代谢性营养障碍中可发生变化，是机体应激反应程度的重要体现。微量元素是机体的必需营养元素，参与机体50%～70%酶的组成，与机体的多种生理和代谢功能密切相关，在机体急性应激反应时与蛋白和糖等物质一样也会发生变化。很多研究已发现，在创伤、感染、多器官功能障碍等情况下，微量元素Fe、Zn、Se可迅速下降。对于微量元素变化的原因现在认为，当机体处于应激反应时，由于神经内分泌及一些细胞因子（如TNF、IL-1、IL-6）等作用可造成一系列急性相蛋白包括乳铁蛋白、铁蛋白、金属硫蛋白的合成增加。这些蛋白是微量元素Fe、Zn的主要载体，所以，在应激反应时，由于乳铁蛋白、金属硫蛋白在肝脏的增加，可导致血清Fe、Zn的迅速降低。此时，血清微量元素的降低主要是重新分布的结果而不是绝对缺乏。另有研究发现，血清Se的下降与感染患者的危重程度及预后密切相关。从某种意义上说，重症患者微量元素的变化可在一定程度上反映出病情的危重程度。

由上述可知，对重症患者进行早期较为全面的营养支持，不仅对改善患者的营养状态有益，更重要的是可以改善应激反应，减轻患者的危重程度，并可减少并发症的发生，具有明显的临床意义。

二、应激状态的临床分期

营养不良对机体的影响可以分为短期（应激状态初期）和后期（应激状态高潮期）。短期营养不良指1周以内的分解代谢，主要为心输出量下降和组织低灌注，营养基质的利用受限制，外源性营养利用不良，导致伤口愈合延迟，易形成压疮，免疫功能低下，并发症增加，所以应优先考虑维持循环、呼吸和恢复组织的灌注。24～48h后进入应激高潮期，循环得以改善，心输出量增加，代谢亢进，如患者未能适当摄取必需的蛋白质和热量，内脏蛋白质下降，出现水肿、低蛋白质血症、中度贫血、腹泻、脱发等。

（徐艳婷　王艳春）

第三节　危重症患者的营养状态评估与需求

一、营养评估

营养支持前要对患者的营养状态做出正确的评估，判断患者是否存在营养不良及其程度，一般在患者入院后 24 h 内做出营养状态诊断，估计各种营养素的需求量。

（一）体格检查

1. 体重（实测体重和标准体重）　对多数患者，体重是判断营养状态最简便、直接而又可靠的指标，可以从总体上反映人体的营养状况。一般以下列公式作为评估标准：

$$理想体重百分率（\%）=（实测体重 / 标准体重）\times 100\%,$$

$$标准体重（kg）=身高^2（m^2）\times 22。$$

另一种计算标准体重的方法为：

$$（男）=48.2+[1.06\times（身高 cm-154）],$$

$$（女）=45.4+[0.9\times（身高 cm-154）]。$$

BMI（体格指数）=体重（kg）/ 身高^2（m^2），BMI 理想指数为 22，低于 20 则为消瘦。

理想体重百分率 > 90% 表示无营养不良；在 80% ～ 90% 表示轻度营养不良；60% ～ 80% 表示中度营养不良；< 60% 提示重度营养不良。需注意体重在下述特定情况下并不能反映真实情况，如水肿、利尿药应用等。

2. 机体脂肪存储量　脂肪组织是机体贮存能量的重要部分，临床上可通过测量患者右上臂肱三头肌皮肤皱褶厚度来反映机体脂肪存储量。测量时，患者站立，上臂自然下垂，在肩峰和鹰嘴连线的中点，测者以二指紧捏该处后侧的皮肤与皮下脂肪并向外拉，使肌肉和脂肪分离，以卡尺测量皮肤皱褶的厚度。为准确起见，宜取 3 次测量的平均值。成年男性的理想值为 12.3 mm，女性为 16.5 mm。

3. 机体肌肉存储量　臂肌围可间接反映机体肌肉蛋白质状况。临床一般进行上臂肌肉周径的测量，其测定部位与肱三头肌皮肤皱褶厚度处相同，先以软尺测定臂围，再按公式求出臂肌围：

$$臂肌围（cm）=臂围（m）-肱三头肌皮肤皱褶厚度（mm）\times 0.314。$$

理想值为：男性 24.8 cm，女性 21.0 cm。

（二）实验室检测

1. 内脏蛋白质的测定

（1）人血白蛋白（ALB）：正常值 35 ～ 45 g/L，由肝脏合成，每日合成及分解 15 ～ 20 g，半衰期约 20 天。在排除肝源性因素的前提下，白蛋白是判断机体蛋白质营养不良的重要指标。营养不良时，人血白蛋白下降，并不是由于肝脏蛋白质合成不足，而是体内提供蛋白质的基质缺乏。因为白蛋白的半衰期较长，所以仅在营养不良持续较长时间后才有显著下降。

（2）血清运铁蛋白（TF）：正常值 1.7 ～ 2.5 g/L，半衰期较短，8 ～ 10 天，亦由肝脏合成，是蛋白质量发生变化时较灵敏的一项指标。但是运铁蛋白的代谢较复杂，易受其他因素的影响，体内缺铁或肝功能受损、蛋白质缺失均可影响运铁蛋白的代谢。

（3）甲状腺素结合前白蛋白（TBPA）：正常值 0.224 g/L，半衰期约 2 天。血清视黄醇结合蛋白（RBP）：正常值 0.05 g/L，半衰期约 0.5 天。这两种蛋白都由肝脏制造，半衰期短，生物特异性高，饥饿及严重肝病时变化较快，在血清中的水平迅速下降。因为人血白蛋白及运铁蛋白的半衰期较长，不能迅速反映营养治疗的效果，而结合前蛋白及视黄醇结合蛋白的半衰期较短，对营养支持的反应迅速，在治疗的短期机体内就有变化，故可作为营养不良的早期诊断和营养治疗的监控指标。

2. 免疫功能的测定　免疫功能不全是内脏蛋白质不足的另一重要指标。细胞免疫功能在人体感染中起着重要作用，通过细胞免疫功能也可以了解患者的营养状态，营养不良的患者常伴有细胞和体液免疫功能的降低，通常测定总淋巴细胞计数与皮肤迟发超敏反应。

（1）淋巴细胞计数（TLC）：指外周血中淋巴细胞计数，可反映细胞免疫功能，$< 1.5 \times 10^9$/L 为异常，要考虑是否有营养不良或细胞防御机制受抑制。

$$TLC = 淋巴细胞百分比 \times 白细胞计数 /100\%,$$

将上述计算值除以标准值 1.2×10^9/L，即可求出理想的百分值。

（2）皮肤迟发超敏反应（DHST）：是测定营养不良免疫功能最易施行的方法。具体方法如下：将不同抗原于患者手臂前侧进行皮内注射，一次常用两种抗原，如多种抗原同时试验，各种试剂的纵、横注射距离不应少于 2.5 cm。常用的抗原有结核菌素、白色念珠菌、腮腺炎病毒、链激酶 / 链菌酶、白喉类毒素、破伤风类毒素等，注射后观察 24 ～ 48 h，如测量接种部位的红斑硬结直径 $>$ 5 mm 为正常，$<$ 5 mm 为营养不良，细胞免疫功能受损。

正常人至少对两种以上抗原有反应，如对所有抗原均无反应，则为无反应性。

（3）补体水平测定：一般患者无感染。如有应激的营养不良者，C3 的水平较低。如果有应激、感染或创伤的患者，C3 作为一种急性相蛋白通常正常或升高。

3. 氮平衡　能定量评估体内蛋白质代谢的情况，比较每日摄入的氮量和排出的氮量称为氮平衡测定。它是营养治疗期间判断营养支持效果和蛋白质代谢状况的一项重要指标。人氮量大于排氮量为正氮平衡，反之为负氮平衡。这一方法虽较粗糙，但与实际营养情况比较符合，因而为临床所常用。

24 小时排出氮量（g）= 24 小时尿素氮（g）+ 1 ～ 2 g（粪、汗）+ 2 g（其他尿氮），

24 小时氮平衡（g）= 24 小时摄入蛋白质（g）－［24 小时尿素氮（g）+ 3 ～ 4 g］。

体内代谢过程产生的氮大部分通过尿排出，一般情况下尿素氮占氮总排出量的 85% ～ 90%，其他经皮肤汗液和粪便排出，上述公式中的 3 ～ 4 g 即指这部分的氮丢失。但此方法对肾衰竭的患者无意义。

二、营养不良的诊断

1. 蛋白质营养不良　危重患者不能进食或严重感染时，分解代谢增加，营养素摄入不足，导致人血白蛋白、转铁蛋白降低，总淋巴细胞计数与细胞免疫降低，但一般临床测量数值（体重 / 身高、肱三头肌皮肤皱褶厚度、上臂肌围）正常，只有通过内脏蛋白与免疫功能的测定才能诊断，可出现细胞外液超负荷而水肿，易被忽视。

2. 蛋白质—能量营养不良　患者由于蛋白质—能量摄入不足而逐渐消耗肌肉组织与皮下脂肪，表现为体重下降、肌酐 / 身高指数及其他人体测量指标均低下，但人血白蛋白可维持正常范围，细胞外液未超载，因此无水肿，临床上易于诊断。

3. 混合型营养不良　患者由于长期营养不良而表现出两种营养不良的某些特征，是一种非常严重甚至可危及生命的严重营养不良。由于长期摄入不足，体内糖原、脂肪、蛋白质耗尽，骨骼肌蛋白、内脏蛋白下降；体重严重下降，器官、组织、细胞、酶生理和代谢活性下降，多器官功能损害；细胞内钠浓度升高、钾浓度降低；总体钠、总体水增加；细胞内蛋白质、核酸、氨基酸及无机盐离子均下

降。此类患者感染与并发症的发生率明显增高。

三、危重患者的营养素

1. 常量营养素的需求　营养素是指人类通过摄入食物获得其生理和生活必需的各种营养成分。作为构成人体最基本物质的蛋白质、脂类、糖类、无机盐（矿物质，含常量元素和微量元素）、维生素、水和食物纤维，均是人体所需要的营养素。它们在机体内具有各自独特的营养功能，但在代谢过程中又密切联系，共同参加、推动和调节生命活动。机体通过食物与外界联系，保持内在环境的相对恒定，并完成内外环境的统一与平衡。

（1）蛋白质与氨基酸：生命的产生、存在和消亡，无一不与蛋白质有关，正如恩格斯所说："蛋白质是生命的物质基础，生命是蛋白质存在的一种形式。"如果人体内缺少蛋白质，轻者体质下降，发育迟缓，抵抗力减弱，贫血乏力；重者形成水肿，甚至危及生命。一旦失去了蛋白质，生命也就不复存在。故有人称蛋白质为"生命的载体"。可以说，它是生命的第一要素。

蛋白质的基本单位是氨基酸。根据 Rose W 的经典定义，成年人即使以 8 种必需氨基酸作为唯一的氮源，也能够维持氮平衡，这 8 种氨基酸为：异亮氨酸、亮氨酸、赖氨酸、蛋氨酸、苯丙氨酸、苏氨酸、色氨酸、撷氨酸。如果人体缺乏任何一种必需氨基酸，就可导致生理功能异常，影响抗体代谢的正常进行，最后导致疾病。同样，如果人体内缺乏某些非必需氨基酸，会产生抗体代谢障碍。例如，精氨酸和瓜氨酸对形成尿素十分重要；胱氨酸摄入不足就会引起胰岛素减少，血糖升高。又如，创伤后胱氨酸和精氨酸的需要量大增，如缺乏，即使热能充足仍不能顺利合成蛋白质。总之，氨基酸在人体内通过代谢可以发挥下列一些作用：①合成组织蛋白质；②变成酸、激素、抗体、肌酸等含氮物质；③转变为糖类和脂肪；④氧化成二氧化碳、水及尿素，产生能量。因此，氨基酸在人体中的存在，不仅提供了合成蛋白质的重要原料，而且为促进生长、进行正常代谢、维持生命提供了物质基础。如果人体缺乏或减少其中某一种，人体的正常生命代谢就会受到阻碍，甚至导致各种疾病的发生或生命活动终止。由此可见，氨基酸在人体生命活动中十分重要。

（2）脂肪：人体需要的必需脂肪酸主要由食物脂肪提供，必需脂肪酸有多种生理功能，如促进生长发育、维持皮肤及毛细血管的健康、促进胆固醇代谢、防止冠心病等。脂肪是产生热能最高的热源物质，1 g 脂肪在体内分解成二氧化碳和水并产生 37.6 kJ（9 kcal）能量，比 1 g 蛋白质或 1 g 糖类高 1 倍多。脂肪是储存热能的重要组织，人在饥饿时，首先要动用脂肪补充热能，以避免体内蛋白质的消耗。

（3）糖类：为构成机体的重要物质，所有神经组织和细胞核中都有糖类，它是细胞膜的糖蛋白、神经组织的糖脂及传递遗传信息的脱氧核糖核酸（DNA）的重要组成成分。糖类是供给人体能量的最主要、最经济的来源，它在体内可迅速氧化及时提供能量。1 g 糖类可产生 16.7 kJ（4 kcal）能量。脑组织、心肌和骨骼肌的活动均需要糖类提供能量。肝内糖原储备充足时，肝细胞对某些有毒的化学物质和各种致病微生物产生的毒素有较强的解毒能力。脂肪代谢过程中必须有糖类存在才能完全氧化而不产生酮体。酮体是酸性物质，血液中酮体浓度过高会发生酸中毒。糖类的摄入充足时，人体首先使用糖类作为能量来源，从而保留蛋白质提供营养。

2. 微量营养素的需求　许多维生素及微量元素在健康和疾病的基本过程中都作为辅助因素来发

作用。维生素 C、维生素 A，铜、锰和锌水平的下降将影响伤口愈合，很多矿物质的异常低水平是由于细胞因子介导的炎症反应造成的，也可能是继发于进食困难、机体需求增加，以及患者尿、粪便排出增多。值得提出的是，危重症患者体内微量元素会发生转移并重新分布造成血清浓度改变：铁离子由细胞内向细胞外释放并向血管外转移；锌离子向肝内转移，并经肾排泄增加等。

3. 特殊营养素的补充　严重应激后，部分营养素发生明显的改变，并可能影响患者的预后。此类营养素被认为是疾病治疗的药物，而不再是单纯的营养补充。其中有一些营养素可以特定方式刺激免疫细胞，增强应答能力，维持正常或适度的免疫反应，调控细胞因子的产生与释放，从而减轻有害的或过度的炎症反应，维持肠道屏障功能。这类营养素被称为免疫营养素。近年来，这些特殊的营养素越来越多地应用于肠内与肠外营养支持，并获得较理想的效果，这些特殊的营养素主要有以下几种。

（1）谷氨酰胺（Gln）：谷氨酰胺是体内最丰富的游离氨基酸，不仅是蛋白质合成的前体物质，而且是许多代谢途径的中介物，是嘌呤、嘧啶和核酸等物质合成的前体和氮源的提供者，是肾内氨生成的最重要底物，因而参与体内酸碱平衡的调节，起到在体内各组织中运送氮源的作用。在严重创伤、脓毒症、大手术等严重应激情况下，小肠等利用谷氨酰胺为能源的组织（小肠、免疫系统、肾、伤口愈合组织等）对谷氨酰胺的需要量增大，若无外源性谷氨酰胺的补充，这些组织结构和功能将受到损害，骨骼肌会严重消耗，肠黏膜萎缩，肠黏膜屏障功能下降，导致细菌易位的发生，免疫功能低下。

（2）精氨酸：是应激状态下体内不可缺少的氨基酸，影响应激后的蛋白质代谢，参与蛋白质合成。药理剂量的精氨酸能有效地促进细胞免疫功能，通过增强巨噬细胞吞噬能力，增强 NK 细胞的活性等，使机体对感染的抵抗能力提高。此外，精氨酸还可促进生长激素、催乳素、胰岛素、生长抑素等多种内分泌腺分泌，具有促进蛋白及胶原合成的作用。对创伤患者的肠道补充精氨酸的研究显示，肠内营养中添加精氨酸能够降低其住院时间，并具有降低 ICU 住院时间的趋势。一般认为，静脉补充量可占总氮量的 2% ～ 3%，静脉补充量一般为 10 ～ 20 g/d。

有关严重应激状态下重症患者的多项临床研究显示，添加精氨酸的肠内营养并不能降低重症患者的病死率，而且也不能降低感染的发生率。也有研究显示，与标准的肠内营养比较，添加精氨酸的肠内营养会增加严重感染患者的病死率。临床应用中，应考虑到精氨酸作为 NO 合成的底物，在上调机体免疫功能与炎症反应方面具有双刃剑的作用。因此，严重感染患者不宜补充精氨酸。

（3）鱼油（ω-3 脂肪酸）：ω-3 脂肪酸及 ω-6 脂肪酸为机体必需不饱和脂肪酸，前者主要来自海洋鱼油，如 DHA 和 EPA；后者主要来自大豆、菜籽等植物油，主要为 α- 亚油酸。它们均为细胞膜磷脂的主要成分，影响细胞膜结构的完整性、稳定性和流动性，同时对细胞运动、受体形成、受体与配体结合等产生重要影响。分别作为白三烯及花生四烯酸代谢产物前体，参与促炎和抗炎介质的合成与释放。ω-6 能促进促炎因子如 IL-6 和 TNF 释放；ω-3 则相反，能减少 IL-10 和 TNF 释放，具有改善机体氮平衡、增强免疫功能、减少内毒素移位等作用，因此，危重患者适当应用 ω-3 以维持两者正常比例关系，对调节促炎和抗炎介质平衡、减轻应激个体过度炎症反应、避免重要脏器遭促炎介质打击具有一定临床意义。John 等给 ARDS 大鼠短时间喂养 EPA 或 EPA 加 γ- 亚油酸，发现 EPA 能调节肺泡巨噬细胞膜磷脂构成，减少巨噬细胞产生和释放促炎介质，从而减轻炎症介质对肺泡细胞的损害；James 等对 ARDS 患者肠道内补充 EPA、γ- 亚油酸和抗氧化剂，结果显示给予 EPA 后患者肺内中性粒细胞潴留减少，氧合指数显著改善，所需机械通气和 ICU 监护时间缩短，脏器功能衰竭发生率降低，说明该方法对防治 ARDS 有一定辅助作用。

（4）支链氨基酸：包括亮氨酸、异亮氨酸、缬氨酸，支链氨基酸的营养配方能为骨骼肌提供更多的能量以降低骨骼肌的分解，达到应激状态抗分解的作用，同时能抑制芳香族氨基酸进入中枢神经系统，从而改善肝性脑病的临床症状。

（5）左旋肉碱：是一种广泛存在于机体组织内的特殊氨基酸，主要功能为促进脂质代谢。它能将长链脂肪酸带进线粒体基质，并促进其氧化分解，为细胞提供能量和三磷腺苷，除此以外还可以提高氨解毒能力，即增加氮合成尿素。创伤患者的能量供应很大程度上依赖于脂肪氧化功能，其脂肪氧化的速度为平常的两倍，但因游离脂肪释放的速度大于其氧化速度，所以血液中游离脂肪酸浓度增高，左旋肉碱可以减轻或消除高代谢状态下的脂质代谢屏障，保证脂肪作为能量来源得到充分利用。

（6）生长激素：由腺垂体前部嗜酸细胞合成，分泌受下丘脑生长激素释放激素控制，具有促生长、促代谢作用，其分泌量随年龄增长而减少。21岁以后每10年下降14%，60岁以后仅及30岁的一半，21岁为10 mg/dL，61岁为2 mg/dL。衰老与生长激素分泌水平下降有关。生长激素还具有代谢调理作用，是体内主要的促蛋白质合成类激素。能促进机体蛋白质的合成、减少蛋白质分解、提高营养物质的转换率。重组人生长激素（rhGH）可以明显改善危重患者的低蛋白状态，特别是恶性低蛋白血症。

（于海腾　马维娟）

第四节　危重症患者的营养治疗特点

一、营养代谢特点

（1）危重症者至少存在着一个脏器系统的功能障碍，需要给予脏器功能支持。相当一部分患者存在着脓毒症和全身性炎症反应综合征。

（2）炎症因子、神经介质与内分泌物质（激素）构成了体内复杂的网络系统，调节着生理与病理状态下的代谢活动。

（3）应激状态下，机体的代谢改变是全身炎症反应的一部分。能量消耗与需求增加是代谢改变的特点。能量消耗与代谢紊乱的程度、持续时间及危重症程度密切相关。代谢改变包括高分解代谢、伴有胰岛素抵抗的高糖血症、脂肪分解加速和净蛋白分解。

（4）由于持续的分解代谢和营养摄入减少，导致体内蛋白质的迅速消耗。营养支持不能完全阻止和逆转危重患者的分解代谢状态和人体组成的改变。患者对于补充的蛋白质的保存能力很差，适当的营养支持可减少净蛋白的分解代谢，使蛋白质的合成增加。实际上，体内蛋白质的分解代谢仍难以得到控制，现有的营养学与药理学的治疗仍无法使其逆转。

（5）由于疾病及肠道内营养物质的缺乏，可导致肠黏膜萎缩，后者可增加细菌易位或细菌代谢产物进入血循环的危险。肠内营养则具有对肠黏膜的保护作用。

（6）危重患者常有水肿及血浆蛋白的非特异性改变，增加了营养状态评定的难度。患病前的营养状态、疾病的严重程度和临床上对疾病发展的预测将有助于判断这些患者营养不良的危险程度。

二、营养支持原则

（1）估计 5～7 天不能恢复口服饮食的患者，在血流动力学稳定及水、电解质、酸碱失衡纠正后即应予营养支持。合理的营养支持将有助于改善合并营养不良的危重患者的预后。

（2）避免过度喂养，以免加重代谢紊乱，特别要避免葡萄糖补充过多。

（3）营养支持中密切监测体内代谢状态及脏器功能。

（4）肠外与肠内营养液中添加具有免疫增强和抗氧化作用的特殊营养素，可改善重症患者的营养支持效果。

三、营养支持实施要点

（1）能量供给可在 25～30 kcal/（kg·d）；糖脂比例为 1∶1，供氮量在 0.2～0.3 g/（kg·d），热氮比可降至 100 kcal∶1 g。

（2）补充中 - 长链脂肪乳剂可改善感染、应激状态下的脂肪酸利用。

（3）经肠内途径补充谷氨酰胺的效果较差，且较难从肠内给予高剂量的谷氨酰胺，可经肠外途径补充谷氨酰胺双肽。精氨酸的静脉补充量可达复方氨基酸含量的 2%，15～20 g/（kg·d），注意监测酸碱平衡状态。支链氨基酸有助于改善肝功能障碍时的氨基酸代谢和血清氨基酸谱。应用含 ω-3 脂肪酸的脂肪乳剂，可通过影响脂质介质的机制达到免疫调节作用。

（4）补充矿物质和微量营养素，并根据病情和检测调整补充量。

（5）危重患者血清抗氧化剂含量降低，肠外和肠内营养时可添加维生素 E、维生素 C 和 β- 胡萝卜素等抗氧化物质。应用含维生素 E 的脂肪乳剂亦有助于防止脂质过氧化的产生。

（6）放置鼻肠管和空肠造口管给予肠内营养将有助于减少误吸的并发症，对于合并严重颅脑损伤和肠动力障碍等患者尤为重要。

（7）营养支持中应注意对水、电解质、酸碱平衡，血糖与肝肾等脏器功能的监测。对于糖代谢障碍的患者应补充足够的外源性胰岛素，控制血糖于正常水平。

（左程成　张苹苹　于晓文　刘文娟）

第五节　危重症患者的营养治疗原则

一、重症患者营养支持的目标

重症患者营养支持的总目标是供给细胞代谢所需要的能量与营养底物，维持组织器官结构与功能；通过营养素的药理作用调理代谢紊乱，调节免疫功能，增强机体抗病能力，从而影响疾病的发展与转归。应该指出，营养支持并不能完全阻止和逆转重症患者严重应激的分解代谢状态和人体组成改变。患者对于补充的蛋白质的保存能力很差，但是合理的营养支持可减少净蛋白的分解并增加合成，改善潜在和已发生的营养不良状态，防治其并发症。

二、危重患者营养支持原则

1. 营养支持时机　临床研究表明，营养支持延迟将导致重症患者迅速出现营养不良，且后期的营养治疗难以纠正。此外，营养摄入不足和蛋白质能量负平衡与发生营养不良及血源性感染相关，并直接影响 ICU 患者的预后。早期营养支持能降低高代谢反应，但过早的增加营养不但不能被充分利用，而且会增加代谢负担，甚至产生影响免疫功能等不利作用。因此，在复苏早期、血流动力学尚未稳定或存在严重的代谢性酸中毒阶段，均不是开始营养支持的安全时机。此外还需考虑不同原发疾病、不同阶段的代谢改变与器官功能的特点。存在严重肝功能障碍、肝性脑病、严重氮质血症、严重高血糖且未得到有效控制等情况下，营养支持很难有效实施。当机体的有效循环容量及水、酸碱与电解质平衡得到初步纠正后，即应开始营养支持，一般在治疗开始后 24 ～ 48 h 进行。

2. 营养支持途径　根据营养素补充途径，临床营养支持分为肠外营养支持（PN，通过外周或中心静脉途径）与肠内营养支持（EN，通过喂养管经胃肠道途径）两种方法。

随着临床营养支持的发展，营养支持方式已由 PN 为主要的营养供给方式，转变为通过鼻胃／鼻空肠导管或胃／肠造口途径为主的肠内营养支持（EN）。经胃肠道途径供给营养应是重症患者首先考虑的营养支持途径。因为它可获得与肠外营养相似的营养支持效果，并且在全身性感染等并发症发生及费用方面较全肠外营养更具有优势。对于合并肠功能障碍的重症患者，肠外营养支持是其综合治疗的重要组成部分。

总之，肠外营养与肠内营养两者间优先选择肠内营养，肠内营养不足时，可通过肠外营养加强，肠功能障碍时选择肠外营养。

3. 营养支持能量补充　合理的热量供给是实现重症患者有效营养支持的保障。有关应激后能量消耗测定的临床研究表明：合并全身感染患者，能量消耗（REE/MEE）第一周为 25 kcal/（kg·d），第二周可增加至 40 kcal/（kg·d）。创伤患者第一周为 30 kcal/（kg·d），某些患者第二周可高达 55 kcal/（kg·d）。大手术后能量消耗为基础能量需要（BMR）的 1.25 ～ 1.46 倍。

不同疾病状态、时期及不同个体，其能量需求亦是不同的。应激早期，合并有全身炎症反应的急性重症患者能量供给在 20 ～ 25 kcal/（kg·d），被认为是大多数重症患者能够接受并可实现的能量供给目标，即所谓"允许性"低热卡喂养。其目的在于：避免营养支持相关的并发症，如高血糖、高碳酸血症、淤胆与脂肪沉积等。

营养供给时应考虑到危重机体的器官功能、代谢状态及其对补充营养底物的代谢、利用能力。在肝肾功能受损的情况下，营养底物的代谢与排泄均受到限制，供给量超过机体代谢负荷，将加重代谢紊乱与脏器功能损害。肥胖的重症患者应根据其理想体重计算所需能量。

对于病程较长、合并感染和创伤的重症患者，病情稳定后的能量补充需要适当的增加，目标喂养可达 30 ~ 35 kcal/（kg·d），否则将难以纠正患者的低蛋白血症。

4. 重症患者的血糖控制与强化胰岛素治疗　应激性高血糖是 ICU 中普遍存在的一种临床现象，并成为独立因素直接影响各类重症患者的预后。近年来临床研究表明，任何形式的营养支持（EN、PN）都应配合应用胰岛素控制血糖。严格控制血糖水平（≤6.1 ~ 8.3 mmol/L）可明显改善重症患者的预后，使机械通气时间、住 ICU 时间、MODS 发生率及病死率明显下降。

多项临床研究结果表明，目标血糖控制在≤6.1 ~ 8.3 mmol/L，可获得较好的改善危重症预后的效果，同时可减少低血糖的发生率。在强化胰岛素治疗中应当注意：①在实施强化胰岛素治疗期间，应当密切监测血糖，及时调整胰岛素用量，防止低血糖发生；②一般情况下，葡萄糖的输入量应当控制在约 200 g/d；③营养液的输入应当注意持续、匀速输注，避免血糖波动。

（赵彦明　田沙沙　刘　莹　王君妍）

第四章

危重症患者输血与急救

第一节　急诊输血治疗的几种主要疾病

一、创伤

各种机械性与损伤性创伤所致急性出血，原则上首先控制出血。但为了急救，也要争取在手术前输血，以便立即改善急性贫血状况，提高对手术的耐受性。有严重血管损伤或内脏破裂，如腹部大血管创伤、骨盆骨折合并脏器破裂、女性生殖器创伤等，均合并有大出血，常致患者迅速休克，故入院急诊时，首要任务是抗休克。

（1）以最快速度建立输血、输液通道　尽可能在上肢与颈部，最好在上腔静脉插管，既可保证输液、输血速度，又可测中心静脉压，也可避免输入的液体在未入心脏前于手术野中流失。立即抽取血标本送做血型鉴定与交叉配血试验。

（2）快速推入平衡溶液及其他扩容剂　使血压上升，等待输血。

（3）大量、快速或加压输血　输血量一般较大（3000～9000 mL），特别在起初几小时内，其速度可达 100 mL/min。

（4）在输血同时应做有关检查　如 X 线摄片、腹腔穿刺等，一旦明确出血部位，立刻进行止血措施，如结扎血管、修补组织，以及切除损伤器官或手术探查止血。

（5）留置导尿管　记录每小时尿量，检查尿液，包括 pH、潜血。

（6）止血剂应用　必要时应用强心剂与利尿药。

（7）大量输血应注意：①不可能全部应用新鲜血，在绝大多数场合是用库存血，而库存血中血细胞与血浆成分均会发生质与量的变化，因此，在运用过程中必须进行血液成分的合理组合才能达到预期目的；②可能会出现各种不良反应。为此，随时检测受血者的血小板计数、血浆中游离血红蛋白、钾、钠、氯、钙、血气分析，心电图等。

二、产科大出血疾病

产科大出血疾病包括妊娠子宫破裂、异位妊娠、流产、胎盘性出血（前置胎盘、胎盘早期剥离）及产后出血等，为产科中极其险恶的疾病，如抢救不及时，往往致母婴双亡。由于妊娠妇女的血容量高于正常人，尤其在妊娠后期，可增加30%，故对出血有较大耐受性。因此，孕妇常在大量出血后才出现症状，这在抢救中估计出血量时应注意此特点。另对胎儿而言，若在产前出血量超过1000 mL，病死率增加1倍。故及早诊断、尽快输血、补液及迅速手术为治疗三大原则。

又由于妊娠后，尤其是多次妊娠后，孕妇血清中可有同种异型血型抗体，若输入具有相应抗原的血液时，可能会引起溶血性输血反应，使原发病恶化。因而在输血前尽可能做有关不全抗体的检测，根据其结果选择适用制品。在等待输血时期内，应大量补液。若情况万分紧急，无法再等待时，可输用O型而抗A、抗B凝集素阴性或滴度最弱的血液，并且最好是Rh阴血之全血1000 mL。若无此条件时，可用O型浓集红细胞2～4 U，再加用适量血浆。

三、上消化道出血

1.胃及十二指肠溃疡出血　当出血量不多时，除应用各种止血措施外，可予平衡液或中分子右旋醣酐。但若出血量多，血细胞比容少于30%，或患者年龄较大，可予全血或浓集红细胞，以使血红蛋白达到100～110 g/L为宜。一般经过上述处理后出血停止，血压上升，心率减慢。但若输血总量已达1000 mL以上，症状并无改善，或上升之血压在停止输血后又下降时，应考虑手术治疗。

2.肝硬化食管、胃底静脉曲张破裂出血　出血量较大，一般常在1000 mL以上。由于本病患者肝功能不良，代谢功能降低，对缺血耐受性较差，常可由于血容量减少、长时间缺氧导致肝功能进一步恶化而诱发肝性脑病。故应加速输血、补液，纠正休克，同时积极配合止血措施。一般血红蛋白在80 g/L以上时，首先补给碳酸氢钠林格液或5%葡萄糖生理盐水，血压不能维持时，应加用中分子右旋醣酐500～1000 mL。若患者有水肿或有腹水，应限制钠盐输入，改用干冻血浆或白蛋白液，以纠正低蛋白血症。若当时血红蛋白在80 g/L以下，应予输血。

输血应注意：①由于肝功能不全及脾功能亢进，凝血机制多有缺陷，如血小板数低下，凝血酶原、第V因子、第Ⅶ因子、纤维蛋白原含量降低，因而输新鲜全血最为适宜（以采血后24 h内新鲜血为佳）；②若无新鲜全血，可用浓集红细胞加新鲜冰冻血浆；③若病情紧急，一时无新鲜血时，只能用库存血，为防止枸橼酸中毒及低钙血症、出血倾向、血氨剧增诱发肝昏迷，每输1000 mL血应检测一次血钙、血小板计数、凝血酶原及部分凝血酶原时间、血氨含量，根据其结果酌情加用新鲜全血、浓集血小板、钙剂、碳酸氢钠，以及谷氨酸或精氨酸；④输血用量以达到血红蛋白维持在120～140 g/L较好，为的是若在数日内再次出血，再用晶体或胶体液恢复血容量时有较好耐受性。

四、弥散性血管内凝血（DIC）

弥散性血管内凝血（DIC）是一种多种原因引起的临床综合征，也是许多疾病的一个共同的中间过程。

（一）急性溶血

各种原因引起的红细胞在血管内大量破坏，起病急、病情发展快者常需紧急处理。因其溶血机制不同，处理上也不尽相同。

1. 免疫性溶血性贫血 一般为慢性，不需输血，尤其是自身免疫性溶血性贫血（AIHA）。由于体内有自身性抗体存在，不仅破坏自身红细胞，还与外来红细胞发生反应，因而尽量不予输血。但在感染、妊娠或其他因素刺激下，可有急性溶血发作；亦有患者甚至出现再障危象——骨髓抑制、全血细胞减少；有些患者骨髓未受抑制，仍呈红系增生图像，但网织红细胞极度低下。这类患者常呈严重贫血，血红蛋白低于 20 g/L，出血倾向严重，甚至发生贫血性心脏病及心力衰竭，病死率甚高，此时输血治疗成为抢救生命的重要措施。虽然已探明此时输入的红细胞也同样遭到迅速破坏，但其生存期比患者自己的红细胞稍长些。借助外来红细胞这一短暂的生存期力图维持患者基本氧量的需求，在其他治疗（包括排除诱因等）产生作用前，使患者度过危机，挽回生命。这类患者进行输血前的配血时需考虑两个问题：①要确定患者血清中是否有同种抗体；②自身抗体之特异性。由于温性抗体可与所有红细胞发生反应，能够干扰同种异型抗体的检测，从而增加了由于血型不合引起溶血反应的危险。在这种情况下，可用自身红细胞吸附法进行配血。

输血时应注意：①输血速度要慢，并严密观察患者情况，必要时动态检查患者血浆游离血红蛋白含量，若急剧增加，则应停止输成分血；②对冷抗体者输血时，应予保温措施；③在血中加地塞米松 2～5 mg，以减少反应；④输血量以达到血红蛋白在 60 g/L 为宜；⑤以输用洗涤红细胞为主，若无条件亦应用浓集红细胞。

2. 阵发性睡眠性血红蛋白尿（PNH） PNH 患者红细胞膜上的缺陷使其对血清中的补体溶血作用异常敏感，致使红细胞易于溶破，出现慢性血管内溶血性贫血。在服用某些药物、过劳、妊娠、感染或精神刺激下，亦可有急性溶血发作，导致患者极度贫血，以致危及生命，此时必须予以输血治疗。输血目的是：①改善贫血症状，供应需氧量；②抑制异常红细胞增生，从而阻止急性溶血发作。然而，输用全血易引起严重溶血反应，这种反应并非由于红细胞本身抗原—抗体反应所致，而是全血中的白细胞与血小板发生抗原反应，激活了液相中补体成分。因此只能输用洗涤红细胞、冰冻红细胞。若无条件制备上述红细胞，至少应输用浓集红细胞。

3. 6-磷酸葡萄糖脱氢酶（G-6 PD）缺乏所致的急性溶血 如药物性溶血、蚕豆病，在我国并不少见。G-6 PD 在保持红细胞稳定性和抵抗药物氧化作用中发挥重要作用。当其缺乏或活性下降时，每于服用或接触诱发物（某些药物或蚕豆）后出现急性血管内溶血，其时症状凶险，除立即与诱发物脱离接触，予大剂量肾上腺皮质激素静滴以终止继续溶血外，输血仍为治疗本病主要措施，常可使病情迅速得到改善。输血的指征依病情与血源而定。血红蛋白降至 30 g/L 以上，神志不清楚、脑缺氧征明显时，应立即给予输新鲜全血。输血量为 10～20 mL/kg，连续输用 2～3 天。输血时加入地塞米松，每 100 mL 血液中加入 1～2 mg，以便减轻溶血、减少输血反应。在蚕豆病高发地区选择供血员，首先要排除病孩的母亲，除非已做过 G-6 PD 活性检测证明系正常者，因本病系不完全显性性联遗传性疾患。异常基因来源于母亲，她们在临床上有时可无异常表现，若输入母血后，有可能接触患者体内残存的诱发物或其他尚未明确的机制，触发再次溶血，造成严重后果；其次，对每例供血员亦应做 G-6 PD 活性测定。

（二）凝血因子缺乏的出血性疾病

临床上较为多见的是血友病甲。这类患者常在手术后、拔牙时出血不止；或系自发性关节出血、软组织血肿形成；少见的有内脏出血，表现为呕血、便血、咯血及尿血等；而最严重的为颅内出血，是血友病致死原因之一。由于本病系因子Ⅷ凝血活性缺乏所致，因此治疗上主要是输入含有Ⅷ因子的制剂，使其血浆中因子Ⅷ达到可以止血的水平。但患者血浆因子Ⅷ的止血浓度与临床出血部位及出血程度等因素有关，因而补充治疗所需的因子Ⅷ的剂量也有所不同。一般而言，损伤部位越广泛、出血程度越严重者，所需因子Ⅷ的剂量也越大（表 4-1）。

表 4-1　不同出血情况下因子Ⅷ的补充量

病情		输注后因子Ⅷ浓度（U/L 或活性 %）	输注剂量（U/kg）
轻度	自发性关节积血、肌肉血肿	150 ～ 200	8 ～ 14
严重	关节积血、肌肉血肿	200 ～ 400	10 ～ 25
	大型手术	300 ～ 500	35 ～ 50

也可用下列公式计算：输注的剂量（U）= 希望提升的因子Ⅷ水平 × 体重（kg）× 0.5。

一般急剧出血的患者可用血浆冷沉淀物治疗，既方便、价廉而又高效。亦可用因子Ⅷ浓缩液，中纯制品的纯化比为 15 ～ 20 倍，高纯制品的纯化比为 130 倍。由于其活性高、输注量小，可极大减少耗血量，常用于大手术及严重出血者。若无上述制品，亦可用新鲜血浆，甚至新鲜全血，但用量较大。

由于Ⅷ因子的半寿期为 8 ～ 12 h。为了维持止血水平，通常必须每 8 ～ 12 h 重复输注 1 次，但第 2 次注射量可减少至首剂之 1/2。一般只要使Ⅷ因子在血浆中含量达 30% 以上即可停止输用。

另有报道，10% ～ 20% 的甲型血友患者可产生抗因子Ⅷ抗体。因此，在出血时用因子Ⅷ治疗无效，可用Ⅸ复合物（内含Ⅱ、Ⅶ、Ⅸ及Ⅹ）来止血，但其机制尚待研究。

五、烧伤

烧伤患者，尤其是中等面积与大面积烧伤，创面变化会影响到全身。早期变化为烧伤休克，其血容量减少以血浆丧失为主。在最初 24 h 内，毛细血管通透性增高，有大量蛋白质进入组织中，形成组织水肿，其中以烧伤后 6 h 内渗出最快。而毛细血管的完整性受损，不能维持血浆容量，使血浆容量下降、血液浓缩、有效循环血容量不足。虽然严重深度烧伤可有红细胞大量破坏，但不如血浆丢失严重，若补充全血会使血细胞比容明显上升，且烧伤后血浆蛋白发生聚合现象，血浆和全血黏度增加，影响血流，因而不宜输血。但非绝对禁忌，当无足够血浆补充时，亦可少量应用新鲜全血。静脉补液治疗为烧伤抗休克治疗主要措施。补液公式较多，而患者所需要的液体量因烧伤严重程度及个体差异等因素而异，不能机械地照搬公式，应通过严密观察临床指标，根据患者对治疗的反应及时调整，灵活应用。注意，补液治疗应从烧伤时开始计算烧伤后时间。

（一）补液公式

胶体液和电解质溶液补液公式（即胶－晶混合公式）是目前国内外最常用的补液公式。

1. Brooke 公式　伤后第 1 个 24 h 补液量为胶体液（mL）+ 乳酸钠林格液（mL）+5% 葡萄糖液 2000 mL（基础水分）；

胶体液（mL）= Ⅱ、Ⅲ度烧伤面积（%）× 体重（kg）×0.5；

乳酸钠林格液（mL）= Ⅱ、Ⅲ度烧伤面积（%）× 体重（kg）×1.5；

计算所得总补液量的半数在烧伤第 1 个 8 h 内补给，第 2 个和第 3 个 8 h 各补充其总量的 1/4。

伤后第 2 个 24 h 补液量：除基础水分量不变外，胶体液和乳酸钠林格液按第 1 个 24 h 实际补充量的半量补给。

2. 国内常用的公式　伤后第 1 个 24 h 补液量（mL）：Ⅱ、Ⅲ度烧伤面积（%）× 体重（kg）×1.5（胶体液和电解质液）+2000 ～ 3000 mL（基础水分）。

胶体液和电解质液一般按 1：2 比例分配；如果 Ⅱ度烧伤面积超过 70% 或 Ⅲ度烧伤面积超过 50% 者，可按 1：1 的比例补给。估算补液总量的半量应在伤后 6 ～ 8 h 内补给，伤后第 2 个和第 3 个 8 h 各补给总量的 1/4 量。

第 2 个 24 h 补液量：胶体液和电解质液量按第 1 个 24 h 实际补液量的半量补充，基础水分不变。

（二）平衡盐溶液公式

1. Parkland 公式　为目前应用较广泛的公式之一。伤后第 1 个 24 h 补液量：乳酸钠林格液，4 mL× 体重（kg）× Ⅱ、Ⅲ度烧伤面积（%）。伤后第 1 个 8 h 内补充总估计量的半量，第 2 个和第 3 个 8 h 各补给总液体量 1/4 量。由于该溶液含钠离子 130 mmol/L，相当于每 1000 mL 平衡盐液带入 100 mL 水分，故不需要再补充基础水分。

伤后第 2 个 24 h 补液量包括血浆 0.3 ～ 0.5 mL× 体重（kg）× 烧伤面积（%）和（或）白蛋白 1 g/ 体重（kg），其余为 5% 葡萄糖液，不补充电解质溶液。

2. Brooke 改良公式　伤后第 1 个 24 h 补液量：补给乳酸钠林格液 3 mL× 体重（kg）× Ⅱ、Ⅲ度烧伤面积（%），其他同 Parkland 公式。

平衡盐溶液补液公式虽然可以恢复血容量和使循环功能稳定，但因大量补充钠离子，易导致钠负荷加重组织水肿。因此，对烧伤面积超过 80% 的患者和肾脏排泌钠离子功能差的婴幼儿，仍以胶晶混合公式补液为宜。

（三）高张溶液补液公式

高张溶液是指含钠浓度为 250 mmol/L 或 200 mmol/L 的复方乳酸钠溶液或醋酸钠溶液。

伤后第 1 个 48 h 补液量（ml）：3（mL）× 体重（kg）× Ⅱ、Ⅲ度烧伤面积（%）。在第 1 个 24 h 给予总补液量的 2/3，第 2 个 24 h 给其 1/3 量。在伤后第 1 个 8 h 给含钠浓度 250 mmol/L 溶液，以后补给含钠浓度 200 mmol/L、150 mmol/L 递减的溶液。

本法有利于减轻心肺负担，适用于吸入性损伤和老年患者。但对婴幼儿和特大面积烧伤患者，应避免使用高张溶液恢复血容量。

待血容量恢复后，若血细胞比容少于30%时，应输用浓集红细胞或新鲜全血，视当时恢复情况而定，所输血量以达到血细胞比容35%为宜。

（吕 尧 张朝霞 赵彦明 张 力 孙 程）

第二节 严重溶血性输血反应的急诊处理

一、溶血性输血反应的治疗

一旦疑有此种反应时，应立即停止输入这种不适宜的血液。溶血反应发生后1 min，血清内游离血红蛋白即可升高，数分钟内达到高峰。1～2 h后又下降，18～24 h内可从血循环中清除。因此，疑有溶血反应时，应立即取血，观察血清，若为淡红色或红色，即可证明有溶血。据观察，若输入25 mL不同型血，血浆游离血红蛋白可达1 g/L，肉眼可呈粉红色；若输入异型血量达100 mL，游离血红蛋白可超过3 g/L，血浆呈红色。因而依血浆颜色，可粗略估计输入异型血的量。另外，血浆游离血红蛋白超过1.5～1.8 g/L，即可出现血红蛋白尿。所以应随时检尿，若尿中有血红蛋白，尿潜血阳性，同样也可证实有血管内溶血。但溶血量少时，可无血红蛋白尿，或只短暂出现。

应密切观察血压、脉搏、呼吸、体温，记录24 h出入量，注意水及电解质平衡，及时测定血清中钾、尿素氮及肌酐含量。做血小板、凝血酶原、纤维蛋白原等有关项目的动态观察，以便及时发现可能出现的DIC。为加快排除溶血后血循环内的有害物质，预防肾功能衰竭，一旦诊断成立，应立即给予大量液体。若能口服，则最好在0.5～1 h内饮水1000 mL。若不能口服，则静脉内输入5%～10%葡萄糖1000 mL，并用利尿合剂（10%～25%葡萄糖500 mL，普鲁卡因1 g，氨茶碱0.25 g，咖啡因250 mg，维生素C 3 g，药量可酌情增减）。若有少尿现象，而又并无心力衰竭或严重脱水，可应用20%甘露醇250 mL，于15～30 min内快速静脉输入，尿量应保持在100 mL/h。若2 h内尿量不能维持此速度，则应重复应用甘露醇。若无血容量不足，而尿量仍少，则应加用呋塞米，首剂80～120 mg，以后根据尿量与甘露醇合并使用，一般甘露醇4～6 h重复一次。呋塞米和葡萄糖（50%）可在间歇期注射。此外，也可用罂粟碱解除肾动脉痉挛，或用α-受体阻滞药，以扩张血管，改善组织灌注，增加肾血流量。也可采用肾周围封闭、理疗等，总之需尽量利尿。

目前已证实，输血后溶血反应引起的肾功能衰竭并非由于血红蛋白阻塞肾小管所致。因此，大部分临床学家认为不必常规地给碱性药物，相反认为这种碱性药可增加钠潴留，增加血容量，加重心脏负荷量，在无尿状态下是不利的。但若已有代谢性酸中毒或已出现血红蛋白尿，就需给予4%碳酸氢钠或1/6 mol/L乳酸钠，使尿液变为碱性。若已发生肾功能衰竭，应限制液体用量。血清尿素氮高于42.8 mmol/L，HCO_3^-低于12 mmol/L，血钾高于7 mmol/L，心电图示室内传导阻滞及QRS增宽或有抽搐现象时，应考虑做血液透析或腹膜透析。

由于溶血反应的许多症状是由抗原—抗体反应所致，因而给予大剂量氢化可的松（200～400 mg）

或地塞米松（10～20 mg）静脉输入，可减轻症状，解除肾血管痉挛，并有助于纠正休克。

为保持血容量，解除肾动脉痉挛，防止休克，可采用以下措施：①早期输入与受血者同型的新鲜血（24 h内采集），用量视患者病情及输入的异型血量而定。②给予α受体阻滞药如苄胺唑啉，以20～50 mg/L的溶液静滴，每分钟20～40滴。或酚苄明0.5～1 mg/kg体重，在1 h内滴定。③严禁使用血管收缩剂。

若发生DIC，并有出血倾向时，应立即用肝素治疗，首剂25～50 mg，以后按每小时5～10 mg静脉滴注，持续6～20 h以上，直至实验室检验及临床征象证明DIC不再发展为止。如血小板或纤维蛋白原减少，则可输浓集血小板、纤维蛋白原或新鲜血浆。若有休克现象应按休克治疗。

关于换血治疗问题，国内外仅有零星报道，有些作者主张，只有在下列情况下考虑：①经上述溶血反应处理后，红细胞在盐水中仍有凝集现象者；②尚未发生肾功能衰竭者；③受血者所接受的不合型的全血或浓集红细胞超过1U单位。

二、溶血性输血反应的原因检查

发生溶血反应后，应立即追查原因，用受者输血前所留血标本，发生溶血反应后所取的血标本，血瓶内剩余的供血者血，输血前、后和输血过程中输入的其他液体，做有关检查。

1. 核对患者与血瓶的标签　检查受血者及供血者的姓名和血型有无错误。

2. 输血前溶血　观察血瓶中的剩余血，如血浆有过多的游离血红蛋白，表明输血前即有溶血。若无肉眼可见的游离血红蛋白，须经测定有无增多。并取供血者剩余的红细胞做盐水脆性试验，如渗透性增加，表明红细胞虽未在体外溶血但在受血者血循环内易于破坏。

3. 细菌学检查　用血瓶内剩余的血液做细菌培养和直接涂片或离心沉淀涂片检查，以排除细菌污染血液的可能。若患者系做胃肠手术后，应考虑可能发生气性坏疽，细菌在手术过程中进入血液，亦可引起溶血现象，因而也要抽患者血液做细菌学检查。

4. 血型血清学检查　溶血性输血反应时血型血清学检查项目如表4-2所示。

表4-2　血型血清学检查项目

应检查的标本	检查项目
受血者输血前的血液	1. ABO血型 2. Rh血型等 3. 用受血者血清与每个血瓶中的献血员红细胞再做4种配血试验 4. 若发现配血不合，应进一步鉴定抗体类型及特异性
输血瓶或袋中的剩余血	1. ABO血型 2. Rh血型等 3. 用4种方法检查血清中的血型抗体
受血者输血后的血液	1. 配成2%红细胞盐水悬液，镜下观察有无凝块 2. 做直接抗人球蛋白试验 3. 做ABO及Rh血型鉴定，并注意有无混合血型的不均匀凝集现象 4. 用4种方法检查血清中的血型抗体，测定效价
受血者输血后10天的血液	再测定引起溶血反应的抗体效价

用血型抗体自动分析器测定受血者血液内的免疫抗体可比常规的凝集试验敏感 5 ～ 10 倍。即便如此，若抗体量少，有时也只是在受血者输血前的血标本中能够测知，接受输血后可被输入的红细胞吸附而不能测出，在输血后 10 天又复出现。

5. 检查其他溶血原因　①检查输血时用过的生理盐水瓶签是否有误，用硝酸银试验证明是否确为氯化物；②了解输血前或输血时是否在血中加入了葡萄糖或其他药物和溶液；③了解血液曾否加温过度或冻结，保存期是否过长，储存温度是否合适，在室温下是否放置过久，曾否振荡过度。了解受血者是否有溶血性贫血病，如阵发性睡眠性血红蛋白尿症、寒冷性血红蛋白尿症等，必要时可测定受血者血内的冷凝集素效价。

（张　力）

第三节　输血不良反应与防治

血液与血液成分的合理应用，可极大地提高输血的疗效与节约血源。但输血毕竟是在异体间进行，且血液制品从采集至输入患者体内的一系列过程中，各个环节稍有疏忽，即可产生轻重不等的不良反应。随血液及血液制品的不断推广应用，输血反应已引起广泛注意。

一、急诊输血中常见的不良反应及防治

（一）输用全血

1. 发热反应　是最常见的输血反应之一。主要特征为输血后 15 min 至 1 h 内出现寒战，继则高热，体温可高达 38 ～ 41 ℃。有些患者伴有恶心、呕吐、皮肤潮红，但血压无明显变化。反应持续 15 ～ 60 min，然后逐渐好转，数小时后完全消退。在昏迷及全身麻醉下，发热反应常不显著。一旦发现此症状，首先应鉴别是一般发热反应还是由于白细胞引起的同种免疫反应，抑或输入细菌污染血或溶血反应的一种表现。仔细询问病史及体格检查有助于诊断。出现此反应时应立即停止输血、观察，并予保暖、抗组胺药物等对症处理，高热时应予物理降温。为预防此反应，若时间与条件许可，应尽量用浓集红细胞，甚至洗涤红细胞。

2. 过敏反应　症状以荨麻疹、眼面部血管神经性水肿为特征的称过敏反应，严重时可有皮肤潮红、广泛皮疹，甚至会厌水肿、支气管痉挛及过敏性休克。表现为荨麻疹者可单用抗组胺药物治疗；遇中、重度者则应加用肾上腺素与肾上腺皮质激素；用升血压药及镇静药等抗休克；有会厌水肿者应做气管切开以防窒息。过敏反应主要是由血浆中存在抗 IgA 抗体所致。若能事先了解患者输血史，除加用肾上腺皮质激素外，应避免使用血浆，改用血浆代用品。

3. 输血性溶血反应　发生此种反应大多系 ABO 血型不合输血所致，其次为 Rh 系统血型及 ABO

系统以外血型不合输血，亦有部分为输入质量不高之同型血，或血中加入高渗或低渗溶液等引起。患者可有典型溶血性输血反应症状：寒战、发热、心悸、胸痛、腰背痛、呼吸困难；亦可仅有以广泛渗血及凝血障碍为主要表现；更有以突然发生休克为唯一症状者。

应对每例需输血患者尽可能了解其输血史：输血次数、频度、量及不良反应类型。若为妇女，要了解妊娠史。如患者有过溶血性输血反应史，而目前又非输血不可，应仔细检查核对受血人血型，检查的血型系统越全面越好。另外，还应检查受血者血清中有无本身所缺乏的血型抗原的相应抗体。若情况紧急，不允许等待时，可输用 O 型浓集红细胞。

4. 输入细菌污染血的反应　临床表现取决于细菌、毒素种类和进入人体的数量。轻者以发热为主，重者则为高热、发绀、休克。确诊要根据剩余血做直接涂片检查细菌，或做培养（包括受血人的静脉血）。涂片阴性不能否定诊断。治疗不应等待化验结果，而应立即开始。原则是抗感染、抗休克，防止 DIC 与肾功能衰竭。对输血用具、输血过程应实行严格无菌技术操作，加强血库血液贮存质量监测，以防此类反应发生。

5. 循环负荷过重——肺水肿　患者常有重度呼吸困难、端坐呼吸、咳嗽、咯大量白色或粉红色泡沫痰、心率快、双肺满布哮鸣音及湿啰音。常发生于大量输血时，尤其在输入大量扩容剂后又快速输血，或原有心功能不佳，或存在可致心功能不全的因素，如原有严重贫血、心肌变性等。治疗为停止输血、输液，取坐位，予强心剂、利尿药及保暖措施。若无效可考虑放血或用血管扩张剂。若能以中心静脉压及肺动脉压或毛细血管楔压监测，据以拟定输血液量，可预防本反应。

6. 大量输血可能出现的输血反应　在遇特大出血时常采用大量输血疗法，所谓大量输血是一次连续输血量相当其血容量的 1/2。用 ACD 液保存之库血各种血细胞与血浆成分在质与量上发生了一系列变化，大量输入这种全血，不仅会增加一般输血反应机会，还可能出现其他并发症。大量快速输血时可能出现的并发症有：①血容量的急剧改变，血容量过度增加，引起心力衰竭及肺水肿；②出血倾向；③高钾血症；④低温；⑤肺血管微栓塞；⑥ CAD 抗凝血引起的问题，枸橼酸盐中毒、血液酸化。

此外，输入库存血还可能产生一些其他的不良影响。

（二）预防

1. 了解病史　输血前应尽量了解受血者病情，包括心、肺、肝、肾功能。

2. 做好配血　除受血人与各供血者的血液需进行交叉配血外，各个供血员之间也应进行交叉配血。

3. 严密观察　输血前、后及输血中都要密切观察心率、呼吸、血压、肺呼吸音、颈静脉充盈度，最好监测中心静脉压、肺动脉压的动态变化，及时了解有无循环负荷过重问题，加压输血时应有人护理。

4. 输用 ACD 保存液之库存血　应用 25～40 μm 过滤网除去微小凝块。每输 2000 mL 血做一次血小板计数、二氧化碳及 pH 测定，每输 1500～2000 mL 血加用 500 mL 新鲜血，每输 500 mL 库存血给予 3U 血小板。

5. 电解质与酸碱平衡　严重肝病、休克，每 3000 mL ACD 血给予 1 g 钙剂；随时测定血清中钾离子，当有钾离子减低又有尿时应予补钾；有酸中毒时，每输 2000 mL 库血给予碳酸氢钠 3～4 g。

6. 冷藏血加温　若需以每分钟 100 mL 之速度加速输入 3000 mL 以上冷藏血时，应预先加温。目前对冷藏血加温的方法在安全性、可靠性方面做了很大改进。最近国外采用了一种快速高温温血输入法。此法是将新鲜浓集红细胞（血细胞比容为 75%，取自当天采集之全血）加入 50～60 ℃生理盐水，使血细胞比容与全血相等。此法可使血液温度达 29～34 ℃，符合输血要求。经临床实践，未见有溶血反应发生。但此法试用时间尚短，所输入的红细胞功能及生存期情况尚待进一步观察。

二、血液成分输入之不良反应及治疗

（一）浓集红细胞

输注后出现的反应与全血者相似，但发热、过敏反应略少，循环负荷过重亦较轻；然而大量红细胞输入，而不适当补充陈旧血浆或血浆代用品，会使血浆中易变性的成分缺乏，特别是凝血因子不足，可引起出血倾向。

（二）血浆

输入的主要不良反应为过敏反应，也可因混入大量红细胞而致溶血反应。

（三）血小板

1. 输注所致特殊反应　除在室温中进行制备易引起细菌污染外，输注时易有以下反应：①一时性高血压，此系在浓集血小板制备过程中，血小板受损，释放出 5- 羟色胺等血管活性物质所致，此时可伴有局部血管痉挛，以致输液不畅；②若以往患者曾反复多次输用 HLA 不配型之血小板，则可产生同种血小板抗体，输入后血小板不仅不能上升反有下降，并伴有粒细胞减低，一般持续 4 天左右；③输血后血小板减少性紫癜，此反应发生率不高，但严重时亦可引起死亡。

2. 治疗

（1）由于 5- 羟色胺在血中存留时间短暂，高血压是暂时的，一般不必用 5- 羟色胺对抗剂（如赛庚啶）治疗；但若血压升高又有颅内出血危险时，亦可考虑给予降压药。

（2）若有血小板下降现象，应给予 HLA 相配之血小板，若有困难，可应用同胞兄弟或姐妹之血小板。

（3）输用血小板中含有较多红细胞时，应用 ABO 血型检查及交叉配血，必要时也需做红细胞不全抗体检查。

（4）若输血后紫癜发作较轻时，可用肾上腺皮质激素治疗，若较重则可采用换血治疗。

（马维娟　阮月芹）

第四节　输血用量及各种制剂的选择

急诊中输血用量及各种制剂的选择并无固定公式，主要取决于患者血容量丢失程度与速度及其对治疗的反应。估计失血量有时是较困难的，特别是严重创伤、多发创伤及闭合创伤时，而血压、血红蛋白及血细胞比容在失血初期并不能如实反映失血量。因而必须严密观察，应以需要多少就补多少为原则，既需早期而有效地纠正低血容量，也需避免发生心力衰竭和肺水肿，随时调整速度与用量。

1. 失血量占总血量 20%（1000 mL）以下　可单用电解质溶液来恢复血容量，不必输血。

2. 失血量为总血容量的 20% ～ 40%　若原有贫血者，则首先应用电解质溶液、胶体液（血浆或右旋糖酐）使其血容量恢复后，输用浓集红细胞。红细胞用量可按每输 4 mL 血细胞比容 60% 的浓集红细胞可使血红蛋白上升 10 g/L 来估计。若用全血，则按每输 500 mL 全血增加血红蛋白 8 ～ 12 g/L 来计算。要求其最终血红蛋白在 100 ～ 110 g/L（血细胞比容达 30% 以上）。电解质溶液、胶体液与血液使用量之比例为 3∶1∶0.5。

3. 若出血量超过 40%　常伴有休克症状，此时机体已处于缺氧状态，酸中毒、血液淤滞与浓缩已成为主要矛盾，必须要用 5% 碳酸氢钠溶液及晶体液快速推入（如可用 3000 mL 电解质液，1000 mL 6% 右旋糖酐，400 mL 5% 白蛋白液或血浆）扩充血容量以补充细胞外液，在此基础上输用 2 ～ 4U 浓集红细胞（450 mL 全血中所分离的红细胞为 1U），或全血 1000 mL。其电解质溶液、胶体液及血液用量之比为 3∶1∶1。

4. 血容量减少 80% ～ 90% 的特大出血　此时常伴有明显凝血因子损失，血小板减少 70% 或更多。除用晶体液、胶体液扩容外，每失 400 mL 血量，就应输用 1U 红细胞与 200 mL 血浆，按我国现状输用 500 mL 新鲜全血更为现实，必要时还须加用浓集血小板。其电解质液、胶体液及血液用量之比为 3∶1∶（1.5 ～ 2）或以上。

至于输血速度可根据血压变动粗略地计算：当血压为 12.0 kPa（90 mmHg）时，1 h 内可输血 500 mL，10.7 kPa（80 mmHg）时可为 1000 mL，8.0 kPa（60 mmHg）时可达 1500 mL，需加压输血时，每分钟可达 100 mL。

若输血、输液已够，血容量已恢复的指标是血压上升，皮肤温暖、红润，周围静脉充盈良好，尿量每小时增至 30 ～ 50 mL，血细胞压积接近正常。但有时在已输用较多液体与血液，且能确定无进一步出血情况下，血压仍未上升时，要确定是过量还是不足，应以中心静脉压作为参考（表 4-3）。

表 4-3 血压、中心静脉压与输血、输液量的关系

血压	中心静脉压	输血、液量	处理
上升	上升至正常	足够	维持
不上升	低于正常	不足	加快输入
不上升	高于正常	查明原因	治疗心力衰竭

资料来源：黎鳌，等.创伤治疗学.北京：人民卫生出版社，1980.

第 3 种情况用毒毛旋花甙 K 或异丙基肾上腺素等药物治疗后，若血压上升，表明输液量已够；反之，则说明液量未达到要求，仍需输液、输血。单纯根据中心静脉压调节输液量仍不完善，因其不能反映左心室负荷，临床上可见到部分患者已出现肺水肿，但其中心静脉压并未上升的现象，故有条件时，应同时测定肺动脉压或毛细血管楔压。

（刘永云　高梅兰）

第五节　选择输血途径

（一）输血途径的选择

一般情况下，输血都经静脉输入。但在急性大量出血后、休克严重或濒于死亡时，毛细血管已萎陷，输入静脉的血液进入肺循环、排入静脉系统中，多量输用可引起右心衰竭。因此宜采用动脉灌注法，以便迅速增加有效循环血量，改善冠脉血流量、增强心搏出量。一般认为，收缩压在 8 kPa（60 mmHg）时可考虑应用，而在 5.33 kPa（40 mmHg）时则是绝对适应证。

（二）动脉输血的途径

动脉灌注的途径很多，最简单而常用的途径为股动脉穿刺加压输入法；而最可靠的方法是股动脉切开，心导管插入主动脉弓处行"中心灌注"。其他还有桡动脉切开输入。在施行动脉灌注时，动脉内输注压力开始时为 6.67～8.0 kPa（50～60 mmHg），以后再加压至 20.0～26.7 kPa（150～200 mmHg）。不宜过高，以防引起内脏血管破裂。输注速度以 100 mL/min 左右为宜，输注血量以 400～500 mL 即够。而输用之血液以室温或 37 ℃较合适，过低则引起动脉痉挛。待血压及血液量复苏后应改用静脉输血。

（阮月芹　马维娟）

第六节　治疗失血所用血液制品及其他制剂的特点

一、治疗全血或血浆丢失的基本目标

基本目标为：①阻止血液继续丢失；②恢复并维持血容量以保证组织灌流；③保证血循环有足够

的携氧能力。

对于不同病情，此3项目标有不同侧重点。出血是造成低血容量的主要原因，因此必须及早地迅速止血，而休克是出血的结果，只有纠正休克才能维持生命，并为止血提供治疗时间。一般情况下，此3项同时进行。若患者休克不重，在抗休克的同时，治疗重点在止血；反之，休克严重，并可危及生命时，应以迅速恢复血容量为重点，并兼顾止血。

二、止血

视其病因而定，一般有手术止血与非手术止血两种。对于由于凝血因子缺陷或减少所致出血，应输注相应凝血因子，临床常用的有新鲜冰冻血浆、血浆冷沉淀物、纯化Ⅷ因子（抗血友病球蛋白）、纤维蛋白原及凝血酶原复合物等血浆制品及浓集血小板，分别用于治疗缺乏这些成分引起的出血。

三、恢复血容量

用以恢复血容量的制剂甚多，以下介绍较常用的几种。

1.晶体溶液　包括电解质溶液，常见的为等渗盐水、乳酸钠林格液、碳酸氢钠林格液（后两者又称平衡液）。等渗盐水在体内存留时由于其含氯量高于血浆的50%，大剂量使用可致高氯血症，反而加重酸中毒。乳酸钠林格液的电解质含量与血浆相似，且输入后1/3留在血管内扩充血容量，2/3补充细胞外液，故可恢复血容量，改善内环境，降低血液黏稠性，疏通毛细血管灌注，从而纠正酸中毒，防止肾功能衰竭，维持肾细胞正常功能，又可抑制抗利尿激素和醛固酮的分泌，同时也补充了钠盐，故该制剂已是目前主要的扩容剂。但若有肝功能异常、严重血容量不足、长时期（超过5 h）休克和婴儿血容量低者，因有影响乳酸代谢因素，故宜改用碳酸氢钠格林液。

2.右旋糖酐　是一种长链分子葡萄糖。根据分子量可分为超低分子量、低分子量、中分子量及高分子量4种。临床用于扩容者以6%中分子量与低分子量为多。其特点是输入后可疏通血管内淤滞的红细胞，增加组织内灌注量，促使静脉回心血量增加，中心静脉压上升，末梢血管阻力下降，循环时间缩短，心搏出量增加，心与脑血流增多；且能抑制细胞代谢，降低组织耗氧量。但排泄较快，维持胶体渗透压及扩充血容量效果短暂；在肾血流量明显减少时可产生不可逆性肾小管阻塞。大量输用时（30 mL/kg）可出现凝血机制障碍。据统计，有出血倾向者约为30%。另在体外会使红细胞产生自凝现象，影响血型确定与交叉配血试验，因此，必须在输用前抽取血标本。鉴于上述缺点，本制品常在输电解质液基础上适量输注。

3.干血浆　混合人血浆的冻干沉淀物，再经真空升华去水制成干燥剂，内含5.5%～6%蛋白质。临用时，用相当于原血浆容积的0.1%枸橼酸液溶解。在特殊情况下可用注射用水、5%葡萄糖液或生理盐水溶解。此溶解剂pH大于9，大量使用不利于保持机体酸碱平衡。应于3 h内输完，以防加溶液时可能带入的细菌继续生长。另因系ABO血型混合，可使受血者，尤其是AB型血型患者的红细胞发生溶血。此制品已逐渐被淘汰。

4.新鲜冰冻血浆　在采集全血6 h内取自1～2个供血者的血浆，迅速低温冰冻。它含有全部凝血因子，主要用于补充凝血因子，也可作为扩容剂。

5. 血浆蛋白溶液　亦由大量人血浆制得，蛋白质含量为 4.5% ～ 5%，其中 92% ～ 97% 为白蛋白，其余为球蛋白。

6. 全血　是未分离的血液，内含红细胞、白细胞、血小板及血浆。一般在枸橼酸盐葡萄糖（ACD）或枸橼酸盐磷酸盐葡萄糖（CDD）液中保存。但血液在储存中可发生一系列变化（详见大量输血反应），因此特殊情况下应采用新鲜血。所谓新鲜血的标准不一，通常是指采血后 6 h、24 h、3 ～ 5 d 内的 ACD 血。肝素血是另一种新鲜血，在特殊情况下采用，应于采血后 24 h 内输完。输血前必须进行血型鉴定与交叉配血试验，输血应在 ABO 及 Rh 血型相同个体间进行。

四、用于恢复红细胞携氧能力的制剂

1. 浓集红细胞　新鲜全血分离后移去血浆即得。根据移动血浆之多少，可分成不同浓度的红细胞，其中以血细胞比容 70% 为最佳。本品含有原血中大部分白细胞及血小板。

2. 冰冻红细胞　浓集红细胞经液氮低温冰冻，可保存数年。输用前需融化、洗涤、重新制成悬液。常用于稀有血型、有严重输血反应史者。

3. 洗涤红细胞　浓集红细胞用生理盐水洗涤数次，再配成悬液。用于有输血反应史、某些血液病及免疫性疾病患者。

4. 全血。

（张　力）

第七节　成分输血

成分输血是指把全血当中的血液制品分离保存，变成悬浮红细胞、血小板、血浆等血液制品。它的优点是制剂效能高、提高安全性、合理使用资源而且利于储存使用。成分输血的种类包括悬浮红细胞、少白红细胞、洗涤红细胞、冰冻红细胞、辐照红细胞，另外还有血小板类、血浆和冷沉淀。

（一）悬浮红细胞

主要用来治疗各种慢性贫血、老幼输血、急性失血，以及高血钾，肝、肾、心功能障碍者输血，它的作用是提高携氧能力，2 U 悬浮红细胞可提高 Hb10 g/L 以上。

（二）少白红细胞

少白红细胞是把白细胞大部分去除，其适应证是引起发热等输血不良反应者、防止产生白细胞抗体的输血如器官移植。2 U 少白红细胞可提高 Hb10 g/L。

（三）洗涤红细胞

洗涤红细胞是用生理盐水去除 80% 以上的白细胞和 90% 的血浆，保留至少 70% 的红细胞，洗涤中去除了 K^+、氨、乳酸、抗凝剂，可明显减少输血不良反应的发生率。其适应证为自身免疫性溶血性贫血患者、高钾血症及肝肾功能障碍者、发生过敏反应的受血者、阵发性睡眠性血红蛋白尿患者。洗涤红细胞能够增强运氧能力，2 U 洗涤红细胞可提高 Hb7 g/L。

（四）冰冻红细胞

是用甘油低温保存的红细胞，保存时间在 10 年以上，使用的时候需要去甘油同时复温，要求在 24 h 内输注。其适应证有稀有血型患者输血、新生儿溶血换血、自身输血，2 U 冰冻红细胞可提高 Hb 7 g/L 左右。

（五）辐照红细胞

主要用于免疫缺陷患者、免疫抑制患者和移植患者。

（六）血小板

血小板可分为人工分离血小板和机采血小板。人工分离血小板由全血经白膜法或富含血小板血浆法制备，从 200 mL 全血分离的血小板为 1 U 约含血小板 2.0×10^{10}（25～35 mL）；机采血小板由血细胞分离机采集，单个供者采集一次可获得 1 个治疗量，含血小板 $>2.5 \times 10^{11}$（125～200 mL）。血小板主要适用于因血小板减少所致的出血和血小板功能障碍所致的出血。

（七）新鲜的冰冻血浆

采血 6～8 h 内，离心分离速冻而成。含有血浆蛋白、纤维蛋白原、凝血因子。主要作用是补充凝血因子。

（八）普通冰冻血浆

新鲜冰冻血浆保存 1 年后成为普通冰冻血浆。可在 –20 ℃保存 5 年，用于除凝血因子 V 和Ⅷ以外的凝血因子缺乏。

（九）冷沉淀

是新鲜冰冻血浆经 0 ℃溶解后，离心所得白色沉淀物。200 mL 血浆制备的冷沉淀量为 20～30 mL，含有因子Ⅷ超过 80 IU，含纤维蛋白原 200～300 mg。主要适用于血友病纤维蛋白原缺乏的患者。

（刘永云　高梅兰）

第八节　自身输血

（一）自身输血的优点

自身输血能够避免交叉感染，节省费用，避免异体免疫，而且能刺激骨髓造血干细胞分化；同时，因为不需要交叉配血，也会减少手工操作进行异体血型配型的失误。如果患者属罕见血型或者红细胞增多症患者、严重内出血、术中意外大量失血者非常适用于自身输血。

（二）自身输血的禁忌证

（1）严重贫血患者，一般 Hb < 100 g/L 或者 HCT < 30%。

（2）低蛋白血症患者。

（3）有严重的心、肺、肝肾功能障碍的患者不宜采集。

（4）老年人和幼儿慎用。

（三）输血不良反应及处理

在输血过程中会发生不同类型的输血不良反应，在发生不良反应的同时要减慢输血速度，或者立即停止输血，维持静脉通路，同时报告医生给患者处理。发生输血不良反应要填写输血不良反应回报单，回报给血库。每个季度都要统计发生输血不良反应的情况并上报医务处。

（马维娟　阮月芹）

第九节　临床输血规范

近年来，我国在临床输血方面的法律法规日益完善。先后在 1998 年 10 月 1 日颁布《中华人民共和国献血法》，1999 年 1 月 7 日出台《医疗机构临床用血管理办法》，2000 年 10 月 1 日出台《临床输血技术规范》，2003 年 4 月 11 日出台《医疗机构输血科基本标准》。众所周知，临床输血的原则可简单地概括为可输可不输的不输；能少输的就少输；可用自体血的就用自体血；可用成分血者不要用全血。本节将对在《临床输血技术规范》指导下的一系列问题做简单介绍。

一、输血的种类

输血包括异体输血和自体输血。异体输血中又有成分输血和输全血，现在临床常用的是成分输血。

（一）异体输血

1. 成分输血的定义和优点

（1）定义：血液由不同血细胞和血浆组成，将血液的不同成分用科学方法分开，根据患者病情需要，分别输入有关血液成分。

（2）优点：①疗效好；②不良反应小；③节约血液资源；④便于保存和运输；⑤经济。

2. 常用成分血种类

（1）悬浮红细胞（浓缩红细胞）：1U，含 200 mL 全血 RBC，总量 110 ～ 120 mL。其适应证为：各种急性失血，各种慢性贫血，高钾血症，肝、肾、心功能障碍者输血。

（2）洗涤红细胞：全血去除血浆和 WBC、血小板后，RBC 用生理盐水洗涤 3 ～ 4 次，再加生理盐水悬浮。其适应证为：血浆蛋白过敏，自身免疫性溶血性贫血，阵发性睡眠性血红蛋白尿。

（3）血小板：血小板通常有手工分离和机器单采两种类型，现在临床用得较多的是机器单采，机器单采血小板是从供血者循环血中采集出来的血小板，每袋 150 ～ 250 mL，其中有血小板数不小于 2.5×10^{11}，血小板的适应证是：血小板减少所引起的出血和血小板功能障碍所引起的出血。

（4）血浆（新鲜冰冻血浆）：采血后将血细胞分离，血浆部分 6 ～ 8 h 内加抗凝剂速冻。100 mL/ 袋，用前 37 ℃摆动水浴融化。适应证为：补充凝血因子，大面积烧伤、创伤，大出血或血浆大量丢失。

3. 全血：采集的人体全血不做分离。适应证包括：用于急性出血引起的血红蛋白和血容量的迅速下降并伴有缺氧症状，血红蛋白＜ 70 g/L 或血细胞比容＜ 0.22，失血性休克。

（二）自身输血

自身输血就是将自己的血液输给自体，可以避免血源传播性疾病和免疫反应，对一时无法获得同型血的患者也是唯一血源。自身输血有 3 种方法：贮存式自身输血、急性等容血液稀释（ANH）和回收式自身输血。

二、输血的适应证

（一）内科输血适应证

1. 输注红细胞的适应证

（1）慢性贫血并伴缺氧症状者：Hb ＜ 60 g/L，或 Hct ＜ 0.2。

（2）急性失血的患者：Hb ＜ 70 g/L，或 HCT ＜ 0.22。

有严重心肺脑等疾病及高龄患者可适当放宽。

2. 输注血小板的适应证

（1）PLT ＞ 50×10^9/L，一般不需输注。

（2）PLT 10 ～ 50×10^9/L，根据出血情况决定。

（3）PLT ＜ 5×10^9/L，立即输注。

不推荐预防性输注，有出血时应一次足量输注。

3. 输注新鲜冰冻血浆的适应证

各种原因（先天性、后天获得性、输入大量陈旧库血等）引起的多种凝血因子或抗凝血酶Ⅲ缺乏，并伴有出血表现。一般需要输入 10 ～ 15 mL/kg。

（二）手术和创伤的输血适应证

1. 输注浓缩红细胞的适应证

（1）Hb > 100 g/L，可以不输。

（2）Hb < 70 g/L，应考虑输注。

（3）Hb70 ～ 100 g/L，根据心肺代偿功能、有无代谢率增高及年龄等因素决定。

2. 输注血小板的适应证

（1）PLT > 100×10^9/L，可以不输。

（2）PLT < 50×10^9/L，应考虑输注。

（3）PLT 50 ～ 100×10^9/L，根据是否有自发性出血或伤口渗血决定。

如术中出现不可控渗血，确定血小板功能低下，输血小板不受上述限制。

3. 输注新鲜冰冻血浆的适应证

（1）PT 或 APTT >正常 1.5 倍，创面弥漫性渗血。

（2）患者急性大出血输入大量库存全血或浓缩红细胞后。

（3）病史或临床症状表现有先天性或获得性凝血功能障碍。

（4）紧急对抗华发令的抗凝血作用。

4. 输注全血的适应证

（1）急性大量失血可能出现低血容量休克的患者。

（2）存在持续活动性出血，估计失血量超过自身血容量的 30%。

三、输血后效果评价

（一）输注有效

（1）输 RBC 后复查血 Hb：对于一个 60 kg 体重的人来说，输入 2U 悬浮红细胞相当于 400 mL 全血的红细胞，能够提高血红蛋白 10 g 或者提升血细胞比容 3%，即认为输注有效。一般洗涤红细胞比全血提升的量可能要少 20% ～ 30%，因为洗涤红细胞 200 mL 全血的红细胞经过洗涤以后要损失 20% ～ 30%。

（2）输血小板以后要复查血小板计数：PLT 计数增高指数（CCI）=（输后小板计数－输前小板计数）× 体表面积 / 输入血小板总数（ $\times 10^{11}$）。

输血小板后 1 h CCI>7.5，或者 18 ～ 24 h 后 CCI>4.5，认为输注有效；或者虽血小板计数无明显增高，但临床出血明显改善，也认为输注有效。

（3）输注血浆以后复查凝血功能来判定输注是否有效：如果 PT 和 APTT <正常对照值的 1.5 倍或者纤维蛋白原 > 0.8 g/L，都认为是输注有效的。

（二）输注无效

（1）红细胞输注无效：Hb 升高与预测水平相差较远。

（2）血小板输注无效：PLT 升高未达预测值。

（3）血浆输注无效：PT、APTT、FIB 未达预测值（较少见）。

对于输注无效的情况要注意分析原因，不要重复输注。

四、输血风险

输血风险包括经血传播性疾病、输血不良反应及其他一些风险。经血传播性疾病主要是乙肝、丙肝、艾滋病、梅毒；输血不良反应主要有发热反应、过敏反应、溶血反应、细菌污染引起的输血反应；其他风险可包括输血相关移植物抗宿主病（GVHD）、大量输血后的并发症（循环负荷过重、出血倾向）、血小板无效输注。

（一）输血不良反应的定义和常见类型

（1）定义：输血不良反应是指在输血过程中或输血后，受血者发生了用原来疾病不能解释的、新的临床症状和体征。在输血当时和输血 24 h 内发生的为即发反应；在输血后几天甚至几个月发生的为迟发反应。

（2）常见的输血不良反应有：发热反应、过敏反应、溶血反应、细菌污染引起的输血反应、大量输血后的并发症、循环负荷过重、出血倾向。

（二）输血不良反应的防范

防范输血不良反应要做到以下 3 点：一是要严格掌握输血原则和输血指征；二是要严格遵守输血技术规范；三是要有规范、完整的输血记录。

（三）临床输血不良反应处理程序

（1）凡发生临床输血不良反应或疑似临床输血不良反应，减慢或停止输血；疑为溶血性或细菌污染性输血反应，应立即停止输血；用生理盐水维持静脉通路。

（2）立即通知医师和输血科（血库）人员，临床医生应详细了解受血者的输血史、妊娠史及输血不良反应的临床表现，迅速做出初步诊断，及时检查、治疗和抢救，并查找原因，做好记录。

（3）在积极治疗抢救的同时，做好核对检查。严格执行输血不良反应处理及报告程序。

（张　力　刘永云　高梅兰）

第十节　临床输血及输血安全

一、输血新观念

（一）全血不全

血液离开血循环，会发生"保存损害"。因为保存液是针对红细胞设计的，只对红细胞有保存作用，全血只要一离开人体就会发生变化，其程度与保存液种类、保存温度和保存时间长短有关。因为血小板需要在（22±2）℃振荡条件下保存；白细胞中的粒细胞是短命细胞，很难保存；凝血因子 V 和Ⅷ不稳定，要求 –18 ℃保存，4 ℃保存 3 d 活性减少 50%。全血除红细胞外，其余成分浓度均降低。

同时，输入全血有很多缺点，如大量输全血可以使循环超负荷，而且全血容易产生同种免疫，不良反应多。

（二）新鲜血的问题

某些病原体在保存血当中不能存活，如梅毒在 4 ℃冷藏 3 d 左右会失活。保存血也会有充分时间对血液进行检测，检测之后证明这个血液是安全的才能给患者使用。所以，新鲜血做不到充分的检测，输当天的新鲜血最不安全，也没有实际的意义。

（三）急性出血需要补充全血

认为失掉的是全血，就要补充全血这个概念其实没有太大的错误。但是，失血以后的体液会有一个转移，会出现代偿，在这种条件下更多的是要补充体液，包括晶体液、胶体液和血液合理搭配使用。对于血浆血液的扩容会更有效果，不能轻易用血浆来补充血容量。而且建议失血量不超过血容量20% 的时候，可以只输液来补充血容量，而不输血；失血量达血容量的 20% ～ 50%，输液的时候可以加输红细胞；失血量达血容量的 50% ～ 100% 或者更高时，输液的同时加输红细胞和白蛋白。超过总血容量，还要加输血小板、血浆和冷沉淀。

（四）临床输血发展的方向

临床输血的发展方向从全血的输注过渡到现在的成分血输注，现在对于成分血的输注在《临床输血技术规范》中规定，输血比例要大于 90% 成分血输注。异体血输注到自体血输注，近几年也在大力提倡自体血输注的使用，可以增加安全性，减少输血的不良反应；替代性输注到治疗性输注，这样更有针对性地来减少输血的不良反应；未来发展的方向是人血制品输注到基因工程制品输注，如果人血制品能够被基因工程制品代替的话，那么血荒的问题就会得以解决。

二、临床输血存在的问题

（一）临床输血存在的问题

主要的问题有：指征偏宽、术前随意备血、滥用血浆，搭配性输血要求输新鲜血、要求输亲属的血。

（二）临床输血记录存在的问题

临床输血的记录存在的问题：输血相关病程记录不完整、输血指征不符合《临床输血技术规范》、无输血治疗知情同意书或填写不全、输血申请单内容缺项或填写错误、没有输血记录单、没有输血不良反应回报单、没有输血治疗的评估。

三、临床输血的法律法规

从 20 世纪 90 年代开始，逐步建立了以《中华人民共和国献血法》为代表的一系列法律、法规体系，截至目前，我国已经颁布、实施了十余项与血液管理有关的法律、法规，涵盖了血液采集、血液检测、临床用血、血液制品生产及血站建设等各个方面，如《中华人民共和国献血法》《血液制品管理条例》《中华人民共和国传染病防治法实施办法》《采供血机构与血液管理办法》《临床输血技术规范》《血站管理办法》《血站艾滋病感染检测管理规范》《医疗机构临床用血管理办法》《中国输血技术操作规程（血站部分）》和《血站基本标准》等。

（张　力）

第二篇

内科危重症

第五章

神经精神性危重症

第一节　脑栓塞

一、概述

脑栓塞是指由脑外各部位的固体、液体或气体栓子随血液进入脑血管内，造成动脉阻塞，引起相应供血区脑组织缺血、坏死和脑功能障碍的一种急性脑血管病，又称栓塞性脑梗死。据我国 6 城市调查，其患病率为 13/10 万，年发病率为 6/10 万，占全身动脉栓塞的 50%，较脑出血和脑血栓少见，占脑卒中的 15% ～ 20%。可发生在任何年龄，但以中老年人为多，多发生在秋冬季节，而夏季明显减少，可能与心血管病情有关。

二、病因

按栓子来源的不同，可分为以下几种。

1.心源性　占所有脑栓塞的 60% ～ 80%。系由心内膜和瓣膜上的栓子脱落所造成。

（1）风湿性心脏病：占整个脑栓塞患者的 50% 以上，特别是合并二尖瓣狭窄，血液在心房内流动缓慢，易促使心房及瓣膜发生血栓形成，尤其是合并心房纤颤时，左心房扩大，血流更为缓慢，以至淤滞而发生附壁血栓。无规律性血流促使血栓容易脱落，形成栓子。风湿性心脏病瓣膜赘生物脱落是脑栓塞最常见的原因。由于风湿性心脏病多发生在青年人及本病引起的脑栓塞占各种脑栓塞的比例较高，所以导致脑栓塞的发病年龄下降，因此，脑栓塞患者在急性脑血管病中其发病年龄最小。

（2）急性或亚急性细菌性心内膜炎：20% 的患者以脑栓塞为该病的首发症状。多在原有的风湿性或先天性心脏病的基础上，易发生心内膜的细菌感染，细菌附着在心内膜上繁殖，并使血小板、纤维蛋白和红细胞聚集，形成含有细菌的血栓而导致脑栓塞，并常合并脑脓肿。

（3）心肌梗死：心脏发生心肌缺血性坏死后，由于心内膜变性，以致血小板黏附在心内膜上，形成附壁血栓。如梗死面积较大和合并心功能衰竭时，血液循环淤滞，更易发生附壁血栓形成。绝大多数脑栓塞发生在心肌梗死后 3 周内。

（4）先天性心脏病：如心脏有间隔缺损，右心压力大于左心时，栓子可不通过肺循环而通过心房或心室间隔缺损处，直接经左心房或左心室进入颅内动脉，形成脑栓塞。

（5）左心房黏液瘤：是心脏内最常见的原发性肿瘤。肿瘤表面不规则，易合并血栓，且瘤体较脆，故其表面的血栓或肿瘤质块均可脱落造成脑栓塞。

（6）非细菌性血栓性心内膜炎：常发生于晚期癌瘤患者和一些慢性消耗性疾病，如结核、肾炎、红斑狼疮、肝硬化等。由血小板、白细胞、纤维蛋白及瓣膜本身变性的胶原组织等组成的瓣膜上的赘生物极易脱落形成栓子。

（7）其他：心功能衰竭、二尖瓣脱垂和心脏瓣膜等外科手术均可引发心源性脑栓塞。

2. 非心源性栓子

（1）动脉粥样硬化斑块性栓塞：常见于主动脉及其分出的颈动脉粥样硬化斑块及其血栓的脱落，其微栓塞常引起短暂性脑缺血发作。

（2）脂肪栓塞：主要见于长骨骨折或手术和脂肪挤压伤等。

（3）空气栓塞：主要见于潜水员病、大静脉穿刺、肺叶手术、人工气血胸、人工流产、剧烈咳嗽和输液时的空气进入血管等。

（4）医源性栓塞：由血管内介入性诊断和治疗中的质量或技术问题所致的栓塞。

（5）其他：如癌细胞、虫卵和寄生虫栓子等。

3. 其他　外伤造成骨折时骨髓腔的脂肪颗粒进入血循环形成脂肪栓塞；空气栓塞；身体其他部位的感染（肺部、肢体、败血症）、癌肿、寄生虫或虫卵、羊水等均可引起脑栓塞；有部分脑栓塞虽经仔细检查也未能找到栓子来源，称为来源不明的脑栓塞。

三、发病机制

栓子进入脑循环，从颈总动脉进入颈内动脉的机会比颈外动脉多 3 倍。进入颈内动脉的栓子绝大多数（73% ~ 85%）进入大脑中动脉及其分支。因大脑中动脉实际上是颈内动脉的直接延伸，左侧大脑中动脉是最易受累的血管。椎 - 基底动脉的栓塞仅占 10% 左右，大脑前动脉栓塞几乎没有，大脑后动脉亦属少数。

栓子阻塞血管后，所支配的脑组织发生缺血、软化、坏死。栓子停留一段时间后可溶解、破碎并向远端移位，原阻塞的血管恢复血流，因受损的血管壁通透性增高，大量红细胞渗出，使原缺血区有出血渗出，形成出血性梗死。

栓塞局部血管因受机械刺激引起程度不同的血管痉挛，因此临床出现的症状不仅与栓塞有关，而且与血管痉挛有关，其结果导致缺血范围更加扩大。一般认为血管痉挛多见于年轻人，可能与无动脉硬化有关。

四、病理

类似脑血栓形成的病理变化。在急性期，可见栓塞区脑组织坏死并发脑水肿，严重时可致脑疝形成。陈旧性病灶中心可见神经细胞死亡、胶质细胞增生或囊腔形成。梗死灶可为贫血性梗死，亦可因病灶区内的血管缺血坏死、血管再通和血流重建导致灶内出血而形成红色梗死（出血性梗死）。脑栓塞的栓子与脑血栓附壁血栓的病理区别如下。

（1）脑栓塞的栓子与动脉壁不粘连，而脑血栓是在动脉壁上形成的，故不易分开。

（2）脑栓塞的栓子可向远端移行，而脑血栓的附壁血栓则不能。

（3）脑栓塞所致的梗死灶有50%合并出血性梗死，而脑血栓则较少见。

（4）炎性栓子除造成缺血性脑梗死病理外，因含有细菌而易引起局灶性脑炎和/或脑脓肿，病灶处有明显炎性改变。

五、临床表现

1.发病年龄　本病起病年龄不一，若因风湿性心脏病所致，发病年龄以中青年为主。若为冠心病、心肌梗死、心律失常所致者，以中老年居多。

2.起病急骤　大多数患者无任何前驱症状，起病后常于数秒或极短时间内症状发展到高峰。少数患者在数日内呈阶梯样或进行性恶化。50%～60%患者起病时有意识障碍，但持续时间短暂。

3.局灶神经症征　栓塞引起的神经功能障碍取决于栓子数目、范围和部位。栓塞发生在颈内动脉系统特别是大脑中动脉最为常见，临床表现为突发的偏瘫、偏身感觉障碍和偏盲，在主半球可有失语，也可出现单瘫、运动性或感觉性失语等。9%～18%的患者出现局灶性癫痫发作。本病约10%的栓子达椎-基底动脉系统，临床表现为眩晕、呕吐、复视、眼震、共济失调、交叉性瘫痪、构音障碍及吞咽困难等。若累及网状结构则出现昏迷与高热，若阻塞了基底动脉主干可突然出现昏迷和四肢瘫痪，预后极差。

4.其他症征　本病以心源性脑栓塞最常见，故有风湿性心脏病或冠心病的症状和体征。

六、辅助检查

目的是明确脑栓塞的部位和病因（如心源性、血管源性及其他栓子来源的检查）。

1.心电图或24h动态心电图观察　可了解有无心律失常、心肌梗死等。

2.超声心动图检查　有助于显示瓣膜疾患、二尖瓣脱垂、心内膜病变等。

3.颈动脉超声检查　可显示颈动脉及颈内外动脉分叉处的血管情况，有无管壁粥样硬化斑及管腔狭窄等。

4.腰穿脑脊液检查　若红细胞增多可考虑出血性梗死，若白细胞增多则考虑感染性栓塞的可能，有大血管阻塞、广泛性水肿者压力增高。

5.脑血管造影　颅外颈动脉的造影可显示动脉壁病变；数字减影血管造影（DSA）能提高血管病变诊断的准确性，可以观察是否有血管腔狭窄、动脉粥样硬化溃疡、血管内膜粗糙等情况；MRA能显示血管及血流情况，且为无创伤性检查。

6.头颅CT扫描　发病后24～48h后可见低密度梗死灶，若为出血性梗死则在低密度灶内可见高密度影。

7.MRI　能更早发现梗死灶，对脑干及小脑扫描明显优于CT，但价格昂贵，不如CT普及。

七、诊断

（1）无前驱症状，突然发病，病情进展迅速且多在几分钟内达高峰。

（2）局灶性脑缺血性症状明显，伴有周围皮肤、黏膜和／或内脏及肢体栓塞症状。

（3）明显的原发疾病及栓子来源。

（4）脑 CT 和 MRI 能明确脑栓塞的部位及大小。

（5）腰穿有助于颅内压的了解，炎性及出血性脑栓塞的鉴别。

八、鉴别诊断

本病常需与脑出血、蛛网膜下隙出血、脑血栓形成鉴别。由颈部大动脉的动脉粥样硬化斑块的碎片脱落造成的脑栓塞，临床及头颅 CT 或磁共振检查均不易与脑血栓形成鉴别。

九、治疗

本病治疗应包括脑栓塞的治疗和原发病的治疗。一般栓塞的治疗与脑血栓相同，主要是改善脑循环、减轻脑水肿、减少梗死范围。

1.脑栓塞的治疗

（1）由于容易合并出血性梗死或大片缺血性脑水肿，急性期不宜应用较强的溶栓药物。

（2）对心源性脑栓塞患者，静脉滴注药物要注意心脏的承受力。如伴有心功能不全，脱水剂应减量并与呋塞米交替使用；为了防止心内形成新的血栓和消除栓子来源，以及防止被栓塞的血管发生逆行性栓塞，可行抗凝及抗血小板聚集治疗。如 CT 显示出血性梗死或 CSF 含红细胞，或由亚急性细菌性心内膜炎并发的脑栓塞致大片脑梗死时，应禁用抗凝治疗。

（3）其他原因引起的脑栓塞，应采取相应的治疗。如空气栓塞者可应用高压氧舱治疗，脂肪栓塞者可缓慢静脉注射 20% 去氧胆酸钠 5 ～ 10 mL，每天 2 次，或缓慢静脉滴注 5% 乙醇葡萄糖 250 ～ 500 mL，每天 1 次，均有助于脂肪颗粒的溶解。

2.原发病的治疗　有助于脑栓塞的恢复和防止复发。如先天性心脏病或风湿性心脏病有手术适应证者应积极进行手术治疗；心源性栓塞患者需卧床休息数周，纠正心律失常、控制心率、防治心力衰竭；有亚急性心内膜炎者应积极彻底行强有力的抗生素治疗；骨折患者应减少活动，固定骨折部位。急性期过后，可长期使用小剂量阿司匹林、双香豆素类药物。

（程　洁　孟萍萍　杜　唯）

第二节　脑出血

一、概述

脑出血（ICH）又称脑溢血，系由脑内动脉、静脉或毛细血管破裂引起脑实质内的一种自发性出血性脑血管病。据我国6城市调查，其患病率为112/10万，年发病率为81/10万。占整个急性脑血管病的20%～30%，出血性脑血管病的90%。大脑半球脑出血的发生率占80%，脑干和小脑出血占20%。其病死率为40%，为急性脑血管病中最高。由高血压病导致脑动脉硬化所引起的脑出血（高血压动脉硬化性脑出血）占脑出血的80%以上，且以老年人为多见。男多于女，以冬春季发病为多。

二、病因

高血压和动脉硬化为脑出血的最常见病因，也可因脑血管畸形、脑动脉瘤、血液病、抗凝或溶栓治疗、脑血管淀粉样变性、脑底异常血管网征，以及中枢神经系统感染、动脉炎等其他原因所致。

三、发病机制

目前认为其发病可能与下列机制有关。

（1）高血压引起脑部小动脉壁上的微动脉瘤形成，当血压骤升导致微动脉瘤破裂而出血。

（2）高血压引起脑小动脉痉挛，导致其远端脑组织缺氧、坏死、点状出血和脑水肿，继而大片出血。

（3）高血压可引起小动脉壁玻璃样变、纤维样坏死或透明性变而变薄、小动脉瘤或夹层动脉瘤，当血压骤升时破裂而出血。

（4）由于脑内动脉壁薄弱，中层肌细胞及外膜结缔组织均少，且无外弹力层，故在长期高血压作用下易于出血。这种结构特点也是脑出血明显多于其他内脏出血的原因。

（5）大脑中动脉与其发出的深穿支（如豆纹动脉）呈直角，此种解剖结构在用力、激动等外加因素下可使血压骤升，或因压力的变化促使该分支动脉破裂而出血。

四、临床表现

（一）急性期的全脑症状

1.意识障碍　轻者躁动不安，意识模糊不清；严重者多在半小时内进入昏迷状态。面色潮红或苍白，鼾声大作，大汗，尿失禁或潴留等。

2.头痛与呕吐　神志清醒或轻度意识障碍者可有头痛，以病灶侧为重；意识蒙眬或浅昏迷者可见患者用健侧手触摸病灶侧头部；病灶侧额部有明显叩击痛。呕吐多见，且多为喷射性，病初常为胃内容物，如合并消化道出血可呕吐咖啡样液体。呃逆相当多见。

3. 去大脑皮质强直、去大脑强直与抽搐　如出血量大并破入脑室，影响内囊和（或）大脑脚前部功能时，可见两上肢屈曲内收、两下肢伸直内旋（去大脑皮质强直）；当影响脑干上部功能时，可见四肢伸直内旋和头后仰（去大脑强直）。少数患者可见全身或部分性痉挛性癫痫发作。

4. 呼吸与血压异常　呼吸浅快，病情严重者则深而慢；病情恶化时转快而不规则，或呈潮式呼吸、叹气样呼吸、双吸气等。出血早期的血压多突然升高和不稳定，如逐渐下降为循环中枢受损征象。

5. 体温升高　出血后即刻出现高热者，系下丘脑体温调节中枢受损所致。若早期体温正常，而后体温逐渐升高并呈弛张型者，多系病后合并感染之故；始终低热者，为出血后的吸收热；脑桥出血常可引起高热。

6. 瞳孔与眼底异常　早期双侧瞳孔可时大时小。若病灶侧瞳孔散大、对光反射迟钝或消失，是小脑幕切迹疝形成的征象；若双侧瞳孔逐渐散大，对光反射消失，是双侧小脑幕切迹疝、脑中心疝或深昏迷的征象；若双侧瞳孔缩小或呈针尖样，提示脑桥出血的可能。眼底多数可见动脉硬化征象、视网膜斑片状新鲜出血和静脉扩张，且均以病灶侧为著。早期多无视盘水肿。

7. 脑膜刺激征　见于脑出血已破入脑室、脑蛛网膜下隙出血及脑室原发性出血之时，可有颈强直或强迫头位，Kernig 征阳性。

（二）急性期的局限性神经症状

临床表现与出血的部位、出血量和出血灶的多少有关，而同一部位的出血又因组织受压程度、移位、软化、坏死涉及的范围不同而相异。现按其不同的临床特征分述如下。

1. 基底核壳核出血　为最常见的脑内出血部位，多为豆纹动脉，尤其是其外侧分支破裂所致。根据出血后血肿扩展方向的不同，又可分为两型：①外侧型出血（又称外囊出血），血肿主要波及外囊及壳核外侧部，因不影响内囊，故无明显偏瘫体征，定位症状较轻。②内侧型出血，即真正的内囊出血。血肿仅局限内囊者不多，主要向后上扩延而常累及丘脑，甚至穿破侧脑室外侧壁而进入脑室。因内囊为重要的功能区，该部位受损主要表现为病灶对侧出现不同程度的偏瘫、偏身感觉障碍、偏盲和双眼球向病灶侧同向凝视，为脑出血最常见的"四偏"症状。主侧半球出血还可出现失语、失用等症状。

2. 脑叶出血　是指大脑半球各叶或跨叶的皮质下白质出血。由于脑 CT 及 MRI 的应用，脑叶出血的诊断越来越多，发生率占脑出血的 15% ～ 20%。其特点为出血量不多，病情不重，局灶或全身癫痫发作的概率较高；单一的神经缺失症状和体征为其主要临床表现，且与出血的部位相关。额叶出血可出现对侧偏瘫或局灶性肢体抽搐、精神障碍，优势半球病变者可出现运动性失语。顶叶出血者的偏瘫较轻，而偏身感觉障碍显著，可伴有对侧下象限盲；优势半球病变者可出现感觉性失语或混合性失语；额叶出血可出现以对侧面舌和上肢为主的瘫痪及对侧上象限盲；优势半球病变者可出现混合性失语；枕叶出血只表现为对侧偏盲和黄斑回避现象。

3. 脑干出血　原发性脑干出血占脑出血的 10% 左右，且绝大多数为脑桥出血，少数为中脑出血，延髓出血极为少见。主要由旁正中动脉和短后旋动脉破裂所致。其临床表现及严重程度取决于出血量。

4. 小脑出血　其占脑出血的 10%，主要系因小脑上动脉、小脑下动脉或小脑后动脉破裂所致，表现为突发性枕后疼痛、眩晕、复视、步态不稳伴恶心呕吐。查体可见眼球震颤，病灶侧肢体肌张力和腱反射低下，以及共济失调或轻瘫、周围性面瘫、锥体束征阳性和颈强直。严重者可压迫脑干，很快进入昏迷和死亡。

5. 脑室出血　绝大多数为继发性，系脑实质出血破入脑室所致。其临床表现视出血部位、脑室内积血量及是否阻塞脑脊液通路而异。轻者可仅有头痛、恶心、呕吐、颈强直、脑膜刺激征阳性，临床上易与蛛网膜下隙出血相混淆。严重者可突然昏迷、高热、肌张力增高、皮肤苍白、发绀或大汗、瞳孔缩小或忽大忽小、眼肌麻痹及双侧病理反射征阳性，有时伴去大脑强直，呼吸先深慢后变浅快，可于较短时间内脑疝死亡。

（三）急性期的并发症

1. 消化系统　消化道出血为脑出血最严重的并发症之一。常由于下丘脑受累而引发消化道应激性溃疡和出血所致，大部分发生在病后的 1 周内。常呕吐咖啡样液体和出现柏油样大便，有的可因大量出血而引起血容量不足、血压下降和失血性休克，也可因大量出血及胃内容物阻塞气道而窒息死亡。

2. 呼吸系统　常因昏迷、长期卧床和自身抵抗力低下，以及舌后坠和阻塞气道，使得呼吸道大量分泌物难以排出；再由于口腔分泌物及呕吐物易流入呼吸道，而常易发生呼吸道梗阻和肺部感染。严重者可合并肺水肿，导致呼吸衰竭，从而威胁患者生命。

3. 循环系统　由于缺氧、血压改变及交感神经功能增强，血中儿茶酚胺增多等因素，常会引发心肌损害和心律失常，主要表现为窦性心动过缓、阵发性室上性心动过速、房性或室性期前收缩等，严重者可发生心肌梗死（脑心综合征）。心电图可出现 U 波，Q-T 时间延长，T 波低平、倒置或双向，ST 段下降或抬高等改变。

4. 泌尿系统　因昏迷、卧床、导尿等原因常易引起泌尿系统感染。另因缺氧可加重原有肾动脉硬化而导致肾功能受损，出现蛋白尿、管型、BUN 和肌酐增高。部分患者由于急性期大量甘露醇的应用，也可引起或加重肾功能损害，严重者可导致急性肾衰竭。

5. 水、电解质和酸碱平衡　由于中枢性原因和消化道出血、呕吐、大汗、高热、脱水利尿药的大量使用、过分限制入量，以及呼吸困难、缺氧、二氧化碳潴留等各种原因，可引起脱水、代谢性和 / 或呼吸性酸中毒及电解质紊乱。

五、辅助检查

1. 头颅 CT 检查　头颅 CT 扫描是脑出血最有效、最迅速的确诊方法。0.5 mL 以上的出血常可通过脑 CT 扫描清楚地显示出来，并可准确地了解脑出血的部位、出血量、占位效应、是否破入脑室和蛛网膜下隙，以及周围脑组织受累情况。在病初 24 h 内出血灶呈高密度块影，边界清楚；48 h 后在高密度出血灶周围可出现低密度水肿带，边界较模糊。随着时间的延长，由于血肿的液化和水肿的消退，出血灶密度从周边开始逐渐减低；当血肿完全液化成为囊腔和周围水肿带完全消失时，病灶由高密度影逐渐变成低密度影。血肿液化为囊腔的时间因出血量的多少而不同，一般中等量出血为 1 个月，大量出血者为 2 个月或以上。脑出血破入脑室和 / 或蛛网膜下隙时，脑 CT 扫描可清楚地显示出来，同时也可发现血块所致的急性阻塞性脑积水引起的脑室扩张和铸型。

2. 头颅 MRI 扫描　优于脑 CT 扫描检查，除可发现脑 CT 扫描不能发现的病灶外，对脑干和小脑的极少量出血更具有独特的诊断价值。脑出血在 MRI 上的表现为混合信号，即在 T_1 像显示出血灶为长 T_1 信号，周围水肿区和被损害的脑组织显示短 T_1 信号；在 T_2 像显示出血灶为短 T_2 信号，周围水肿区和软化脑组织显示为长 T_2 信号，并随着时间的推移而发生变化。

3.脑血管造影　对考虑手术、中青年非高血压性脑出血，或 CT、MRI 检查疑有血管异常者，应进行脑血管造影，常可清楚地查出异常血管。

4.脑脊液（CSF）细胞学检查　没有条件或不能进行脑 CT 扫描者，或疑有中枢神经系统感染者可进行腰穿检查，CSF 可呈均匀血性。如颅内压增高明显，并已有小脑天幕疝形成者应禁做腰穿，以避免脑疝的发生或加重而致死。出血早期的脑脊液细胞学检查可见大量红细胞与明显的中性粒细胞反应。这种反应性的中性粒细胞增加多在发病后数小时内出现，2～3 d 达高峰，1～2 周后消失。随着中性粒细胞的下降，激活单核细胞、红细胞、含铁血黄素及胆红素吞噬细胞的相继出现。若脑脊液中的红细胞和红细胞吞噬细胞均告消失，仅见含铁血黄素及胆红素吞噬细胞者提示脑出血已停止。如一次出血后，仍同时见到一定数量的新鲜红细胞，褪色红细胞及红细胞、含铁血黄素和 / 或胆红素吞噬细胞的共存，多提示出血未止或有再出血的可能。

5.EEG　颅内压增高时可出现弥散性慢波，如为大脑半球出血，在弥散性慢波背景上出血侧可见局限性慢波灶，但均无特异性。

6.血液检查　重症者因神经性和内分泌性原因，外周血的白细胞、血糖、BUN、肌酐和血清肌酶等均有升高。

7.尿检查　部分患者可出现暂时性糖尿和蛋白尿。

六、诊断

典型者诊断不难。50 岁以上，有高血压病史，在体力活动或情绪激动时突然起病，发展迅速（在几分钟或几小时内），早期有头痛、呕吐及意识障碍等颅内压增高症状，并有脑膜刺激征及偏瘫、失语等脑局灶体征，应考虑脑出血的诊断。要注意小量出血，既无头痛，又无意识障碍，而且脑脊液澄清等脑出血的诊断。随着近年高血压年轻化趋势，50 岁以下高血压性脑出血发病者已较常见，有上述表现时应做 CT 检查证实。

对怀疑脑出血的患者进行头颅 CT 检查，不仅可以明确有无出血，而且可详细显示出血部位、血肿波及的范围、出血量、有无破入脑室和蛛网膜下隙、血肿周围有无继发性脑水肿等情况，甚至根据血肿的密度改变，可大致推测出出血时间。

七、鉴别诊断

在诊断脑出血时需要与下列情况相鉴别：①外伤性脑内血肿；②继发于脑梗死的出血；③原发性或转移性脑肿瘤内出血；④血液病如白血病、再生不良性贫血、血小板减少性紫癜等；⑤动脉炎；⑥药物（抗凝剂、血栓溶解剂，如尿激酶等）；⑦脑血管畸形或动脉瘤；⑧淀粉样血管病。

八、治疗

1.一般性治疗原则　急性期的主要治疗原则是：防止进一步出血，降低颅内压和控制脑水肿，维持生命功能和防治并发症。①保持安静；②保持呼吸道通畅；③稳定血压，④保护心功能；⑤控制脑水肿，降低颅内压；⑥营养的维持；⑦鼓励其排尿或留置导尿管；⑧避免大便干结；⑨注意患者的口腔护理。

2.脑出血的内科治疗 脑出血急性期内科治疗的主要目的在于制止继续出血和防止再出血、减轻脑水肿、降低颅内压力、改善脑缺氧，以及预防和治疗各种并发症，使患者能安全渡过出血的急性期，降低死亡率和残废率。

（1）控制血压：高血压病患者在脑出血后的急性期，血压往往处在高水平，在使用降压药物时，应使血压较缓慢、平稳地下降，避免血压下降过快、过低。因此，对降压药物的选择既要考虑到药物的降压效果，又要考虑到药物对脑循环的影响，对能显著扩张脑血管，使脑血流量明显增加，从而诱发颅内压明显增高的药物不应作为首选药物。

（2）降低颅内压：为了缓解颅内高压和高血压，常用的手段包括抬高头位及脱水剂治疗。一般来讲，对出血量不多、临床症状较轻的患者，往往不需使用脱水剂治疗。出血量较大，或血肿周围脑组织水肿比较明显者，需给予脱水处理。

（3）止血剂的应用：出血倾向的患者和并发消化道出血的患者可适当应用止血剂，常用止血药物有 6- 氨基己酸、氨甲环酸、酚磺乙胺（止血敏）、卡巴克洛（安络血）、巴曲酶（立止血）等，尚可口服云南白药、三七粉等。

（4）抗癫痫治疗：癫痫发作主要发生在出血后 2 周内，大部分脑出血患者不会发生反复的癫痫发作，而晚期出现的癫痫则更易反复，可预防性应用苯妥英钠 1 个月。

3.手术治疗 目前仍趋向为本病的一种重要治疗手段，可据情选用。手术方法有经皮颅骨小钻孔血肿穿刺抽吸术、开颅血肿清除术。

4.康复治疗 在继续原有药物治疗的基础上，及时通过心理、物理、针灸、运动再学习和语言再训练等多种全程康复治疗，以进一步改善心理平衡和脑功能，促进瘫痪肢体、语言和心理障碍的功能恢复，减少后遗症和预防复发，逐步恢复生活能力和劳动能力。

（程 洁 孟萍萍 薛海红）

第三节 阿尔茨海默病

一、疾病概述

（一）概述

阿尔茨海默病（AD）是一种原发性中枢神经系统退行性疾病，临床主要表现为痴呆综合征。本病起病缓慢，病程呈进行性，早期以记忆障碍为主，伴有情感和性格的改变。本病是导致痴呆的最常见原因，发病率随年龄增高而增加，男女发病率基本相同。

（二）临床表现

1. 记忆减退　AD 起病隐袭，以至于家属常不能说出发病的准确时间。逐渐进展的遗忘是本病的主要症状。不能记住日常生活中的小事，不常用的名字特别容易忘记，早年生活中偶尔使用的单词也逐渐遗忘；经常忘记约会，且把地点搞错。尽管反复提问，患者也会忘记刚才讨论了什么。近期记忆丧失，而远期记忆保留，但这只是相对的。

2. 失语　记忆障碍出现后，其他脑部功能障碍逐渐出现。由于找词困难，患者出现语言停顿、书写中断；由于词汇有限，语言表达生硬而刻板。然后逐渐发现患者不能执行复杂的命令，语言障碍越来越明显，最后患者不能说出完整的句子。患者在回答问题之前，开始时往往先重复问题。言语技术的恶化可进展为明显的命名性失语，以后还可附加感觉性失语和表达性失语的成分。

3. 计算不能　计算功能同样恶化。不能平衡收支表，计算物品的价格或找零钱时发生错误——最后患者再也不能进行简单的计算（失算或计算不能）。

4. 视空间定向力障碍　患者不能停车；穿睡衣时胳膊不能找到正确的袖子；回家时患者方向走错甚至走失。患者既不能描述从一个地方走到另一个地方的线路，也不能理解告知的方向。随着这种状态的进展，连最简单的几何图形也不能复制。

5. 失用　在病程的晚期，患者忘记了使用简单物品和工具的能力，但必需的运动能力和与之对应的协调能力依然保留。不能用剃须刀刮脸，不会打开门锁，不能正确使用餐具。最后，仅保留无意义的习惯动作。指令动作不能被执行。观念性失用或意向运动性失用就是指这种运动不能的严重形式。

6. 精神行为改变　尽管随着记忆缺失、失语、失用、计算困难这些功能障碍的逐渐出现，患者最初在主动性、行为、脾气和品行方面还没有改变。不管他们是什么人，在疾病的开始阶段依然保留其人格和社会行为。由于这些行为保留，患者仍能有效地参与社交活动，常使他人原谅患者的无能。但随疾病进展，患者出现执行功能的障碍，表现为计划、组织、抽象思维、分析、判断能力下降。静坐不能和激越或其反面——不活动和退缩逐渐明显。可以忽略穿衣、剃须和洗澡。可能出现焦虑和恐惧，尤其害怕一人独处。一些患者的昼夜节律紊乱很突出。有时还出现偏执妄想状态，可伴有幻觉。患者会怀疑其配偶有外遇或子女偷了他的东西。其情感变得粗鲁，越来越以自我为中心，不关心他人的情感和反应。有时食欲亢进，出现异常额叶反射，括约肌功能障碍，发音越来越不清楚，声音越来越低，最终出现缄默。

7. 运动困难　常有步态不稳、步距缩短，但仅有轻度的无力和强直。运动障碍严重的患者可以出现帕金森症的表现：运动减少、强直和震颤。最后，患者失去站立和行走的能力，卧床不起，呈现强直性或屈曲性四肢瘫痪。

8. 体征　AD 患者很少有腱反射的变化，通常没有感觉障碍和小脑性共济失调。除了疾病晚期，抽搐非常少见；肌阵挛、尿失禁、痉挛、病理反射阳性及偏瘫均罕见，且通常出现于疾病晚期。木僵、尿失禁是 AD 终末期的表现。当患者只能卧床时，可以出现继发感染，如吸入性肺炎、压疮等。从 AD 第 1 个症状出现到死亡常历时 5 ~ 10 年。

不同的患者，上述症状出现的顺序可能有所不同。

（三）辅助检查

本病除了排除其他疾病导致的痴呆以外，实验室检查对诊断没有帮助。头颅 CT 或 MRI 检查常出现皮层萎缩、脑室扩大，但类似改变也可见于老年的非痴呆患者。

（四）诊断

AD 的诊断主要根据详细的病史，结合神经心理量表检查及相关的辅助检查。目前广泛用于 AD 诊断的标准是美国国立神经病学、语言障碍和卒中 - 老年性痴呆及相关疾病学会（NINCDS-ADRDA）工作小组 1984 年推荐应用的标准。其中，可能阿尔茨海默病例应满足以下条件。

（1）临床检查和简明智能状态测查、Blessed 痴呆量表或其他类似检查提示有痴呆，并通过神经心理检查进一步确认。

（2）必须有 2 个或 2 个以上的认知功能障碍。

（3）进行性加重的记忆和认知功能障碍。

（4）无意识障碍。

（5）于 40 ～ 90 岁发病，多于 65 岁以后发病。

（6）除外可致进行性记忆和认知功能障碍的系统性疾病或其他头部疾病。

（五）鉴别诊断

本病需与导致痴呆的其他疾病鉴别，包括血管性痴呆、其他变性疾病导致的痴呆，如路易体痴呆、亨廷顿病等，以及某些颅内占位性病变、维生素 B_{12} 缺乏、甲状腺功能减低等所致的痴呆相鉴别，有时还应除外假性痴呆。

（六）治疗

本病目前已知的治疗措施不能逆转已存在的认知功能缺陷，也不能阻止病程的进展。针对 AD 的治疗均是症状治疗。

1.改善认知功能的药物　目前常用的乙酰胆碱酯酶抑制剂能抑制神经元间乙酰胆碱的降解。

（1）四氢氨基吖啶：常用剂量为 20 ～ 80 mg/d，但由于其对外周胆碱能的刺激性和肝脏毒性，目前已基本上被更安全的抗胆碱酯酶药所代替。

（2）多奈哌齐：与四氢氨基吖啶相比安全有效，因而得到广泛的使用。建议最初 4 ～ 6 周服用 5 mg/d，然后加量至 10 mg/d，在晚上睡觉前服用，以减少胃肠道的不适，但对失眠的患者则建议白天服药。

（3）卡巴拉汀：推荐起始剂量是 2 次 /d，每次 1.5 mg；如对这个剂量水平耐受性良好，可考虑于两周后增加剂量。推荐的最大剂量是 2 次 /d，每次 6 mg。

（4）石杉碱甲：是我国医药工作者从石杉属植物千层塔中分离出的乙酰胆碱酯酶抑制剂，剂量为 50 ～ 100 μg/d。

2.行为障碍的治疗

（1）精神病性症状：常表现为妄想和视幻觉，典型的妄想表现为被害妄想和被偷盗妄想，大部分患者的精神病性症状能通过药物控制。多数患者通过使用低剂量抗精神病药就能缓解症状，如利培酮2 mg，1 次 /d；或溴氮平 2.5 ～ 5 mg，1 次 /d。

（2）焦虑：有很多原因导致 AD 患者出现焦虑、激越、失眠等症状，非药物治疗对此类症状非常重要。对于不能改变的环境，如暂时缺乏照料者所触发的焦虑，可考虑使用短效苯二氮䓬类药，但应用剂量宜小，如阿普唑仑 0.4 mg，1 次 /d；或罗拉 0.5 mg，1 次 /d。

（3）抑郁：由于三环类抗抑郁药的直立性低血压、谵妄及其他抗胆碱不良反应，限制了对合并抑郁的 AD 患者的使用。可考虑使用选择性 5- 羟色胺再摄取抑制剂，如氟西汀、帕罗西汀等。

3. 神经保护治疗　神经保护药物是否能用于治疗和预防痴呆目前还存在争议。维生素 E（1000 U/d）和司来吉兰可能对预防 AD 有保护作用。小规模的临床试验和大规模流行病学研究提示，服用非甾体类消炎止痛药者患痴呆的危险性减小，疾病进展速度减慢，但目前每天服用小量阿司匹林（80 ～ 325 mg/d）对痴呆是否有保护作用还存在争议。一些研究提示，银杏叶制剂可能有轻度的神经保护作用。

二、护理

（一）主要护理问题

1. 记忆力受损　与智能损害有关。
2. 语言沟通障碍　与思维障碍有关。
3. 自理能力缺陷　与记忆力、计算力降低或丧失有关。
4. 思维过程紊乱　与认知功能障碍有关。
5. 走失的危险　与空间定向力障碍有关。
6. 自伤及伤人的危险　与情感、行为障碍有关。
7. 家庭运作异常　与角色紊乱及疾病进行性加重有关。
8. 知识缺乏　缺乏疾病、药物及护理等相关知识。
9. 潜在并发症　感染、压疮、外伤。

（二）护理目标

（1）患者能最大限度地保持记忆力。

（2）患者能表达自己的需要，最大限度地保持沟通能力。

（3）提高患者的生活自理能力，较好发挥残存功能，使生活质量得以提高。

（4）不发生患者走失、自伤或伤人等潜在的危险因素。

（5）患者及其家属能理解病情、病程及预后，能够积极配合并主动参与治疗护理活动，能够叙述饮食、运动、用药等注意事项。

（6）患者能够了解本病的相关知识，了解常用药物的作用及不良反应，掌握有关自我护理知识。

（7）患者及家属能配合采取预防并发症的措施。

（三）护理措施

1. 一般护理

（1）入院评估

1）入院后应及时全面评估患者的认知水平、日常生活能力、家庭环境及支持系统。

2）做好跌倒/坠床、压疮、走失、误吸等危险因素的评估。

（2）专业资源的配置

1）安全、舒适的居住环境，防止危险物品带入。

2）能帮助患者准确、方便地识别方向，找到目标物的标记。

3）提供安全的活动空间。

4）专业照护的人力资源医生、护士、护理员、职业治疗师。

（3）心理护理

1）尊重患者，对其发生的精神症状、性格改变及行为异常给予理解、宽容，富于爱心，用诚恳的态度对待患者。

2）耐心听取患者的诉说，多与患者交谈，当出现妄想症状时，勿与其争辩，暂表同意，并转移注意力，切忌伤害其感情及自尊心。

3）观察言行变化，分析产生异常行为的原因后，有计划、有目的地与其交谈。

4）鼓励患者培养兴趣与爱好，保持良好的心态。

5）鼓励患者与家人和亲友多沟通交流，以减少其孤独感，同时患者家属应避免对患者的部分异常行为的误解与指责。

6）针对个体情况进行针对性心理护理，如读书、看报、体育锻炼、集体活动。

（4）语言沟通障碍护理

1）将呼叫器及日常用品（手纸、水杯、眼镜等）放在患者易拿易取处。

2）主动与患者交流，使用手势示意、交流板等。重复言语交流，鼓励患者大声朗读，多参与亲友的交谈。

3）命名性失语主要为遗忘名称，护理时要患者反复说出名称，强化记忆。运动性失语主要为构音困难，要给患者示范口型，字句面对面地教。选择短的儿歌、诗词等，反复教患者读简短的句子、日常生活用品等，让患者认读识字卡片、各种动物和水果卡片，利用数字卡片训练患者的计算能力。

（5）饮食起居护理

1）合理安排膳食，尽量保持一日三餐定时、定量，安排与他人一起进食，保持平时的饮食习惯。

2）食物温度应适中，饮食以低盐、低脂肪、高蛋白、多维生素为主。多吃新鲜蔬菜、水果，不食辛辣刺激食物，禁烟酒、咖啡、浓茶等。

3）食物简单，最好切成小块，可允许患者用手拿食物，进食前协助将患者手洗干净。

4）吞咽困难者应缓慢进食，不可催促，对少数食欲亢进、暴饮暴食者，适当限制食量，进食时必须有人照看，以免呛入气管致窒息，并对患者家属进行预防患者误吸和误食的饮食安全指导。对进食障碍、饮水呛咳的患者，及时给以鼻饲饮食，防止经口进食致误吸、窒息、吸入性肺炎，有吞噬风险患者列入重点交接班。

5）给予营养支持，根据病情需要，遵医嘱给予静脉补充葡萄糖、电解质、脂肪乳等。

6）评估营养状况，每周测量一次体重，了解患者吞咽困难的程度及每天进食情况，评估患者的营养状况有无改善。

7）穿着护理时，把要穿的衣服按顺序排列，避免太多的纽扣，以拉链取代纽扣，以弹力裤腰取代腰带。

8）起居有规律，保证充足的睡眠。

（6）用药指导

1）所有口服药必须由护士按时送服，不能放置在患者旁边。

2）服药时必须看守患者服药，帮助其将药全部服下，以免遗忘或错服。除要监督患者把药服下，还要让患者张开嘴，检查是否已将药物咽下。

3）中、重度痴呆患者服药后常不能诉说其不适，应细心观察服药后的反应，及时反馈给医生，以便及时调整给药方案。

4）卧床、吞咽困难的患者，不易吞服药片，最好将药片分成小粒或碾碎后溶于水中服用，不能吞咽者需从窝管内注入药物。

5）指导遵医嘱正确用药，讲解药物不良反应。

6）应至少每3～6个月随访1次，对治疗进行评估，以根据评估结果调整药物的剂量及治疗方案，确保疗效的有效性。

（7）精神障碍护理：见帕金森病的护理。

（8）防走失护理

1）提供较为固定的生活环境，尽可能地避免搬家，当患者到一个新地方时需有人陪同并熟悉路线。

2）住院时要求患者穿患者服，佩戴腕带，床头贴防走失标识。

3）患者外出时最好有人陪同或随身携带手机、佩戴患者身份证、有姓名和家人联系电话的卡片，以助迷路后被人送回来。

4）巡视病房，注意门禁系统的管理，班班重点交接，发现患者不在时及时与其取得联系。

5）做好家属的陪伴工作。

（9）生活护理

1）保持病室空气清新，温湿度适宜，注意保暖，预防感冒，防止各种感染，特别是慢性肺部及尿路感染。

2）保持口腔清洁卫生，必要时做口腔护理。

3）加强皮肤护理，防止发生压疮。

4）保持床单位清洁、干燥、平整，常用物品放于靠近患者的地方，以利于随时使用。

5）做好口腔护理、更换卧位、晨晚间护理等工作。

（10）防止并发症

1）密切观察患者的病情动态，定期进行血压、血糖的监测，注意患者饮食、生活变化。

2）对长期卧床的患者应加强翻身拍背，指导患者深呼吸和有效咳嗽，保持呼吸道通畅。

3）指导并协助康复训练。

（11）延续性护理

1）护士电话随访。

2）社区活动：定期选择患者较集中的社区举办一次健康知识讲座，同时向患者及其照顾者讲解自制的健康教育及护理手册，以督促其更好地进行各项锻炼。

3）每3～6个月重新评估患者及家属的功能水平，以发现新的护理问题，便于积极采取干预措施。

（12）家属的护理

1）因本病病程长，大部分患者出院后仍需家属照护，家属压力较大，应注意言语平和，加强与其沟通交流，避免护患矛盾。

2）对患者家属进行适宜的心理辅导，有助于缓解各种压力，增加治疗疾病的信心。

3）尽量满足家属对疾病相关护理知识的需求，以提高其依从性，如开展座谈会相关知识讲座、操作示范及制订个体化培训计划、推荐相关书籍或网站。

4）教会家属常见特殊情况的处理。

2.康复训练　可延缓病情发展，对提高 AD 患者的认识、自理能力及生活质量起到关键作用。

（1）记忆力训练：给患者看几件物品，令其记忆，然后请他回忆刚才看过的物品；让患者回忆最近到家里来过的亲戚朋友的姓名，前几天看过的电视的内容，家中发生的事情；先用较多的提示帮助患者认识的过程，在以后的训练过程中逐渐减少提示；保持原有爱好，培养新的爱好，定时看书、读报、听音乐及看电视，鼓励患者参与的过程也是记忆的过程；患者经常去的地方应有明显标志。

（2）智力训练：利用残存脑力，根据患者的文化程度教他们一些数字游戏，如拼地图训练、健身球训练、夹豆子训练、手指操训练、理解和表达能力训练、扑克或下跳棋等；让患者制定课程表，使其对生活中所发生的变化感兴趣、去思考；让患者归纳实物、单词、语句等，锻炼其综合归纳能力；另外，还可以用摆放时钟和日历的方法来帮助患者保持时间定向力。

（3）情感障碍康复训练：多给予信息及语言刺激训练，对患者关心、体贴，与患者进行近距离的身体触摸，如握手、抚摸等，多与其交谈沟通，寻找其感兴趣的话题；对思维活跃及紊乱的患者，改变话题，分散注意力，转移思路，保持情绪平稳，使其思维恢复到正常状态；对妄想的患者，与其交谈时注意谈话技巧，不可贸然触及妄想的内容；对幻听、幻视患者，要稳定情绪，分散注意力，尽快将其引导到正常的情境中。

（4）日常生活能力训练：对生活能自理的患者，提醒和督促他们主动完成日常事务劳动，不要简单包办代替。也可同患者共同商量，制定有针对性的能促进日常生活功能的作业活动，如规定每天做饭、洗碗、扫地、拖地、洗衣服等家庭作业的次数和时间；对有部分生活能力的患者，要让患者有充分时间完成，不限定时间，少催促，如洗脸、刷牙、梳头、进食等；对失去的日常生活能力的患者，可采用多次提醒、反复教、反复做等方法；对日常生活能力严重受损的患者，康复训练有一定的难度，需要长期反复训练，才能获得一定的效果，应从基本的生活功能着手训练。例如，训练进食时，可分为喂食→自喂加协喂→自行进食3个步骤，在此过程中，把每一步的具体动作加以分解进行训练。

3.AD 的预防

（1）美国神经病学推荐预防 AD 膳食：减少饱和脂肪和反式脂肪摄入，膳食的主食应当是蔬菜、豆类（蚕豆、豌豆、扁豆）、水果和全麦食物。其中，包括富含维生素 E 的坚果、木瓜、西红柿、红柿子椒、菠菜等；含叶酸较多的绿叶蔬菜（如花椰菜、甘蓝、菠菜）、大豆、豌豆、柑橘类水果和香瓜；

含维生素 B_6 的绿色蔬菜、豆类、粗粮、香蕉、坚果和红薯；维生素 B_{12} 的补充：服用维生素 B_{12} 补充剂或摄入维生素 B_{12} 强化食品（包括植物乳或麦片）。

（2）避免潜在的有害金属：尽可能避免铝的摄入，铝存在于一些品牌发酵粉、抗酸剂、某些食品和止汗剂中。铁和铜对健康都很必需，50 岁以上女性和任何年龄的男性铁的推荐摄入量为 5 mg/d，19～50 岁女性为 15 mg/d；男性和女性铜的推荐摄入量为 0.9 mg/d。

（3）有证据显示，从事某些特定的活动包括认知方面、身体方面、休闲及社会活动，可能会降低 MCI 和 AD 痴呆的风险。建议最好每周至少 120 min 的有氧运动，如跑步、快走或健美操。

（李金霞）

第四节　抑郁症

一、疾病概述

（一）概述

抑郁症是一类情感障碍或心境障碍的疾病，是一组发病与生物、心理、社会因素密切相关的精神障碍，临床以"抑郁心境"自我体验为主要症状的心境障碍。所谓"抑郁心境"是一种一般持续 2 周或数月数年的抑郁情绪。抑郁症是一种常见的精神疾病。女性多于男性，在一般的人群中，约有 25% 的女性在其一生的生活经历中患过抑郁症，男性中约有 10% 患过抑郁症。即每 4 位女性中有 1 位女性在其一生中患过抑郁症，每 10 位男性中有 1 位男性在其一生中患过抑郁症。抑郁症最大的危险在于导致患者自杀。

（二）临床表现

1. 抑郁症的精神障碍　表现为心境、认知、意志、行为及自知力等方面的障碍。

（1）心境障碍：表现为抑郁心境，是抑郁症患者必备的、核心的症状。抑郁心境是一种持续 2 周以上到数年的心情抑郁的内心感受或体验。抑郁心境持续 2 年或以上不痊愈者，则要考虑是否是慢性抑郁症、难治性抑郁症、心境恶劣（持久性抑郁状态），要进行三者之间的鉴别诊断。

（2）认知障碍：认知过程是对信息的处理过程，这一过程是脑组织、脑细胞、分子等全脑各层次神经系统完成的生物活动过程。抑郁心境导致认知障碍，认知障碍又反过来影响抑郁心境的缓解，形成恶性循环。

1）感觉障碍：抑郁症患者的感觉障碍可表现为感觉过敏、感觉减退、感觉缺失和感觉异常。

2）知觉障碍：抑郁症患者可出现内脏性幻觉，评论性、命令性、迫害性、谴责性幻听。抑郁症患者的幻觉与其心境多数一致，少数与其心境无关，多为文盲、文化低者，内容有的具有迷信色彩。

3）感知综合障碍：抑郁症患者可有时间感知、现实解体（非真实感）、人格解体等感知综合障碍。

4）记忆障碍：①记忆减退；②记忆增强；③自由回忆、线索提取、再认障碍；④视听反应时间延迟；⑤情景记忆障碍。

5）注意力障碍：①注意力减退；②注意力固定。

6）思维障碍：①思维联想困难；②思维速度节律障碍；③部分患者思维奔逸、情绪抑郁、行为动作少而慢；④病态观念和妄想。

（3）意志和行为障碍：意志是一种有动机、目的，并以行动去克服各种困难而使之实现的心理活动过程。以此来观察抑郁症患者的意志行为活动，可以发现抑郁症患者意志行为障碍表现为意志减退、意志缺乏、意志增强、木僵、自伤自杀及伤人行为。

（4）自知力障碍：门诊患者中轻中度抑郁症患者自知力存在或部分存在，重度抑郁症患者则自知力大多缺失，否认有病，多为家人强迫带来就诊。笔者研究 164 例住院躁郁症患者（单相和双相），自知力完全存在的仅占 19.5%，见于初发不久即住院的患者；自知力部分存在的占 25.6%，见于疾病发展期患者；自知力完全缺乏的占 54.9%，见于疾病明显期患者。

2.躯体功能障碍 抑郁症患者的躯体功能障碍表现在自主（植物）神经功能和内分泌功能障碍。

（1）自主神经功能障碍：抑郁症发病时，自主神经功能障碍表现为交感神经系统功能兴奋症状和体征。

（2）内分泌功能障碍：抑郁症患者内分泌功能障碍表现为以下症状：①性欲减退、缺乏；②性欲亢进；③月经障碍；④皮质醇分泌功能增强；⑤促甲状腺激素分泌减少；⑥中枢神经系统去甲肾上腺素减少；⑦生长激素血浆浓度下降；⑧催乳激素基础浓度增高；⑨女性黄体生成素血浆浓度下降；⑩前列腺素分泌增高。

（三）诊断

虽然目前精神疾病没有客观性的生物学指标，但随着精神疾病的研究和发展，精神病学家根据对抑郁症的广泛性认识制定了统一的诊断标准。下面重点介绍最新的诊断标准，如《中国精神障碍分类与诊断标准（第三版修订版）》（CCMD- Ⅲ -R）、《国际疾病伤害及死因分类标准（第十版）》（ICD-10）和《精神疾病诊断与统计手册（第四版修订版）》（DSM- Ⅳ -TR）。为了叙述简洁和突出重点，只列出与抑郁症相关的条目，但是，不能因此而忽略抑郁症在诊断分类上属于心境障碍，并具有不同的亚型。

1. CCMD- Ⅲ 从 1979 年开始，我国开始制定《中国精神障碍分类与诊断标准》，简称 CCMD。第一版诞生于 1981 年，1984 年出版了 CCMD- Ⅱ -R。1995—2000 年，由卫生部科学研究基金资助，第三版工作组在 CCMD- Ⅱ -R 的基础上，参考世界卫生组织（WHO）的《国际疾病伤害及死因分类标准（第十版）》（ICD-10）和美国的《精神疾病诊断与统计手册（第四版）》（DSM- Ⅳ），同时结合现场测试结果做适当修改，完成了 CCMD- Ⅲ，并于 2001 年 4 月正式发表，成为我国常用的诊断标准。

（1）抑郁发作：抑郁发作以心境低落为主，与其处境不相称，可以从闷闷不乐到悲痛欲绝，甚至发生木僵。严重者可出现幻觉、妄想等精神病性症状。

1）症状标准：以心境低落为主，并至少有下列 4 项症状：①兴趣丧失、无愉快感；②精力减退或疲乏感；③精神运动性迟滞或激越；④自我评价过低、自责，或有内疚感；⑤联想困难或自觉思考能力下降；⑥反复出现想死的念头或有自杀、自伤行为；⑦睡眠障碍，如失眠、早醒，或睡眠过多；⑧食欲下降或体重明显减轻；⑨性欲减退。

2）严重程度标准：患者社会功能受损，给患者本人造成痛苦或不良后果。

3）病程标准：①符合症状标准和严重标准至少已持续2周；②可存在某些分裂性症状，但不符合分裂症的诊断。若同时符合分裂症的症状标准，在分裂症状缓解后，满足抑郁发作标准至少2周。

4）排除标准：排除器质性精神障碍，或精神活动性物质和非成瘾物质所致抑郁。

（2）轻性抑郁症（轻度抑郁）：除了社会功能无损害或仅轻度损害外，发作符合抑郁发作的全部标准。

（3）无精神病性症状的抑郁症：除了在抑郁发作的症状标准中，增加"无幻觉、妄想，或紧张综合征等精神病性症状"之外，其余均符合该标准。

（4）有精神病性症状的抑郁症：除了在抑郁发作的症状标准中，增加"有幻觉、妄想，或紧张综合征等精神病性症状"之外，其余均符合该标准。

（5）复发性抑郁症：目前发作符合某一类型的抑郁发作标准，并在间隔至少2个月前，有过另1次发作符合某一型抑郁发作标准。

以前从未有过躁狂发作，或符合任一类型的躁狂、双相心境障碍，或环性心境障碍标准。

排除器质性精神障碍，或精神活动物质和非成瘾物质所致的抑郁发作。

2. ICD-10　为《国际疾病伤害及死因分类标准》第10版，是世界卫生组织（WHO）依据疾病的某些特征，按照规则将疾病分门别类，并用编码的方法来表示的系统。现有版本包括15.5万种代码，并记录多种新型诊断及预测，与ICD-9版本相比较，该版本增加了1.7万个代码。ICD-10的编制起始于1983年，并于1992年完成。

（1）抑郁发作

1）一般标准：①抑郁发作须持续至少2周；②在患者既往生活中，不存在足以符合轻躁狂或躁狂标准的轻躁狂或躁狂发作；③需除外的最常见情况：此种发作不是由于精神活性物质使用或任何器质性精神障碍所致。

抑郁发作的症状分为两大类，可以粗略地将之分别称为核心症状和附加症状。

2）核心症状：①抑郁心境，对个体来讲肯定异常，存在于一天中大多数时间里，且几乎每天如此，基本不受环境影响，持续至少2周；②对平日感兴趣的活动丧失兴趣或愉快感；③精力不足或过度疲劳。

3）附加症状：①集中注意和注意的能力降低；②自我评价和自信心降低；③自罪观念和无价值感（即使在轻度发作中也有）；④认为前途暗淡悲观；⑤自伤或自杀的观念或行为；⑥睡眠障碍；⑦食欲下降。

根据抑郁症状的类型、症状出现的数量、患者的主观体验和社会功能受损的程度，抑郁发作分轻度、中度和重度3种。

（2）轻度抑郁发作：必须符合一般标准，满足2个核心症状，2个附加症状。所有症状都不应达到重度，患者虽受症状的困扰，日常的工作和社交活动较困难，但基本能继续进行。

（3）中度抑郁发作：必须符合一般标准，满足2个核心症状，4个附加症状，其中某几条症状较为显著。患者虽能维持一定的职业活动，但社交或家务活动相当困难。

（4）重度抑郁发作：必须符合一般标准，满足 3 个核心症状，5 个附加症状。其中某些症状已达到了严重的程度。患者处在痛苦之中，迟滞或激越的行为对患者表达或描述症状的能力有明显影响，而且社交、工作或家务活动严重受损，以致不能进行这些活动。极严重的患者还会有自杀言行。

有些重度抑郁会伴精神病性症状，存在妄想、幻觉或抑郁性木僵。妄想一般涉及自罪、贫穷或灾难迫在眉睫的观念，患者自认对灾难降临负有责任。听幻觉常为诋毁或指责性的声音；嗅幻觉多为污物腐肉的气味。严重的精神运动迟滞可发展为木僵。

（5）复发性抑郁症：本障碍的特点是反复出现抑郁发作，不存在符合躁狂的独立发作。然而，如果紧接在抑郁之后出现短暂的符合轻躁狂标准的轻度心境高涨和活动增加（有时显然是由抗抑郁药治疗所诱发），仍应使用本类别。

3. DSM- Ⅳ

（1）重性抑郁发作

1）在同一个 2 周时期内，出现与以往功能不同的明显改变，表现为下列 5 项以上，其中至少 1 项是：①心境抑郁；②丧失兴趣或乐趣。

注：不包括明显是由于一般躯体情况，或者与心境协调的妄想幻觉所致的症状。

a. 几乎每一天中大部分时间都心境抑郁，这或者是主观的体验（如感到悲伤或空虚），或者是他人的观察（如看起来在流泪）。注：儿童或青少年，可能是心境激惹。

b. 几乎每一天中大部分时间，对于所有（或几乎所有）活动的兴趣都显著减低。

c. 显著的体重减轻（未节食）或体重增加（一个月内体重变化超过原体重的 5%），或几乎每天食欲减退或增加。注：儿童则为未达到应增体重。

d. 几乎每天失眠或嗜睡。

e. 几乎每天精神运动性激越或迟缓（由他人观察到的情况，不仅是主观体验到坐立不安或缓慢下来）。

f. 几乎每天疲倦乏力或缺乏精力。

g. 几乎每天感到生活没有价值，或过分的、不合适的自责自罪（可以是妄想性的程度，不仅限于责备自己患了病）。

h. 几乎天天感到思考或集中思想的能力减退，或者犹豫不决（或为自我体验，或为他人观察）。

i. 反复想到死亡（不只是怕死），想到没有特殊计划的自杀意念，或者想到某种自杀企图或一种特殊计划以期实行自杀。

2）这些症状并不符合混合发作的标准。

3）这些症状产生了临床上明显的痛苦烦恼，或在社交、职业或其他重要方面的功能缺损。

4）这些症状并非由于某种物质（如某种滥用药物、某种治疗药品）或由于一般躯体性情况，如甲亢所致的直接生理性效应。

5）这些症状不可能归于离丧。离丧即在失去所爱者后出现这些症状并持续 2 个月以上，其特点为显著的功能缺损，病态地沉湎于生活无价值、自杀意念、精神病性症状或精神运动性迟缓。

（2）重性抑郁症，单次发作

1）呈现一个单次的重性抑郁发作。

2）此重性抑郁发作不可能归于分裂情感性障碍，也不是叠加于精神分裂症、精神分裂样障碍、妄想性精神障碍或未注明的精神病性障碍。

3）从来没有过躁狂发作、混合性发作或轻躁狂发作。

注：这一条排除标准不适用于所有因物质或治疗所致躁狂样、混合样或轻躁狂样发作，也不适用于一般躯体情况所致的直接生理性效应。

（3）重性抑郁症，反复发作

1）呈现2次以上重性抑郁发作。

注：作为2次单独的发作，其间期至少为连续2个月，在此期间的表现不符合重性抑郁发作的标准。

2）此重性抑郁发作不可能归于分裂情感性障碍，也不是叠加于精神分裂症、精神分裂样障碍、妄想性精神障碍或未注明的精神病性障碍。

3）从来没有过躁狂发作、混合性发作或轻躁狂发作。注：这一条排除标准不适用于所有因物质或治疗所致躁狂样、混合样或轻躁狂样发作，也不适用于一般躯体情况所致的直接生理性效应。

（4）双相抑郁症

1）双相Ⅰ型障碍，最近一次重性抑郁发作：①当前（可最近一次）为重性抑郁发作；②以前至少曾有一次躁狂发作或混合性发作。

2）双相Ⅱ型障碍：①呈现（或曾有）一次以上重性抑郁症；②呈现（或曾有）至少一次轻躁狂发作；③从未有过躁狂发作或混合性发作；④第1项及第2项的心境症状都不可能归于分裂情感性障碍，也不是叠加于精神分裂症、精神分裂样精神障碍、妄想性精神障碍或未注明的精神病性障碍；⑤此障碍产生了临床上明显的痛苦烦恼，或在社交、职业或其他重要方面的功能缺损。

（5）环性心境障碍

1）至少2年呈现多次轻躁狂症状及多次抑郁症状，但不符合重性抑郁发作。注：儿童或青少年，病期至少1年。

2）在这2年中（儿童及青少年为1年）患者没有一次出现1）项症状长达2个月。

3）在这2年中，从无躁狂抑郁发作、躁狂发作或混合性发作。

注：在环性心境障碍的2年中（儿童青少年为1年），可以叠加躁狂或混合发作（此时可诊断为双相Ⅰ型障碍及环性心境障碍），或重性抑郁症（此时可诊断为双相Ⅱ型障碍及环性心境障碍）。

4）1项的症状不可能归于分裂情感性精神障碍，也不是叠加于精神分裂症、精神分裂样精神障碍、妄想性精神障碍或未注明精神病性障碍。

5）这些症状并非由于某种物质（如滥用药物或治疗药品）或由于一般躯体情况所致的直接生理性效应。

6）这些症状产生了临床上明显的痛苦烦恼，或在社交、职业或其他重要方面的功能缺损。

（6）产后抑郁症障碍

1）产后起病（可用于重性抑郁症、双相Ⅰ型或Ⅱ型障碍的当前或最近一次重性抑郁等）。

2）发作起病于产后4周之内。

（7）季节性抑郁症：季节性（可用于双相Ⅰ型障碍、双相Ⅱ型障碍或复发性重性抑郁症的本次重性抑郁发作）。

1）在双相Ⅰ型、Ⅱ型障碍或复发性重性抑郁症重性抑郁发作的起病，与一年的特殊时间有规律性的临时联系（如重性抑郁发作规则地在秋冬季发病）；

注：不包括那些具有季节性的有关社会、心理应激因素的情况（如每年冬季失业）。

2）症状缓解或变化也出现在每年的特定时间（如春季抑郁能充分缓解或从抑郁转向躁狂或轻躁狂）。

3）在过去2年中，有2次重性抑郁发作能表明1）项与2）项标准所示的季节之间，并无关系的发作。

4）季节性重性抑郁发作（如上述）比患者一生中曾发生的非季节性发作的次数要多得多。

（8）心境恶劣障碍

1）至少2年内，多数日子里，一天的多数时间出现抑郁心境，或者是主观的体验，或者是他人的观察。

注：如是儿童或青少年，心境可为激惹，而病期至少1年。

2）在抑郁时，至少呈现下列2项以上症状：①食欲差或食量过多；②失眠或睡眠过多；③精力不足或疲劳乏力；④自我估计过低；⑤注意力集中差或难以做出决断；⑥感到绝望。

3）在此障碍的2年病期中（儿童或青少年为1年），没有一次1）项及2）项中症状的消失长达2个月以上。

4）在此障碍的2年病期中（儿童或青少年为1年），从无重性抑郁发作，即不可能归于慢性重性抑郁障碍，或重性抑郁障碍，部分缓解。

注：在心境恶劣障碍之前可以先有一次重性抑郁发作，随之为充分缓解（无明显症状2个月之久）。此外，在2年（儿童或青少年为1年）心境恶劣障碍中，可以叠加重性抑郁发作，此时可以同时给予2种诊断，只要诊断标准符合。

5）从来没有过躁狂发作、混合性发作或轻躁狂发作，而且也从不符合环性心境障碍的标准。

6）此障碍并非发生于某种慢性精神病性障碍，如精神分裂症或妄想性精神障碍。

7）这些症状并非由于某种物质（如滥用药物或治疗药品），或由于一般躯体情况所致的直接生理性效应。

8）这些症状产生了临床上明显的痛苦烦恼，或在社交、职业或其他重要方面的功能缺损。

（四）治疗

抑郁症发病的不同时期有其各自不同的特点，只有根据其特点才能有针对性地制定合适的治疗方案。目前抑郁症的治疗倡导全程治疗，抑郁的全程治疗分为3期：急性期治疗、巩固期治疗和维持期治疗。

1.急性期治疗　控制症状。尽快缓解急性的抑郁症状，尽量达到临床痊愈。应尽早使用抗抑郁药并监测药物治疗的不良反应。药物治疗无效或有禁忌证时，可考虑使用电痉挛治疗（ECT）。此时应用心理治疗和社会干预治疗主要是减少应激性生活事件，提供健康教育，以辅助药物治疗。治疗严重抑郁症时，一般药物治疗2～4周开始起效，治疗的有效率与时间呈线性关系，"症状改善的半减期"为10～20 d，不要过早地误认为无效而停药。如果患者用药治疗6～8周无效，改用其他作用机制不同的药物可能有效。

2.巩固期治疗　巩固疗效，防止复燃。在急性期治疗达到症状缓解后应继续治疗至少6～8个月，因为此时一次抑郁发作的病程尚未结束（平均6个月），在此期间患者病情不稳，复燃风险较大，巩固治疗可防止症状复燃，并保持缓解至一次发作的病程结束。本期还要注意心理治疗方法的使用，减少应激反应，增加社会支持的作用。

3. 维持期治疗　防止复发。抑郁症为高复发性疾病，单次发作的抑郁症，50%～85%会有第2次发作，因此常需维持治疗以防止复发。抑郁复发可影响大脑的生化过程，增加对环境应激的敏感性和复发的风险。因此，对抑郁症复发的预防是一个重要环节，大量临床研究证实，长期抗抑郁药物的应用可以有效预防抑郁症的复发。

有关维持治疗的时间意见不一，WHO推荐对仅发作一次（单次发作）、症状轻、间歇期长（≥5年）者，一般可不维持治疗。多数意见认为，首次抑郁发作应维持治疗为6～8个月。有2次以上的复发，特别是近5年有2次发作者应维持治疗。对于青少年发病，伴有精神病性症状、病情严重、自杀风险大，并有遗传家族史的患者，应考虑维持治疗。维持的时间尚未有充分研究，一般倾向至少2～3年，多次复发者主张长期维持治疗。新一代抗抑郁药不良反应少，耐受性好，服用简便，为维持治疗提供了方便。在剂量方面，有资料表明以急性期治疗剂量作为维持治疗的剂量，能更有效地防止复发。如需终止维持治疗，应缓慢（数周）减量，以便观察有无复发迹象，这样做也可以减少撤药综合征。

维持治疗结束后，若病情稳定，可缓慢减药直至终止治疗，但应密切监测复发的早期征象，对患者及其家属进行抑郁症知识教育，一旦发现有复发的早期征象，应迅速恢复原治疗。

二、护理

1. 安置和管理　将患者安置在易观察的病室或重病室，注意室内环境的布置，应安静、舒适、阳光充足、颜色调和，利于缓解患者的情绪。切不可将患者安置于单人间，急性期必须由专人看护。

2. 预防自杀　防止抑郁患者自杀与自伤是护理工作的一项重要任务。有些抑郁患者行为障碍并不明显，智力与意识完好，故自杀计划性周密，致死的危险性大。更突出的是患者隐匿自杀的想法，采取各种方式骗取医护人员的信任，企图摆脱医护人员的监护，某些假象短时间内难以识破，多年临床实践证明，这类患者出现自杀的概率和成功率均极高。一般来说，具有自杀企图的患者在语言、情感、行为等表现中或多或少有所暴露，但确实也有一部分患者的自杀行为是难以预料的，有些后果严重的自杀患者往往未发现明显的自杀企图。故在精神科工作的医护人员必须克服麻痹松懈思想，不断吸取教训，提高警惕，防患于未然。

（1）要密切掌握患者自杀的规律：患者往往可从各方面寻找自杀机会，故在每个环节上加强观察，使工作有的放矢。

（2）加强生活护理：督促并协助患者料理好个人生活，清洁整齐可使精神振作，对精神患者有一定意义。自责的患者会用手抓破皮肤，故应及时修剪指甲。有的患者生活不能自理，有时天气很冷还穿单衣或以挨冻的方式来惩罚自己，应根据情况给予护理。患者出现睡眠障碍，应采取措施保证足够睡眠。

（3）掌握患者的情绪变化规律：此种患者易早醒，清晨是抑郁情绪最严重的时刻，因此清晨破晓最易发生意外。护理人员应密切观察病情，掌握患者情绪变化规律。

（4）识别隐瞒病情的表现：抑郁症患者常伴有食欲缺乏、体重减轻的躯体症状，临床上常把饮食改变，体重增加作为抑郁好转的标志。当患者食欲、体重尚未改善时，突然出现情感活跃，一反常态，此时护士要警惕，仔细观察患者言行，并收集其他患者的反映，警惕患者有自杀的倾向。

（5）措施：及时掌握病情变化，时刻防范自杀。如果发现患者情绪低落，伤心绝望或彷徨不安尤应注意。夜间不要让患者蒙头睡觉，多巡视患者，观察患者入睡情况。注意患者言行，检查患者及患者单位有无存留的危险物品或字条。每次服药后检查口腔，严防患者藏药，一次吞服自杀。

3. 精神护理

（1）接触患者时要给患者以新鲜而带有积极意义的语言刺激。加强健康教育及心理护理，增强其战胜疾病的信心。

（2）要体会患者的心境，给予关心与同情，这往往会使患者从痛苦中解脱出来。特别是当患者即将采取自杀行为的关键时刻，医务人员的帮助会起到挽救患者生命的决定性作用。因此，要不间断地与患者相处，诱导启发患者努力倾诉内心的痛苦，使之感到医务人员能够为他分担痛苦解决问题。

（3）病情好转时，鼓励患者参加力所能及的劳动。当患者能够完成任务时，就会增加信心，感到自己仍是一个有用的人。但某些抑郁患者常用不停顿的劳动自惩及赎罪，须力劝患者休息，防止过度疲劳或发生虚脱。

（李金霞）

第六章

呼吸内科危重症

第一节　重症哮喘

一、概述

支气管哮喘（哮喘）是由气道多种炎性细胞、结构细胞（如嗜酸性粒细胞、肥大细胞、淋巴细胞、中性粒细胞、平滑肌细胞、气道上皮细胞等）和细胞组分参与的气道慢性炎症性疾病。这种慢性炎症导致气道高反应性，通常出现广泛多变的可逆性气流受限，并引起反复发作性的喘息、气急、胸闷或咳嗽等症状，常在夜间和/或清晨发作、加剧，多数患者可自行缓解或经治疗缓解。而哮喘急性发作是指喘息、气促、咳嗽、胸闷等症状突然发生，或原有症状急剧加重，常有呼吸困难，以呼气流量降低为其特征，每因接触变应原、刺激物或呼吸道感染诱发。

哮喘是一种高度可变性的疾病，其临床症状反复发作是其固有的特征。一个哮喘患者在其自然病程当中不可避免地会出现急性发作，控制不良的患者更是频繁出现急性发作。哮喘急性发作是危害患者健康、影响生活质量、威胁患者生命的主要形式，是造成误工、误学的主要因素，是急诊就医和住院、耗用医疗卫生资源的主要原因，大多数哮喘相关死亡也与急性发作直接相关。

哮喘急性发作的表现形式、严重程度和发展速度差异很大，可在数小时或数天内出现，偶尔可在数分钟内即危及生命。临床上通常将哮喘急性发作的严重程度分为四级：轻度、中度、重度和危重，其中重度和危重急性发作是哮喘的极端形式，是呼吸系统疾病当中需要紧急处置的急重症，可统称为"急性重症哮喘"。既往所谓的"哮喘持续状态"，系指哮喘持续发作 24 h 不能缓解，现在也归入急性重症哮喘的范畴。此处的"急性重症哮喘"，不同于控制不良的哮喘或重度持续性哮喘，后者虽然症状频繁，但在一个时期内（数周、数月）在一个相对稳定的范围内波动，而急性重症哮喘或重度急性发作是在短时间（数天、数小时甚至几分钟）症状突然加重，并超出一般波动的幅度。

二、诱因

支气管哮喘的发病因素主要包括宿主因素和环境因素两个方面。宿主因素与遗传有关，受基因控制，决定一个个体是否发生或免于发生哮喘（易感性）。不同的基因之间相互作用，同时也与环境因素相互作用。环境因素不仅和宿主因素共同决定哮喘是否发病，更重要的是诱发哮喘的急性症状，所以一般又称为触发因子。常见的哮喘急性发作的触发因子有以下几种。

1.变应原　室内和室外的变应原是触发哮喘急性发作的最主要因素之一，如屋尘螨、宠物（猫、狗）的皮屑和毛发、真菌特别是曲霉菌的孢子、蟑螂、花粉孢子等。是否诱发急性发作与这些变应原的浓度、接触时间和个体的敏感性有关，重症哮喘常与持续接触高浓度的变应原有关。在我国许多地区，夏秋季的湿度大、温度高，适宜真菌滋长，因此夏秋季常常是哮喘发病的高峰季节。

2.职业性诱发因素　在职业环境当中许多刺激性和有毒有害的物质，特别是吸入性的气体与哮喘发病有关。已证实至少300种以上的有机性和无机性职业性因子可诱发哮喘急性发作，如异氨酸盐、亚硫酸盐、铅盐、一氧化硫、一氧化氮、一氧化碳、甲酸、大豆粉尘、咖啡豆粉尘、生物制品、某些药品（如青霉素）等。

3.室内外空气污染　有证据表明，大气污染水平增高，哮喘急性发作相应增加。室内空气污染，特别是在通风不良的环境当中，烹调产生的油烟、生物燃料产生的烟雾、居室装修释放的化学性气体等，均可诱发哮喘急性加重。

4.吸烟　妊娠期、儿童期被动吸烟，成人长期吸烟，均可损害肺功能，主要与COPD的发生有关，是否促发哮喘的发生或诱发急性发作，尚缺乏确凿的证据。

5.食物　食物作为哮喘急性加重的触发因子并不常见，且主要发生于较小的儿童。常见者有加工过的马铃薯、虾、干果、啤酒和葡萄酒等食物中常见的添加剂和防腐剂，少见者如酒石黄、苯甲酸盐、味精，与哮喘的关系尚不明确。

6.药物　某些药物能够诱发哮喘急性发作，主要为阿司匹林和其他非甾体抗炎药。误用β受体阻滞药和骤然停用糖皮质激素或减量过快也可诱发哮喘发作。

7.感染　妊娠期病毒感染能够增加儿童发生哮喘的易感性，儿童期病毒性上呼吸道感染（特别是RSV感染）与喘息性疾病和成年人哮喘有密切的关系。目前有大量的证据表明，呼吸道病毒感染是诱发哮喘急性加重的重要原因，据笔者调查，四川地区哮喘患者大约60%的急性发作与呼吸道病毒感染有关。

上呼吸道感染与哮喘的加重有一定联系，最初归因于细菌变应原，但近来认识到病毒如RSV、鼻病毒、冠状病毒和副流感病毒才是真正的病因，腺病毒、肠病毒、冠状病毒、流感病毒和肺炎支原体检测阳性率低，而冠状病毒作用较弱，腺病毒很少见，流感病毒易变异，其他病毒或肺炎支原体分离率低，对其作用尚不肯定。

三、重症哮喘的相关因素

1.气道重构　在哮喘慢性气道炎症基础上发生的结构改变统称为气道重构，如基底膜增厚、平滑肌增生肥厚、血管形成和充血、黏液腺增生肥大、气道黏液高分泌等。气道重构增强气道平滑肌对刺激物的收缩反应，减弱糖皮质激素和支气管舒张剂的治疗反应，是重症哮喘的重要原因。

2.黏液栓嵌塞　重症哮喘时气道分泌大量的黏液和坏死脱落的上皮细胞，以及炎性细胞碎屑形成药液栓，造成远、近端支气管的嵌塞和闭锁。病理检查证实，在重症哮喘中50%以上的气道被黏液栓嵌塞，而在致死性哮喘中达到 70% 以上。

3. β_2 受体激动剂过度使用和 / 或抗感染治疗不充分　过量使用短效 β_2 受体激动剂（如每月使用沙丁胺醇气雾剂超过 1 瓶）与重症哮喘及哮喘死亡直接相关。特别是在没有同时吸入糖皮质激素时，气道 β_2 受体数量迅速减少，表现为对 β_2 受体激动剂的脱敏现象。同时过度使用 β_2 受体激动剂而未予充分的抗感染治疗，会掩盖气道炎症。

4. 低感知状态　在哮喘患者中存在一种所谓的"低感知者"，对气流受限的感知力缺失，在肺功能严重损害时仍无明显的症状，因而哮喘重度发作危险性最大的患者，其最有可能对发作估计不足，也很少主动就医，具有更高的哮喘死亡风险。研究表明，低感知状态与糖皮质激素使用不足有关。通过 PEF 的客观测定监测气流阻塞对于评估哮喘恶化非常必要。

5. 精神抑郁和高度紧张　哮喘患者的紧张情绪可能通过神经反射加重支气管痉挛，而焦虑不安会影响休息、睡眠，造成呼吸肌疲劳。抑郁情绪损害哮喘患者对急性发作的应对能力，与哮喘死亡关系密切。

6. 脱水、电解质紊乱和酸中毒　哮喘急性发作时，患者过度通气、张口呼吸、大量出汗，可造成脱水，使呼吸道分泌物变得黏稠而不宜排出，形成黏液栓。急性重症哮喘在代谢性酸中毒的基础上常合并代谢性酸中毒，降低对支气管舒张药物的反应性。

7. 肾上腺皮质功能衰竭　长期使用大剂量激素的患者垂体肾上腺功能被抑制，如果突然停药或减量太快，或合并有感染、创伤等因素时，可能出现肾上腺皮质危象诱发哮喘急性发作甚至猝死。

8. 其他并发症　合并张力性气胸、纵隔气肿、呼吸衰竭、肺栓塞等并发症会加重哮喘病情，使治疗更为棘手。

四、病理生理

哮喘急性发作时存在严重的气道阻塞和气流受限，气道阻力显著升高，最大呼气流速（PEF）、用力呼气容积（EFV）、1 s 用力呼气容积（FEV_1）、FEV/FVC、FEF 25% ～ 75%、Vmax 50%、Vmax 75% 均显著下降。由于小气道狭窄甚至闭锁，导致多态性肺过度充气（DHI），残气量（RV）、功能残气量（FRC）及残气量 / 肺总量增加，大约 50% 的哮喘患者肺总量增加，FRC 的增加也可能与进行性气道陷闭有关，呼吸急促和吸气肌的张力活动增加也是重要的原因。在肺容积增加及压力—容积曲线的上部呼吸时需要以较大的经肺压克服肺、胸弹性回缩力，从而造成呼吸动力异常和呼吸做功增加，出现严重的呼吸困难甚至呼吸窘迫。研究证实，FRC 增加 2.5 L，吸气功将增加 11 倍，临床上即可有呼吸困难的感觉。由于气道阻力和肺容积增加，导致胸内负压增高且波动增大，引起心脏前、后负荷的改变。低氧性肺血管收缩可使右心后负荷增大。

严重的气道阻塞导致吸入气体显著的分布不均和通气 / 血流（V/Q）比值失调，生理无效腔增大，对动脉血气及 pH 造成不利的影响。在早期仅表现为低氧血症，以及由于代偿性过度通气和呼吸驱动增强引起 CO_2 排除过多、低碳酸血症。低氧血症可能很快发展至危险的水平，其程度大致与气道阻塞的严重程度相关，当 FEV_1 小于 1 L 时，一般可见明显的低氧血症（$PaO_2 < 60$ mmHg）。随着气道进行性陷闭，呼吸肌为克服过高的负荷而衰竭及呼吸中枢驱动减弱（CO_2 化学敏感性降低及氧疗对呼吸中枢的抑制作用）均可造成低通气状态，有效肺泡通气降低，此时并发高碳酸血症。当 FEV_1 在 0.75 L

以上或大于预计值的 30% 时，很少出现高碳酸血症。若 FEV_1 低于此水平，则极有可能出现高碳酸血症。轻中度急性发作罕有发生高碳酸血症（＜10%），而急性重症哮喘时几乎均存在高碳酸血症，因为高碳酸血症伴随有潜在的高死亡率，应尽早发现、及时处理。另外，在部分危重哮喘患者中，由于组织灌注障碍及循环衰竭，加之有时肝脏解毒障碍，常见代谢性酸中毒。

五、临床表现

1.缓慢的重度发作　大多数重症哮喘发生于那些严重的、控制不良的患者，其症状在数日内逐渐恶化。相关的因素包括：①重度哮喘患者通常肺功能的基础水平较低且对抗感染治疗的反应性相对较差；②这类患者通常对呼吸困难的感知能力受损，无法感知自身症状的恶化；③这类哮喘患者通常都有心理社会障碍或抑郁情绪，常有否认病情的倾向，依从性较差，不能坚持治疗和自我管理是其频繁急性发作的主要原因。

2.突发性重度发作　某些患者的症状可能会在短期进展为重度哮喘发作，在数分钟或数小时内发展为呼吸衰竭。这种发作通常发生在哮喘控制不良伴每日 PEF 大幅变异的背景上，但也可见于临床症状稳定的患者。可能的诱因包括 IgE 和非 IgE 介导的药物（阿司匹林、非类固醇类抗炎药物、β 肾上腺素阻滞药）与食物反应（包括食物添加剂，如亚硫酸盐防腐剂或谷氨酸钠）。

3.致死性哮喘　部分哮喘患者在急性加重期间可能死于哮喘的危险性增高，此类患者一般称为致死性哮喘（Fatal Asthma）或濒于致死性哮喘（Near-fatal Asthma，NFA）。此类患者具有以下特征：①发作过一次需要插管的呼吸衰竭；②不需插管但伴有呼吸性酸中毒的一次哮喘发作；③在长期使用口服皮质激素的情况下仍有两次或以上住院治疗；④有两次哮喘时伴发纵隔积气或气胸。而以下患者死于哮喘的危险性更大：在过去一年里曾因哮喘发作入院或曾两次及以上到急诊就医，以前有突然性的发作或伴有低氧血症、高碳酸血症，非常低的峰流速，需要收入重症监护病房，以及需要使用三类或以上哮喘治疗措施的患者。虽然还不清楚过度使用 β 激动剂只是哮喘严重程度的标志，还是其本身就增加死亡的危险性，但公认每月使用两瓶以上 β 激动剂，可使因哮喘死亡或濒临死亡的危险性显著上升。其他因素，如心理障碍，特别是抑郁，也会增加哮喘死亡的危险。

如前所述，所谓"低感知者"死于哮喘的风险更高，即患者对气流阻塞的感知能力差异很大，那些对气道狭窄所造成的不适感觉最少的患者，更可能引起死亡。因为残存的呼吸能力所剩无几之前，他们意识不到自己需要治疗。在致死性哮喘中比较特殊的有：①突发致死性哮喘（Sudden-onset Fatal Asthma，SFA）：这些患者的气道中并无痰栓形成，提示以极度的平滑肌痉挛占优势，而缓慢发作加重的患者则以广泛的黏膜炎症为主。其他突发型患者可能还有气道的急性水肿，与食物过敏症有关。②急性窒息性哮喘：致死性哮喘中有少数患者可能会出乎意料地突然发生重度哮喘发作，其特征为急骤发生反应性低下的症状在数分钟或数小时内发展为呼吸衰竭，又称为"超急性哮喘"或"急性窒息性哮喘"，主要见于支气管反应性很高的青年男性。通常在发作前并无哮喘控制不良的病史，在休息时并无显著的气流阻塞。可在出现症状后数小时，偶尔只有数分钟，从运动耐受良好的相对无症状状态进展至严重的状态，出现非常严重的呼吸功能不全，患者可能在见到医生之前，在向医院转运的途中或刚到达医院时，就发生严重的呼吸功能不全或呼吸停止。

4.脆性哮喘　1977 年首次提出"脆性哮喘"（Brittle Asthma，BA）的概念。与"脆性糖尿病"类似，此类哮喘患者的主要病理生理指标如 FEV_1 或峰流速（PEF）呈现大幅波动。最近 Ayres 在综合各种观点的基础上提出 BA 的定义和分型。

（1）Ⅰ型 BA：尽管采取了正规、有力的治疗措施，包括每日吸入糖皮质激素如二丙酸倍氯米松（BDP）不低于 1500 μg，或口服等剂量激素，联合使用支气管扩张剂雾化吸入，在一定的疗程内定期检测 PEF（如每两周 8 天，每个月 16 天），最好连续观察 150 天，如 50% 以上时间每日 PEF 最大变异率 > 40% 即可诊断为Ⅰ型 BA。

（2）Ⅱ型 BA：特征为在基础肺功能正常或良好控制的背景下，无明显诱因突然急性发作的气道痉挛，临床症状严重，常可危及生命，有高碳酸血症，需机械通气治疗，绝大部分患者发作至少有一次失去知觉或有意识障碍。

总的来说，脆性哮喘极为罕见。初步估计在哮喘患者中 BA 只占 0.05%。此外，亦尚不清楚脆性哮喘与其他类型的哮喘患者是否存在不同的发病机制。其发生机制与下述因素有关：①气道水肿；②神经反射；③类固醇激素反应性低下或吸收不良。

5.流行性哮喘　在世界各地均有大规模哮喘急性发作的记录，称之为哮喘暴发或流行性哮喘，如果在短期内大量的哮喘患者前来就诊，无疑将加重卫生服务机构的负荷。据文献记载，至少有 12 个不同的地区发生过哮喘暴发流行，如：①大豆流行性哮喘：在意大利巴塞罗那和那不勒斯、西班牙卡他吉那和塔拉戈纳市、美国新奥尔良等地均有过报道。其特点是患者年龄偏大，多具有特应质、吸烟、病情严重，每次暴发均有数例患者发展为重度哮喘发作，到达急诊室时濒于呼吸停止而需要机械通气。②雷雨性哮喘：在英国伦敦和伯明翰、澳大利亚墨尔本均有大雷雨天气发生哮喘暴发的报道。据推测可能系花粉颗粒通过渗透作用在雨中爆裂，触发先前已致敏的患者哮喘发作。此外，与斯氏密度（Sferic Density，雷雨时的闪电指标）也有关系。

六、辅助检查

1.肺功能检查　症状与查体所见与气流阻塞程度和气体交换障碍严重度的相关性很差，因此，应采用客观测量方法如肺功能测定或 PEF 测定评估气流阻塞的严重程度。肺功能的测定对确定严重程度、指导治疗、决定是否入院和出院均非常重要。所有的急救医院都应备有肺功能仪或峰流速计，在治疗开始之前先进行检测，特别是对于严重呼吸窘迫的患者，初步评估时单次 PEF 测定可提供极为关键的信息。呼气峰流速率（PEFR）或 FEV_1 可在床旁直接测定，大多数患者能够接受此项检查，但对于特别严重的患者可能有一定困难，因为深吸气可能诱发支气管收缩，可以考虑推迟检查。文献推荐：治疗前最佳 PEF 值 < 50% 预计值可作为重度哮喘发作的标准，GINA 则建议初次用支气管扩张剂后的 PEFR 小于预期值或个人最佳值的 60% 或 < 100 L/min 应视为重度发作的指标。英国胸科协会的指南推荐根据治疗前初始的 PEFR 对急性发作的严重程度进行分级，若小于预计值或先前已知最佳记录的 50%，提示严重哮喘需要住院，若小于 33%，提示致命性哮喘，可能需要插管。更重要的是观察肺功能指标对初始治疗的反应性，早期改善（不少于 30 min）提示预后较好，而治疗 2 h PEFR 改变很小提示需要住院。

2.动脉血气分析　动脉血气分析对重症哮喘价值很大，当 PERF 或 FEV_1 严重降低（< 120 L 和 < 1 L）时，需要常规进行血气分析。早期常常表现为轻度低氧血症和低碳酸血症、呼吸性碱中毒。随着

病情加重和持续时间延长，低氧血症更加严重，当$FEV_1 < 25\%$时会出现高碳酸血症和呼吸性酸中毒。由于缺氧、消耗及合并感染，大约有 1/4 的患者可出现代谢性酸中毒，如乳酸性酸中毒。大量研究表明，$PaCO_2 = 45$ mmHg 是哮喘急性发作的分水岭，是即将发生呼吸衰竭的前兆。若最初的 $PaCO_2$ 正常或偏高，以及动脉血氧低于 9 kPa（70 mmHg），应反复检测动脉血气。另一项重要的客观检测手段是动脉氧合状态，可采用非侵入性方法，如脉搏血氧仪持续监测血氧饱和度。血气分析可指导调整激素和支气管扩张剂治疗，以及决定是否采取加强治疗和辅助通气。

3.X 线胸片检查　X 线胸片对诊断哮喘并无帮助，在初诊时没有必要马上进行这项检查，但在病情稍有缓解后应及时拍摄胸部 X 线片，以明确是否存在一些特殊情况或并发症，如支气管肺炎、肺不张、气胸、纵隔积气等。

4.其他检查　急性重度哮喘患者的心电图常有异常改变，包括电轴右偏、顺钟向转位、右束支传导阻滞、室上性心律失常。这些改变可能反映存在低氧血症、pH 改变或肺动脉高压，也可能反映对心脏的直接机械效应。随着气道阻塞或低氧血症的好转，心电图改变通常会很快恢复正常。急性重度哮喘加重时可能出现低钾血症、高血糖和乳酸酸中毒。引起低钾血症的原因主要为大剂量使用 β_2 受体激动剂、激素及呼吸性碱中毒。高血糖多由激素治疗所致。

七、诊断和鉴别诊断

对于一个具有典型哮喘病史的患者，结合症状、体征，诊断哮喘急性发作并不困难，而对那些既往病史不清楚，而来就诊时病情危重无法详细询问病史的患者，以及以突发的呼吸困难和意识障碍就诊的患者，诊断有一定的难度。此时需要和急性左心衰竭所致心源性肺水肿、大气道水肿、梗阻、心脑血管疾病、张力性自发性气胸及 COPD 急性加重等加以鉴别。

哮喘急性发作诊断程序中更重要的内容是评估发作的严重程度和对治疗的反应性。严重程度的判断依据临床症状和体征，结合必要的实验室检查，如胸部 X 线、动脉血气分析等，简易的床旁肺功能测试（使用支气管舒张剂前后 FEV_1）对于判断严重程度和药物反应性均有很大的价值。

另一个很重要的内容是识别可能发展为致死性哮喘的患者，其特点归纳如下。

（1）有需要插管和机械通气的濒于致死性哮喘的病史。

（2）在过去一年中因为哮喘而住院或看急诊的患者。

（3）正在使用或最近刚刚停用口服糖皮质激素的患者。

（4）目前没有使用吸入性糖皮质激素的患者。

（5）过分依赖速效 β_2 受体激动剂，特别是每月使用沙丁胺醇（或等效药物）超过 1 瓶的患者。

（6）有心理疾病或社会心理问题，包括使用镇静剂。

（7）有对哮喘治疗计划不依从的历史。

八、治疗

哮喘急诊治疗的主要目标是处理低氧血症，解除气流限制，逆转气道炎症，同时避免药物的严重不良反应。大多数药物推荐通过静脉途径给予。

（一）评估

由于哮喘持续状态是支气管哮喘最严重的临床表现，其晚期的气体交换障碍足以致命，故诊断一旦确立即应马上住院，并进行全方位的支持治疗。评价前 30 min 内对 β 受体激动剂的治疗反应有助于指导进一步的处理，良好的反应包括主观的临床表现及客观的肺活量测定（FEV$_1$ 或 PEFR）。因为不同的患者这些观察指标可能差异很大，所以难以制定适当治疗试验或反应的严格标准。为证实临床及肺功能的改善，尚需进行动脉血气及 pH 的测定。动脉血气监测的次数视个体情况而定。

哮喘急性发作视其严重程度可在家中、社区医疗机构、急诊室治疗，重症哮喘原则上应当收治入院。

（二）氧疗

绝大多数患者需要氧疗。氧疗不必控制，可通过鼻导管或面罩给予高浓度的氧气。以保证动脉血氧分压至少达到 9 kPa（70 mmHg）。重度哮喘患者的高碳酸血症并不会因氧疗而加重，高碳酸血症反映了气流阻塞的严重程度和肌肉疲劳，而非 CO$_2$ 驱动力的降低。低氧血症的解除可增加输送到周围组织的氧，改善低氧性血管收缩及相关的肺动脉高压，对抗 β 受体激动剂干扰通气血流比值引起的低氧血症，而且氧气本身即可能有支气管扩张效应。

（三）β$_2$ 受体激动剂

雾化的 β$_2$ 受体激动剂是治疗急性哮喘最有效的支气管扩张剂，应当用于所有的急性重症哮喘患者。

应尽早开始使用大剂量的雾化沙丁胺醇和特布他林，最好在向医院运送途中，在救护车上即开始使用。一般推荐通过喷射雾化器或氧气驱动的加湿雾化给予 β 受体激动剂，也有研究表明通过较大容量的储雾器（Spacer）使用普通的定量吸入器（MDI）有同样的支气管扩张作用，且起效更快，费用更低。目前有许多不同的雾化器可供选择，医生应熟悉影响药物输出的因素，如驱动气体流速、雾室设计、充盈和残留容量、药液的物理特性及面罩或口含器的使用。急性重症哮喘时，沙丁胺醇推荐起始剂量为 2.5 ～ 5.0 mg 或特布他林 5.0 ～ 10 mg，用高流量氧雾。对起始治疗应该在 15 ～ 20 min 内有明显反应，如果反应不明显，应该再次给药。通常使用的方案是每 20 min 沙丁胺醇 2.5 ～ 5.0 mg，持续 60 min（3 剂），随后 4 ～ 6 h 每小时给予一次。对气道阻塞非常严重的患者，必要时可以通过雾化器连续给予 β 激动剂直到获得临床反应，研究表明相对小剂量的 β$_2$ 受体激动剂持续雾化效果很好。另一种方案为儿童哮喘急性发作每小时连续雾化沙丁胺醇每千克体重 0.3 mg，成人沙丁胺醇推荐给药速率应限制在每小时每公斤体重 0.1 ～ 0.2 mg，可能时应在 4 h 内减小剂量。如果患者不能耐受吸入剂或者药物不能有效地进入气道，则应在第一个小时内每隔 20 min 皮下注射硫酸特布他林或静脉滴注沙丁胺醇。但一般来说 β$_2$ 受体激动剂静脉给药较雾化吸入并无优势，雾化给药更有效、更安全。如果采用静脉途径给药，沙丁胺醇的推荐剂量为 5 μg/min（3 ～ 20 μg/min），并根据临床反应调整滴速。目前尚无证据支持常规静脉使用 β$_2$ 受体激动剂。联合使用 β$_2$ 受体激动剂和抗胆碱能制剂（如异丙托溴铵）能够取得更好的支气管舒张作用。

应注意大剂量使用 β$_2$ 受体激动剂时必须给氧，因为 β$_2$ 受体激动剂能改变肺的通气灌流比率，可能会加重低氧血症。

（四）糖皮质激素

糖皮质激素在急性哮喘加重的治疗中起着至关重要的作用。对于急性重症哮喘，激素应通过静脉途径给予，特别是对速效 β_2 受体激动剂初始治疗反应不完全或疗效不能维持，以及在口服糖皮质激素基础上仍然出现急性发作的患者。糖皮质类激素种类的选择并不重要，甲泼尼龙有更强的抗炎效力和更低的盐皮质激素活性，与其他药物相比也更便宜，故可作为首选，可采用静脉注射或滴注，如每 6 h 甲泼尼龙 40 mg，或每 6 h 1 mg/kg，至少持续 48 h，或氢化可的松 400 ～ 1000 mg 分次给药，持续滴注和间歇冲击疗法疗效相近。地塞米松因半衰期较长，对肾上腺皮质功能抑制作用较强，一般不推荐使用。激素应尽早开始逐渐减量，但不能在临床症状和听诊异常完全恢复正常之前减量，其疗程一般为 5 ～ 7 d，通常不需要递减撤药。静脉给药和口服给药的序贯疗法有可能减少激素用量和不良反应，如静脉使用激素 2 ～ 3 d，继之以口服激素 3 ～ 5 d。

（五）其他药物

1.抗胆碱能制剂 哮喘急性发作时应在使用 β_2 受体激动剂和糖皮质激素的基础上使用抗胆碱能药物。目前认为抗胆碱能支气管扩张剂作为急性重度哮喘的一线治疗药物，仅见于一种情况，即 β 阻滞药所致支气管痉挛。

2.茶碱 迄今大多数的研究显示，在治疗的最初数小时内，如果按照强化的重复给药方案使用 β 激动剂，静脉使用氨茶碱并不能取得额外的支气管扩张效应，且茶碱的不良反应和狭窄的治疗窗限制了茶碱的普遍应用。然而，氨茶碱能促进小气道支气管扩张，而此处吸入性 β_2 受体激动剂无效。如果入院前未使用过茶碱，应该在 30 min 内给予 6 mg/kg 的负荷剂量，此后每小时予以维持量 0.5 ～ 0.9 mg/kg，直到血清浓度达到 10 ～ 15 μg/L 为止。对于已经使用氨茶碱口服和静脉制剂的患者，应当测定血药浓度使其维持在有效而安全的范围内。

3.抗焦虑治疗 急性重症哮喘患者经常感到恐惧和焦虑，因此医务人员必须保持冷静的、使患者放心的方式，否则可能进一步加重患者的焦虑。绝对禁止使用抗焦虑和镇静药物，已证实这类药物可增加死亡率。

4.抗生素 对于重度急性哮喘患者，不主张常规使用抗生素治疗。但若重度哮喘发作时有发热、咯脓痰或者其他支气管肺炎的征象，则需要使用抗生素。

5.黏液溶解剂 黏液溶解剂在急性重症哮喘的治疗中并无价值。全身使用支气管扩张剂治疗并充分补充液体更有利于黏液的咳出。

6.硫酸镁 研究表明，在反复给予一定剂量的吸入性 β_2 受体激动剂之后，再给予硫酸镁静脉输入（每小时 25 mg/kg），可显著改善肺功能。在重症哮喘治疗中静脉用硫酸镁主要用于那些对初期支气管扩张治疗反应较差的患者。

7.氦氧 是一种氦氧比为 80：20 构成的混合气体，推荐用于对标准治疗无反应的急性重症哮喘。氦氧的密度为空气的 1/3，氦氧吸入可减少为克服这种增加的阻力所必需的呼吸做功，因而可延缓呼吸肌疲劳和呼吸衰竭的发生。

（六）机械通气

重度和危重哮喘急性发作经过上述药物治疗，临床症状和肺功能无改善甚至继续恶化，应及时给予机械通气治疗，可先采用经鼻或面罩无创机械通气（NPPV），若无效应尽早行气管插管机械通气。重度哮喘主要表现为呼气受限，因此通气策略应为吸气时间短而吸气流率高，以便最大限度地呼气，并限制过度膨胀。机械通气需要较高的吸气压，如果需要过高的气道峰压和平台压才能维持正常通气容积，可试用允许性高碳酸血症通气策略以减少呼吸机相关肺损伤。

是否采用机械通气呼吸支持基于对以下因素的评估：①临床评估：是决定是否使用机械通气的主要因素，包括以下几方面：患者的意识状态，嗜睡和昏睡的患者需要立刻行气管插管，而清醒合作的患者则无必要；疲劳的程度，有严重衰竭临床表现的患者需要气管插管，仅有呼吸费力而没有明显衰竭的患者可行 NPPV 治疗，不必立刻行气管插管。那些呼吸加快但无不适表现的患者通常不需要辅助通气；患者对疲劳的自我评估，对于自述极度疲劳、感到呼吸即将崩溃或自己要求辅助通气的患者可能需要机械通气。②治疗反应：突然发生严重呼吸困难和显著的高碳酸血症的患者似乎十分危重，但积极的支气管扩张剂治疗可能很快见效，从而避免使用机械通气。慢性哮喘急性发作的患者若在积极的治疗下仍然继续恶化，则需要通气辅助。患者状态的改变对于是否需要通气辅助具有十分重要的指导意义。无论患者的病情如何严重，只要状态改善，即不应当再考虑气管插管。③动脉血气分析：没有绝对的 $PaCO_2$ 水平作为气管插管的指征，但其水平却是哮喘严重程度的指标，也是监测病情进展的有用工具。出现高碳酸血症至少是 NPPV 的指征。④其他指标：如呼吸频率、呼气峰流速、FEV_1 和奇脉，这些指标均可反映哮喘的严重程度，但均非气管插管的绝对标准。测定 PEF 和 FEV_1 对于随访轻至中度哮喘患者的病情进展颇有意义，但对严重的哮喘患者价值不大，因为这类患者通常不能满意完成测量动作，而且用力呼气动作本身就会使支气管痉挛恶化。

1.无创机械通气（NPPV）　对意识清晰的重症哮喘患者，可首先考虑通过密闭的面罩或鼻罩给予 NPPV，如持续性正压（CPAP）通气，可以改善患者的呼吸困难并减少其呼吸做功。NPPV 对加重期的 COPD 患者的价值已经得到肯定，但在哮喘治疗中的地位尚有争议。考虑到 NPPPV 的无创性、医疗费用及患者的接受程度，只要推迟有创机械通气不至于影响患者的治疗，NPPV 是一个合理的选择。曾经发生过呼吸骤停、嗜睡或昏睡、呼吸道分泌物潴留及症状迅速恶化的患者应当紧急气管插管并开始机械通气，而不宜试用 NPPV。明显疲劳的患者可以试用 NPPV，但是若不能迅速改善，应马上进行气管插管。

一般以使用面罩为宜，扣带位置应适宜，以达到舒适的封闭效果。依据所采用的是压力支持或容积支持，推荐 NPPV 设置为 5 cmH₂O 的 CPAP 和 10 cmH₂O 压力支持（相当于 15 cmH₂O 的吸气性气道正压）或潮气量（VT）400 ～ 500 mL。CPAP 和吸气辅助均应进行调整，使患者感觉呼吸最舒适，呼吸困难最轻。CPAP 应根据患者是否最易触发呼吸进行调整，而吸气辅助则应调整至最佳呼吸模式。

对那些呼吸深大、用力的患者，流速过慢的 NPPV 可能不足以缓解呼吸困难，可采用以下方法解决：提高压力支持的流速反应（如可行的话）；改用具有更快流速反应性能的机械通气机；对于容积控制 NPPV 则加大吸气流速。

若患者在接受 NPPV 治疗时呼吸困难缓解不全甚至加重，应当及时撤除 NPPV 后再重新评价。

2.气管插管和机械通气　气管插管和机械通气是哮喘所致的严重呼吸功能不全患者施行辅助通气

的主要形式。虽然机械通气可以挽救生命，但总死亡率仍高达12%，并可出现低血压、气压伤、肌病等并发症，肌病尤其严重地影响患者的康复，延长加强护理及住院时间。其他的并发症与气管插管有关，如患者活动受限，以及加强护理时与机械通气有关的医疗资源耗费。因此，机械通气只限于必须时才能使用，而不能作为常规方法使用，且应在其他的措施已做了最大的努力之后。

（1）气管插管和有创机械通气的指征：当患者到达急诊室已出现心搏骤停、不能说话、痉挛、神志模糊、意识丧失或发绀，尽管予以高浓度吸氧仍无好转，应紧急进行插管和人工通气。然而，对于治疗失败的非危急的重症哮喘，插管的指征较难掌握。推荐的指征包括 $PaCO_2$ 增高、乳酸酸中毒、呼吸频率增加，以及出现衰竭征象、意识水平降低和低血压。如果对于患者是否应该进行机械通气犹豫不决，安全的做法是立即插管，而不必等到呼吸或心搏骤停时才开始。

（2）机械通气的策略：动力性肺膨胀过度（DHI）和肌病是影响重症哮喘机械通气患者预后的两个最重要的因素。因此，机械通气策略的基本出发点是评估DHI的程度，采用将其控制在安全范围内的通气方式。

决定DHI水平的3个主要因素是吸气量（VT）、呼气时间（TE）和气流阻塞的严重程度。基于所用的通气模式，呼气时间主要由呼吸机频率决定，并受到吸气时间或吸气流速的轻度影响。气流阻塞的严重程度不可能马上改变，因此在机械通气中必须通过调整通气参数来控制DHI。而所有控制DHI的通气策略在大多数患者都会导致通气不足与高碳酸血症。重症哮喘机械通气患者的死亡率在最近20年有了明显下降，与采用低通气策略有很大的关系。另外，低通气策略在减少DHI相关并发症的发生率和死亡率的同时，有可能间接地增加其他一些重要的并发症，如肌病的发病率。低通气策略时常常需要镇静和阻滞神经肌肉以保证患者对低通气的耐受，已发现这些措施及哮喘药物治疗（特别是肠道外皮质激素）是造成肌病的主要因素。由此，某些专家不主张太长或太深的经验性低通气，而推荐尽量使用安全范围内的最高通气水平。

机械通气应遵循以下原则：①保持最大肺容积始终低于安全界限：这个安全界限大约接近TLC，大致相当于 $25\,cmH_2O$ 的平台压；②通过最大限度地改善肺泡通气量尽可能减少不必要的高碳酸血症：应保持最适肺泡通气量以最大限度地减少高碳酸血症，同时使DHI保持在安全范围之内，以减少对镇静剂和神经肌肉阻滞药的需求，降低发生肌病的危险；③机械通气的模式和参数的设定参见下文。

容量控制通气：①分钟通气量（VE）：是决定DHI水平的最重要的单个因素。文献报道，VE为 $115\,mL/kg$ 时，80%以上的患者DHI在安全范围内，且无过度的高碳酸血症（$PaCO_2$ $50\sim90\,mmHg$），而其余15%～20%的患者也不会发生极度危险的DHI。②潮气量和频率：国外文献推荐的潮气量为 $8\,mL/kg$，相应的呼吸频率10～14次/min。国内推荐的潮气量为 $5\sim10\,mL/kg$，呼吸频率10～12次/min，保证吸气峰压 $<50\,cmH_2O$，以后随支气管痉挛的解除，潮气量可适当提高而吸气峰压仍可维持在稳定水平。③吸气流速：文献推荐较低的吸气流速或较长的吸气时间，以降低气道峰压，促进气体分布更均匀。④吸入氧浓度（FiO_2）：通常 FiO_2 为40%～70%，应保证 β_2 维持在 $SaO_2 \geqslant 95\%$。⑤呼气末正压（PEEP）：国外部分文献认为可能有害，不宜用于初始的控制性机械通气。国内文献推荐在吸气峰压 $<50\,cmH_2O$ 的前提下可采用 $<15\,cmH_2O$ 的PEEP。

压力控制通气：压力控制通气的优点是能够确保压力不超过安全范围，理论上的优点还包括当气流阻塞恶化时，可自动降低通气量，而在气流阻塞改善时可增加通气量。但这一模式能否保证取得良好的通气尚有争议。目前关于压力控制和压力支持的资料非常有限，是否比容量控制通气优越尚需进一步验证。A/C 模式推荐的参数设置为：触发压 -0.2 kPa，呼吸频率 22 ～ 35 次 /min，吸气峰压 45 ～ 50 cmH$_2$O。

（3）后续管理与撤机：对大多数患者，机械通气初期都需要低通气、重度镇静并使用神经肌肉阻滞药，需要评估动力性过度充气，调整呼吸频率（增加或降低），以取得最佳的通气效果并维持 DHI 在安全范围内。后续的管理包括以下方面。

1）尽早停止使用神经肌肉阻滞药，但是应持续使用足够的镇静剂以维持适宜水平的低通气。

2）动态监测 P$_{plat}$、自身 PEEP、呼气流速模式：若有气流阻塞恶化，应降低呼吸频率以防止 DHI 超出安全水平。如果气流阻塞改善，则应当增加通气频率、减少镇静剂用量并使用低水平支持的自主呼吸。

3）撤机：一旦气流阻塞有了明显的改善，CPAP 模式中大多数患者均能很快停用 CPAP，只需要最低程度的压力支持。有持续性严重气流阻塞的患者，特别是合并肌无力的患者，可能会面临撤机困难，需要更细致的通气策略。

4）低糖类、高脂营养可能会降低 PaCO$_2$ 并因此降低维持正常碳酸血症所需的通气量。

5）采用容许性高碳酸血症策略，可降低通气目标，降低维持正常 pH 所需的通气量，对撤机过程有所帮助。但过高水平的 CO$_2$ 会造成患者的不耐受，增加对镇静剂和肌松剂的需要，合理的水平是 PaCO$_2$ < 70 mmHg，pH > 7.20。

（七）并发症的处理

某些危及生命的情况可以合并或加重急性哮喘发作，如纵隔积气或者气胸。一旦发生气胸，必须行紧急胸廓造口术。皮下气肿在急性重度哮喘中更为常见，但并不需要马上处理。心脏并发症或者心律失常可由低氧血症所致，也可能为 β 受体激动剂或茶碱治疗的不良反应，可伴或不伴低钾血症。

急性重症哮喘常有脱水，应予适当补液（2 L/m^2）以稀释痰液、促进痰液排除。对于老年人和心血管病患者，应谨慎控制补液量。大量黏稠痰液形成痰栓时可通过纤支镜做支气管肺泡冲洗。

初期的呼吸性碱中毒无须特殊处理。呼吸性酸中毒通过改善通气多能纠正。合并代谢性酸中毒需要及时纠正，一般通过静脉补充 NaHCO$_3$。

（八）恢复期的处理

经过初期积极的治疗，大多数哮喘患者会在 5 天内恢复到基础水平，部分患者需要数周的时间才能完全恢复。一般而言，急性发作期的长短与恢复期的长短成正比。初始治疗症状显著改善，PEF 或 FEV$_1$ 恢复到预计值或个人最佳值的 60% 以上者可回家继续治疗，PEF 或 FEV 恢复到 40% ～ 60% 者应在监护下回到家庭或社区继续治疗。患者回家后至少需要继续口服 7 天糖皮质激素，按需使用支气管舒张药物直到恢复到急性发作前的水平。然后再次开始吸入性糖皮质激素治疗，按需使用支气管舒张剂。

哮喘急性发作固然是哮喘管理失败的标志，但同时也是进行患者教育和实施规范化治疗的良好契机。应告知患者每一次急性发作之后，另一次急性发作甚或死亡的危险将会增加。在出院时或近期的随访时，应当为患者制订一个详细的行动计划，审核患者是否正确使用药物、吸入装置和峰流速仪，找到急性发作的诱因并制定避免接触的措施，调整控制性治疗方案。这些患者应当给予密切监护、长期随访，并纳入患者教育计划。患者教育包括鼓励患者服从治疗，讲解有关疾病的性质，强调在病情突然恶化时进行紧急治疗及与医生联系的重要性。告知具有重症哮喘甚至致死性哮喘高危因素的患者及时予以口服泼尼松龙治疗，患者家中应备有泼尼松龙。对有精神障碍的哮喘患者随访应更密切，心理疾患可能干扰依从性，影响哮喘的控制，应安排精神治疗或心理治疗。

（郭志欣　薛　青　赵圣丽　于月燕）

第二节　急性呼吸衰竭

一、概述

急性呼吸衰竭是指由各种原因引起的肺通气和/或换气功能严重不全，以致不能进行有效的气体交换，导致缺氧和/或二氧化碳潴留，从而引起一系列生理功能紊乱及代谢不全的临床综合征。

二、病因

1. 脑部疾患　急性脑炎、颅脑外伤、脑出血、脑肿瘤、脑水肿等。

2. 脊髓疾患　脊髓灰质炎、多发性神经炎、脊髓肿瘤、颈椎外伤等。

3. 神经肌肉疾患　重症肌无力、周围神经炎、呼吸肌疲劳、破伤风、有机磷中毒等。

4. 胸部疾患　血气胸、大量胸腔积液、胸部创伤、胸腔和食管肿瘤手术后、急性胃扩张、膈运动不全等。

5. 气道阻塞　气道肿瘤、异物、分泌物，咽喉、会厌、气管炎症和水肿。

6. 肺疾患　ARDS、肺水肿、急性阻塞性肺疾患、哮喘持续状态、严重细支气管和肺部炎症、特发性肺纤维化等。

7. 心血管疾患　各类心脏病所致心力衰竭、肺栓塞、严重心律失常等。

8. 其他　电击、溺水、一氧化碳中毒、严重贫血、尿毒症、代谢性酸中毒、癔症等。

三、病理生理

1. 高碳酸血症性呼吸衰竭　此类呼吸衰竭的发生是由于肺泡通气不足，不能提供充分氧合并将二氧化碳排出，从而使体内二氧化碳积聚，动脉 $PaCO_2$ 增高。动脉 $PaCO_2$ 是测定肺泡通气最重要的指征，正常值为 $4.8 \sim 5.8$ kPa（$36 \sim 44$ mmHg），由于二氧化碳能在肺泡和毛细血管床之间迅速平衡，所以肺泡 $PACO_2$ 和动脉 $PaCO_2$ 接近等值。肺泡 $PACO_2$ 数值的改变取决于二氧化碳的产生和肺泡通气对 CO_2 的排出。健康人每分钟体内产生的二氧化碳量约为 200 mL，肺泡每分通气量大约为 4 L，则

$PaCO_2 = Vco_2 \times 0.863/V_A$（$Vco_2$ 为每分钟二氧化碳产生量，0.863 为常数）。若 Vco_2 恒定，则 $PaCO_2$ 与肺泡通气呈负相关。低通气时，其值增高，表示肺泡排除二氧化碳的功能不足；过度通气时，其值降低。依公式 $V_A = V_E - V_O$，式中 V_A 为每分钟肺泡通气，V_E 为每分钟呼出气的总量，V_O 为每分钟无效腔通气。二氧化碳潴留主要由 V_E 和 V_O 之间的差值决定。

（1）V_E 下降：则 V_A 降低，造成 $PaCO_2$ 上升，出现高碳酸血症性呼吸衰竭。例如，药物引起的中枢神经系统受抑和呼吸肌麻痹。在这种情况下，解剖无效腔未变，但每分钟肺泡通气量降低，致使 $PaCO_2$ 增高。

（2）V_O 上升：肺泡通气部分取决于无效腔量，包括解剖无效腔和由于疾病而产生的非解剖无效腔。当无效的无效腔通气量增加，则有效的肺泡通气量反而减少，造成通气与血流灌注比例失调，出现伴有高碳酸血症的低氧血症。此类呼吸衰竭多见于 COPD 因感染促使病情急剧加重。

2. 低氧血症性呼吸衰竭　通气与血流灌注比例失调为此类呼吸衰竭的主要病理基础。根据供氧后 $PaCO_2$ 的反应，将此类呼吸衰竭分为两类。

（1）吸氧后低氧血症可改善的呼吸衰竭：引起这种变化的病理生理基础是通气/血流比例失调，肺内存在较广泛的低氧合血流区域，如慢性阻塞性肺疾患、肺不张、肺梗死、肺水肿或气胸等。

（2）吸氧后仍难纠正的低氧血症：此类呼吸衰竭的病理生理基础是肺内存在巨大的右向左分流（正常值低于 5%），如 ARDS。ARDS 的主要病理特点是肺间质和肺泡水肿：①肺泡水肿阻碍了肺泡通气，即使灌注相对充足，而这些流经无通气肺泡的血流未经氧合就进入肺循环，分流为其低氧血症的首要因素；②由于 ARDS 患者其肺泡表面活性物质受损或缺乏，导致广泛的肺泡塌陷，从而加重低氧血症的程度；③ ARDS 患者的肺间质水肿和透明膜形成造成弥散功能减退，为低氧血症进一步恶化的原因。

四、临床表现

1. 呼吸困难　是呼吸衰竭的早期症状。患者主观感到空气不足，客观表现为呼吸用力，伴有呼吸频率、深度与节律的改变。较早表现为呼吸频率增快，病情加重时出现呼吸困难，辅助呼吸肌活动加强，如三凹征、中枢性疾患或中枢神经抑制性药物所致的呼吸衰竭，表现为呼吸节律改变。

2. 发绀　是缺氧的典型表现。当动脉血氧饱和度低于 90% 时，可在口唇、指甲出现发绀。另外，发绀的程度与还原血红蛋白含量有关，所以红细胞增多者发绀明显，贫血者发绀不明显。严重休克等原因引起末梢循环障碍的患者，即使动脉血氧分压正常，也可发绀，称作外周性发绀。而真正由于动脉血氧饱和度降低引起的发绀，称作中枢性发绀。

3. 神经精神症状　急性呼吸衰竭的神经精神症状较慢性呼吸衰竭明显。急性严重缺氧可出现谵妄、抽搐、昏迷。慢性者可有注意力不集中、智力或定向功能障碍。CO_2 潴留可出现头痛、扑翼样震颤，以及中枢抑制之前的兴奋症状，如失眠、睡眠习惯改变、烦躁等。

4. 循环系统改变　缺氧和 CO_2 潴留均可导致心率增快、血压升高。严重缺氧可出现各种类型的心律失常，甚至心搏骤停。CO_2 潴留可引起表浅毛细血管和静脉扩张，表现为多汗、球结膜水肿等。长期缺氧引起肺动脉高压、慢性肺源性心脏病、右心衰竭的表现，出现剑突下心尖冲动、肺动脉瓣区第二心音亢进、肝颈静脉反流征阳性、肝大并压痛、双下肢水肿。

5. 其他脏器的功能障碍　严重的缺氧和 CO_2 潴留可导致肝肾功能障碍。临床上出现黄疸、肝功能异常；血尿素氮、肌酐升高，尿中出现蛋白管型；也可出现上消化道出血。

五、诊断

呼吸衰竭的病因不同，病史、症状、体征和实验室检查结果多不尽相同，除原发疾病和低氧血症导致的临床表现外，呼吸衰竭的诊断主要依靠动脉血气分析，尤其是 PaO_2 和 $PaCO_2$ 的测定。

呼吸衰竭的诊断标准在海平面、标准大气压、静息状态、呼吸空气条件下，动脉血氧分压（PaO_2）< 60 mmHg，伴或不伴二氧化碳分压（$PaCO_2$）> 50 mmHg，并排除心内解剖分流和原发于心排出量降低等致低氧因素，可诊断为呼吸衰竭。单纯 PaO_2 < 60 mmHg 为 Ⅰ 型呼吸衰竭；若伴有 $PaCO_2$ > 50 mmHg，则称为 Ⅱ 型呼吸衰竭。pH 可反映机体的代偿情况，有助于急性或慢性呼吸衰竭的鉴别。

六、鉴别诊断

呼吸衰竭出现精神神经症状时应与脑血管病、代谢性碱中毒及感染中毒性脑病进行鉴别。

七、治疗

呼吸衰竭的治疗原则是首先治疗原发的基础疾病，尽快消除诱发因素。即使对呼吸衰竭本身的治疗，也因患者的原发病不同、病情轻重不同，并发症的多少及严重程度不一而有所不同。

（一）药物治疗

1.氧疗　无论何种原因导致的急、慢性呼吸衰竭，给氧并将 PaO_2 提高到较安全水平，使 PaO_2 > 55 mmHg 都相当重要。

2.呼吸兴奋剂　用于刺激呼吸中枢或外周化学感受器，增加通气量，使用时应注意保持患者气道通畅，无过量的分泌物潴留。以下药物可试用，但目前由于机械通气治疗的进展，此类药物在临床上已不常应用。

（1）尼可刹米：0.375 ～ 0.75 g 入莫菲管，每 1 ～ 2 h 1 次，或 3.75 g + 5% 葡萄糖或生理盐水 300 ～ 500 mL 静脉滴注。

（2）纳洛酮：4 ～ 6 mg，每 2 ～ 6 h 1 次，入莫菲管。

（3）烯丙哌三嗪：50 ～ 150 mg，每日 2 ～ 3 次。需注意该药可引起肺动脉高压，并且增加低氧血症而产生的肺血管收缩反应。

（4）甲羟孕酮 20 mg，每日 3 次，有血栓形成倾向者慎用。

（二）建立人工气道和辅助通气

氧疗及一般治疗后，血气分析未见好转，且进行性恶化者、突发昏迷者应尽快建立人工气道，必要时进行辅助通气（无创通气或常规有创通气）治疗。

建立人工气道可采用面罩、经鼻或口气管内插管和气管切开 3 种方法，选择何种方法，取决于设备、技术条件和患者气道阻塞的部位及病情。呼吸衰竭患者选择何种机械通气模式，应该根据其基础病变、肺功能、血气分析结果及重要脏器的功能来决定。

（三）对症治疗

1.支气管扩张剂　有茶碱类、β₂受体兴奋剂类，种类较多，其作用是扩张支气管，促进纤毛运动、增加膈肌收缩力，从而改善通气功能。

2.祛痰药　促进痰液的排出，便于患者咳出或吸出，利于支气管腔通畅。

3.糖皮质激素　COPD、支气管哮喘等以小气道病变为主，支气管平滑肌痉挛、黏膜水肿是影响通气的病理基础，糖皮质激素的应用对上述变化是针对性治疗。

4.抗感染治疗　支气管、肺感染是呼吸衰竭最常见的诱发和加重因素，及时有效的控制感染也是治疗呼吸衰竭的根本措施。

5.清除呼吸道分泌物　有效的呼吸道湿化、体位翻动、拍背、清醒患者鼓励咳嗽、行气管插管的患者积极吸引均为解除分泌物潴留的有效方法。对于昏迷、无咳嗽反射者，可用纤维支气管镜进行气道管理，可在直视下清除肺段以上支气管内的分泌物、血痂、痰痂，对由于分泌物堵塞所致的肺叶、肺段不张行抽吸、冲洗治疗，从而解除肺不张。

6.营养治疗　慢性呼吸衰竭者多合并营养不良，后者导致非特异性免疫功能低下，易诱发感染，使病情进一步加重。同时由于呼吸肌的营养不良，尤其是膈肌的受累，导致呼吸肌衰竭，其本身就是导致呼吸衰竭的一个独立因素。经口、肠道外给予充分的营养，保证热量的供应，避免负氮平衡。糖类的给予量应占热量的50%以下，以降低呼吸商，减少 CO_2 的产生；支链氨基酸的给予有利于呼吸肌疲劳的恢复；谷氨酸酰胺的给予有利于保证肠黏膜上皮的再生和完整性；还要注意磷、镁的补充及维生素、纤维素的补充。

7.肝素的应用　慢性呼吸衰竭者由于缺氧等因素刺激常并发继发性红细胞增高症，血液处于高黏稠状态，易发生静脉血栓，且肺栓塞本身就是COPD急性加重或诱发呼吸衰竭的一个重要因素。如无禁忌证，用肝素50 mg经静脉或深部皮下给药，每6～8 h 1次，有利于换气功能的改善，应用时应监测凝血指标。低分子肝素0.4～0.6 mL皮下注射，每日1次或12 h 1次，较普通肝素安全。

8.纠正酸碱失衡和电解质紊乱。

（王真真　殷晓艳　陈韦如　张云丹）

第三节　急性肺栓塞

一、概述

肺栓塞（Pulmonary Embolism，PE）是以各种栓子阻塞肺动脉系统为其发病原因的一组疾病或临床综合征的总称，包括肺血栓栓塞征、脂肪栓塞综合征、羊水栓塞、空气栓塞等。

肺血栓栓塞症（Pulmonary Thrombo Embolism，PTE）为来自静脉系统或右心的血栓阻塞肺动脉或其分支所致疾病，以肺循环和呼吸功能障碍为其主要临床和病理生理特征。

PTE 为 PE 的最常见类型，占 PE 中的绝大多数，通常所称 PE 即指 PTE。引起 PTE 的血栓主要来源于深静脉血栓形成（Deep Venous Thrombosis，DVT）。PTE 常为 DVT 的并发症。

二、病因及发病机制

年龄与性别：肺栓塞的发病率随年龄的增加而上升，以 50～60 岁年龄段最多见，20～39 岁年龄组女性深静脉血栓病的发病率比同龄男性高 10 倍。

血栓性静脉炎、静脉曲张：51%～71% 下肢静脉血栓形成患者可能并发肺栓塞。

心肺疾病：慢性心肺疾病是肺血栓栓塞的主要危险因素。

创伤、手术：肺栓塞并发于外科或外伤者约占 43%。

肿瘤：癌症能增加肺栓塞发生的危险。

制动：下肢骨折、偏瘫、手术后、重症心肺疾病及健康人不适当的长期卧床或长途乘车（或飞机），肢体活动减少，降低静脉血流的驱动力，易形成深静脉血栓。

妊娠和避孕药：孕妇血栓栓塞的发病率比同龄未孕妇女多 7 倍，服避孕药的妇女静脉血栓形成的发生率比不服药者高 4～7 倍。

其他：肥胖，超过标准体重 20% 者栓塞病的发生率增加。脱水、某些血液病、代谢性疾病及静脉内插管也易发生血栓病。

三、临床表现

1.症状

（1）呼吸困难及气促（80%～90%），尤以活动后明显。

（2）胸痛包括胸膜炎性胸痛（40%～70%）或心绞痛样疼痛（4%～12%）。

（3）晕厥（11%～20%），可为 PTE 的唯一或首发症状。

（4）烦躁不安、惊恐甚至濒死感（55%）。

（5）咯血（11%～30%），常为小量咯血，大咯血少见。

（6）咳嗽（20%～37%）。

（7）心悸（10%～18%）。

临床上出现"肺梗死三联征"（呼吸困难、胸痛、咯血）者不足 30%。

2.体征

（1）呼吸急促（70%），呼吸频率＞20 次/min，是最常见体征。

（2）心动过速（30%～40%）。

（3）血压变化，严重时可出现血压下降甚至休克。

（4）发绀（11%～16%）。

（5）发热（43%），多为低热，少数患者可有中度以上的发热（7%）。

（6）颈静脉充盈或搏动（12%）。

（7）肺部可闻及哮鸣音（5%）和/或细湿啰音（18%～51%），偶可闻及血管杂音。

（8）胸腔积液的相应体征（24%～30%）。

（9）肺动脉区第二音亢进或分裂（23%），$P_2 > A_2$，三尖瓣区收缩期杂音。

3. 深静脉血栓的症状与体征　下肢DVT主要表现为患肢肿胀、周径增粗、疼痛或压痛、浅静脉扩张、皮肤色素沉着、行走后患肢易疲劳或肿胀加重。约半数或以上的下肢静脉血栓患者无自觉临床症状和明显体征。

四、辅助检查

1. 动脉血气分析　常表现为低氧血症、低碳酸血症，肺泡-动脉血氧分压差增大。部分患者的结果可能正常。

2. 心电图　大多数表现非特异性的心电图异常。

3. 胸部X线平片　多有异常表现，但缺乏特异性。可表现为区域性肺血管纹理变细、稀疏或消失，肺野透亮度增加；肺野局部浸润性阴影；尖端指向肺门的楔形阴影；患侧横膈抬高；少—中量胸腔积液等。

4. 超声心动图　间接征象：右心室扩张，右肺动脉内径增加，左心室径变小，室间隔左移及矛盾运动，肺动脉压增高。直接征象：右心血栓有两种类型：活动、蛇样运动的组织和不活动、无蒂及致密的组织。

5. 血浆D-D二聚体　它是特异性的纤溶标记物。对急性PTE诊断的敏感性达92%～100%，但特异性低，仅为40%～43%。

6. 核素肺通气/灌注扫描　是PTE重要的诊断方法。典型征象是呈肺段分布的肺灌注缺损，与通气显像不匹配。

7. 螺旋CT和电子束CT造影　能够发现段以上的肺动脉内的栓子，是PTE的确诊手段之一。直接征象：肺动脉内低密度充盈缺损。间接征象：肺野楔形密度增高影，条带状的高密度区或盘状肺不张等。

8. 磁共振成像　对段以上的肺动脉内的栓子诊断的敏感性和特异性均较高。

9. 肺动脉造影　为PTE诊断的经典与参比方法。

10. 深静脉血栓的辅助检查

（1）超声技术：可发现95%以上的近端下肢静脉内的血栓。

（2）MRI对有症状的急性DVT诊断的敏感性和特异性达90%～100%。

（3）放射性核素静脉造影：为无创性DVT检测方法。

（4）静脉造影：是诊断DVT的"金标准"。

五、诊断和鉴别诊断

（一）诊断标准

对于下列情况之一的人群，要警惕肺栓塞的可能。

（1）下肢无力、静脉曲张、不对称性下肢水肿和血栓性静脉炎。

（2）原有疾病发生突然变化，呼吸困难加重或创伤后呼吸困难、胸痛、咯血。

（3）晕厥发作。

（4）原因不明的呼吸困难。

（5）不能解释的休克。

（6）低热、血沉增快、黄疸、发绀等。

（7）心力衰竭，对洋地黄制剂反应不好。

（8）X线胸片肺野有圆形或楔形阴影。

（9）肺扫描有血流灌注缺损。

（10）原因不明的肺动脉高压及右心室肥大等。

（二）诊断流程

肺血栓栓塞症的诊断步骤分为疑诊、确诊和病因诊断3个步骤，并对每个步骤中所包含不同检查手段的诊断价值做出较科学的评价，可操作性和实用性强，适用范围广，是目前比较适合国内情况的诊断策略。

1. 根据临床情况疑诊PTE

（1）对存在危险因素，特别是并存多个危险因素的病例，需有较强的诊断意识。

（2）临床症状、体征，特别是在高危病例出现不明原因的呼吸困难、胸痛、晕厥和休克，或伴有单侧或双侧不对称性下肢肿胀、疼痛等，对诊断具有重要的提示意义。

（3）结合心电图、X线胸片、动脉血气分析等基本检查，可以初步疑诊PTE或排除其他疾病。

（4）宜尽快常规行D-D二聚体检测（ELISA法），据以做出可能的排除诊断。

（5）超声检查可以迅速得到结果并可在床旁进行，虽一般不能作为确诊方法，但对于提示PTE诊断和排除其他疾病具有重要价值，宜列为疑诊PTE时的一项优先检查项目。若同时发现下肢深静脉血栓的证据则更增加了诊断的可能性。

2. 对疑诊病例合理安排进一步检查以明确PTE诊断

（1）有条件的单位宜安排核素肺通气/灌注扫描检查或在不能进行通气显像时进行单纯灌注扫描，其结果具有较为重要的诊断或排除诊断意义。若结果呈高度可能，对PTE诊断的特异性为96%，除非临床可能性极低，基本具有确定诊断价值；结果正常或接近正常时可基本排除PTE；如结果为非诊断性异常，则需要做进一步检查，包括选做肺动脉造影。

（2）螺旋CT/电子束CT或MRI有助于发现肺动脉内血栓的直接证据，已成为临床上经常应用的重要检查手段。有专家建议，将螺旋CT作为一线确诊手段，应用中需注意阅片医师的专业技能与经验对其结果判读有重要影响。

（3）肺动脉造影目前仍为 PTE 诊断的"金标准"与参比方法。需注意该检查具有侵入性，费用较高，而且有时其结果亦难于解释。随着无创检查技术的日臻成熟，多数情况下已可明确诊断，故对肺动脉造影的临床需求已逐渐减少。

3.PTE 病因诊断

（1）对某一病例只要疑诊 PTE，即应同时运用超声检查、核素或 X 线静脉造影、MRI 等手段积极明确是否并存 DVT。若并存，需对两者的发病联系做出评价。

（2）无论患者单独或同时存在 PTEDVT，应针对该例情况进行临床评估，并安排相关检查以尽可能地发现其危险因素，并据以采取相应的预防或治疗措施。

4.诊断的"灰区"问题　危重 PTE 进展迅速，其中多数在发病后 2 h 内死亡。由于血流动力学状态不稳定，且随时面临复苏可能，常无法进行影像学诊断。同时，一些患者的基础疾病状态也限制了对其进行完善的 PTE 诊断。国外有关于 PTE 床旁诊断策略的研究，包括 D-D 二聚体结合肺血分流指标等。超声检查可在床旁进行，对于提示 PTE 诊断和排除其他疾病具有重要价值，宜列为疑诊 PTE 时的一项优先检查项目。若发现下肢 DVT 的证据，则可增加诊断的可能性。超声心动图检查除发现右心功能不全的间接证据外，还可观察到血栓的直接证据。但迄今为止尚没有有效的 PTE 床旁确诊方法。

PTE 诊断的"灰区"（Gray Zone），即临床上高度怀疑 PTE，但由于病情较重难以进行相关检查，或是由于条件限制不能进行相关检查而缺乏确诊依据，或是根据已有的检查措施不能提供确切的诊断依据。对此类患者在诊断观念上宜"宁信其有，勿信其无"。在能比较充分地排除其他可能的诊断，且无显著出血风险的前提下，可给予抗凝治疗。对于个别已影响血流动力学、对生命构成威胁的严重且高度可疑 PTE 的病例，甚至可以进行溶栓治疗，以免延误病情，但在临床上需要向患者或其家属交代清楚，并在知情同意书上签字后，方可进行。

（三）鉴别诊断

PTE 通常应与以下几种情况进行鉴别。

1.慢性阻塞性肺疾病（COPD）急性发作　COPD 所致肺心病合并 PTE 并不少见，但由于易与 COPD 急性发作相混淆，诊断较困难。COPD 合并肺血栓栓塞（FIE）的主要临床特点是在呼吸道感染无明显变化的情况下，又无其他严重并发症证据时，患者呼吸困难突然加重，常规治疗措施无效，右心衰竭明显加重，血压降低，可能出现双下肢非对称性水肿。血气变化的特征是低氧血症加重，而二氧化碳潴留则矛盾性减轻，由于心输出量下降及氧含量降低，可合并代谢性酸中毒。

2.肺炎　急性 PTE 患者可表现为发热、胸痛、咳嗽、白细胞增多、X 线胸片示肺部浸润性阴影等，易与肺炎相混淆。不明原因的肺部阴影或抗生素治疗无效的肺炎在临床处理过程中应考虑到 PTE 可能，尤其是存在较明显的呼吸困难症状、典型的动脉血气异常时；X 线胸片显示部分区域肺血管纹理稀疏及肺动脉高压的相应影像学改变时，应考虑进行相关检查。

3.冠状动脉粥样硬化性心脏病　患者 PTE 可表现为心绞痛样胸痛、呼吸困难、休克等症状。ECG 常可出现 Ⅱ、Ⅲ、aVF 导联 ST 段、T 波改变，甚至 $V_{1\sim4}$ 导联呈现"冠状 T 波"等改变，并可出现心肌同工酶升高。临床上常容易诊断为冠状动脉供血不足或心内膜下心肌梗死，而忽略了 PTE 的诊断，尤其是年龄较大的急性肺栓塞患者更易被诊断为冠心病。此时应注意患 PTE 者 ECG 表现除 ST 段、T 波改变外，同时还可见右心室负荷升高的相应表现，如明显的电轴右偏或 $S_IQ_{III}T$ 征及"肺型 P 波"等。

而 PTE 的 ECG 改变缺乏心肌梗死的典型动态演变。当肺循环阻力明显下降时，其心电图异常可在短期内恢复。心脏彩超检查可见肺动脉增宽、右心室扩张和室壁节段运动异常等。

4.主动脉夹层 急性 PTE 患者可表现为剧烈胸痛，胸片可见上纵隔增宽（上腔静脉扩张引起），胸腔积液等改变。部分患者可表现为休克症状，须与主动脉夹层相鉴别。后者多有高血压病史，疼痛与呼吸运动无关，疼痛范围较广泛，呼吸困难和发绀表现不明显。心脏彩超和胸部 CT 检查有助于鉴别诊断。

5.其他原因导致的胸腔积液 约 1/3 的 PTE 患者可发生胸腔积液，临床上易被误诊为结核性胸膜炎，并给予长期抗结核治疗。伴有胸腔积液的 PTE 患者多缺乏结核病的全身中毒症状，胸腔积液多为血性，量少、吸收快（多在 1～2 周内自然吸收），X 线胸片同时可见吸收较快的肺内浸润性阴影。

6.其他原因所致休克 大面积 PTE 发生休克时，病情危重，病死率高，病情发展较快，须及时做出判断。PTE 所致心外梗阻性休克的特点是静脉充盈压升高，因此较易与感染中毒性休克和低血容量性休克相鉴别。急性右心功能不全、心包填塞和严重左心功能不全引起的休克也可表现为严重呼吸困难和静脉压升高，床旁心脏彩超有助于鉴别诊断。

7.其他原因所致的晕厥 大面积 PTE 导致急性右心功能衰竭，使左心室充盈受限、心排血量减少、脑动脉供血不足或 PTE 导致血流动力学不稳定引起严重心律失常所致，有 13% 的患者以晕厥作为首发表现。PTE 致晕厥应与迷走反射性晕厥及心源性晕厥（如严重心律失常、肥厚型心肌病）相鉴别。单纯性晕厥多见于体质瘦弱的女性，多有诱因及前期症状，容易在炎热、拥挤的环境，疲劳状态下发生；排尿性晕厥多见于青年男性，发生于排尿时或排尿后。

咳嗽性晕厥多见于存在慢性肺病的中老年男性；心源性晕厥多有心脏病史，晕厥发生突然，发作时心电图呈心动过缓、室扑或室颤甚至停搏。部分大面积 PTE 表现为癫痫样发作和短暂的晕厥，而且病程长者可因下肢深静脉血栓的长期慢性脱落，造成反复的癫痫样小发作，往往被误诊为癫痫而长期服用抗癫痫药。对不明原因晕厥者应注意有无 DVT 危险因素及低氧血症（或严重发绀），并警惕 PTE 的发生。

8.其他类型栓子引起的肺栓塞 除血栓栓子外，其他栓子也可以引起肺栓塞，包括脂肪栓塞、空气栓塞、肿瘤栓塞和羊水栓塞等。多数情况下根据致病因素的不同和临床表现的差异较容易进行鉴别诊断。例如，脂肪栓塞多在长骨骨折后迅速出现，肺损伤明显，而骨折后并发 PTE 一般在 4 天后才出现；空气栓塞的发生多与静脉穿刺有关；羊水栓塞常为病理产科的并发症，以 DIC 为主要临床特征；肿瘤栓塞时可发现肿瘤的相应证据，由于肿瘤患者易并发 PTE，所以急性期诊断较困难，应进行动态观察，远期可见肿瘤浸润性生长。

9.肺血管占位性病变 在某些情况下，肺动脉平滑肌肉瘤在影像学上也可以表现为充盈缺损或通气灌注显像出现灌注不良，在影像学上往往难以区分。当影像学检查提示存在主肺动脉和单侧肺血管或单侧优势血管阻塞时，应该注意排除其他异常病变的可能性，如肺动脉肉瘤、血管炎、肿瘤病变、纵隔纤维化等。手术或血管镜检查是最后的确诊方法。

10.其他 此外急性左心衰、食管破裂、气胸、纵隔气肿、支气管哮喘、骨折、肋软骨炎和高通气综合征也可表现为呼吸困难、胸痛，也应与肺栓塞仔细鉴别。

六、治疗

（一）一般处理

患者绝对卧床，保持大便通畅，避免用力；对于胸痛、发热、咳嗽等症状可采用相应的对症治疗。对有低氧血症的患者，吸氧或机械通气。右心功能不全者可予多巴酚丁胺和多巴胺；若出现血压下降，可增大剂量或使用肾上腺素等。

（二）溶栓治疗

1. 适应证　适用于大面积肺栓塞，即因栓塞所致休克和/或低血压的病例。对于次大面积肺栓塞，即血压正常但超声心动图显示右心室运动功能减退的病例，若无禁忌证可以进行溶栓，对于血压和右心室运动均正常的病例不推荐进行溶栓，溶栓的时间窗一般为 14 天。

2. 禁忌证　绝对禁忌证有活动性内出血。相对禁忌证有二周内的大手术、分娩、器官活检或不能压迫止血的血管穿刺；2 个月内的缺血性脑卒中；10 天内的胃肠道出血；15 天内的严重创伤；1 个月内的神经外科或眼科手术；难于控制的重度高血压（收缩压 > 180 mmHg，舒张压 > 110 mmHg），近期曾行心肺复苏；妊娠；细菌性心内膜炎；严重肝肾功能不全；糖尿病出血性视网膜病变等。对于大面积 PTE，属上述绝对禁忌证。

3. 主要并发症　为出血。溶栓前配血宜置外周静脉套管针，避免反复穿刺血管。

4. 治疗方案　以下方案与剂量供参考使用。

（1）尿激酶：负荷量 4400 IU/kg，静脉推注 10 min，随后以 2200 IU/（kg·h），持续静脉滴注 12 h，另可考虑 2 h 溶栓方案；以 20 000 IU/kg 量持续滴注 2 h。

（2）链激酶：负荷量 250 000 IU，静脉注射 30 min，随后以 100 000 IU/h，持续静脉滴注 24 h。链激酶具有抗原性，故用药前须肌内注射苯海拉明或地塞米松，以防止过敏反应。

（3）rt-PA：50 ～ 100 mg 持续静脉滴注 2 h。

使用尿激酶、链激酶溶栓期间勿用肝素。对以 rt-PA 溶栓时是否需停用肝素无特殊要求。溶栓治疗结束后，应每 2 ～ 4 h 测定一次凝血酶原时间或活化部分凝血酶时间（APTT）。

（三）抗凝治疗

当 APTT 水平低于正常值的 2 倍，即应重新开始规范的肝素治疗，为 PTE 的基本治疗方法。抗凝药物主要有肝素、低分子肝素和华法林（Warfarin）。抗血小板药物的抗凝作用尚不能满足 PTE 或 DVT 的抗凝要求。

1. 肝素　临床疑诊 PTE 时，即可使用肝素或低分子肝素进行有效的抗凝治疗。应用肝素 / 低分子肝素前应测定基础 APTT、凝血酶原时间（PT）及血常规（含血小板计数，血红蛋白）；注意是否存在抗凝的禁忌证，如活动性出血、凝血功能障碍、未控制的严重高血压等。对于确诊的 PTE 病例，大部分为相对禁忌证。普通肝素的推荐用法：予 3000 ～ 5000 IU 或按 80 IU/kg 静脉推注，继之以 18 IU/（kg·h）持续静脉滴注。在开始治疗后的最初 24 h 内每 4 ～ 6 h（常为 6 h）测定 APTT，根据 APTT 调整剂量，尽快使 APTT 达到并维持于正常值的 1.5 ～ 2.5 倍。达稳定治疗水平后，改每天测定 APTT

一次。使用肝素抗凝务求达到有效水平。若抗凝不充分将严重影响疗效并可导致血栓复发率的显著增高，可参考表 6-1 调整肝素用量。

表 6-1　根据 APTT 监测结果调整静脉肝素用量的方法

APTT	初始剂量及调整剂量	下次测定的间隔时间 /h
治疗前测基础 APTT	初始剂量：80 IU/kg 静脉推注，然后按 18 IU/（kg·h）静脉滴注	4～6
APTT < 35 s（< 1.2 倍正常值）	予 80 IU/kg 静脉推注，然后增加静脉滴注剂量 4 IU/（kg·h）	6
APTT 35～45 s（1.2～1.5 倍正常值）	予 40 IU/kg 静脉推注，然后增加静脉滴注剂量 2 IU/（kg·h）	6
APTT 46～70 s（1.5～2.3 倍正常值）	无须调整剂量	6
APTT 71～90 s（2.3～3.0 倍正常值）	减少静脉滴注剂量 2 IU/（kg·h）	6
APTT > 90 s（> 3 倍正常值）	停药 1 h，然后减少剂量 3 IU/（kg·h）后恢复静脉滴注	6

肝素亦可用皮下注射方式给药，一般先予静脉注射负荷量 3000～5000 IU，然后按 250 IU/kg 剂量每 12 h 皮下注射一次。调节注射剂量使在下一次注射前 1 h 内的 APTT 达到治疗水平。

APTT 并不是总能可靠地反映血浆肝素水平或抗栓效果。若有条件测定血浆肝素水平，使之维持在 0.2～0.4 IU/mL（鱼精蛋白硫酸盐测定法）或 0.3～0.6 IU/mL（Amidolytic Assay），可作为调整肝素剂量的依据。

肝素可能会引起血小板减少症（Heparin-induced Thrombocytopenia，HIT），若血小板持续降低达 30% 以上，或血小板计数 < 100 000/mm^3，应停用肝素。

2. 低分子肝素（LMWH）　不需监测 APTT 和调整剂量，但对过度肥胖者或孕妇监测血浆抗 Xa 因子活性，并据此调整用量。

法安明：200 IU/（kg·d），皮下注射。单次剂量不超过 18 000 IU。

克赛：1 mg/kg 皮下注射，12 h 1 次；或 1.5 mg/（kg·d）皮下注射，单次总量不超过 180 mg。

速避凝：86 IU/（kg·d），皮下注射。

3. 华法林　可以在肝素开始应用后的第 1～3 d 加用，初始剂量为 3.0～5.0 mg。由于肝素需至少重叠 4～5 d，当连续 2 d 测定的国际标准化比率（INR）达到 2.5（2.0～3.0）时，或 PT 延长至 1.5～2.5 倍时，即可停止使用肝素，单独口服华法林治疗。疗程至少 3～6 个月。定期检测 INR 维持在 2～3 水平。对于栓子来源不明的首发病例，需至少给予 6 个月的抗凝；对癌症、抗心脂抗体综合征、抗凝血酶Ⅲ缺乏、复发性 VTE、易栓症等，抗凝治疗 12 个月或以上，甚至终生抗凝。妊娠期间禁用华法林，可用肝素或低分子量肝素治疗。

（郭志欣　薛　青　赵圣丽　董挪挪　宋德海）

第四节　急性肺损伤与急性呼吸窘迫综合征

一、概述

急性肺损伤（Acute Lung Injury，ALI）/急性呼吸窘迫综合征（Acute Respiratory Distress Syndrome，ARDS）是指由心源性以外的各种肺内、外致病因素导致的急性、进行性呼吸衰竭。主要病理特征为由于肺微血管通透性增高而导致富含蛋白质的液体渗出，从而导致肺水肿及透明膜形成，可伴有肺间质纤维化。以肺容积减少、肺顺应性降低、严重的通气 / 血流比例失调为病理生理特征，临床上表现为顽固性低氧血症和呼吸窘迫，肺部影像学上表现为非均一的渗出性病变。ALI 和 ARDS 为同一疾病过程的两个阶段，ALI 是肺损伤综合征病情相对较轻的阶段，而 ARDS 为病情较严重阶段。

二、病因

多种危险因素可诱发 ALI/ARDS，可分为以下几类。

1. 直接肺损伤因素

（1）吸入胃内容物：淡水、海水等。

（2）弥散性肺部感染：细菌、病毒、肺囊虫、真菌、钩端螺旋体等。

（3）吸入损伤性气体：高浓度氧、光气、烟雾、SO_2。

（4）肺挫损。

2. 间接肺损伤因素

（1）全身炎症反应综合征：是由严重感染、多发性创伤、出血性休克、胰腺炎、组织损伤等引起的全身炎症过程。

（2）代谢紊乱：肝衰竭、尿毒症、糖尿病酮症酸中毒等。

（3）药物过量：麻醉药、美沙酮、秋水仙碱等。

（4）妇产科疾病：羊水栓塞、子痫及子痫前期。

（5）其他：心肺转流术、器官移植、心律转复术等。

病因不同，ARDS 患病率也明显不同。严重感染时 ALI/ARDS 患病率可高达 25% ～ 50%，大量输血可达 40%，多发性创伤达到 11% ～ 25%，而严重误吸时，ARDS 患病率也可达 9% ～ 26%。同时存在 2 个或 3 个危险因素时，ALI/ARDS 患病率进一步升高。另外，危险因素持续作用时间越长，ALI/ARDS 的患病率越高，危险因素持续 24 h、48 h、72 h 时，ARDS 患病率分别为 76%、85% 和 93%。

三、发病机制

ALI/ARDS 的发病机制仍不十分清楚。除有些致病因素对肺泡膜的直接损伤外，更重要的是多种炎症细胞及其释放的炎症介质和细胞因子介导的肺炎症反应，最终引起肺泡膜的损伤、通透性增加和微血栓形成；并可造成肺泡上皮表面活性物质减少或消失，加重肺水肿和肺不张，从而引起肺的氧合功能障碍，导致顽固性低氧血症。ARDS 的发病机制有如下特点：①感染、创伤等引起的全身炎症反应，在 ARDS 的发生过程中起到重要作用；②中性粒细胞在肺内的聚齐、激活，并通过"呼吸爆发"释放氧自由基、蛋白酶和炎性介质，以及巨噬细胞、肺毛细血管内皮细胞的参与是 ALI 和 ARDS 发病的重要细胞学机制；③肺内炎性介质和抗炎性介质的平衡失调，是 ALI 和 ARDS 发生、发展的关键环节；④ ARDS 损害肺脏的气体交换和代谢功能，后者又可加剧 ARDS 的病变进展；⑤治疗不当可加重 ALI，如长时间吸入高浓度氧、机械通气使用较大潮气量或过高的气道压等均可加重 ALI。

最近对 ARDS 发病机制的主要认识为：ARDS 的病程实质上是一种肺的炎性反应过程。炎症反应涉及细胞和体液两大因素。参与反应的细胞主要为中性粒细胞、单核 - 巨噬细胞、血管内皮细胞等；体液因素包括各种细胞因子、脂类介质、氧自由基、蛋白酶、补体系统、凝血与纤溶系统等。

1. 中性粒细胞（PMN）的作用　PMN 是参与机体炎症反应的主要细胞，ARDS 时 PMN 在肺内微血管大量聚集；继之与血管内皮细胞黏附，释放氧自由基、脂类介质、蛋白酶等炎性介质，损伤肺泡毛细血管膜，导致通透性肺水肿，为 ALI 的重要发病机制。

2. 单核 - 巨噬细胞的破坏作用　单核 - 巨噬细胞不仅具有吞噬作用，还有介导炎性反应、参与组织的损伤与修复等多种效应。实验证实，PMN 及补体系统参与 ARDS 的急性反应，PMN 数分钟可活化，持续数分钟至数小时，PMN 迅速释放贮于颗粒中的酶。巨噬细胞则 2～3 h 后开始缓慢合成释放细胞因子 IL-1、TNF-α 等，作用于 PMN、内皮细胞、成纤维细胞及血小板，延迟释放介质，在较长时间内合成并释放蛋白酶，使初期迅速发生的全身反应变为巨噬细胞参与的慢性局部炎症反应。

3. 血管内皮细胞　肺血管内皮细胞（EC）损伤是 ARDS 发生的早期环节。EC 不仅作为被动的靶细胞，而且通过其屏障和分泌功能影响 ALI 的发生、发展。血小板活化因子、氧自由基、白介素、白三烯等介质既可直接损伤 EC，又可通过升高 EC 内的钙离子引起 EC 收缩和细胞间裂隙形成，增加血管的通透性，后者是 ALI 发生的重要机制。增加细胞内 cAMP 浓度的药物，如丁二酰 cAMP、己酮可可碱等能够稳定细胞骨架，降低血管通透性。EC 除合成和释放血小板活化因子、IL-1 等介质外，还分泌前列环素、一氧化氮（NO）、内皮素等血管活性物质参与 ARDS 的发病过程。ARDS 患者常有凝血和纤溶系统激活，尸检发现肺微血栓形成是其特点。实验证实，纤维蛋白及其降解产物既直接损伤 EC，又激活 PMN、AM 释放炎性介质参与 ALI。生理情况下，EC 表面凝血和抗凝血机制并存，处于动态平衡，IL-1、TNF-α 等介质均可作用于 EC，导致 EC 凝血机制亢进，促进血栓形成。

4. 肺泡 Ⅱ 型上皮细胞　ALI 过程中，Ⅱ 型上皮细胞有不同程度的损伤，出现肺表面活性物质（PS）合成减少、消耗增多、活性降低、灭活过快等变化，结果促使肺泡陷闭，加重间质和肺泡水肿。

另外，多种细胞因子和生物活性物质参与 ALI 的过程，主要包括：氧自由基、花生四烯酸、血小板活化因子、白介素、肿瘤坏死因子、生长因子、纤溶凝血系统、补体系统、蛋白溶解酶和肺表面活性物质。虽然还没完全阐明这些细胞因子和生物活性物质与 ARDS 发病的确切关系，但其在 ARDS 的发病过程中起了重要的作用，有助于解释很多现象。

四、临床表现

ARDS 多发生在严重感染、创伤、误吸有毒气体或胃内容物等原发病发展过程中，易误诊为原发病情加重而被忽视。一般认为，ALI/ARDS 具有以下临床特征。

1.急性起病　在直接或间接肺损伤后 12 ～ 48 h 内发病，且 ARDS 一旦发病，很难在短时间内控制，因为修复肺损伤的病理改变通常需要 1 周以上的时间。

2.呼吸窘迫　是 ARDS 最常见的症状，主要表现为气急和呼吸频率加快，呼吸频率大多为 25 ～ 50 次 /min，其严重程度与基础呼吸频率和肺损伤的严重程度有关。

3.发绀　因缺氧的加重，口唇和指甲发绀越来越明显，常规吸氧后发绀难以纠正。

4.咳痰　咳血痰或血水样痰。

5.体征　肺部体征无特异性，急性期双肺可闻及湿啰音或呼吸音减低；其余体征为原发病的体征。

五、辅助检查

1.动脉血气分析　典型的改变为 PaO_2 降低，$PaCO_2$ 降低，pH 升高。PaO_2 常低于 8 kPa，即使吸入氧浓度（FiO_2）> 50%，PaO_2 仍低于 50 mmHg，可作为诊断 ARDS 的一项重要依据。$PaCO_2$ 在发病早期因过度通气常降低，常低于 50 mmHg 或更低，出现呼吸性碱中毒。晚期肺泡通气量减少，$PaCO_2$ 多升高，出现呼吸性酸中毒，提示病情危重。氧合指数 PaO_2/FiO_2 降低是诊断 ARDS 的必要条件，正常值为 400 ～ 500 mmHg，在 ALI 时 ≤ 300 mmHg，ARDS 时 ≤ 200 mmHg。

2.胸部 X 线征象　早期胸部 X 线可无特异性，或呈轻度间质改变，表现为边缘模糊的肺纹理增多。继之出现双肺小斑片状影，并趋于融合，外带病变常比内带病变严重。晚期出现双肺广泛分布大片融合影，双肺野普遍变白，伴有气管充气相，心脏边缘不清或消失，称为"白肺"。1 ～ 2 周后，肺泡的渗出开始吸收并可伴有肺纤维细胞增生，随访胸片时可见阴影逐渐吸收和肺纤维化的表现。

3.血流动力学监测　ARDS 时，平均肺动脉压常增高，> 2.67 kPa（20 mmHg）；肺楔压（PWP）常 < 1.60 kPa（12 mmHg）。若 PWP > 2.40 kPa（18 mmHg），则提示左心功能不全。故 PWP 有助于鉴别肺水肿的产生是由于左心功能不全或 ARDS 所致，抑或两者同时存在。对于了解机械通气如 PEEP 对循环功能的影响，也是有用的监测指标。

4.床旁肺功能的监测　ARDS 时肺顺应性降低，无效腔通气量比例增加，但无呼吸气流受限。肺顺应性的改变对病情严重性的评价和疗效判断有一定的意义。

六、诊断

1.ALI 的诊断标准

（1）急性起病。

（2）氧合指数（PaO_2/FiO_2）≤ 200 mmHg ［不管呼气末正压（PEEP）水平 ］。

（3）正位 X 线胸片显示双肺均有斑片状阴影。

（4）肺动脉楔压 ≤ 18 mmHg，或无左心房压力增高的临床证据。如 PaO_2/FiO_2 ≤ 300 mmHg 且满足上述其他标准，则诊断为 ALI。

2.ALI/ARDS 的诊断标准

（1）有发病的高危因素。

（2）急性起病，呼吸频数和 / 或呼吸窘迫。

（3）低氧血症：ALI 时动脉血氧分压（PaO$_2$）/ 吸氧浓度（FiO$_2$）≤ 300 mmHg；ARDS 时 PaO$_2$/ FiO$_2$ ≤ 200 mmHg。

（4）胸部 X 线检查两肺浸润影。

（5）肺毛细血管楔压（PCWP）≤ 18 mmHg 或临床上能排除心源性肺水肿。

凡符合以上 5 项可以诊断为 ALI 或 ARDS。与欧美诊断标准相比，进一步强调了发病的高危因素和临床症状。

七、鉴别诊断

临床尚需与急性心源性肺水肿、间质性疾病和急性肺栓塞等常见病进行鉴别。

1. 心源性肺水肿　鉴别要点见表 6-2。

表 6-2　急性心源性肺水肿与 ALI/ARDS 的鉴别要点

	急性心源性肺水肿	ALI/ARDS
年龄	老年多见	老年相对少见
基础疾病	心血管疾病、糖尿病	感染、创伤等
病程	突发多见	进行性进展
呼吸困难	相对较轻，不能平卧	较重，多有呼吸窘迫，能平卧
体征	双下肺湿啰音多，实变体征不明显	湿啰音少，不固定，后期实变体征较明显
胸片	呈弥散性改变，病变相对均匀，双肺门蝶形影为典型改变	早期无改变或肺纹理增多；中晚期有渗出影，"白肺"和支气管气相等实变征象，病变不均一
低氧血症	较轻，吸氧后改善明显	较重，常规吸氧反应不佳
治疗反应	对抗心力衰竭治疗反应明显	对抗心力衰竭治疗反应差
PAWP	升高	大部分正常，少部分可轻度增高

2. 肺栓塞　肺栓塞患者往往存在一种或多种静脉血栓形成的危险因素，如下肢静脉血栓、手术后卧床、肿瘤等，临床表现为呼吸困难及气促、胸痛、咯血、咳嗽、烦躁不安、惊恐等，心电图和心脏彩超均显示右心负荷加重表现，CT 肺动脉造影可明确诊断。

3. 弥散性肺部感染　很多病原微生物和寄生虫可引起弥散性肺部感染，均可引起发热和白细胞增高，以及两肺斑片状阴影，严重者还可引起难以纠正的低氧血症，与 ARDS 引起的改变相似。但肺部感染中某些病原生物可伴有特征性改变，如寄生虫感染可伴有嗜酸性粒细胞增多。此外，单纯弥散性肺部感染 X 线胸片大多不是双肺对称的浸润性阴影，很少伴肺水肿。即使两者均可有低氧血症，但肺感染的发病和病程进展也较 ARDS 缓慢，对抗生素治疗的反应和预后均较好。

八、治疗

（一）呼吸支持治疗

机械通气是治疗 ARDS 的主要方法，目的是维持基本的气体交换，而能降低吸氧浓度，并尽量减少机械通气的并发症，其应用以维持生理功能为目标。

1. 模式　开始时可用容量切换通气（VCV），用辅助／控制通气（A/C）模式，亦可用 IMV（间歇强制通气）。

2. 参数　治疗初可先用下列参数：FiO_2 100%；潮气量（V_T）6 ～ 10 mL/kg；PEEP ≤ 5 cmH_2O；吸气流量 60 L/min。目标使氧饱和度（SaO_2）≥ 90%，预防气道压增高的并发症。

3. 允许性高碳酸血症通气（PHV）

（1）PHV 原则：PHV 可通过减少 V_T、通气频率，进行机械通气治疗，因而可能出现高碳酸血症。PHV 减少了每分通气量、PAP、呼吸道平台压（P_{plat}），但 MAP、静态肺顺应性和氧合无变化。PHV 可有轻度代偿性酸中毒，但对肺血管阻力、体循环血管阻力、心脏指数、氧运输量和 VO_2 无影响。ARDS 治疗中允许高碳酸血症存在的理由如下。

1）高碳酸血症的存在使 ALI/ARDS 的低氧血症可通过最大限度地补充氧来纠正。

2）一定水平的机械低通气并不代表通气衰竭的加重。

3）机械通气期间，呼吸性酸中毒没有明显的不良反应，$PaCO_2$ 的逐渐增加（＜ 100 mmHg），患者多能耐受。

4）病肺的气体交换障碍，如用高通气的方法企图达到正常 $PaCO_2$ 水平，可引起肺损伤的加重。

（2）PHV 方法如下。

1）PEEP：把 PEEP 调至肺泡扩张的最佳点，用肺顺应性监测时，肺膨胀到该点后，肺顺应性曲线开始下降，此时如增加通气压力，只能扩张已经打开的肺泡。此点亦可用静态容积—压力曲线、吸气气道压—时间曲线等方法确定。

2）V_T：6 ～ 7 mL/kg，维持 P_{plat} 30 cmH_2O。

3）通气频率 14 ～ 20 次/min，一般不超过 30 次/min。如用体外二氧化碳移出法（$ECCO_2R$），通气频率 3 ～ 5 次/min，让肺脏充分"休息"。

4）呼吸性酸中毒处理：①镇静患者，等待患者自身体内对酸血症代偿调节。一般认为 pH ＞ 7.25 不用处理，有报道 pH ＞ 7.05 时都没有明显的不利影响；②降温、限制糖摄入以减少 CO_2 产生；③静脉注射碳酸氢钠纠正酸血症；④气管内新鲜气体吹入法，洗出解剖无效腔的 CO_2，可降低 5 ～ 10 mmHg。

4. PEEP　治疗 ARDS 的重要方法之一，可增加肺容量，保持肺泡的张开，减少肺内分流和改善氧合。使用 PEEP 从低压开始，增加幅度每次 3 ～ 5 cmH_2O，至 15 cmH_2O 为止。使 SaO_2 ＞ 90%，FiO_2 ＜ 60%，气道峰压（PAP）＜ 40 ～ 45 cmH_2O。

最佳 PEEP 的选择：最佳 PEEP 是指治疗作用最佳，而不良反应最小时的 PEEP。机械通气时的最佳 PEEP 应满足以下条件：①动脉血氧合最好；②组织氧输送量最多；③导致呼吸机所致肺损伤（VILI）的危险性最小；④肺胸顺应性最好；⑤呼吸功最省。临床上要发现满足上述 5 项条件的最佳 PEEP 相当不容易，以下方法可用于 PEEP 的选择。

（1）描绘患者的压力—容量（P-V）曲线：早期 ARDS 静态吸气相 P-V 曲线上存在着曲折点，代表绝大多数肺泡在吸气相重新复张后，导致肺的顺应性突然增加。应用曲折点压力作为 PEEP 值已经成为一种精确滴定 PEEP 的方法。

（2）应用潮气顺应性来指导 PEEP 的选择：潮气顺应性＝V_T/（平台压－PEEP），在 VT 不变的情况下，每次增加＜ PEEP 观察平台压的变化。如平台压的增加＜ PEEP 的增加，说明顺应性的改善；如平台压的增加＞ PEEP 的增加，说明顺应性降低。理想的 PEEP 应该使肺潮气顺应性达最佳时的 PEEP。

5. ARDS 通气模式的选择

（1）压力控制通气：尚无研究表明何种通气模式对 ARDS 治疗最好。目前推荐应用压力控制通气（PCV），具体方法为：选择 PCV 模式，固定最大吸气压（气道峰压）在 30 ～ 35 cmH_2O，开始时加 8 cmH_2O 的 PEEP，然后逐步增加 PEEP 水平，维持最大吸气压不变，允许 V_T 减少，直到某一点，此时潮气顺应性从增加到减低，则确定为理想 PEEP 值。

（2）容量控制通气（VCV）：选用 VCV 模式来通气，则必须预设小潮气量（5 mL/kg），采用减速流量波形，预设较低的压力报警限（＜ 35 ～ 40 cmH_2O）和密切监测气道平台压。

（3）补充自主呼吸用力的通气新模式：现代机械通气的趋势是结合而不是废弃自主呼吸。这些新模式包括成比率辅助通气（PAV）、气道压力释放通气（APRV）和双相气道正压（BiPAP）。其优点是：①通气较自然，可降低气道峰压；②血流动力学较稳定，对重要脏器功能影响少；③增加呼吸频率，有利于改善和促使不张和萎陷的肺泡复原；④人－机同步较好，可减少镇静剂、肌松剂的应用。

6. 俯卧位机械通气　俯卧位机械通气能够取得较好的肺气体交换的改变。

7. 无创通气支持　采用无创通气机进行加压面罩通气，包括 CPAP、BiPAP、PSV、SIMV 等一系列的通气方式均在临床被广泛采用，并取得了较好的临床效果。

8. 肺复张手法（Recruitment Maneuver，RM）　在机械通气过程中间断地给予高于常规平均气道压的压力并维持一定的时间，其作用一方面可使更多的萎陷肺泡复张；另一方面还能防止小潮气量通气所带来的继发性肺不张。目前的动物实验和初步的临床应用经验表明，RM 能达到改善氧合、提高肺顺应性并减少肺损伤的目的。

实施 RM 最简单的方法是采用"叹气（Sigh）"功能，但其作用不持久。应用较多的方法是采用持续肺充气（Sustained Insufflation，SI），即间断地将平均气道压在 3 ～ 5 s 内升高到 30 ～ 40 cmH_2O，持续 15 ～ 30 s 后，再恢复到实施 SI 之前的压力水平。在使用常规机械通气时，可转换到 CPAP 模式，通过调节 CPAP 压力使之达到 RM 所需的压力水平。

实施 RM 需要注意：① ARDS 早期应用 RM 效果较好，而中、晚期 ARDS，或者 ARDS 的肺损伤原因直接来自于肺部病变（如严重肺炎、肺挫伤等），即肺内 ARDS，由于肺实质严重损伤、实变或明显纤维化形成，RM 的效果有限；②胸壁顺应性较差（如肥胖、胸廓畸形、腹胀等）对肺泡复张有限制作用，使 RM 的效果下降；③如果吸氧浓度过高，复张的肺泡可能会因为氧气吸收过快而在短时间内再次萎陷，因此，复张后吸氧浓度应尽可能降低至可以维持基本氧合的最低水平；④ RM 采用的时限和压力水平尚无统一意见。若 RM 持续时间＜ 10 s，压力幅度低于 10 cmH_2O，则氧合改善不明显；但若 RM 持续时间过长、压力过高，则会出现过性高碳酸血症、血压降低，并可能引起气压伤。常用的 RM 持续时间为 15 ～ 30 s，压力水平为 25 ～ 40 cmH$_2$O。

（二）肺外支持治疗

1. 胃肠道　及早给予胃肠道进食、建立完整的胃肠道屏障、恢复胃肠道菌群失调是 ARDS 整体治疗的一个关键因素。尽早给予胃肠道进食，是为了恢复胃肠道的功能，同时给予一些正常菌群（如乳酸杆菌、双歧杆菌、大肠杆菌等），以补充在大量应用抗生素和禁食时急剧减少的正常菌群。

给予谷胺酰胺（一种胃肠道 DNA 合成的前体，只可由胃肠道摄取，目前尚无静脉制剂）以补充快速更新的胃肠道黏膜，尤其是小肠黏膜屏障的完整。

2. 液体管理　早期限水和利尿是必要的，液体管理应行血流动力学检测，有可能应把肺动脉楔压降至最低点而保证足够的心排血量；并应防止循环血量减少，低血容量是限水或利尿的反指征。总之，在维持内环境稳定，全身血流动力学满足机体代谢需要的前提下，尽量保持肺处于"干一些"的状态，有利于 ARDS 肺功能的恢复。

3. 抗生素的合理应用　ARDS 并发肺部感染后，在治疗开始可根据经验试用抗生素，培养结果出来后，再选用有效的抗生素。

4. 注意维持内环境稳定　内环境包括水（容量、细胞内、细胞外、间质、各腔隙）的正常，酸碱、各种电解质的正常，是维持整体环境得以改善的基础条件。

5. 营养支持疗法　注意营养补充，以避免发生多脏器功能衰竭、呼吸肌疲劳和免疫功能减退而增加死亡率。应尽早采取经胃肠道补充营养，也可采用静脉内输入的方法进行营养支持疗法。通常成人每日应供应热量 20 ～ 40 kcal/kg（1 cal = 4.1868 J），其中蛋白 1.5 ～ 2.5 g/kg，脂肪热量应占总热量的20% ～ 30%。补充支链氨基酸可刺激呼吸中枢和改善呼吸功能。

（三）ARDS 的药物治疗

1. 糖皮质激素　ARDS 早期用大剂量皮质激素并无益处，而在 ARDS 纤维化期（起病后 5 ～ 10 d）或患者血液或肺泡灌洗液嗜酸性细胞增高是激素治疗的适应证。

2. 胶体溶液的应用　ARDS 晚期肺损伤阶段，如肺泡和上皮细胞渗透障碍已修复，此时应用胶体溶液可增加血管内胶体渗透压，有利于肺间质内液体的回吸收。

3. 血管活性药物的应用　ARDS 时肺血管阻力增高，心功能减退，可应用血管扩张剂，如硝普钠与硝酸甘油等。虽然血管活性药物可以舒张肺血管，但也使肺内分流增加，因而可加重低氧血症。另外，因体循环血管同时扩张，右心室的灌注可减少，使右心室的功能进一步减退。只有当肺血管严重痉挛时，才应用血管活性药物。

4. 外源性表面活性物质　外源性表面活性物质对婴儿 ARDS 效果很好。但成人量多正常，主要是质的异常。推测外源性表面活性物质可改善气腔的稳定性且有抗菌及免疫特性。因此，其作用包括减少气道压力，改善通气和减少院内肺炎的发生率。

（类维振　薛玲喜）

第七章

心血管内科危重症

第一节　心脏猝死

一、概述

　　心源性猝死（SCD）是指急性症状发作 1 h 后以意识突然丧失为特征的、由心脏原因引起的死亡。无论是否有心脏病，死亡时间和形式都未能预料。WHO 规定发病后 6 h 内死亡为猝死，而多数专家主张定为 1 h，但也有学者将发病后 24 h 内死亡归入猝死之列。在美国，每年有 30 万～ 40 万人死于心源性猝死，占猝死总人数的 88%，而且以 20 ～ 60 岁的男性为首位死因。北京地区的流行病学研究表明，急性冠心病事件发生后 24 h 内死亡者占总死亡者的 75%，其中 1 h 内 SCD 占死亡人数的 1/3，24 h 内死亡者占院外死亡的 93.1%，占院内死亡的近 1/2。

二、病因及发病机制

　　发生 SCD 患者常有以下几种病因。

（一）获得性心脏病

　　1.冠心病　冠脉疾病是造成猝死的主要原因。例如，原来心脏正常的患者，大冠状动脉的急性闭塞在导致心肌梗死的一瞬间就发生室颤，这些情况较为多见；另外，陈旧性心肌梗死的患者，梗死后的瘢痕提供了折返性室速的解剖基础，导致血流动力学紊乱。对大多数冠心病的患者，猝死的直接原因在这两者之间。他们有多支的血管病变、陈旧心肌梗死形成的瘢痕在该区域，以不规则的心律失常为主。在促发因素的作用下，如缺血、自主神经功能紊乱、电解质紊乱、药物毒性等，猝死容易发生。尸检和临床研究已经揭示了这种复杂性。冠状动脉血栓或斑块破裂，以及弥散性、不规则的冠脉内膜溃疡可以在高达 50% 的猝死患者中发现。冠状动脉的其他病变为猝死的少见原因。冠状动脉起源异常可以引起心肌瘢痕，导致心动过速或者因急性间歇性缺血导致心律失常。造成患者猝死的相似机制还有冠状动脉痉挛等。

2. 心肌病

（1）肥厚性心肌病：猝死多发生于原来无心脏症状的年轻、家族性肥厚性心肌病患者，以剧烈运动时居多。猝死的危险因素包括猝死的家族史、反复发作的不能解释的晕厥、非持续性室速及严重的左心室肥厚。多形性室性心动过速或室颤被认为是心搏骤停时初发的表现。由于严重的肥厚和传导异常，患者有因为房室阻滞或室上性心动过速而发生猝死的危险，任何产生明显缺血的节律改变，均可以产生致命的心律失常。

（2）扩张性心肌病：非缺血性扩张性心肌病占猝死的 10%，猝死占该病所有死亡者的 50%。与肥厚性心肌病的情况相反，扩张性心肌病的患者猝死发生相对比较晚。在心功能不全症状出现一段时间后，各种心律失常就会出现，如单形性和多形性室速，当单形性室速发生时，特别在原有室内传导阻滞时，应考虑是希普系统折返室速的一种特殊类型。在晚期心力衰竭的患者，50% 心搏骤停的患者存在缓慢性心律失常。

3. 瓣膜病　瓣膜性心脏病猝死常发生于心力衰竭和心室肥厚的晚期。虽然有症状的房性或者室性心律失常常见于二尖瓣脱垂的患者，除非并发症存在（如长 QT 综合征、电解质紊乱或者药物毒性），真正致命性的心律失常较为罕见。肺动脉高压患者猝死可以发生于血流动力学紊乱及心律失常。

（二）先天性心脏病

大多数先天性心脏病患者在无严重心力衰竭、心室肥厚或低氧血症时，突然因心律失常猝死并不常见。在法洛四联症进行了成功的外科修补以后，在右心室切除的部位，或室间隔修补的一侧，可发生心律失常，进而有可能发生因心律失常而猝死。

（三）遗传家族性疾病

1. 先天性长 QT 综合征　为一家族性疾病，体表心电图表现为 QT 间期延长，有发展为多形性室速或变成室颤的倾向。电解质不平衡、心动过缓或心脏暂停，以及突然的交感神经刺激药物的作用都可以进一步延长这些患者心脏的复极，引起室性心动过速。某些抗心律失常药物可以加重这种心律失常。

2. Brugada 综合征　为引起猝死的另一家族性疾病。患者有完全或不完全的右束支阻滞，伴有 V_1、V_2 导联 ST 段抬高，发生自发性的多形性室性心动过速和室颤，通常发生于睡眠时。相似的心律失常也可以在电生理检查时诱发。虽然这些综合征由单基因突变引起，仅仅占人群猝死的小部分，当它们合并其他心脏病或在异常的生理负荷下，基因的多态性可以具有猝死的遗传倾向。

3. 致心律失常型右心室发育不良　本病在定义上指以右心室弥散性和 / 或局限性的收缩异常、结构改变，进行性的心肌细胞纤维脂肪变性、复极异常、epsilon 波、左束支阻滞型室速为特征的家族性发病的心肌病。在西欧，年轻人猝死中其发病率较高，是猝死的重要病因。

（四）药物毒性

药物毒性也可引起猝死。药物可以影响心脏电生理，导致致命心律失常。所有的抗心律失常药物都可以有致心律失常作用，如 I 类药物（奎尼丁、普鲁卡因胺和丙吡胺）能够引起 QT 间期延长导致单形性和多形性室速（尖端扭转性室速）。 I c 类药物（氟卡尼和普罗帕酮）引起典型的心律失常为宽

QRS 型的持续性室速。在Ⅲ类药物中，索他洛尔和多非利特可引起尖端扭转型室速。胺碘酮偶尔也可引起尖端扭转型室速，持续性室速和心动过缓也可见于胺碘酮治疗时。大多数非心脏药物也能引起潜在的致命性心律失常，因为它们通常具有阻滞内流钾通道 Ikr 成分的作用，如吩噻嗪、苄普地尔、西沙比利，非镇静性的抗组胺药物特非那定、阿司咪唑、红霉素、喷他脒，许多治疗流感的喹诺特类药物、抗真菌药物、抗精神病药物，在体外也显示有延长 QT 间期的作用，造成心律失常，发生猝死。

（五）电解质紊乱

严重的电解质紊乱如液体蛋白摄入过少、低钾、低镁及高钾等，都可能引起 SCD 的发生。

三、病理

冠状动脉粥样硬化是最常见的病理表现。病理研究显示，在心源性猝死患者急性冠脉内血栓形成的发生率为 15% ～ 64%，但有急性心肌梗死表现者仅为 20% 左右。

陈旧性心肌梗死亦是常见的病理表现，心源性猝死患者也可见左心室肥厚，左心室肥厚可与急性或慢性心肌缺血同时存在。

四、临床表现

心源性猝死的临床经过可分为 4 个时期，即前驱期、终末事件期、心搏骤停与生物学死亡。不同患者各期表现有明显差异。

1. 前驱期　在猝死前数天至数月有些患者可出现胸痛、气促、疲乏、心悸等非特异性症状。但亦可无前驱表现，瞬即发生心搏骤停。

2. 终末事件期　指心血管状态出现急剧变化到心搏骤停发生前的一段时间，自瞬间至持续 1 h 不等。由于猝死原因不同，终末事件期的临床表现也各异。典型的表现包括严重胸痛、急性呼吸困难、突发心悸或眩晕等。若心搏骤停瞬间发生，事先无预兆，则绝大部分是心源性。在猝死前数小时或数分钟内常有心电活动的改变，其中以心率加快及室性异位搏动增加最为常见。因室颤猝死的患者，常先有室性心动过速。另有少部分患者以循环衰竭发病。

3. 心搏骤停　心搏骤停后脑血流量急剧减少，可导致意识突然丧失，伴有局部或全身性抽搐。心搏骤停刚发生时脑中尚存少量含氧的血液，可短暂刺激呼吸中枢，出现呼吸断续，呈叹息样或短促痉挛性呼吸，随后呼吸停止。皮肤苍白或发绀，瞳孔散大，由于尿道括约肌和肛门括约肌松弛，可出现二便失禁。

4. 生物学死亡　从心搏骤停至发生生物学死亡时间的长短取决于原发病的性质，以及心搏骤停至复苏开始的时间。心搏骤停发生后，大部分患者将在 4 ～ 6 h 内开始发生不可逆脑损害，随后经数分钟过渡到生物学死亡。心搏骤停发生后立即实施心肺复苏和尽早除颤，是避免发生生物学死亡的关键。心脏复苏成功后死亡的最常见原因是中枢神经系统的损伤，其他常见原因有继发感染、低心排血量及心律失常复发等。

五、心搏骤停及其相关处理

心搏骤停（CA）是指心脏射血功能的突然终止。导致心搏骤停的最常见原因为快速型室性心律失常（室颤和室速），其次为缓慢性心律失常或心室停顿，较少见的为无脉性电活动（PEA）。心搏骤停发生后，由于脑血流突然中断，10 s 左右患者即可出现意识丧失，经及时救治可获存活，否则将发生生物学死亡，罕见自发逆转者。

心搏骤停的生存率很低，根据不同的情况，其生存率在 5% ～ 60%。抢救成功的关键是尽早进行心肺复苏（CPR）。

（任素珍　解树英）

第二节　急性心肌梗死

一、概述

急性心肌梗死（AMI）是指冠状动脉病变引起严重而持久的心肌缺血和部分心肌坏死。临床表现为胸痛、急性循环功能障碍，心电图出现缺血、损伤和坏死的一系列持续性改变，以及血清特异性酶浓度、心肌特异性蛋白浓度的序列变化。

二、病因

心肌梗死 90% 以上是由于冠状动脉粥样硬化病变基础上血栓形成而引起的，较少见于冠状动脉痉挛，少数由栓塞、炎症、畸形等造成管腔狭窄闭塞，使心肌严重而持久缺血达 1 h 以上即可发生心肌坏死。主动脉缩窄、甲状腺毒症患者，由于心肌需氧量显著增加，偶尔可成为急性心肌梗死的病因。严重贫血、一氧化碳中毒时，由于冠状动脉血氧含量显著减少，导致心肌氧需求量严重不足，也有可能成为急性心肌梗死的病因。心肌梗死发生常有一些诱因，包括过劳、情绪激动、大出血、休克、脱水、外科手术或严重心律失常等。

三、临床表现

心肌梗死的临床表现与梗死的大小、部位、侧支循环情况密切有关。

1. 先兆　50% ～ 81.2% 患者在发病前数日至数周有乏力、胸部不适、活动时心悸、心绞痛等前驱症状，其中以新发生心绞痛（初发型心绞痛）或原有的心绞痛加重（恶化型心绞痛）为最突出。心绞痛发作较以往频繁、性质较剧、持续较久、硝酸甘油疗效差、诱发因素不明显，疼痛时伴有恶心、呕吐、大汗和心动过速，或伴有心功能不全、严重心律失常、血压大幅波动等，同时心电图示 ST 段一时性明显抬高（变异型心绞痛）或压低，T 波倒置或增高（"假性正常化"），应警惕近期内发生心肌梗死的可能。发生先兆应及时住院处理，可使部分患者避免发生心肌梗死。

2. 症状

（1）疼痛：是最先出现的症状，多发生于清晨，疼痛部位和性质与心绞痛相同，但多无明显诱因，且常发生于安静时，程度较重，持续时间较长，可达数小时或数天，休息和含用硝酸甘油多不能缓解。患者常有烦躁不安、出汗、抗拒，或者有濒死感。少数患者无疼痛（25%），一开始就表现为休克或心力衰竭。部分患者疼痛位于上腹部，被误认为胃穿孔、胰腺炎等急腹症；部分患者疼痛放射至下颌、颈部、背部上方，被误认为骨关节痛。

（2）全身症状：有发热、心动过速、白细胞增高和红细胞沉降率增快等，由坏死物质吸收所引起。一般在疼痛发生后 24 ~ 48 h 出现，程度与梗死范围常呈正相关，体温一般在 38 ℃左右，很少超过 39 ℃，持续约 1 周。

（3）胃肠道症状：疼痛剧烈时常伴有频繁的恶心、呕吐和上腹胀痛，与迷走神经受坏死心肌刺激和心排出量降低组织灌注不足等有关。肠胀气亦不少见。重症者可发生呃逆。

（4）心律失常：见于 75% ~ 95% 的患者，多发生在起病 1 ~ 2 周内，而以 24 h 内最多见，可伴有乏力、头晕、昏厥等症状。各种心律失常中以室性心律失常最多，尤其是室性期前收缩频发（每分钟 5 次以上），成对出现或呈短阵室性心动过速，多源性或落在前一心搏的易损期时（R 在 T 波上），常为心室颤动先兆。房室传导阻滞和束支传导阻滞也较多见，严重者房室传导阻滞可为完全性。室上性心律失常则较少。前壁心肌梗死如发生房室传导阻滞表明梗死范围广泛，情况严重。

（5）低血压与休克：疼痛期中血压下降常见，未必是休克。如疼痛缓解而收缩压仍低于 10.67 kPa（80 mmHg），有烦躁不安、面色苍白、皮肤湿冷、脉细而快、大汗淋漓、尿量减少（每小时＜20 mL）、神志迟钝，甚至昏厥者，则为休克表现。休克多在起病后数小时至 1 周内发生，见于约 20% 的患者，主要是心源性，为心肌广泛（40% 以上）坏死、心排血量急剧下降所致，神经反射引起的周围血管扩张属次要，有些患者尚有血容量不足的因素参与。

（6）心功能不全：主要是急性左心室衰竭，可在起病最初几天内发生，或在疼痛、休克好转阶段出现，为梗死后心脏舒缩力显著减弱或不协调所致，发生率为 32% ~ 48%。出现呼吸困难、咳嗽、发绀、烦躁等症状，严重者可发生肺水肿，随后可发生颈静脉怒张、肝大、水肿等右心衰竭表现。右心室心肌梗死者可一开始即出现心衰竭表现，伴血压下降。

3. 体征

（1）心脏体征：心脏浊音界可轻度至中度增大；心率多增快，少数也可减慢；心尖区第一心音减弱，可出现第四心音（心房性）奔马律，少数有第三心音（心室性）奔马律；10% ~ 20% 患者在起病第 2 ~ 3 d 出现心包摩擦音，为反应性纤维性心包炎所致；心尖区可出现粗糙的收缩期杂音或伴收缩中晚期喀喇音，为二尖瓣乳头肌功能失调或断裂所致；还可有各种心律失常。

（2）血压：除极早期血压可增高外，几乎所有患者都有血压降低。起病前有高血压病者，血压可降至正常；起病前无高血压病者，血压可降至正常以下，且不再回复到起病前的水平。

（3）其他：可有与心律失常、休克或心力衰竭有关的其他体征。

四、辅助检查

1. 心电图

（1）特征性改变：有 Q 波的心肌梗死者其心电图表现特点为：①宽而深的 Q 波（病理性 Q 波），在面向透壁心肌坏死区的导联上出现；②ST 段抬高呈弓背向上型，在面向坏死区周围心肌损伤区的导联上出现；③T 波倒置，在面向损伤区周围心肌缺血区的导联上出现。

在背向心肌梗死区的导联则出现相反的改变，即 R 波增高、ST 段压低和 T 波直立并增高。

无 Q 波的心肌梗死者中心内膜下心肌梗死的特点为：无病理性 Q 波，有普遍性 ST 段压低超过 0.1 mV，但 aVR 导联（有时还有 V_1 导联）ST 段抬高，或有对称性 T 波倒置。

（2）动态性改变：有 Q 波的心肌梗死：①起病数小时内，可尚无异常或出现异常高大的两支不对称的 T 波；②数小时后，ST 段明显抬高，弓背向上，与直立的 T 波连接，形成单相曲线。1～2 d 内出现病理性 Q 波，同时 R 波减低，视为急性期改变。Q 波在 3～4 d 内稳定不变，以后 70%～80% 永久存在；③ST 段抬高持续数日至两周左右，逐渐回到基线水平，T 波则变为平坦或倒置，为亚急性期改变；④数周至数月后，T 波呈 V 形倒置，两支对称，波谷尖锐，视为慢性期改变。T 波倒置可永久存在，也可在数月至数年内逐渐恢复。

无 Q 波的心肌梗死中的心内膜下心肌梗死：先是 ST 段普遍压低（除 aVR 导联，有时还有 V_1 导联），继而 T 波倒置，但始终不出现 Q 波。ST 段和 T 波的改变持续存在 1～2 d 以上。

（3）定位和定范围：有 Q 波的心肌梗死的定位和定范围可根据特征性改变的导联数来判断。采用 30 个以上的心前区导联进行心前区体表 ST 段等电位标测法，对急性期梗死范围的判断可能帮助更大。

2. 其他检查　包括心向量图检查、放射性核素检查、超声心动图检查。

3. 化验检查

（1）白细胞增多、红细胞沉降率加快：起病 24～48 h 后白细胞可增至 10 000～20 000/mL，中性粒细胞增多，嗜酸性粒细胞减少或消失；红细胞沉降率增快；均可持续 1～3 周。起病数小时至 2 d 内血中游离脂肪酸增高。

（2）血清酶增高：常做 3 种酶的测定：①肌酸磷酸激酶（CPK）：在起病 6 h 内升高，24 h 达高峰，3～4 d 恢复正常；②谷 – 草转氨酶（GOT）：在起病 6～12 h 后升高，24～48 h 达高峰，3～6 d 后降至正常；③乳酸脱氢酶（LDH）：在起病 8～10 h 后升高，达到高峰时间在 2～3 d，持续 1～2 周才恢复正常。其中，CPK 的同工酶 CPK-MB 和 LDH 的同工酶 LDH-1 诊断的特异性增高。前者在起病后 4 h 内增高，24 h 达高峰，3～4 d 恢复正常，其增高的程度能较准确地反映梗死的范围，其高峰出现时间是否提前有助于判断溶栓治疗是否成功。

（3）其他：血和尿肌红蛋白增高，其高峰较血清心肌酶出现早，而恢复则较慢。此外，血清肌凝蛋白轻链增高也是反映急性心肌梗死的指标。

五、诊断

根据典型的临床表现，特征性的心电图和心向量图改变及实验室检查发现，诊断本病并不困难。对老年患者，突然发生严重心律失常、休克、心力衰竭而原因未明，或突然发生较重而持续较久的胸闷或胸痛者，都应考虑本病的可能，宜先按心肌梗死来处理，并短期内进行心电图和血清心肌酶测定等的动态观察以确定诊断。无病理性 Q 波的心内膜下心肌梗死和小的透壁性心肌梗死，血清心肌酶的诊断价值较高。

心肌梗死标准诊断：着重根据生化标志，具体指肌钙蛋白。凡缺血造成的坏死，即使坏死面积极小，肌钙蛋白测定亦能将之查出，亦应诊断为心肌梗死。新诊断标准如下。

1. 急性、演进型或新近心肌梗死　心肌坏死生化标志的典型升高和逐渐降低（肌钙蛋白）或较快升高和降低（CK-MB）。此外还要具有下列 1 条或 1 条以上条件。

（1）缺血症状。

（2）心电图上有病理 Q 波。

（3）心电图改变提示缺血（ST 段上抬或下移）。

（4）冠脉介入（冠脉血管成形术）。

（5）急性心肌梗死的诸种病理表现。

2. 已有心肌梗死的诊断

（1）多次系统心电图检查出现新的病理 Q 波，患者可能记得前次梗死的症状，亦可能已忘记。心肌坏死的几种生化标志可能已正常，取决于心肌梗死发生后时间的长短。

（2）已愈合或正在愈合中 MI 的诸种病理表现。

六、鉴别诊断

鉴别诊断要考虑以下一些疾病。

1. 心绞痛　主要是不稳定型心绞痛的症状可类似于心肌梗死，但其胸痛性质轻、持续时间短、硝酸甘油效果好，无心电图动态演变及心肌酶的序列变化。

2. 急性心包炎　尤其是急性非特异性心包炎可有较剧烈而持久的心前区疼痛。但心包炎的疼痛与发热同时出现，呼吸和咳嗽时加重，早期即有心包摩擦音，后者和疼痛在心包腔出现渗液时均消失，全身症状一般不如心肌梗死严重，心电图除 aVR 外，其余导联均有 ST 段弓背向下的抬高，T 波倒置，无异常 Q 波出现。

3. 急性肺动脉栓塞　可发生胸痛、咯血、呼吸困难和休克。但有右心负荷急剧增加的表现，如发绀、肺动脉瓣区第二心音亢进、颈静脉充盈、肝大、下肢水肿等。心电图显示 I 导联 S 波加深，III 导联 Q 波显著，胸导联过渡区左移，右胸导联 T 波倒置等表现，可资鉴别。

4. 急腹症　急性胰腺炎、消化性溃疡穿孔、急性胆囊炎、胆石症等，均有上腹部疼痛，可能伴休克。仔细询问病史，做体格检查、心电图检查、血清心肌酶测定等可鉴别。

5. 主动脉夹层分离　前胸出现剧烈撕裂样锐痛，常放射至背、肋、腹部及腰部。在颈动脉、锁骨下动脉起始部可听到杂音，两上肢血压、脉搏不对称。胸部 X 线示纵隔增宽，血管壁增厚。超声心动图和核磁共振显像可见主动脉双重管腔图像。心电图无典型的心肌梗死演变过程。

七、治疗

（一）一般治疗

1.监护　持续心电、血压、呼吸、神志和血氧饱和度监测，及时发现和处理心律失常、血流动力学异常和低氧血症。

2.卧床休息　可降低心肌耗氧量，减少心肌损害。对血流动力学稳定且无并发症的 AMI 患者一般卧床休息 3～5 d，对病情不稳定及高危患者卧床时间应适当延长。

3.吸氧　AMI 患者起初即使无并发症，也应给予鼻导管吸氧，以纠正因肺淤血和肺通气／血流比例失调所致的中度缺氧。在严重左心衰竭、肺水肿合并有机械并发症的患者，多伴有严重低氧血症，需面罩加压给氧或气管插管并机械通气。

4.镇痛　AMI 时，剧烈胸痛使患者交感神经过度兴奋，产生心动过速、血压升高和心肌收缩功能增强，从而增加心肌耗氧量，并易诱发快速性室性心律失常，应迅速给予有效镇痛剂，可给吗啡 3 mg 静脉注射，必要时每 5～30 min 重复一次，总量不宜超过 15 mg。不良反应有恶心、呕吐、低血压和呼吸抑制。

5.饮食和通便　胸痛消失后可给予流质、半流质易消化低脂饮食，少食多餐，忌饱餐饮食，根据病情逐步过渡到普通饮食。保持大便通畅，必要时使用缓泻剂，避免排便用力导致心脏破裂或引起心律失常、心力衰竭。

6.硝酸甘油　AMI 患者只要无禁忌证通常应使用硝酸甘油静脉滴注 24～48 h，然后改用口服硝酸酯制剂（具体用法和剂量参见药物治疗部分）。硝酸甘油的禁忌证有低血压（收缩压低于 90 mmHg）、严重心动过缓（少于 50 次 /min）或心动过速（多于 100 次 /min）。下壁伴右心室梗死时，因更易出现低血压，应慎用硝酸甘油。

7.阿司匹林　无禁忌证者应立即服水溶性阿司匹林或嚼服肠溶阿司匹林 150～300 mg，每日 1 次，3 d 后改为 75～150 mg，每日 1 次，长期服用。

（二）再灌注治疗

起病 3～6 h、最长 12 h 内，使闭塞的冠状动脉再通，心肌得到再灌注，濒临坏死的心肌可能得以存活或使坏死范围缩小，对梗死后心肌重塑有利，预后改善是一种积极的治疗措施。

1.溶栓治疗

（1）适应证：①2 个或 2 个以上相邻导联 ST 段抬高（胸导联≥0.2 mV，肢导联≥0.1 mV），或病史提示急性心肌梗死伴左束支传导阻滞，起病时间＜12 h，患者年龄＜75 岁；②ST 段显著抬高的心肌梗死患者年龄＞75 岁，经慎重权衡利弊仍可考虑；③ST 段抬高的心肌梗死，发病时间已达 12～24 h，但如有进行性缺血性疼痛，广泛 ST 段抬高者可考虑。

（2）禁忌证：①既往发生过出血性脑卒中，1 年内发生过缺血性脑卒中或脑血管事件；②颅内肿瘤；③近期（2～4 周）有活动性内脏出血；④可疑主动脉夹层；⑤入院时有严重且未控制的高血压（＞180/110 mmHg）或慢性严重高血压病史；⑥目前正在使用治疗剂量的抗凝药或已知有出血倾向；⑦近期（2～4 周）创伤史，包括头部外伤、创伤性心肺复苏或较长时间（＞10 min）的心肺复苏；⑧近期（3

周内）外科大手术；⑨近期（2周内）曾有在不能压迫部位的大血管行穿刺术。

（3）溶栓药物：①尿激酶（UK），150万～200万U，30 min内静脉滴注；②链激酶（SK）或重组链激酶（rSK），150万～200万U，30 min内静脉滴注；③重组组织型纤溶酶原激活剂（rt-PA），100 mg，90 min内静脉用完：先静脉注射15 mg，再在30 min内静脉滴注50 mg，其后60 min内再静脉滴注35 mg。用药后立即使用肝素700～1000 U/h，使全血凝固时间（ACT）维持在正常的1.5～2倍，持续5 d左右。

（4）血管再通标准：直接指征：冠脉造影观察到血管再通情况达到心肌梗死溶栓试验（TIMI）血流Ⅱ～Ⅲ级。间接指征：①输注溶栓剂2 h内任何一个30 min间期前后比较，抬高最显著的ST段回降＞50%；②CK-MB或CK峰值提前出现（发病14 h内）；③溶栓后2 h内胸痛迅速缓解或显著减轻；④2 h内出现再灌注心律失常。

（5）并发症：主要为出血，重者可危及生命。其他有过敏反应、低血压等。

2.介入治疗（PCI）　要求：能在入院90 min内进行球囊扩张（PTCA）；导管室PTCA＞100例/年，有心外科条件；独立进行PTCA超过每年30例；AMI直接PTCA成功率在90%以上；无急诊冠脉搭桥术（CABG）、脑卒中或死亡；在所有送到导管室的患者中，实际完成PTCA者达85%以上。

（1）直接PTCA：适应证：①ST段抬高和新出现左束支传导阻滞的心肌梗死；②ST段抬高的心肌梗死并发心源性休克；③适合再灌注治疗而有溶栓治疗禁忌证者；④无ST段抬高的心肌梗死，但梗死相关动脉严重狭窄，TIMI血流≤Ⅱ级。

（2）支架植入术：其效果优于直接PTCA，可在施行直接PTCA过程中广泛应用。

（3）补救性PCI：对溶栓治疗未再通的患者使用PTCA恢复前向血流即为补救性PTCA。其目的在于尽早开通梗死相关动脉，挽救缺血但仍存活的心肌，从而改善生存率和心功能。对溶栓治疗后仍有明显胸痛、抬高的ST段无明显降低者，应尽快行冠脉造影，如果显示TIMI血流0～Ⅱ级，应立即行补救性PCI，使梗死相关动脉再通。尤其对发病12 h内、广泛前壁心肌梗死、再次梗死及血流动力学不稳定的高危患者意义更大。

（4）溶栓治疗再通者的PCI：7～10 d冠脉造影，必要时行PCI治疗。

注意事项：在AMI急性期不应对非梗死相关动脉行选择性PTCA。发病12 h以上或已接受溶栓治疗且已无心肌缺血证据者，不应进行PTCA。直接PTCA必须避免延误时间，必须由有经验的术者进行，否则不能达到理想效果，治疗的重点仍应放在早期溶栓。

3.紧急CABG　介入治疗失败或溶栓治疗无效、有手术指征者宜争取6～8 h内施行。

（三）抗凝疗法

1.普通肝素　肝素作为对抗凝血酶的药物在临床应用最普遍，对于ST段抬高的AMI，肝素作为溶栓治疗的辅助用药；对于非ST段抬高的AMI，静脉滴注肝素为常规治疗。一般使用方法是：先静脉推注5000 U冲击量，继之以1000 U/h维持静脉滴注，每4～6 h测定一次APTT或ACT，以便及时调整肝素剂量，保持其凝血时间延长至对照的1.5～2.0倍。静脉肝素一般使用时间为48～72 h，以后可改用皮下注射，7500 U，每12 h一次，注射2～3 d。如果存在体循环血栓形成的倾向，如左心室有附壁血栓形成、心房颤动或有静脉血栓栓塞史的患者，静脉肝素治疗时间可适当延长或改口服抗凝药物。

2.低分子量肝素　低分子量肝素应用方便，不需监测凝血时间，出血并发症低，可代替普通肝素。

（四）其余治疗

1.消除心律失常　一旦发现室早或室速，立即静脉推注利多卡因 50 ～ 100 mg，可 5 ～ 10 min 重复一次，直到期前收缩消失或总量已达 300 mg，然后以 1 ～ 3 mg/min 的速度静脉滴注维持。如室性心律失常反复发作还可用胺碘酮。

持续室速经药物治疗不能控制或伴血流动力学障碍者，应行同步直流电复律（100 ～ 200 J）。

室颤时，应立即非同步直流电除颤复律（200 ～ 300 J）。

房颤、房扑时如心室率不快，可不予处理；如心室率快，可应用洋地黄类药，如西地兰 0.2 ～ 0.4 mg 静脉注射，或普罗帕酮（心律平）35 ～ 70 mg、胺碘酮 75 ～ 150 mg 静脉注射。

出现下列情况，需行临时起搏治疗：①三度房室传导阻滞伴宽 QRS 波逸搏、心室停搏；②症状性窦性心动过缓、二度 I 型房室传导阻滞或三度房室传导阻滞伴窄 QRS 波逸搏，经阿托品治疗无效；③双侧束支传导阻滞，包括交替性左、右束支阻滞或右束支传导阻滞伴交替性左前、左后分支阻滞；④新发生的右束支传导阻滞伴左前或左后分支阻滞，以及新发生的左束支传导阻滞并发一度房室传导阻滞；⑤二度 II 型房室传导阻滞。

2.控制休克　①补充血容量：特别是右心室梗死时；②应用升压药：如补充血容量后血压仍不升，可用多巴胺；③应用血管扩张剂：硝普钠、酚妥拉明、硝酸甘油；④纠正酸碱平衡失调；⑤机械循环辅助：使用主动脉内球囊反搏（IABP）。

3.治疗心力衰竭　主要是治疗急性左心衰竭，以应用吗啡和利尿药为主，亦可选用血管扩张剂减轻左心室负荷。在梗死后 24 h 内应尽量避免使用洋地黄制剂，右心室梗死时应慎用利尿药。

4.下列疗法可能有助于挽救濒死心肌，防止梗死扩大，缩小缺血范围，加快愈合，可根据患者具体情况考虑选用。

（1）β 受体阻滞药、钙通道阻剂滞剂、血管紧张素转换酶抑制剂或血管紧张素 II 受体拮抗剂：在起病早期，如无禁忌证应尽早使用美托洛尔等 β 受体阻滞药，尤其是前壁心肌梗死伴交感神经功能亢进者，可防止梗死范围扩大，改善急、慢性期的预后。常用的 β 受体阻滞药为美托洛尔，常用剂量为 25 ～ 50 mg，每日 2 次或 3 次；阿替洛尔，6.25 ～ 25 mg，每日 2 次。用药需严密观察，使用剂量必须个体化。在较急的情况下，如前壁 AMI 伴剧烈胸痛或高血压者，β 受体阻滞药亦可静脉使用，美托洛尔静脉注射剂量为一次 5 mg，间隔 5 min 后可再给予 1 ～ 2 次，继以口服剂量维持。

钙通道阻滞药在 AMI 治疗中不作为一线用药。AMI 后频发梗死后心绞痛者及对 β 受体阻滞药禁忌的患者使用地尔硫卓也可获益。

血管紧张素转换酶抑制剂（如卡托普利、依那普利、雷米普利、福辛普利等）有助于改善恢复期心肌的重塑，降低心力衰竭的发生率，从而降低死亡率。宜从低剂量开始，如卡托普利 6.25 mg 作为起始剂量，一天内可加至 12.5 mg 或 25 mg，次日加至 12.5 ～ 25 mg，每日 2 次或 3 次。如不能耐受血管紧张素转换酶抑制剂可选用血管紧张素 II 受体拮抗剂（氯沙坦和缬沙坦）。

（2）极化液疗法。

（3）促进心肌代谢的药物：如维生素 C、维生素 B、辅酶 A、辅酶 Q_{10}、肌苷和 1,6 二磷酸果糖等。

5.其他并发症的处理　心脏破裂、乳头肌功能严重不全者可考虑手术治疗，室间隔穿孔重者 IABP

支持下紧急手术，轻者 4～6 周后择期手术。乳头肌功能严重不全，出现急性左心衰竭或肺水肿者，先抗心力衰竭，造影后换瓣或搭桥，室壁瘤需要时择期手术，并发动脉栓塞者可用溶栓或抗凝疗法。对心肌梗死后综合征可用阿司匹林、吲哚美辛（消炎痛）或糖皮质激素治疗。

6.恢复期处理　心肌梗死坏死组织经逐渐溶解吸收，代之以纤维结缔组织增生，最后形成瘢痕需 5～8 周。一般无并发症者住院 3～4 周可出院，3～6 个月可逐渐恢复部分工作。出院后需严格控制和治疗危险因素（如高血压、糖尿病、高脂血症、戒烟等），如无禁忌证可较长时间服用美托洛尔等 β 受体阻滞药及抗血小板药，以防再梗死的发生。

7.右心室心肌梗死的处理　右心室心肌梗死引起右心衰竭伴低血压而无左心衰竭表现时，宜扩张血容量。如输液 1～2 L 低血压未能纠正，可用正性肌力药，不宜用利尿药，伴房室传导阻滞者可临时起搏。

8.非 ST 段抬高心肌梗死的处理　非 ST 段抬高心肌梗死不宜溶栓治疗，可予阿司匹林和肝素尤其是低分子肝素治疗，如胸痛反复发作不能缓解或并发心源性休克、肺水肿、持续低血压则首选介入治疗。其余治疗原则同上。

（刘婷婷　杨倩雯　刘　欢　周婷婷）

第三节　急性心力衰竭

一、急性左心衰竭

（一）概述

急性左心衰竭是指由于心脏病变在短期内发生左心室心肌收缩力明显降低或 / 和左心室负荷突然增加，导致心排血量急剧下降，肺循环急性淤血和组织灌注不足的一种临床综合征，主要表现为急性肺水肿和心源性休克。

急性心力衰竭是继发于心功能异常的急性发作，可伴有或不伴有基础心脏疾病。可表现为急性起病或慢性心力衰竭急性失代偿。

（二）病因和发病机制

心脏解剖或功能的突发损害，导致心排血量急剧下降和肺静脉压突然升高，组织低灌注、肺毛细血管楔压（PCWP）增加和组织充血。心功能不全包括收缩性或舒张性心功能不全（主要由缺血和感染引起）、急性瓣膜功能不全、心脏压塞、心律失常或前 / 后负荷失常。

1.急性收缩性或舒张性心功能不全　大面积心肌梗死、严重的风湿性心肌炎、暴发型病毒性心肌炎、原发性扩张性或限制性心肌病等引起弥散性心肌损害致急性心肌收缩力降低和舒张功能障碍，心排血量急剧减少，左心室舒张压显著增高。

2.急性压力负荷过重　严重高血压、主动脉瓣狭窄、肥厚梗阻性心肌病等致左心室压力负荷过重，左心室排血受阻，左心室左心房压力增高。严重的二尖瓣狭窄、左心房黏液瘤或巨大血栓嵌顿二尖瓣口，左心室舒张期充盈减少，左心室排血量降低，左心房压、肺静脉及肺毛细血管压力增高，当体力活动、情绪激动等因素使体循环回心血量增多、左心室排血量低于右心室排血量时，即发生急性左心衰竭。

3.急性容量负荷过重　急性心梗、感染性心内膜炎等所致乳头肌功能不全、腱索断裂、瓣膜穿孔而引起的急性瓣膜反流，主动脉窦瘤破入心室、室间隔穿孔，以及输血输液过多过快或由于肾衰竭、内分泌疾病导致的排泄过少，或由于感染、甲亢、贫血、Paget病引起的高心排血量状态，从而引起前负荷增加。

4.急性心室舒张受限　急性心包积液或积血引起的急性心脏压塞致心室舒张受限，心排血量急剧减少，肺循环淤血。快速性心律失常致左心室舒张期缩短，肺静脉血液不能充分回流，引起肺静脉、肺毛细血管压力急剧升高。

（三）病理生理

急性心力衰竭最后的共同点是重度心肌收缩无力，心排血量不足以维持末梢循环的需要。

1.各种病因致左心室舒张压迅速升高，左心房、肺静脉和肺毛细血管压力依次迅速升高，血清渗入细胞间隙致肺间质淤血；严重时血清通过肺泡上皮或终末小支气管侵入肺泡，致急性肺水肿。

2.肺部感染、高儿茶酚胺血症等，使肺间质液体增加，肺弹性降低，肺泡容量减少；肺泡表面活性物质受损，肺顺应性降低；肺换气不足和肺内动静脉分流，导致血氧饱和度降低。

3.渗出液阻塞气道、支气管黏膜水肿、缺氧诱发的支气管痉挛，均使气道阻力增加和通气功能下降。

4.组织缺氧，产生过多乳酸，出现代谢性酸中毒，加重心力衰竭，引发休克，严重室性心律失常。

（四）临床表现

1.症状　突发严重呼吸困难，呼吸浅快，每分钟可达30～40次，强迫体位，面色灰白、发绀、大汗、烦躁、频繁咳嗽，咳粉红泡沫痰。极重者神志模糊。

2.体征　开始时血压升高，随病情加重，血压下降。听诊时两肺满布湿啰音和哮鸣音，心尖部第一音减弱，频率快，闻及舒张期奔马律，肺动脉第二音亢进。

3.肺水肿发展过程

（1）发病初期：患者觉得呼吸急促，焦虑不安，查体心率加快，皮肤苍白，X线示肺门有典型阴影。

（2）间质水肿期：呼吸困难进一步加重，但无泡沫痰，有端坐呼吸，皮肤苍白，发绀，心率快，肺部有哮喘音，有时伴细小湿啰音。

（3）肺泡水肿期：肺水肿高峰期，极度呼吸困难，严重发绀，口吐白色或粉红色泡沫痰，查体双肺满布水泡音和哮鸣音，除心率快外，还有奔马律等。

（4）休克期：水肿高峰期如没有及时救治，患者血压下降，进入休克期。

（5）临终期：昏迷，休克，严重心律失常，濒于死亡。

4. 急性左心衰竭 Killip 分级

（1）Ⅰ级：无心衰征象，但肺毛细血管楔压（PCWP）可升高，病死率为 0 ～ 5%。

（2）Ⅱ级：轻至中度心力衰竭，中下肺野湿啰音，可有第三心音奔马律、持续性窦性心动过速或其他心律失常，静脉压升高，有肺淤血的 X 线表现，病死率为 10% ～ 20%。

（3）Ⅲ级：重度心力衰竭，出现急性肺水肿，满肺湿性啰音，病死率为 35% ～ 40%。

（4）Ⅳ级：出现心源性休克，收缩压小于 90 mmHg，尿少于每小时 20 mL，皮肤湿冷，发绀，呼吸加速，脉率大于 100 次 /min，病死率为 85% ～ 95%。

（五）实验室及辅助检查

1. 心电图　心电图可确定心律，帮助确诊急性心力衰竭的病因并评估心脏的负荷状态，可以描述出急性左心室 / 右心室或左心房 / 右心房劳损，心包炎及先前存在的左心室和右心室肥大或扩张型心肌病。12 导联心电图和持续心电监护可以发现心律失常。

2. X 线检查　评估先前的心肺情况（心脏的形状和大小）和肺充血。用于诊断、疾病进展的随访或确定对治疗的反应。胸片可以鉴别心力衰竭来源于炎症还是肺部感染。

间质性肺水肿：肺野透过度下降呈云雾状，肺纹理增多、增粗、模糊，可见 Kerley B 线。

肺泡性肺水肿：肺门大片蝴蝶形云雾阴影，向周围呈放射状分布。肺野广泛分布大小不等点片状阴影，边缘可融合大片。肺部 CT 可确定肺的病理改变和诊断大的肺栓塞或主动脉夹层。

3. 超声心动图　多普勒 - 心脏超声可评估局部或左心室和右心室功能、瓣膜结构和功能、可能存在的心包病变、急性心肌梗死的机械并发症及观察占位性病变。可通过主动脉多普勒成像或肺时间速度轮廓测定评估心排血量。多普勒 - 心脏超声亦可以用于评估肺动脉压（通过三尖瓣反流血量）和测量左心室前负荷。急性心力衰竭除基础疾病外，可见左心房和左心室扩大，心室壁运动幅度明显减低，左心室射血分数降低等。

4. 动脉血气分析　评估氧含量（PaO_2）、呼吸充分（PCO_2）、酸碱平衡（pH）和碱缺乏。

5. 肺毛细血管楔压（PCWP）　床边测定 PCWP > 18 mmHg，是确定心源性肺水肿的金标准，尤其是 PCWP > 25 ～ 30 mmHg 时，强烈提示急性肺水肿。

6. 血浆 B 型脑钠肽（BNP）　心室释放 BNP 是血管张力和容量负荷升高的反映，增高的程度与心力衰竭的严重程度呈正相关。BNP > 400 pg/mL，提示心力衰竭；BNP < 100 pg/mL，提示心力衰竭可能性很小。急性心力衰竭已确诊，则血浆 BNP 浓度升高将会提示预后。但在"闪电性"肺水肿时，BNP 可正常。

（六）诊断与鉴别诊断

诊断包括定性诊断和病因诊断。根据症状和临床表现即可诊断急性心力衰竭，同时一些适当的检查如心电图、胸片、生化标记物和多普勒 - 心脏超声亦支持诊断。

鉴别诊断主要包括一些其他原因引起的呼吸困难。

1. 非心源性肺水肿　存在感染、过敏、吸入有毒气体、DIC、尿毒症等病史，咳粉红色泡沫痰及端坐呼吸不明显，无心脏增大及奔马律，无四肢湿冷及脉细速，胸片肺门不大，肺野周围片状阴影。PCWP 常 < 12 mmHg，如急性呼吸窘迫综合征、高原性肺水肿、神经源性肺水肿、麻醉剂过量肺水

肿、电复律后肺水肿等。

2. 晕厥 发病时无明显心动过缓过速或心律失常，一般无心脏病基础。

3. 支气管哮喘 长期哮喘病史，高调哮鸣而湿啰音不明显。无粉红色泡沫痰和心尖部舒张期奔马律。X 线肺野清晰或肺气肿表现。

4. 肺动脉血栓栓塞 大手术、长期卧床制动史及深部静脉血栓。呼吸困难但不伴大量泡沫痰，可咯血、胸痛，肺动脉三维增强，CT 显示肺动脉充盈缺损。

5. 气胸 呼吸困难伴胸痛，患侧呼吸音减弱或消失，肺 CT 显示肺压缩。

（七）急诊救治

综合救治以减轻心脏负荷、增加心排血量、缓解肺淤血、改善和维持组织的充分供氧为目的，目标是改善症状和稳定血流动力学状态，同时避免或减少心肌损害。

1. 急救措施

（1）体位：端坐位，同时双腿下垂，有利于减少回心血量，减轻心脏前负荷。

（2）纠正缺氧：尽快有效纠正低氧状态，保证患者的氧饱和度（SaO_2）在正常范围（95% ～ 98%）。改善缺氧有以下几种方式。

1）鼻导管吸氧或开放面罩吸氧：氧流量开始为 2 ～ 3 L/min，可增至 6 ～ 8 U/min。50% 的乙醇放入氧气滤瓶中，以消除气管内泡沫，改善肺顺应性和肺泡通气。

2）无创通气：包括持续正压通气（CPAP）和双水平正压通气（BiPAP），有助于心源性肺水肿患者氧合，降低呼吸做功，改善肺的顺应性，促进氧的弥散，胸腔内压升高使回心血量减少，减轻左心室前负荷。

CPAP：自主呼吸条件下，整个呼吸周期气道均保持正压，常以面罩给氧，压力一般为 5 ～ 15 cmH_2O。

BiPAP：患者自主呼吸、鼻管或面罩，预设呼吸频率 16 次 /min，在呼气和吸气时给予不同压力通气，逐渐升压，吸气压（IPAP）8 ～ 20 cmH_2O，呼气压（EPAP）4 ～ 8 cmH_2O。

适应证：患者神志清楚，经面罩给氧后氧分压仍低于 60 mmHg 且症状未改善者。

禁忌证：①血流动力学不稳定、心跳呼吸骤停者；②气道分泌物多、阻塞气道者；③不能控制的呕吐、消化道出血患者；④不合作、不耐受面罩者。

3）气管插管机械通气：呼吸模式为同步间歇指令通气（SIMV）或压力支持通气（PSV）＋呼吸末正压（PEEP）模式，PEEP 5 ～ 10 cmH_2O 为宜。

适应证：①急性呼吸衰竭对血管扩张剂、氧疗和 / 或应用 CPAP 或 NIPPV 无反应时应用；② ST 段抬高的急性冠脉综合征引起的肺水肿。

2. 药物治疗

（1）吗啡：镇静，减轻患者躁动和焦虑状态，降低心肌耗氧量，同时轻度扩张静脉和动脉，对抗交感神经兴奋，减慢心率。静脉注射吗啡 3 ～ 5 mg/ 次，并视患者的改善状况可重复应用。伴有颅内出血、神志障碍、休克、慢性阻塞性肺疾病或支气管哮喘时禁用，老年体弱者慎用。

（2）利尿药：通过排水、排钠减轻心脏的容量负荷，左、右心室充盈压降低，减轻外周充血和肺水肿。襻利尿药静脉注射还具有血管扩张作用。通过静脉血管扩张和快速利尿作用减少循环血量，减轻心脏前负荷。

常用利尿药：呋塞米 20 ～ 100 mg 静脉注射；布美他尼 1 ～ 4 mg，托拉塞米 100 mg 静脉注射。

持续滴注呋塞米或托拉塞米达到靶剂量比单独大剂量应用更有效。襻利尿药联合应用多巴酚丁胺、多巴胺或硝酸酯比单纯增加利尿药剂量更有效，并产生较少的不良反应。

（3）血管扩张剂：血管扩张剂在大多数急性心力衰竭中作为一线治疗药物，可开通末梢循环及降低前负荷，但前提是血压正常，仍有低灌注、充血的体征并有少尿。

1）硝酸酯类：在急性左心衰竭特别是伴有急性冠脉综合征的患者，硝酸酯可以缓解肺充血而不降低每搏量或增加心肌需氧量。小剂量时只扩张静脉，剂量逐渐增加时可扩张动脉，包括冠状动脉。扩张静脉使回心血量减少，前负荷降低，减轻肺水肿；扩张小动脉，降低后负荷，增加心排血量，改善心功能，增加脏器灌注血量。①硝酸甘油，硝酸甘油片舌下含服，每次 0.5 mg，每 5 min 一次，可连续 5 ～ 7 次。静脉滴注时，10 μg/min，每 10 min 调整一次，达目标血压。②硝酸异山梨酯或单硝酸异山梨酯，初始剂量可以从 1 ～ 2 mg/h 开始，然后根据患者需要调整剂量，最大剂量为 8 ～ 10 mg/h，个别病例可达 50 mg/h。

2）硝普钠：直接作用于血管平滑肌，均衡扩张小动脉和静脉，作用强，起效快、持续时间短。初始量 15 ～ 30 μg/min，以后根据血压和症状调整，最大剂量可达 300 ～ 400 μg/min。在急性冠脉综合征引起的急性心力衰竭中，更常用硝酸酯，因为 SNP 可引起"冠脉窃血综合征"。

3）α受体阻断药：①酚妥拉明，主要扩张小动脉，也扩张静脉，适用有肺水肿伴外周阻力增高的患者，尤其是嗜铬细胞瘤、瓣膜反流所致的左心衰竭。初始量为 0.1 mg/min，后根据反应调整剂量。注意该药可引起心率增快。②乌拉地尔，具有外周和中枢双重降压作用。外周作用主要阻断突触后 α_1 受体，使血管扩张，显著降低外周阻力，同时也有较弱的突触前 α_2 阻滞作用，阻断儿茶酚胺的收缩血管作用。中枢作用主要通过激动 5- 羟色胺 -1α（5-$HT_{1\alpha}$）受体，降低延髓心血管中枢的交感反馈调节而降压。本品一般不会引起反射性心动过速。将 250 mg 溶于输液 500 mL 中，开始滴速为 6 mg/min，维持剂量滴速平均为 120 mg/h。

4）重组人 B 型脑钠肽（BNP）：奈西立肽，具有扩张静脉、动脉和冠脉作用，利尿利钠，有效降低心脏前、后负荷，抑制肾素 – 血管紧张素系统（RAS）和交感神经系统等作用。通常的剂量为 0.01 ～ 0.03 μg/（kg·min），持续静脉注射。

（4）正性肌力药物

1）洋地黄制剂：主要功效是正性肌力、降低交感神经活性、负性传导和负性频率。适合伴有快速房颤、房扑并已知有心室扩大伴左心室收缩功能不全者。可用毛花苷 C 0.4 mg 或毒毛花苷 K 0.25 mg 稀释后缓慢静脉推注，必要时 2 ～ 4 h 重复一次。重度瓣膜狭窄、肥厚梗阻性心肌病应用洋地黄制剂可使原来的血流动力学障碍加重，急性心肌梗死引起的急性心力衰竭者应用洋地黄制剂可产生更多的肌酸激酶，引起致死性心律失常，均应禁忌。

2）儿茶酚胺类：①多巴胺，小剂量多巴胺 [1 ～ 2 μg/（kg·min）] 仅作用于外周多巴胺受体，使肾、内脏、冠状动脉和脑血管床扩张，肾血流量及肾小球滤过率增加，尿量及钠排泄量增多，并加强对利尿药的反应性。小到中等剂量 [2 ～ 5 μg/（kg·min）] 能直接激动 β_1 受体及间接促使去甲肾上腺素自储藏部位释放，对心肌产生正性肌力作用，使心肌收缩力及心搏量增加，心排血量增加、收缩压升高、脉压增大，舒张压无变化或有轻度升高，外周总阻力常无改变，冠状动脉血流及耗氧增加。大剂量时［＞10 µg/（kg·min）］可激动 α 受体，导致周围血管阻力增加，肾血管收缩，肾血流量及尿量反而减少，收缩压及舒张压均增高。②多巴酚丁胺可刺激 β_1 和 β_2 受体产生剂量依赖性正性肌力和正性变时作用，反射性降低交感神经张力，降低血管阻力。小剂量多巴酚丁胺产生微弱的扩张动脉作用，降低后负荷，增加每搏输出量；大剂量多巴酚丁胺收缩血管。多巴酚丁胺增加心率的剂量依赖性较多巴胺小。有效剂量为 2～20 µg/（kg·min），应逐渐减量后停药。滴注时间延长（＞24～48 h）可引起耐药性，使用多巴酚丁胺可增加房性或室性心律失常的发生率。

3）磷酸二酯酶抑制剂：具有明显的正性肌力和外周血管扩张作用，从而增加心排血量和每搏输出量，同时伴有肺动脉压、肺楔压、全身血管阻力和肺血管阻力的下降。①米力农，首次剂量为 25 µg/kg，10～20 min 内静脉推注完，再以 0.375～0.75 µg/（kg·min）维持滴注；②依诺西蒙，首剂量为 0.25～0.75 mg/kg 静脉注射，再以 1.25～7.5 µg/（kg·min）维持滴注。

茶碱类（磷酸二酯酶抑制剂）对心肌缺血原因导致的急性左心衰竭伴心律失常者应慎用，以免增加恶性心律失常的发生率。

4）钙离子增敏剂：左西孟旦具有钙敏感蛋白的正性肌力和平滑肌 K^+ 通道开放引起的外周血管扩张作用。药物作用半衰期长达 80 h。但大剂量可能引起心动过速等心律失常及低血压。首剂 12～24 µg/kg 静脉推注（＞10 min），随后 0.05～0.1 µg/（kg·min）持续静脉滴注。它的血流动力学作用具有剂量依赖性，灌注频率可逐渐滴定至最大剂量 0.4～0.6 µg/（kg·min）。

（5）肾上腺皮质激素：具有解除支气管痉挛、降低肺毛细血管楔压和毛细血管通透性、减少渗出、稳定细胞溶酶体和线粒体、促进利尿等作用。

（6）具有潜在抗急性左心衰竭优势的新药

1）心肌肌球蛋白激活剂：能促进激活的肌球蛋白与肌动蛋白牢固结合，抑制 ATP 裂解，减少 ATP 损耗，且提高其机械做功效应，在不增加细胞内 Ca^{2+} 浓度的情况下，增强心肌收缩力。

2）Istaroxime：一种新型、具有抑制 Na^+-K^+-ATP 酶和激动肌浆网钙泵双重作用的抗心力衰竭药。本品除抑制 Na^+-K^+-ATP 酶、增加细胞内 Ca^{2+} 浓度以增强正性肌力效应外，尚可刺激肌纤维膜钙泵，促使肌浆网摄取钙，进而改善心肌松弛功能。

3）利钠肽：奈西立肽是重组人脑钠肽，卡培立肽和乌拉立肽是重组人钠尿肽，三者均具较强的扩血管效应，可促进尿钠排泄，并可改善及保护肾脏功能。

4）腺苷拮抗剂：腺苷作用于肾脏腺苷 α_1 受体，导致肾小球入球小动脉收缩、肾小球后血管扩张，并参与肾小管、肾小球的反馈机制，进而降低肾小球滤过率（GFR）。腺苷拮抗剂尤适于利尿药抵抗及心肾综合征患者的治疗。

5）血管加压素受体拮抗剂：考尼伐坦为 V_1 和 V_2 双受体拮抗剂，托伐普坦及利希普坦为选择性 V_2 受体拮抗剂。血管加压素受体拮抗剂可在不影响其心脏供血或其他血流动力学参数的情况下，增加排尿量并明显降低 PCWP 及右心房压力。

（7）急性心力衰竭时心律失常的治疗

1）室颤或无脉搏性室速：200～300～360 J 除颤。若无反应则静脉注射肾上腺素 1 mg 或血管升压素 40 IU 和 / 或胺碘酮 150～300 mg。

2）室速：若患者不能自行转复，则给予胺碘酮或利多卡因达到药物转复，胺碘酮和 β 受体阻断药可以预防室颤或室速再发。

3）窦速或室上速：当临床和血流动力学可以耐受时，应使用β受体阻断药。美托洛尔5 mg缓慢静脉注射（若耐受可重复）。艾司洛尔先0.5 ～ 1.0 mg/kg静脉注射（＞1 min），然后以50 ～ 300 μg/（kg·min）静脉滴注。拉贝洛尔1 ～ 2 mg快速静脉注射，1 ～ 2 mg/min再缓慢静脉滴注，总量达50 ～ 200 mg。在宽QRS波群心动过速中，可尝试静脉用腺苷以终止心律失常。胺碘酮可以减慢房室传导或折返性心律失常，必要时可以应用。急性心力衰竭有低血压时，应在镇静时对室上速进行电复律。

4）房颤或房扑：乙酰毛花苷C或β受体阻断药或胺碘酮可以减慢房室传导，必要时可应用，若可能则重复。胺碘酮药物转复无引起左心室血流动力学损害的作用。急性心力衰竭伴房颤的患者需抗凝。当房颤为阵发性，在最初的诊断检查和稳定后，要考虑进行药物复律或电复律。如果房颤超过48 h，在复律前，患者应进行抗凝治疗和应用药物控制心率3周。如果患者血流动力学不稳定，临床应进行紧急复律，但在复律前应通过经食管心脏超声排除心房血栓。在急性房颤时，应避免应用维拉帕米和地尔硫卓，因两者可以加重心力衰竭并引起三度房室传导阻滞。

5）缓慢性心律失常：阿托品0.5 ～ 1 mg静脉推注，必要时重复。房室分离伴心室低反应时可以静脉滴注异丙肾上腺素2 ～ 20 μg/min，但有心肌缺血时不能应用。房颤时缓慢心室率可以通过胆茶碱或氨茶碱0.2 ～ 0.4 mg/（kg·h）静脉滴注。药物治疗无效时可安装临时起搏器。植入起搏器之前或之后应尽快治疗心肌缺血。

3.腹膜超滤、血液超滤和血液透析　对严重的肾功能不全和难治性液体潴留的顽固性肺水肿患者，通过超滤，以清除体内过多液体，降低前负荷，减轻肺水肿。肾功能丧失特别是有低钠血症、酸中毒和有明显难以控制液体潴留表现的患者须透析治疗。

4.急性左心衰竭的手术治疗　急性心力衰竭是许多心脏病的严重并发症。在某些疾病中如果紧急实施手术治疗可改善预后。手术方式包括冠脉搭桥、纠正解剖损害、瓣膜置换或修复等。

5.机械辅助治疗和心脏移植　暂时应用机械辅助治疗是帮助患者渡过急性左心衰竭极期和／或等待心脏移植的重要方法，能有效维持患者血压和生命。

（1）主动脉内球囊反搏（IABP）

1）适应证：①对输液、血管扩张剂和正性肌力药物无反应；②并发明显的二尖瓣反流或室间隔破裂；③伴有严重的心肌缺血，准备进行冠脉造影或血管重建术。原理：将一个30 ～ 50 mL的球囊置于胸主动脉，球囊在舒张期充气可升高主动脉压和冠脉血流，在收缩期放气，以降低后负荷和促进左心室排空。

2）禁忌证：主动脉夹层、严重主动脉关闭不全的患者。

（2）体外膜氧合器（ECMO）：适应于终末期心脏病和肺病。原理：通过一根引流管将静脉血引流到体外膜氧合器内进行氧合，再经过另一根引流管将氧合血泵入体内（静脉或动脉），改善全身组织氧供。它可以暂时替代肺的气体交换功能和心脏的泵功能，改善循环灌注，延长患者的生命，为有严重心肺功能不全的患者提供治疗机会，为心肺功能的恢复争取时间。

（3）左心辅助循环

1）适应证：① AHF保守治疗无效；②终末器官功能不全；③心肌或心功能可能恢复；④ IABP和机械通气仍不能改善患者的情况。

2）原理：利用机械泵部分代替心室做功，它们不到达心室，将血泵入动脉系统，从而增加外周和终末器官的血流。临床意义同体外膜氧合器。

（4）心脏移植：严重的终末期心力衰竭患者，预后很差或严重患者经机械支持不能自然缓解或暂时缓解者，可行心脏移植。

6. 病因治疗　在治疗急性左心衰竭的同时，积极明确基础心脏疾病并做病因治疗。如急性心梗，再灌注可以显著改善或预防急性心力衰竭，在早期即应进行急诊 PCI 或手术，如较长时间后才可进行，则应早期溶栓治疗。有心内膜炎的患者，治疗首先应慎重选用抗生素。高血压引起的左心衰竭，应迅速控制高血压等。

7. 消除诱因　大多数急性左心衰竭的患者可找出诱发因素，如快速心律失常、输液过快过多、感染、过劳、情绪激动等，应尽快找出并做出相应处理。

二、急性右心衰竭

（一）概述

急性右心衰竭是由于各种原因使心脏在短时间内发生急性功能障碍，以急性右心排血量降低和体循环淤血为主要表现的临床综合征。单纯的右心衰竭很少见。其可继发于急性左心衰竭或慢性右心衰竭。

（二）病因及发病机制

引起急性右心衰竭的病因常见有以下几种。

1. 急性肺栓塞　右心或周围静脉系统内栓子脱落，回心后突然阻塞肺动脉，使肺血流减少 50% 以上，造成肺循环阻力急剧升高，引起右心室迅速扩张，发生急性右心衰竭。

2. 急性右心室心肌梗死　当急性心肌梗死累及右心室时，右心室充盈压急速升高，超过其代偿能力，即发生急性右心衰竭。

3. 特发性肺动脉高压　此病有广泛的肺肌型动脉及细动脉管腔狭窄和阻塞，导致肺循环阻力明显升高，右心室后负荷增加，右心室肥厚、扩张，病情加剧即可出现急性右心衰竭。

4. 慢性肺心病急性加重　慢性阻塞性肺疾病（COPD）时，由于乏氧性肺动脉痉挛、血管重构、继发性红细胞增多等原因，引起肺动脉高压、右心室肥大和扩张。在慢性肺心病的基础上，有合并感染等诱因，则出现急性右心衰竭。

5. 心脏移植术后急性右心衰竭　由于离体心脏的损伤，体外循环对心肌、肺血管的影响，植入的心脏不适应相对或绝对的肺动脉高压，肺血管阻力增高，引起急性右心衰竭。

（三）临床表现

临床上有急性右心衰竭及其原发病的表现。

1. 症状

（1）胸痛、胸闷、急性呼吸困难等。

（2）肝及胃肠道淤血症状：上腹胀痛、食欲缺乏、恶心、呕吐等。

（3）周围性水肿：易出现下肢、腰骶部凹陷性水肿，重者水肿渐及全身。

（4）发绀：最早出现在指端、口唇和耳郭。

（5）神经系统症状：失眠、嗜睡等，重者精神错乱。

（6）原发病相关的症状。

2.体征

（1）颈静脉怒张，有肝颈回流征，即压迫充血肿大的肝脏时颈静脉怒张更明显。

（2）剑突下可见收缩性搏动，三尖瓣区闻及吹风样收缩期杂音，肺动脉区第二心音亢进、分裂。

（3）肝脏肿大有压痛。

（4）外周水肿。

（四）实验室及辅助检查

1.实验室检查

（1）D- 二聚体明显升高　对肺栓塞诊断为高度敏感的指标，亦可作为筛查指标。

（2）脑钠肽（BNP）浓度测定　右心室负荷增重、右心衰竭时升高。

（3）动脉血气分析　动脉血氧分压、血氧饱和度降低、二氧化碳分压亦降低，提示肺动脉栓塞。

2.心电图

（1）多有右心房肥大，肺型 P 波，右心室肥大改变。

（2）可有 $S_I Q_{III} T_{III}$，提示肺栓塞。

（3）右胸导联 ST 段抬高，可提示右心室心肌梗死。

3.超声心动图

（1）右心室增大、室间隔运动障碍、三尖瓣反流及肺动脉高压。

（2）右心腔扩大伴左心室下壁或后壁运动异常，可提示右心室心肌梗死。

4.胸部 X 线　该项检查能显示基础疾病特点。当 D- 二聚体升高时，应做 X 线等影像学检查。

（1）肺动脉高压表现：肺动脉段突出＞ 3 mm，右下肺动脉横径增宽＞ 15 mm，肺门动脉扩张与外周纹理纤细呈残根状，右心室扩大等。

（2）肺栓塞表现：肺下叶出现三角形或卵圆形浸润影，其底部与胸膜相连，病变侧膈肋角模糊、胸腔积液阴影等。

5.肺动脉增强螺旋 CT　肺通气 / 灌注扫描检查对肺栓塞具有诊断意义。

（五）诊断

急性右心衰竭是一组临床综合征，其诊断包括右心衰竭及其基础疾病的诊断。

（1）对有深部静脉血栓、长期卧床、骨折等术后患者，突然出现体循环静脉淤血表现，D- 二聚体、BNP 增高，根据心电图、超声心动图及影像学检查结果，诊断大块肺栓塞导致急性右心衰竭并不困难。

（2）如有缺血性胸痛，突然出现低血压、Kussmaul 征阳性，即吸气时颈静脉膨隆更明显，肘正中静脉压升高，大于 150 mmH_2O。心电图右胸导 ST 段演变，心肌坏死标志物升高，则可诊断急性右心室心肌梗死致急性右心衰竭。

（3）已有 COPD 基础、存在诱因、病情加剧，诊断慢性肺心病急性加重，表现急性右心衰竭。

（六）鉴别诊断

1. 急性心脏压塞 心包积液急性心脏压塞亦表现体循环静脉淤血、颈静脉怒张、严重时血压下降发生休克，类似急性右心衰竭。但前者有奇脉，即吸气时脉搏减弱、消失或吸气时收缩压下降大于 10 mmHg；心电图有低电压、电交替；超声心动图显示液性暗区，吸气时右心室内径增大、左心室内径缩小。可与急性右心衰竭区别。

2. 缩窄性心包炎 患者有水肿、肝大及腹腔积液，易与急性右心衰竭混淆。前者肘正中静脉压显著升高，可达 250 mmH$_2$O 以上，有心包叩击音、超声显示心包膜增厚或有钙化。

（七）急诊救治

1. 一般急诊处理

（1）严密监护：包括呼吸、心电、血压、动脉血气等。

（2）卧床休息、吸氧、镇静止痛；除右心室心肌梗死外，严格限制入液量；强心利尿等。

（3）抗休克治疗：应用兴奋心脏 β 受体，以增强心肌收缩力和增加心搏量药物：①多巴胺 2 ～ 10 μg/（kg·min）微量泵静脉输入；②多巴酚丁胺 2.5 ～ 15 μg/（kg·min）；③扩血管药物：一般小剂量开始，严密监测血压。硝普钠 6.25 μg/min 开始微量泵静脉输入，用于合并左心衰竭患者。

（4）扩容治疗：右心室心肌梗死无左心衰竭时，应扩容治疗。

2. 原发疾病治疗

（1）急性肺栓塞：可溶栓、抗凝、介入等治疗。

（2）急性右心室心肌梗死：低血压无左心衰竭时可扩容治疗，即快速输入 1L 至几升液体，通过补充血容量增加右心室的前负荷和心排血量。不宜使用利尿药。

（3）特发性肺动脉高压：用降低肺动脉压药物等，可用前列环素、内皮素受体拮抗剂波生坦，一氧化氮吸入等。

（焦珊珊 朱秋芳 王凤娇 燕丽萍）

第八章

消化内科危重症

第一节　重症急性胰腺炎

一、概述

急性胰腺炎是常见的急腹症之一，为壶腹、胆总管、胰头肿瘤或肿瘤压迫导致胰管阻塞、胰管内压力骤然增高和胰腺血液淋巴循环障碍等引起胰腺消化酶对其自身消化的一种急性炎症。急性出血坏死型胰腺炎占 2.4% ~ 12%，其病死率很高，达 30% ~ 50%。本病误诊率高达 60% ~ 90%。

二、病理分类

1.秦保明分类法　①急性水肿型胰腺炎；②急性出血型胰腺炎；③急性坏死型胰腺炎；④急性坏死出血型胰腺炎（出血为主）；⑤急性出血坏死型胰腺炎（坏死为主）；⑥急性化脓性胰腺炎。此分类不实用，因为临床难以取得病理形态学证实。

2.亚特兰大分类（1992 版）　①急性间质性胰腺炎（轻型急性胰腺炎）；②急性坏死性胰腺炎（重型急性胰腺炎）。

三、病因

1.共同通道梗阻　约70%的人胆胰管共同开口于Vater壶腹，由于多种原因（包括壶腹部肿瘤压迫）而阻塞，造成 Oddi 括约肌炎性狭窄，或胆系结石及其炎症引起括约肌痉挛水肿，或十二指肠乳头炎、开口纤维化，或乳头旁十二指肠憩室等，均使胆汁不能通畅流入十二指肠内，而反流至胰管内，使胶管内压升高，致胰腺腺泡破裂，胆汁、胰液及被激活的胰酶渗入胰实质中，具有高度活性的胰蛋白酶进行"自我消化"，发生胰腺炎。

2.手术　手术后胰腺炎占 5% ~ 10%，其发生可能为：①外伤或手术直接损伤胰腺组织及腺管，引起水肿、胰管梗阻或血供障碍；②外伤或手术中如有低血容量性休克，胰腺血液灌注不足，或有微血栓形成；③手术后胰液内胰酶抑制因子减少；④ERCP检查时，注射造影剂压力过高可引起胰腺损伤，出现暂时性高淀粉酶血症或急性胰腺炎；⑤器官移植后排斥反应和免疫抑制剂的应用也可诱发。

3. 血管因素　实验证实，向胰腺动脉注入 8 ～ 12 μm 颗粒物质堵塞胰腺终末动脉，可导致急性出血坏死型胰腺炎。可见，胰腺血运障碍时可发生本病。当被激活的胰蛋白酶逆流入胰间质中，即可使小动脉高度痉挛、小静脉和淋巴管栓塞，从而导致胰腺坏死。

4. 感染因素　腹腔、盆腔脏器炎症感染，可经血流、淋巴或局部浸润等扩散引起胰腺炎。

5. 其他因素　高血钙、甲状旁腺亢进、某些药物（如皮质激素、双氢克尿噻、雌激素等）及遗传因素、精神因素等，均可诱发本病。

四、病理

轻型急性胰腺炎的主要变化为胰腺局限或弥散性水肿、肿大变硬、表面充血、包膜张力增高。镜下可见腺泡、间质水肿，炎性细胞浸润，少量散在出血坏死灶，血管变化常不明显，渗液清亮。重型者变化为胰腺高度充血水肿，呈深红、紫黑色。镜下见胰组织结构破坏，有大片出血坏死灶，大量炎细胞浸润。继发感染者可见脓肿，胰周脂肪组织出现坏死，可形成皂化斑（胰脂肪酶分解脂肪为脂肪酸和甘油，脂肪酸与血中钙结合成此斑，所以血钙下降）。腹腔内有浑浊恶臭液体，液中含有大量胰酶，吸收入血后各种酶含量增高，具有诊断意义。两型间无根本差异，仅代表不同的病理阶段。轻型较平稳、病死率低；重型者经过凶险、并发症多（休克、腹膜炎、败血症等）、病死率高，甚至可在发病数小时死亡。本病可累及全身各系统、器官，尤以心血管、肺、肾更为明显。以下为各系统的主要病理变化。

1. 血容量改变　胰酶进入血流，激活纤溶酶原系统，使激肽释放，血管扩张；同时，胰酶使肥大细胞释放组胺，血管通透性加大，致使大量血浆外渗、血容量减少，甚至可丧失 40% 的血循环量，出现休克。

2. 心血管改变　胰蛋白酶进入血流，使小动脉收缩，并直接损害心肌，抑制心肌利用氧，造成心肌梗死；激活凝血因子，使血小板凝集呈高血凝状态，并可损害血管内膜，造成 DIC、门静脉血栓形成。

3. 肺部改变　常并发 ARDS 是本病致死的主要原因之一。急性胰腺炎时释放卵磷脂酶，可分解肺泡表面活性物质，使气体交换明显下降。上述血管活性物质的释放及氧自由基对肺毛细血管内皮的毒性作用，使肺微循环障碍，致肺间质水肿、出血，肺泡塌陷融合，加之腹胀、膈肌升高、胸腔积液等均加重肺部改变，终致 ARDS。

4. 肾脏改变　除因血容量不足造成肾缺血外，胰酶产生的蛋白分解产物成为肾脏毒性物质，加重了肾脏的功能障碍。由于急性胰腺炎时严重感染及血液高凝状态，使肾小管受损，导致肾衰竭，以病后 3 ～ 4 天多见。

五、临床表现

1. 症状

（1）腹痛：95% 以上的患者均有不同程度的腹痛。多数发作突然，疼痛剧烈，但老年体弱者腹痛可不突出，少数患者无腹痛或仅有胰区压痛，称为无痛性急性胰腺炎。发病初期，腹痛一般位于上腹部，其范围常与病变的范围有关。腹痛以剑突下区为最多，右季肋部次之，左季肋部第三，全腹痛约6%。如病变主要在胰头部，腹痛偏右上腹，并可向右肩或右背部放射；病变主要在胰颈和体部时，腹痛以上腹和剑突下为著；尾部病变者，腹痛以左上腹为突出，并可向左肩背部放射；病变累及全胰时，呈上腹部束腰带样痛，可向背部放射。随着炎症发展，累及腹膜，扩大成弥散性腹炎时，疼痛可涉及全腹，但仍以上腹部为著。

胰腺的感觉神经为双侧性支配，头部来自右侧，尾部来自左侧，体部则受左右两侧神经共同支配。Bliss用电刺激人的胰头产生由剑突下开始至右季肋部移行的疼痛，刺激胰体部仅产生剑突下区痛，刺激胰尾部则产生剑突下开始向左季肋部移行的疼痛。急性胰腺炎的疼痛除与胰腺本身病变范围有关外，还与其周围炎症涉及范围有关。

腹痛的性质和强度大多与病变的严重程度相一致。水肿型胰腺炎多为持续性疼痛伴阵发性加重，常可忍受，因有血管痉挛的因素存在，可为解痉药物缓解。出血坏死型胰腺炎多为绞痛和刀割样痛，不易被一般解痉剂缓解。进食后促进消化酶分泌，可使疼痛加重。仰卧时亦会加重，患者常取屈膝或弯腰前倾坐位，借以缓解疼痛。当腹痛出现阵发性加重时，患者表现为扭转翻滚，不堪忍受（此与心绞痛不同，后者多采取静态仰卧位，鲜见翻滚者）。腹痛可在发病一至数日内缓解，但此并不一定是疾病缓解的表现，甚或是严重恶化的标志。腹痛原因主要是胰腺水肿引起的胰腺肿胀，被膜受到牵扯，胰周炎性渗出物或腹膜后出血侵及腹腔神经丛，炎性渗出物流注至游离腹腔引起的腹膜炎及胰管梗阻或痉挛等。

（2）恶心呕吐：2/3 的患者有此症状，发作频繁。早期为反射性，内容为食物、胆汁；晚期是由于麻痹性肠梗阻引起，呕吐物为粪样。

（3）腹胀：在重型者中，由于腹腔内渗出液的刺激和腹膜后出血引起麻痹性肠梗阻，致肠道积气、积液，引起腹胀。

（4）黄疸：约20%的患者于病后 1 ～ 2 日出现不同程度的黄疸。其原因可能为胆管阻塞，或肿大的胰头压迫胆总管下端，或肝功受损。黄疸越重，提示病情越重，预后不良。

（5）发热：多为中度热，即38 ～ 39 ℃，一般 3 ～ 5 日后逐渐下降。但重型者则可持续多日不降，提示胰腺感染或脓肿形成，并出现中毒症状，严重者可体温不升。合并胆管炎时可有寒战、高热。

（6）手足抽搐：为血钙降低所致。系进入腹腔的脂肪酶作用，使大网膜、腹膜上的脂肪组织被消化分解为甘油和脂肪酸，后者与钙结合为不溶性的脂肪酸钙，因而血钙下降。如血钙 < 1.98 mmol/L（8 mg%），则提示病情严重，预后差。

（7）休克：多见于急性出血坏死型胰腺炎，由于腹腔、腹膜后大量渗液、出血，肠麻痹、肠腔内积液，呕吐致体液丧失，引起低血容量性休克。另外，吸收大量蛋白质分解产物，导致中毒性休克的发生，主要表现为烦躁、冷汗、口渴、四肢厥冷、脉细、呼吸浅快、血压下降、少尿，严重者出现发绀、呼吸困难、谵妄、昏迷、脉快、血压测不到、无尿、BUN > 100 mg%、肾功衰竭等。

（8）急性呼吸衰竭：其临床特点是突然发生进行性呼吸窘迫、过度换气、发绀、焦急、出汗等，常规氧疗法不能使之缓解。

（9）急性肾衰竭：重症急性胰腺炎者23% 可出现急性肾衰竭，病死率高达80%。其发生原因与低血容量、休克和胰激肽的作用有关。胰酶引起血凝异常，出现高凝状态，产生微循环障碍，导致肾缺血、缺氧。

（10）循环功能衰竭：重症胰腺炎可引起心力衰竭与心律失常，后者可酷似心肌梗死。

（11）胰性脑病：发生率 5.9% ～ 11.9%，表现为神经精神异常、定向力缺乏、精神错乱，伴有幻想、幻觉、躁狂状态等，常为一过性，可完全恢复正常，也可遗留精神异常。

2.体征

（1）腹部压痛及腹肌紧张：其范围在上腹或左上腹部，由于胰腺位于腹膜后，故一般较轻。

轻型者仅有压痛，不一定有肌紧张，部分病例左肋脊角处有深压痛。当重型者腹内渗出液多时，则压痛、反跳痛及肌紧张明显，范围亦较广泛，但不及溃疡穿孔那样呈"板状腹"。

（2）腹胀：重型者因腹膜后出血刺激内脏神经，引起麻痹性肠梗阻，使腹胀明显，肠鸣音消失，呈现"安静腹"，渗出液多时可有移动性浊音。腹腔穿刺可抽出血性液体，且淀粉酶含量甚高，对诊断很有意义。

（3）腹部包块：部分重型者由于炎症包裹粘连，渗出物积聚在小网膜腔等部位，导致脓肿形成或发生假性胰腺囊肿，在上腹可扪及界限不清的压痛性包块。

（4）皮肤瘀斑：部分患者脐周皮肤出现蓝紫色瘀斑（Cullen征）或两侧腰出现棕黄色瘀斑（GreyTurner征），此类瘀斑在日光下方能见到，故易被忽视。其发生乃胰酶穿过腹膜、肌层进入皮下引起脂肪坏死所致，是一种晚期表现。

六、辅助检查

（1）白细胞计数一般为（10 ～ 20）×10^9/L。如感染严重，则计数偏高，并出现明显核左移。部分患者尿糖增高，严重者尿中有蛋白、红细胞及管型。

（2）血、尿淀粉酶测定具有重要的诊断意义。血清正常值为 8 ～ 64 温氏（Winslow）单位，或 40 ～ 180 苏氏（Somogyi）单位；尿正常值为 4 ～ 32 温氏单位。

急性胰腺炎患者胰淀粉酶溢出胰腺外，迅速吸收入血，由尿排出，故血、尿淀粉酶大为增加，是诊断本病的重要化验检查。血清淀粉酶在发病后 1 ～ 2 h 即开始增高，8 ～ 12 h 标本最有价值，至 24 h 达最高峰（为 500 ～ 3000 苏氏单位），并持续 24 ～ 72 h，2 ～ 5 日逐渐降至正常；而尿淀粉酶在发病后 12 ～ 24 h 开始增高，48 h 达高峰，维持 5 ～ 7 日，下降缓慢。在严重坏死型者中，因腺泡严重破坏，淀粉酶生成很少，故其值并无增高表现。如淀粉酶值降后复升，提示病情有反复；如持续增高，可能有并发症发生。有时腹膜炎、胆道疾病、溃疡穿孔、绞窄性肠梗阻、胃大部切除术后输入襻梗阻等情况下，淀粉酶值可有不同程度的增高，但一般多＜ 500 苏氏单位。因此，当测定值＞ 256 温氏单位或＞ 500 苏氏单位，对急性胰腺炎的诊断才有意义。

（3）血清脂肪酶测定正常值 28 ～ 280 U/L，其值增高的原因同（2），发病后 24 h 开始升高，可持续 5 ～ 10 日。因其下降迟，对较晚就诊者测定其值有助诊断。

（4）血清钙测定正常值≥ 2.12 mmol/L。发病后 2 日血钙开始下降，以第 4 ～ 5 日后为著，重型者可降至 1.75 mmol/L 以下，提示病情严重，预后不良。

（5）血清正铁蛋白（Methemalbumin，MHA）测定。MHA 来自血性胰液内红细胞破坏释放的血红素，在脂肪酶和弹性蛋白酶作用下转化为正铁血红素，被吸收入血液与白蛋白结合，形成正铁血红蛋白。

重症患者常于起病后 12 h 出现 MHA，在重型急性胰腺炎患者中为阳性，水肿型为阴性。

（6）X 线检查腹部可见局限或广泛性肠麻痹（无张力性小肠扩张充气、左侧横结肠扩大积气），小网膜囊内积液、积气，胰腺周围有钙化影，还可见膈肌抬高、胸腔积液，偶见盘状肺不张。出现 ARDS 时，肺野呈"毛玻璃"状。

（7）B 超与 CT 检查均能显示胰腺肿大轮廓，以及渗液的多少与分布。假性胰腺囊肿、脓肿也可被显示。

七、治疗

本病的治疗方法应根据病变的轻重加以选择。原则上，轻型可用非手术疗法，以内科处理为主；对重型的胆源性胰腺炎及其继发病变，如胰腺脓肿、假性胰腺囊肿等，需积极支持和手术处理，以挽救生命。

1. 解痉止痛

（1）哌替啶、阿托品肌内注射：在腹痛剧烈时应用。不宜单独使用吗啡止痛，因其导致 Oddi 括约肌痉挛，合用阿托品可对抗其所引起的痉挛，治疗效果好。

（2）针刺治疗：体针取阳陵泉、足三里、内关、下巨虚、中脘等。耳针取胰区、胆区。

（3）剧痛不缓解者，可用 0.1% 奴夫卡因 300 ～ 500mL，静脉滴注。

2. 控制饮食和胃肠减压　轻型者可进少量清淡流食，忌食脂肪、刺激性食物。重症者需严格禁饮食，以减少或抑制胰液分泌。病情重笃或腹胀明显者，应行胃肠减压，可抽出胃液，减少胃酸刺激十二指肠产生促胰液素、胆囊收缩素等，使胰液分泌减少，并可防治麻痹性肠梗阻。禁食期间应予输液、补充热量、营养支持，维持水、电解质平衡，纠正低血钙、低镁、酸中毒和高血糖等。必要时可给予全胃肠外营养（TPN）以维持水、电解质和热量供应。其优点是可减少胰液分泌，使消化道休息，代偿机体分解代谢。

3. 应用抗生素　一般常用青霉素、链霉素、庆大霉素、氨苄西林、磺苄西林、先锋霉素等，为控制厌氧菌感染，可同时使用甲硝唑。由于胰腺出血坏死、组织蛋白分解产物，常成为细菌繁殖的良好培养基，故在重型病例中尤应尽早使用抗生素，可起到预防继发感染及防止并发症等作用。

4. 常用的胰酶抑制剂

（1）抑肽酶：具有抗蛋白酶及胰血管舒缓素的作用。首量 20 万 U，以后 20 万 U，6 h，静脉滴注；或 20 万 U，每日 2 次，静脉滴注，连用 5 日。

（2）5-FU：为细胞毒药物，可抑制 DNA、RNA 合成，减少胰酶分泌，对胰蛋白酶及磷酸酶酶 A 均有抑制作用。100 ～ 500 mg/d 静脉滴注；或 250 mg 加入 5% 葡萄糖液 500 mL 中静脉滴注，24 h 可重复 1 次。

5. 抗胆碱药物　给予阿托品、654-2、东莨菪碱、普鲁苯辛，以抑制胰液分泌，宜早期反复应用。同时，应给予制酸剂西咪替丁 200 mg、每日 4 次，氢氧化铝胶囊、碳酸氢钠口服，以中和胃酸、抑制胰液分泌。胰高糖素对抑制胰外分泌有一定作用，亦可选用。

6. 激素应用　一般因其可引起急性胰腺炎，不主张用。但重型胰腺炎伴休克，中毒症状明显，疑有败血症或病情突然恶化，严重呼吸困难，尤出现成人呼吸窘迫症时，或有肾上腺皮质功能不全者，应予氢化可的松 500 ～ 1000 mg 或地塞米松 20 ～ 40 mg 静脉滴注，连用 3 日，逐减量至停用，可减轻炎症反应、降低毛细血管的通透性及缓解水肿。

7. 中药治疗

（1）清胰汤 I 号：适用于水肿型胰腺炎，尤适于肝郁气滞、脾胃湿热。方剂组成：柴胡 15 g、黄芩 9 g、胡连 9 g、杭菊 15 g、木香 9 g、延胡素 9 g、生军 15 g、芒硝 9 g（冲服）。每日 1 剂，两煎，分 2 次服。

（2）清胰汤 II 号：适用于胆道蛔虫性胰腺炎，可疏肝理气、驱蛔安蛔。方剂组成：柴胡 15 g、黄芩 9 g、连翘 9 g、木香 9 g、槟榔 30 g、使君子 30 g、苦陈皮 30 g、细辛 3 g、芒硝 9 g（冲服）。每日 1 剂，两煎，分 2 次服。

此二方适用于大多数急性胰腺炎，临床上可随症加减，热重时加金银花、连翘，湿热重加茵陈、栀子、龙胆草，呕吐重加代赭石、竹茹，积食加莱菔子、焦三仙，痛重加川楝子、延胡索，胸满加厚朴、枳实，肩背痛加瓜蒌、薤白、防风等。

8. 抗休克　重型者常早期即出现休克，主要由于大量体液外渗可使循环量丧失 40%，故出现低血容量休克，是早期死亡原因。故依据中心静脉压、血压、尿量、血细胞比容和电解质的监测，补给平衡盐液、血浆、新鲜全血、人血白蛋白、右旋糖酐等血浆增量剂及电解质溶液，以恢复有效循环量和电解质平衡，同时应维持酸碱平衡。在上述情况改善，且排除心功能不全引起的低血压后，可应用升压的血管活性药物，以多巴胺为首选。此外，还应给予广谱抗生素及激素，以调动机体应激能力，提高效果。同时，应保护肾功能，应用利尿药，必要时行腹膜透析。呼吸衰竭时，应进行动脉血气分析，予以高流量吸氧，必要时行气管切开和正压呼吸。若有心功能不全，应及时给予强心剂。抢救时与有关内科医师协作方能获得成功。

（赵彦明）

第二节　急性消化道出血

一、概述

消化道出血是消化道肿瘤临床常见的症状，根据出血的部位分上消化道出血和下消化道出血。上消化道出血指屈氏韧带以上的食管、胃、十二指肠和肝胆胰等病变引起的出血，胃空肠吻合术后的空肠上端病变所致出血也属此范围；屈氏韧带以下的病变出血称下消化道出血。临床又根据出血量和出血速度将消化道出血分为慢性出血、慢性显性出血和急性出血。急性大量出血者死亡率约为 10%，60 岁以上患者出血死亡率较高，为 30% ～ 50%。

二、病因及分类

1. 上消化道出血的病因

（1）食管疾病：反流性食管炎、放射性食管炎、食管癌等。

（2）胃、十二指肠疾病：药物性胃炎（非简体消炎药等止痛药物）、胃癌、残胃溃疡或癌、淋巴瘤、肉瘤、神经纤维瘤等。

（3）胃空肠吻合术后：空肠溃疡和吻合口溃疡。

（4）门静脉高压：致食管胃底静脉曲张出血、门静脉癌栓。

（5）上消化道邻近器官或组织的疾病：胆囊癌、胆管癌、肝癌破裂出血、胰腺癌、纵隔肿瘤破入食管等。

（6）全身性疾病在胃肠道表现出血，如白血病、血小板低下、手术后应激性溃疡等。

2. 下消化道出血的病因

（1）直肠疾病：直肠癌、直肠类癌、邻近恶性肿瘤侵入直肠等。

（2）结肠疾病：结肠癌、息肉等。

（3）小肠疾病：小肠肿瘤、胃肠息肉病等。

三、临床症状

临床症状取决于出血病变的性质、部位、失血量与速度，也与患者的年龄、心肾功能等全身情况有关。

1. 呕血、黑便和便血　呕血、黑便和便血是消化道出血的特征性临床表现。上消化道急性大量出血多表现为呕血。如出血后血液在胃内潴留，因经胃酸作用变成酸性血红蛋白而呈咖啡色。如出血速度快而出血量多，呕血的颜色呈鲜红色。少量出血则表现为粪便隐血试验阳性。黑便或柏油样便是血红蛋白的铁经肠内硫化物作用形成硫化铁所致，常提示上消化道出血。十二指肠部位病变的出血速度过快时，在肠道内停留时间短，粪便颜色会变成紫红色。右半结肠出血时，粪便颜色为黯红色；左半结肠及直肠出血时，粪便颜色为鲜红色。

2. 失血性周围循环衰竭　消化道出血因失血量过大、出血速度过快、出血不止可致急性周围循环衰竭，临床上可出现头晕、乏力、心悸、恶心、口渴、出冷汗、黑矇或晕厥；皮肤灰白、湿冷；按甲床呈现苍白，且经久不能恢复；静脉充盈差，体表静脉瘪陷；脉搏细弱、四肢湿冷、心率加快、血压下降，甚至休克；同时，可进一步出现精神萎靡、烦躁不安甚至反应迟钝、意识模糊。老年人器官功能低下，加之常有慢性疾病，即使出血量不大，也可引发多器官衰竭，导致死亡。

3. 贫血　慢性消化道出血可能仅在常规检查时发现有原因不明的缺铁性贫血，常为消化道肿瘤的首发症状。较严重的慢性消化道出血可出现贫血相关临床症状，如疲乏困倦、软弱无力、活动后气促心悸、头晕眼花，以及皮肤黏膜、甲床苍白等。急性大出血后早期，因为有周围血管收缩和红细胞重新分布等生理调节，血红蛋白、红细胞、血细胞压积的数值可无变化；此后，大量组织液渗入血管内补充失去的血浆容量，血红蛋白、红细胞、血细胞压积因稀释而数值降低，这种补偿作用一般在出血后数小时至数日内完成。失血会刺激造血系统，骨髓细胞增殖活跃，外周血网织红细胞增多。

4. 氮质血症　可分为肠源性、肾性和肾前性氮质血症3种。肠源性氮质血症指在大量上消化道出血后，血红蛋白的分解产物在肠道被吸收，以致血中氮质升高。肾前性氮质血症是由失血性周围循环衰竭造成肾血流暂时减少，肾小球滤过率和肾排泄功能降低，致氮质潴留。纠正低血压、低血容量后，血中氮质可迅速降至正常。肾性氮质血症是由于严重、持久的休克造成肾小管坏死（急性肾衰竭），或失血加重了原有肾病的肾脏损害，临床上会出现少尿、无尿。

5. 发热　大量出血后，多数患者在24 h内常出现低热，持续数日至1星期。发热可能是由于血容量减少、贫血、周围循环衰竭、血红蛋白分解吸收等因素导致体温调节中枢功能障碍。

四、诊断

（一）消化道出血的识别

一般情况下，呕血和黑便常提示有消化道出血，但在某些情况下应加以鉴别。首先，应与鼻出血、拔牙或扁桃体切除后咽下血液所致者加以区别，也需与肺结核、叹气管扩张、支气管肺癌、二尖瓣狭窄等所致的咯血相鉴别。其次，进食禽兽血液、骨炭、铋剂和某些药也可引起粪便发黑，应注意鉴别。少数消化道大出血患者在临床上尚未出现呕血、黑便，首先出现周围循环功能衰竭，因此，凡患者有急性周围循环功能衰竭，除鉴别中毒性休克、过敏性休克、心源性休克、急性出血坏死性胰腺炎、创伤性肝脾破裂等外，还要考虑消化道大出血可能。

（二）出血严重程度的估计和周围循环状态的判断

临床对出血精确估计比较困难。每日出血量＞5～10 mL时，粪便潜血试验可呈现阳性。每日出血量达50～100 mL以上时，可出现黑便。胃内积血量250～300 mL时，可引起呕血。一次出血量超过500 mL时，失血速度又比较快，患者可有头晕、乏力、心动过速和血压降低等表现。严重出血者需3 h内输血超过500 mL时，才能纠正其休克。持续性出血指24 h之内的2次胃镜所见出血均为活动性出血。

（三）出血停止的判断

有下列临床表现应认为有继续出血或再出血，需及时处理。

（1）反复呕血，甚至呕血颜色为鲜红色，黑便次数增多，粪便稀薄，粪便颜色呈黯红色，伴有肠鸣音亢进。

（2）周围循环功能衰竭的表现经积极补液、输血后未见明显改善，或虽有好转继而又恶化；经快速输液、补血后，中心静脉压仍有波动，或稍有稳定后再下降。

（3）红细胞计数、血红蛋白测定与红细胞比容持续下降，网织红细胞计数持续增高。

（4）补液或尿量正常的情况下，血尿素氮持续增高，或再次增高。

（四）出血病因与部位的诊断

1. 病史与体检　45岁以上慢性持续性粪便潜血试验阳性，伴缺铁性贫血、持续上腹部不重、疼痛、厌食消瘦，应警惕胃癌可能性。50岁以上原因不明的肠梗阻及便血，应考虑肠道恶性肿瘤。既往肝癌病史，突发呕血、黑便、外周循环功能衰竭，应考虑肝癌破裂出血。

2. 特殊诊断方法

（1）内镜检查：是消化道出血定位、定性诊断的首选方法，诊断正确率为 80% ～ 90%。内镜检查前胃灌洗和肠道清洁准备有助于提高内镜检查阳性率。内镜检查见到病灶后，应取活检或细胞刷检，以提高病灶性质诊断的阳性率。重复内镜检查可有助于明确初次内镜检查漏诊的出血病灶。

胃镜检查可在直视下观察食管、胃、十二指肠球部直至降部，从而了解出血部位、病因和出血情况。一般主张在出血 24 ～ 48 h 进行检查，最好在生命体征稳定后进行，尽可能先纠正休克，补足血容量，改善贫血。结肠镜是诊断十二指肠、结肠、回盲部病变的首选方法，诊断率高，可发现活动性出血，并取病理检查判断病变性质。

（2）X 线钡剂检查：仅适用于出血已经停止和病情稳定的患者，对急性消化道出血病因诊断阳性率不高。食管吞钡剂可发现食管静脉曲张，但不能肯定是本次出血原因；可发现胃溃疡、胃癌，提示出血原因。钡剂灌肠 X 线检查可发现 40% 的结肠息肉和结肠癌，应用气钡双重照影可提高检出率。

（3）放射性同位素显像：近年来，应用放射性同位素检查可发现 0.05 ～ 0.12 mL/min 的活动性出血部位。其方法是静脉注射 ^{99m}Tc 标记的自体红细胞后，行腹部扫描，以探测标记物存在于血管外的证据，创伤小，可起到初步定位的作用。

（4）血管造影：选择性血管造影对急性、慢性或复发性消化道出血的诊断、治疗具有重要的作用。根据脏器的不同，可选择腹腔动脉、肠系膜动脉、门静脉造影，最好在活动性出血的情况下，这样才可能发现真正的出血病灶，特别是小肠的出血病灶。

（5）剖腹探查：各种检查均不能明确原因时应剖腹探查。术中内镜是明确诊断不明原因消化道出血，尤其是小肠出血的可靠方法。术中内镜可在手术中对小肠逐段进行观察，对确定息肉、肿瘤具有很大价值。

五、治疗

（一）一般治疗

卧床休息；观察神色和肢体皮肤是冷湿还是温暖；记录血压、脉搏、出血量与每小时尿量；保持静脉通路并测定中心静脉压；保持患者呼吸道通畅，避免呕血时引起窒息。大量出血者宜禁食，少量出血者可适当进流质。多数患者在出血后常有发热，一般无须使用抗生素。

（二）补充血容量

当血红蛋白低于 9 g/dL、收缩血压低于 12 kPa（90 mmHg）时，应立即输入足够量的全血。对肝硬化伴静脉高压的患者，要提防因输血而增加门静脉压力，激发再出血的可能性。要避免输血、输液量过多而引起急性肺水肿或诱发再次出血。

（三）上消化道大量出血的止血处理

1. 胃内降温　通过胃管以 10 ～ 14 ℃冰水反复灌洗胃腔而使胃降温，从而可使其血管收缩、血流减少，并可使胃分泌和消化受到抑制，使出血部位纤溶解酶活力减弱，从而达到止血目的。

2.口服止血剂　消化性溃疡的出血是黏膜病变出血，采用血管收缩剂，如去甲肾上腺素 8 mg 加于冰盐水 150 mL 分次口服，可使出血的小动脉强烈收缩而止血。此法不主张在老年人中使用。

3.抑制胃酸分泌和保护胃黏膜　H_2 受体拮抗剂（如甲氨咪胍）因抑制胃酸，有提高胃内 pH 的作用，从而减少 H^+ 反弥散，促进止血，对应激性溃疡和急性胃黏膜病变出血的防治有良好作用。近年来，作用于质子泵的制酸剂奥美拉唑是一种 H^+-K^+-ATP 酶的阻滞药，大量出血时可静脉注射。

4.内镜直视下止血　局部喷洒 5% Monsel 液（碱式硫酸铁溶液），其止血机制在于可使局部胃壁痉挛，出血周围血管发生收缩，并有促使血液凝固的作用，从而达到止血目的。内镜直下高频电灼血管止血适用于持续性出血者。由于电凝止血不易精确凝固出血点，与出血面接触可引起暂时性出血。近年已广泛开展内镜下激光治疗，使组织蛋白凝固，小血管收缩闭合，立即起到机械性血管闭塞或血管内血栓形成的作用。

5.食管静脉曲张出血的非手术治疗

（1）气囊压迫：是一种有效但仅是暂时控制出血的非手术治疗方法。半个世纪以来，此法一直是治疗食管静脉曲张大出血的首选方法，近期止血率 90%。三腔管压迫止血的并发有：①呼吸道阻塞和窒息；②食管壁缺血、坏死、破裂；③吸入性肺炎。最近几年，对气囊进行了改良，在管腔中央的孔道内可以通过一根细径的纤维内镜，这样就可以直接观察静脉曲张及压迫止血的情况。

（2）降低门脉压力的药物治疗：使出血处血流量减少，为凝血过程提供条件，从而达到止血目的。个仅对静脉曲张破裂出血有效，而且对溃疡、糜烂、黏膜撕裂也同样有效。

1）血管加压素及其衍生物：以垂体后叶素应用最普遍，剂量为 0.4 U/min 连续静脉滴注，止血后每 12 h 减 0.1 U/min。其可降低门脉压力 8.5%，止血成功率 50%～70%，但复发率高。药物本身可致严重并发，如门静脉系统血管内血栓形成、冠状动脉血管收缩等，应与硝酸甘油联合使用。本品衍生物有八肽加压素、三甘氨酰赖氨酸加压素。

2）生长抑素及其衍生物：近年合成的奥曲肽（善得定）能减少门脉主干血流量 5%～35%，降低门脉压 12.5%～16.7%，又可同时使内脏血管收缩及抑制胃泌素及胃酸的分泌。其适用于肝硬化食管静脉曲张的出血，止血成功率 70%～87%；对消化性溃疡出血的止血效率为 87%～100%。

3）血管扩张剂：不主张在大量出血时用，而认为与血管收缩剂合用或止血后预防再出血时用较好。常用硝苯啶与硝盐类药物，如硝酸甘油等，有降低门脉压力的作用。

（四）下消化道大量出血的处理

基本措施是输血、输液、纠正血容量不足引起的休克。尽可能排除上消化道出血的可能，再针对下消化道出血的定位及病因诊断做出相应治疗。内镜下止血治疗是下消化道出血的首选方法，可局部喷洒 5% 孟氏液、去甲肾上腺素、凝虹酶复合物，也可行电凝、激光治疗。

（左程成　张苹苹　于晓文　刘文娟）

第三节　急性肝衰竭

一、概述

急性肝衰竭是原发性、继发性肝癌常见的并发症，也可继发于恶性肿瘤的治疗过程中，如化疗药物、手术、放疗及继发严重的感染。其最佳定义为：在出现症状 8 周内出现精神症状（肝性脑病）及凝血异常（凝血时间延长）。患者家属和医生往往低估了疾病的严重性和疾病发展的急速性。急性肝衰竭的治疗目的是保护残存的肝细胞和促进肝脏的再生。

二、病因

急性肝衰竭是广泛肝细胞损伤所导致肝损害的最终结果。肝癌晚期病情发展迅速，部分患者很快出现高黄疸、肝性脑病和肝肾综合征，导致急性肝衰竭。DDP、5-FU 及 TAX 等化疗药物大部分经过肝脏代谢，均有一定肝脏毒性，联合应用更易引起肝脏损伤。部分患者对化疗药物敏感，容易产生肝脏损伤，连续化疗更使肝脏损伤进一步加重，原肝功能较差或大剂量化疗时更易产生肝损伤，导致肝衰竭。肝衰竭是肝切除术后的一种危及生命的并发症。尽管肝外科手术技术的发展及术前患者的筛选已使得肝切除术后的患者死亡率明显下降，但目前该并发症的发生率仍为 10% ～ 20%。

据报道，术后肝衰竭可能与多种因素有关，如残留肝体积、术中失血量、肿瘤体积、手术方式等。随着肝脏外科手术技术的不断发展，术中出血及手术方式较前已有很大改善，但仍有少部分患者术后出现肝衰竭。

三、发病机制

（1）本病发病机制尚未完全阐明。以往认为 ALF 主要是原发性免疫损伤，并继发肝微循环障碍。随着细胞因子（Cytakine）对血管内皮细胞作用研究的深入和对肝微循环障碍在发病中作用的研究，认为 Schwartz 反应与 FHF 发病有关。细胞因子是一组具有生物活性的蛋白质介质，是继淋巴因子研究而衍生出来的，如肿瘤坏死因子（TNF）、白介素 -1（IL-1）及淋巴毒素（LT）等。其中，TNF 是内毒素刺激单核巨噬细胞的产物，能作用于血管内皮细胞及肝细胞，可导致 Schwartz 反应，因而被认为是 ALF 的主要发病机制之一。此外，内毒素血症可加重肝细胞坏死和导致内脏损伤（如肾衰竭），也是一个重要致病因素。

（2）肝性脑病的发病机制很复杂，多年来提出了若干学说，且各有所据，但均不能全面解释临床和实验研究中的问题，其中蛋白质代谢障碍可能是核心因素。已知氨中毒是氨性或外源性肝性脑病的重要原因，对血氨不增高的肝性脑病患者，经研究证实多数有红细胞内氨量增高，所以氨在导致脑病中的作用值得重视。

近年对血中氨基酸检测研究发现，色氨酸增高可致脑病，同时也有蛋氨酸、苯丙氨酸和酪氨酸增高。检测色氨酸不仅有助于肝性脑病的诊断，还可作为急性肝炎向重症转化及判断预后的指标。但肝性脑病时，支链氨基酸（BCAA）却表现正常或减低。FHF 时支 / 芳比值可由正常的 3 ～ 3.5 下降至 1.0 以下。近年有认为氨基酸的变化可能与血氨增高有关，提出血氨与氨基酸的统一学说。假性神经递质致肝性脑病这一学说经重复试验未能证实，只有同时有氨基酸代谢失平衡时，芳香族氨基酸通过血—脑脊液屏障，使 5- 羟色胺等抑制性神经递质增加并致去甲肾上腺素和多巴胺减少，而抑制大脑，出现意识障碍。经实验表明，在脑内递质浓度无变化时，通过神经递质受体的变化也可致脑病，因而又提出神经递质受体功能紊乱学说。总之，肝性脑病的发生是由多种毒性物质联合协同作用，多种致病因素致神经传导结构及功能失常，是多因素连锁反应综合作用的结果，引起临床综合征。

四、临床表现

在病程中因有多脏器受累，故临床症状复杂多样。起病急，病情演变进展迅速。

（一）早期症状

1.黄疸　有以下 3 个特点。

（1）黄疸出现后在短期内迅速加深，如总胆红素＞ 171 μmol/L；同时具有肝功能严重损害的其他表现，如出血倾向、凝血酶原时间延长、ALT 升高等。若只有较深黄疸，无其他严重肝功能异常，示为肝内淤胆。

（2）黄疸持续时间长，一般消长规律为加深、持续、消退 3 个阶段。若经 2 ～ 3 周黄疸仍不退，提示病情严重。

（3）黄疸出现后病情无好转：一般急性黄疸型肝炎，当黄疸出现后，食欲逐渐好转，恶心、呕吐减轻。如黄疸出现后 1 周症状无好转，需警惕为重型肝炎。

2.持续低热　病初可有低热，黄疸出现后体温下降至正常。若黄疸同时伴有持续性低热，提示有肝细胞坏死或内毒素血症。

3.一般情况极差　如乏力、倦怠、无食欲，甚至生活不能自理。

4.明显消化道症状　频繁恶心、呕吐、呃逆、明显腹胀、肠鸣音消失、肠麻痹。

5.出血倾向　如皮肤瘀斑、紫癜、鼻出血、牙龈出血，少数有上消化道出血等，提示凝血功能障碍、肝衰竭。

6.腹腔积液迅速出现　因白蛋白半衰期较长（2 周左右），一般在病后 2 ～ 3 周才出现低白蛋白血症。病程超过 2 ～ 8 周者多有腹腔积液。

7.性格改变　如原性格开朗，突变为忧郁；或相反。睡眠节律颠倒、语言重复、不能构思、定向障碍、行为怪癖、随地便溺等均为肝性脑病征兆，继而出现意识障碍，进入肝性脑病。

8.其他　进行性肝缩小、肝臭、扑翼样震颤、肌张力增高、锥体束征阳性、踝阵挛等，提示肝损害严重。心率加快、低血压与内毒素血症有关，或提示有内出血。

（二）后期症状

在病程的极期主要表现为肝性脑病，继而出现下列症状，其间移行阶段不易截然分开。

1.脑水肿　当有踝阵挛、锥体束征阳性时，已有脑水肿；或有球结膜水肿、瞳孔散大固定，呼吸变慢、节律不规则，视神经乳头水肿，均为脑水肿表现。

2. 凝血功能障碍和出血　出血部位以皮肤、齿龈、鼻黏膜、球结膜及胃黏膜等常见。

（1）血小板质与量异常：ALF 时血小板较正常小，电镜可见空泡、伪足、浆膜模糊。无肝性脑病时血小板正常。因骨髓抑制、脾功能亢进、血管内凝血消耗，血小板可减少。

（2）凝血因子合成障碍：血浆内所有凝血因子均降低，但由于凝血因子在肝外合成，反而增高。凝血酶原时间明显延长。

（3）DIC 伴局部继发性纤溶：血浆内纤溶酶及其激活物质均降低，而纤维蛋白 / 纤维蛋白原降解产物增加。

3. 感染　以呼吸道感染最常见，其他有泌尿感染，多为 G^- 杆菌、G^+ 球菌感染，也可有厌氧菌及真菌感染。

4. 肾衰竭　FHF 时肾功能异常达 70%，急性肾小管坏死占半数，有高尿钠、等渗尿及肾小管坏死表现，与肝细胞坏死、内毒素血症、利尿药应用不当、胃肠出血致低血容量及低血压等因素有关。有报道称，肾衰竭在 FHF 死因中占首位，值得注意。

5. 电解质酸碱平衡紊乱　如低血钠、低血钙、低血镁、低血钾、呼吸性碱中毒、代谢性碱中毒和代谢性酸中毒等。

6. 其他症状　如低血糖、低氧血症、肺水肿、心律失常、门脉高压及急性胰腺炎等。

（三）慢性肝衰竭

发生在慢性活动性肝病的基础上，一般有原慢性肝病的各种表现，可逐渐发生肝衰竭，也可在病程中因某些损肝因素而突然出现肝衰竭的征象。

五、实验室检查

1. 凝血酶原时间测定　此项检查为正确反映损害严重程度的最有价值的指标之一，有助于早期诊断。本试验要求严格，需由有经验者负责，力求准确。本病表现为凝血酶原时间明显延长。

2. 胆碱酯酶测定　此酶由肝细胞合成，故严重肝损害时血清胆碱酯酶明显降低。

3. 胆酶分离现象　胆红素逐渐升高而 ALT 却下降。80% 的 ALT 存在于肝细胞浆内，当肝细胞损害时，细胞膜通透性改变，ALT 逸入血液内。疾病早期 ALT 可升高，随病情加重，到一定时期该酶已耗竭，加之其半衰期短，血清中 ALT 下降，提示预后不良。

4. AST/ALT 比例动态观察　病后 10 天内测定，对预测病情及预后有一定意义。ALT 主要在肝细胞浆内，AST 大多存在于线粒体内，正常 AST/ALT 比值为 0.6。当肝细胞严重损害时，AST 从线粒体排出，其比值即 > 1。

5. 氨基酸（AA）测定　包括尿氨基酸总量及血清氨酸分析。由于几乎所有氨基酸均在肝内代谢，由肝细胞合成人体必需的蛋白质。当严重肝损害时，AA 不能被利用而引起 AA 代谢障碍及平衡失调。首先尿 AA 总量明显增加，血清中芳香族 AA 增高，支 / 芳比值由正常的 3 ～ 3.5 下降为 < 1，提示预后不佳。

六、治疗

ALF 的临床过程为进行性多器官功能衰竭，除中毒引起者可用解毒药外，其余情况均无特效疗法。治疗目标是维持生命功能，期望肝功能恢复或有条件时进行肝移植。

1.一般措施　密切观察患者精神状态、血压、尿量。常规给予 H_2 受体拮抗剂，以预防应激性溃疡。给予皮质类固醇、肝素、胰岛素、胰高血糖素无明显效果。

2.肝性脑病和脑水肿　肝性脑病常骤起，偶可发生于黄疸之前。常有激动、妄想、运动过度，迅速转为昏迷。有报道称，苯二氮受体拮抗剂氟马西尼至少能暂时减轻昏迷程度。

Ⅳ期肝性脑病患者 75%～80% 发生脑水肿，是 ALF 的主要死因。提示颅内压增高的临床征兆有：①收缩期高血压（持续性或阵发性）；②心动过缓；③肌张力增高，角弓反张，去脑样姿势；④瞳孔异常（对光反射迟钝或消失）；⑤脑干型呼吸，呼吸暂停。颅内压可在临床征兆出现前迅速增高，引起脑死亡，应紧急治疗。

过去常规从胃管注入乳果糖，但未证实对 ALF 有肯定疗效。新霉素可能加速肾衰竭的发展。甘露醇可提高 ALF 并发Ⅳ期肝性脑病患者的存活率，有颅内压增高的临床征兆或颅内压超过 2.7 kPa（20 mmHg）者，可用甘露醇 0.5～1.0 g/kg（20% 溶液）静脉输注，20 min 内注完；如有足够的利尿效应，血清渗透压仍低于 320 mOsm，可在需要时重复给药。据报道，N- 乙酰半胱氨酸（N-acetylcysteine, NAC）对所有原因引致的 ALF 都有效，能通过增加脑血流和提高组织氧消耗而减轻脑水肿。

3.感染问题　早期预防性应用广谱抗生素无效，而且会引致有多种抵抗力的细菌感染。部分（30%以上）并发感染者无典型临床征兆（如发热、白细胞增多），应提高警觉。早期发现感染并给予积极治疗是改善预后的关键。

4.凝血功能障碍　ALF 患者几乎都有凝血功能障碍。由于应用 H_2 受体拮抗剂和硫糖铝，最常见的上消化道出血已显著减少。预防性应用新鲜冰冻血浆并不能改善预后，只有在明显出血、准备外科手术或侵入性检查时才用新鲜冰冻血浆或其他特殊因子浓缩物。血小板少于 50 000/mm³ 者，可能需要输血小板。

5.肾衰竭　约 50% 的 ALF 患者发生少尿性肾衰竭。对乙酰氨基酚诱发的肾衰竭可无肝衰竭，预后良好。非对乙酰氨基酚 ALF 发生肾衰竭者通常伴有肝性脑病、真菌感染等，预后不良。常用低剂量多巴胺维持肾的灌注，但其疗效未得到对照研究的证实。血肌酐＞ 400 μmol/L、液体过量、酸中毒、高钾血症和少尿性肾衰竭合用甘露醇者，要选用肾替代疗法。持续性血液过滤（动脉静脉或静脉静脉）优于间歇性血液过滤。由于衰竭的肝脏合成尿素减少，血浆尿素监测不是 ALF 肾功能的良好观察指标。

6.心血管异常　ALF 心血管异常的临床表现以低血压为特征。其处理措施是在肺动脉楔压和心排血量监测下补液，如补液改善不明显，要用血管加压药。肾上腺素和去甲肾上腺素最常用；血管紧张素 E 用于较难治病例。尽管血管加压药有维持平均动脉压的疗效，但减少组织氧消耗，使其应用受到明显限制（可同时应用微循环扩张药前列环素等）。

7.代谢紊乱　ALF 患者通常有低血糖，中枢呼吸性碱中毒常见，低磷血症、低镁血症等也不少见。对乙酰氨基酚过量代谢性酸中毒与肾功能无关，是预测预后的重要指标。

（赵彦明　田沙沙　刘　莹　王君妍）

第九章

急性肾衰竭

一、概述

急性肾衰竭(ARF)是临床上常见的危重症之一，它是由多种病因引起肾脏排泄功能在短时间内(可数小时至数周)急剧下降而出现的一组临床综合征，表现为血尿素氮（BUN）及血清肌酐（Scr）水平升高，水、电解质和酸碱失衡及全身各系统症状，可伴有少尿（＜ 400 mL/24 h 或 17 mL/h）或无尿（＜ 100 mL/24 h）。急性肾衰竭按照病因可分为肾前性、肾性和肾后性 3 类。

二、临床表现

（一）起始期

此期也可称为肾前性氮质血症或功能性肾衰竭期。主要是由各种肾前性因素引起有效循环血量下降，肾脏血流灌注降低使肾小球滤过率降低，流经肾小管的原尿减少、速度减慢，因而对尿素氮、水及钠的重吸收相对增加，引起血尿素氮升高、尿量减少及尿比重增高。因损伤较轻，血清肌酐水平变化不大。起始期的长短因病因不同而异，常为数小时至数天，此时肾脏病变为可逆性。

本期患者可无明显的临床症状或仅为轻微的有效循环血容量不足，临床常不易被发现。部分患者随着病变的持续进展，开始出现容量过多、电解质和酸碱平衡紊乱的症状和体征。这提示其可能将进入 ARF 的持续期。

（二）持续期

此期以往称为典型急性肾小管坏死，一般持续 7 ～ 14 天，但也可短至几天，长至 4 ～ 6 周。患者一般起病急骤，常首先出现尿量减少及氮质血症、血肌酐升高、肾小球滤过率下降等状况，并出现水、电解质和酸碱平衡紊乱及相关系统并发症，大多伴有不同程度的尿毒症表现。

1.尿的改变　典型 ARF 持续期的患者可表现为少尿，即每天尿量持续少于 400 mL；部分甚至无尿，即每天尿量持续少于 100 mL。完全无尿少见，若出现完全无尿需考虑双侧肾皮质坏死、肾血管阻塞、严重的急性肾小球肾炎或完全性肾后性梗阻。由于病因不同，病情轻重不同，患者少尿持续时间不一致，可为数小时至 2 周，也可持续更长时间。一般认为，肾中毒者所致 ATN 持续时间短，而缺血性所致者持续时间较长。少尿持续时间越长，肾脏预后越差、病死率越高。也有些患者可能没有少尿，尿量在 400 mL/d 以上，称为非少尿型急性肾衰竭，其病情大多较轻，预后较好。持续期患者尿蛋白常为 + ～ ++，沉渣可见肾小管上皮细胞、上皮细胞管型、颗粒管型，以及少许红、白细胞等，尿比重常小于 1.010，尿渗透压常小于 350 mOsm/kg · H_2O。

2. 氮质血症　由于肾小球滤过率降低引起少尿或无尿，致使摄入蛋白质的代谢产物和其他代谢废物不能经肾脏排泄而潴留在体内，可产生中毒症状，即尿毒症，其严重程度与 Scr 和 BUN 的上升速度有关，而 Scr 和 BUN 的上升速度与体内蛋白分解状态有关。在无并发症且治疗正确的病例，每天 BUN 上升速度较慢，为 3.6 ～ 7.1 mmol/L（10 ～ 20 mg/dL），Scr 浓度上升仅为 44.2 ～ 88.4 μmol/L（0.5 ～ 1.0 mg/dL），但在高分解状态时，如伴有广泛组织创伤、烧伤、严重感染、败血症等，组织分解代谢极度旺盛，组织分解产物产生的速度远超过了残余肾功能清除毒物的速度。每天 BUN 可升高 10.1 mmol/L（30 mg/dL）或以上，Scr 每天升高 176.8 μmol/L（2.0 mg/dL）或以上。此外，热量供给不足、肌肉坏死、血肿、胃肠道出血、感染、高热、应用糖皮质激素等也是促进蛋白高分解的因素。

3. 水、电解质和酸碱平衡紊乱

（1）水、钠潴留：由于盐和水排出减少致水、钠潴留，可表现为肺水肿、浆膜腔积液及心力衰竭、血压增高等，当未控制水分摄入或输入葡萄糖溶液过多时可出现稀释性低钠血症，严重时出现水中毒，表现为虚弱无力、头痛、食欲缺乏、嗜睡、惊厥等精神神经症状。

（2）高钾血症：正常人摄入的钾盐 90% 从肾脏排泄，ATN 时肾脏排钾功能减退，多种疾病相关因素或医源性因素均可引起或加重高钾血症；如果体内同时存在高分解状态，如感染、溶血及大量组织破坏等，热量摄入不足致体内蛋白分解、释放出钾离子，酸中毒时细胞内钾转移至细胞外，有时可在几小时内发生严重的高钾血症；未能及时诊断，摄入含钾较多的食物或饮料，输入大量库存血（库存 10 天血液每升含钾可达 22 mmol），使用保钾利尿药，均可引起或加重高钾血症。

高钾血症是急性肾衰竭最严重的并发症之一，也是急性肾小管坏死少尿期的首位死因。一般在无相关并发症时，ATN 每天血钾上升不到 0.5 mmol/L。高钾血症可无特征性临床表现，临床症状可逐步出现或为其他并发症表现所混淆，如出现恶心、呕吐、四肢麻木等感觉异常、心率减慢，严重者出现神经系统症状，如恐惧、烦躁、意识淡漠，直到后期出现传导阻滞甚至心室颤动。轻度高钾血症，血清 K 小于 6 mmol/L 时，临床上往往无症状，心电图改变也不明显，因此，必须提高警惕注意动态监测。高钾血症的心电图改变可先于高钾血症临床表现，用心电图监护高钾血症对心肌的影响是发现高钾血症的重要手段，值得注意的是血清钾浓度与心电图表现之间有时并不一致，动态观察血清钾变化也同样重要。一般血钾浓度大于 6 mmol/L 时，心电图出现高耸而基底较窄的 T 波，随血钾增高 P 波消失，QRS 综合波增宽，ST 段不能辨认，最后与 T 波融合，P-R 间期延长，房室结传导减慢，可有室性心动过缓等心律失常表现，严重时出现心室纤颤或停搏。高钾血症对心肌毒性作用尚受体内钠、钙浓度和酸碱平衡的影响，当同时存在低钠、低钙血症或酸中毒时，高钾血症所致临床症状更严重，心电图表现较显著，易诱发各种心律失常。此外，严重高钾血症可以出现神经肌肉系统的异常，如感觉异常、反射功能低下和上行性迟缓性呼吸肌麻痹。高钾血症是少尿期患者常见的死因之一，早期透析可预防其发生。

（3）代谢性酸中毒：成人正常蛋白质饮食每天固定酸代谢产物为 1 ～ 2 mmol/kg，其中 80% 由肾脏排泄，20% 与 HCO_3^- 结合成碳酸后分解成水与二氧化碳，后者再由肺排出。ARF 时，由于酸性代谢产物经肾脏排出减少，肾小管泌酸能力和保存碳酸氢钠能力下降等，导致血浆碳酸氢根浓度有不同程度下降，在高分解状态时降低更多、更快。若代谢性酸中毒持续存在，会导致体内肌肉分解加快，患者可出现恶心、呕吐、疲倦、嗜睡、呼吸深快，甚至昏迷等。此外，酸中毒还可使心肌及周围血管对儿茶酚胺的反应性下降，导致低血压甚至休克，由于心室颤动阈值降低，患者易出现异位心律。因此，一旦发现 ARF 患者存在酸中毒应及时给予处理，输注碳酸氢钠不能纠正的严重酸中毒，应立即行肾脏替代治疗。对于高钾血症、酸中毒极其严重的病例在透析间期仍需补充碱性药物以纠正代谢性酸中毒。

（4）低钠血症和低氯血症：两者多同时存在。低钠血症可因水过多所致稀释性低钠血症，或因灼伤或呕吐、腹泻等从皮肤或胃肠道丢失钠盐所致；或对大剂量呋塞米有反应的非少尿型患者出现失钠性低钠血症。严重低钠血症可致血渗透浓度降低，导致水分向细胞内渗透，出现细胞水肿，严重者可表现出急性脑水肿症状，临床上表现为疲乏、软弱、嗜睡或意识障碍、定向力消失，甚至低渗昏迷等。低氯血症常常由于呕吐、腹泻或大剂量应用襻利尿药，患者可出现腹胀、呼吸表浅和抽搐等代谢性碱中毒表现。

（5）高磷血症和低钙血症：高磷血症是急性肾衰竭常见的并发症。正常人摄入的磷酸盐 60% ～ 80% 经尿液由肾脏排出，ARF 时肾脏排磷显著减少，少尿期血磷常轻度升高，但在高分解代谢状态及组织创伤、横纹肌溶解或有明显代谢性酸中毒者，高磷血症可较突出。酸中毒纠正后，血磷会有一定程度下降。

ARF 时低钙血症多由高磷血症引起，肾小球滤过率降低，导致磷潴留，骨组织对甲状旁腺激素抵抗和活性维生素 D_1 水平降低，可发生低钙血症。ARF 时患者常存在酸中毒，使细胞外钙离子游离增多，可出现无症状性低钙血症。但在急性胰腺炎、横纹肌溶解、酸中毒应用碳酸氢钠纠正后，患者可出现低钙血症的症状，表现为口唇、手指尖或足部麻木感、四肢及面部肌肉痉挛，也可发生锥体外系症状如震颤麻痹等，心电图提示 Q-T 间期延长、ST 段延长、平坦和非特异性 T 波改变。当血钙低于 0.88 mmol/L 时，可出现严重的随意肌及平滑肌痉挛，导致惊厥、癫痫发作、严重哮喘，症状严重时可出现心功能不全，甚至心搏骤停。

（6）镁的代谢异常：正常人摄入的镁 60% 由粪便排泄，40% 经尿液由肾脏排泄。由于镁离子与钾离子均为细胞内主要的阳离子。因此，ARF 时血钾与血镁浓度常平行上升，在肌肉损伤时高镁血症较为突出。当出现高镁血症引起的症状和体征时，血镁的浓度通常已超过 2 mmol/L，主要表现为神经肌肉系统和心血管系统的症状和体征，如膝腱反射减低或消失、随意肌麻痹、呼吸衰竭、低血压、心跳缓慢，严重的高镁血症可引起呼吸抑制和心肌抑制，应予警惕。高镁血症的心电图改变为 P-R 间期延长和 QRS 波增宽；伴有高钾血症时，可出现高尖 T 波，当高钾血症纠正后，心电图仍出现 P-R 间期延长及 / 或 QRS 增宽时应怀疑高镁血症的可能。值得注意的是，低钠血症、高钾血症和酸中毒均可增加镁离子对心肌的毒性。低镁血症常见于两性霉素 B 和氨基糖苷类抗生素所致的肾小管损伤，可能与髓襻升支粗段镁离子重吸收部位受损有关。低镁血症常无明显的临床症状，但有时可表现为神经肌肉痉挛抽搐和癫痫发作，或持续性低血钾或低血钙。

（三）恢复期

恢复期是通过肾组织的修复和再生达到肾功能恢复的阶段。此期尿量进行性增加，少尿与无尿的患者尿量超过 500 mg/d 即进入恢复期。临床上部分患者可出现多尿，即尿量超过 2500 mL/d，一般持续 1～3 周或更长，称为多尿期。多尿的发生可能与 ARF 持续期潴留的水盐排泄、滤过的尿素和其他潴留溶质的渗透性利尿作用和利尿药的应用有关。另外，肾小管重吸收功能的恢复较肾小球滤过功能的恢复落后也与多尿有关。非少尿型 ATN 患者，恢复期可无明显尿量改变。在恢复期肾功能尚未完全恢复时，仍可出现水、电解质紊乱及各种并发症。根据病因、病情轻重程度、多尿期持续时间、并发症和年龄等因素，ARF 患者恢复期临床表现差异较大，可无明显不适，自我感觉良好或体质虚弱、乏力、消瘦，当 BUN 和 Scr 明显下降时，尿量逐渐恢复正常。肾小球滤过功能多在 3～6 个月恢复正常。约有 50% 的患者有亚临床的肾小球滤过和肾小管功能缺陷，部分患者的肾小管浓缩功能需 1 年以上才能恢复。也有少数患者肾功能持续不恢复，并逐渐进展至慢性肾衰竭，需持续性血液净化治疗。

三、诊断标准

2002 年，急性透析质量倡议小组（ADQI）制定了 ARF 的 RIFLE 分级诊断标准，依据血肌酐、肾小球滤过率（GFR）和尿量的变化将 ARF 分为 3 个等级和 2 个预后级别。ARF 3 个等级具体如下。①危险（Risk）：血肌酐增加至基线的 1.5 倍或 GFR 下降＞ 25%，尿量＜ 0.5 mL/（kg·h），持续 6 h；②损伤（Injury）：血肌酐增加至基线的 2 倍或 GFR 下降＞ 50%，尿量＜ 0.5 mL/（kg·h），持续 12 h；③衰竭（Failure）：血肌酐增加到＞基线的 3 倍或 GFR 下降＞ 75%，或血肌酐≥ 354 μmol/L，且血肌酐急性升高 44.2 μmol/L，尿量＜ 0.3 mL/（kg·h），持续 24 h 或无尿 12 h。2 个预后级别具体如下。①肾功能丧失（Loss）：持续肾功能完全丧失＞ 4 周；②终末期肾病（ESRD）：终末期肾病持续＞ 3 个月。2004 年，美国肾脏病协会（ASN）、国际肾脏病协会（ISN）、ADQI 和欧洲重症医学协会（ESICM）的肾脏病和急救医学专家成立了 AKIN，并在 2005 年提出采用 AKI 替代 ARF，并在 RIFLE 基础上对 AKI 的诊断及分级标准进行了修订，诊断标准为：肾功能在 48 h 内迅速减退，血肌酐绝对值升高≥ 26.4 μmol/L；或较基础值升高＞ 50%（增至 1.5 倍）；或尿量＜ 0.5 mL/（kg·d）超过 6 h。并将 AKI 分为 3 期，分别与 RIFLE 标准的危险、损伤和衰竭等级相对应。

四、临床诊断与鉴别诊断

1. 是急性肾衰竭还是慢性肾衰竭　根据原发病因、急骤出现的进行性氮质血症伴少尿，结合临床表现和实验室检查，一般不难做出诊断。但是，不少患者病史不清，无法判定既往有无肾脏病，而就诊时已有肾衰竭，此时肾衰竭是急性肾衰竭还是慢性肾衰竭即需认真鉴别。

慢性肾衰竭患者常具有以下临床特点有助于鉴别：①既往有慢性肾脏病病史，BUN（mg/dL）/Scr（mg/dL）≤ 10，平时有多尿或夜尿增多表现；②常伴有贫血，指甲肌酐或头发肌酐及血肌酐均明显增高；③患者呈慢性病容、具有慢性肾衰竭相关的心血管病变、电解质紊乱、代谢性酸中毒等并发症表现；④超声检查示双肾缩小、结构紊乱，实质部回声增强，但轻链沉积病、肾脏淀粉样变性、多囊肾及糖尿病肾病等疾病，引起的慢性肾衰竭，肾脏体积可不缩小或反而增大，需加以鉴别。而急性肾衰竭一般无慢性肾脏病病史，常有明确诱因或用药史，BUN（mg/dL）/Scr（mg/dL）> 10，无贫血或贫血程度较轻，血肌酐明显增高而指甲肌酐或头发肌酐不高，肾脏体积不小或明显肿大，钙磷代谢紊乱程度轻，无肾性骨病等表现。

某些以往存在慢性肾脏病的患者，相关诱因可造成其肾功能急剧恶化，临床上被称为慢性肾脏病基础上的急性肾衰竭，也称为慢性肾脏病并急性肾衰竭，此类患者常兼有 CRF 及 ARF 的临床特点，临床情况比较复杂，容易误诊为慢性肾衰竭而使其失去治疗时机。因此，急性肾衰竭的诊断需要详细回顾患者的病史和用药史，合理地应用实验室及辅助检查，务必要对可疑患者的临床资料进行细致分析，若临床鉴别困难时应考虑及时行肾活检明确诊断。

2. 肾前性、肾后性及肾性急性肾衰竭的鉴别

（1）肾前性急性肾衰竭：肾前性 ARF 是各种病因导致的肾脏血流灌注不足而起引起的功能性肾衰竭。常有以下临床特点：①患者病史中存在循环血容量不足和 / 或肾脏灌注不足的诱因，发病前存在肾脏有效灌注不足的病史，如脱水、失血、休克、严重心力衰竭、严重肝衰竭或严重肾病综合征等，体检发现皮肤、黏膜干燥、低血压。当血容量已补足，血压恢复正常、尿量增加，氮质血症常可改善；②患者尿量较前减少，但不一定达到少尿或无尿，尿比重 > 1.02，尿渗透压 > 500 mOsm/kg，尿钠排泄分数 < 20 mmol/L，尿常规检查正常；③ BUN 与 Scr 升高，且 BUN（mg/dL）与 Scr（mg/dL）比值 > 20。

疑诊肾前性急性肾衰竭的患者，可做补液试验或呋塞米试验帮助鉴别。通常根据中心静脉压决定补液量，对中心静脉压降低的患者，1 h 内快速静脉点滴 5% 葡萄糖 1000 mL，观察 2 h，若补液后尿量增加至每小时 40 mL 则提示为肾前性 ARF，若无明显增加则提示为 ATN；补液试验后尿量无明显增加者，还可再做呋塞米试验进一步鉴别，即静脉注射呋塞米 4 mg/kg，观察 2 h，若尿量仍未增加达上述标准则提示为肾实质性 ARF，应高度怀疑急性肾小管坏死。既往尚有做甘露醇试验者，即在补液后中心静脉压正常而尿量不增加者，可给予 20% 甘露醇 200 ~ 250 mL 静脉滴注，若尿量增加提示为肾前性氮质血症。但是，给 ATN 少尿患者静脉注入甘露醇会有加重肾小管病变可能，临床需谨慎应用。

（2）肾后性急性肾衰竭：肾后性 ARF 是由尿路梗阻引起的肾衰竭。尿路梗阻后梗阻部位上方压力过高，导致肾小囊内压增高，滤过压下降，导致肾小球滤过率显著下降，体内代谢产物潴留。肾后性 ARF 常有以下临床特点：①有导致尿路梗阻的功能性疾病，如神经源性膀胱或器质性疾病，如尿路内、外肿瘤、尿路结石、血块或坏死肾组织梗阻、前列腺肥大等；②常突然出现无尿或无尿与多尿交替出现等与梗阻发生或解除相平行的尿量变化；③影像学检查常见双侧肾盂积水及双输尿管上段扩张。若为下尿路梗阻，还可见膀胱尿潴留。但若尿路梗阻发生非常迅速，如双肾出血血块梗阻输尿管或双肾结石碎石后碎块堵塞输尿管等，因肾小囊压迅速增高，滤过压迅速下降，患者可立即无尿，此时可见不到肾盂积水及输尿管上段扩张。及时发现和解除梗阻可使肾功能迅速得到改善，长期梗阻则可造成不可逆性肾损害。

3. 肾性急性肾衰竭的病因和性质　在除外肾前性及肾后性 ARF 后，即可诊断为肾性 ARF，此后还需进一步鉴别其病因和性质。常见的肾性 ARF 据病变部位可分为 4 种，即肾小管性、肾间质性、肾小球性及肾血管性 ARF。在临床表现上，肾小管性及肾间质性 ARF 有很多相似处，而肾小球性及肾血管性 ARF 也十分相似。

（1）急性肾小管坏死：ATN 通常特指缺血或中毒因素所导致的 ARF，是肾性 ARF 的最常见病因之一。临床上排除肾前性和肾后性氮质血症及肾小球、肾间质、肾血管疾病所致的肾实质性 ARF，发病前有引起 ATN 的病因即肾缺血或肾中毒的存在，充分补液扩容后或控制心力衰竭后尿量仍不增多，超声检查显示双肾正常大小或增大，指甲或头发肌酐正常，可诊断为 ATN。肾活检病理呈现典型的 ATN 表现是确诊本病的金标准。

（2）肾小球及肾微小血管疾病：常见于各类肾炎综合征，如新月体性肾炎、ANCA 相关性小血管炎、狼疮性肾炎、重症 IgA 肾病或紫癜性肾炎等。某些患者表现为 CRF 基础上发生的 ARF，主要见于微小病变肾病伴发特发性 ARF、狼疮性肾炎病变活动加重、慢性肾脏病基础上发生恶性高血压等。

临床上常有血尿甚至肉眼血尿、蛋白尿（常超过 2 g/d）、高血压等表现，既往有肾小球疾病病史，肾衰竭发生相对较缓，有些疾病还伴有特殊的肾外表现（如肺出血、皮疹、鼻窦炎、关节痛等），可通过血清学检查如 ASO、补体、抗 GBM 抗体、抗中性粒细胞胞浆抗体、抗核抗体、抗 dsDNA 抗体、冷球蛋白等和肾活检加以鉴别。

（3）急性间质性肾炎：临床导致 ARF 发生的最常见原因是药物及感染相关性急性间质性肾炎。此外，部分患者还与自身免疫性疾病、恶性肿瘤、代谢性疾病有关。在抗生素应用前，感染是导致急性间质性肾炎的常见原因，随着抗生素和多种合成、半合成药物的广泛应用，药物已成为急性间质性肾炎的首位原因。与急性肾间质病变鉴别主要依据引起急性间质性肾炎的病因，患者在起病前多有应用某种药物、感染或系统性疾病病史，临床表现为突然出现的急性肾功能损伤、轻、中度蛋白尿（大量蛋白尿仅见于非甾体类抗炎药所致的肾小球微小病变者）、尿糖阳性、血尿及管型尿少见，部分患者可见无菌性白细胞尿，早期可见嗜酸性粒细胞。患者可伴发热、皮疹及关节疼痛等全身变态反应的表现。本病与 ATN 鉴别有时困难，应行肾活检，肾活检病理上主要表现为肾间质炎细胞浸润、间质水肿和肾小管损伤，肾小球大多病变轻微。

（4）肾血管疾病：肾血管疾病所致的 ARF 临床上并不多见。双侧肾动脉栓塞或肾静脉的血栓形成、主动脉夹层、动脉粥样硬化性胆固醇结晶栓塞等是肾血管疾病所致 ARF 的常见原因。急性肾动脉闭塞常见于血栓、栓塞、夹层主动脉瘤或血管炎等，其中栓塞是造成肾动脉闭塞的最主要原因，如患者有长期心房纤颤或近期有心肌梗死病史，或既往有动脉粥样硬化性疾病史，近期有主动脉手术者，应考虑血栓或粥样硬化斑块脱落形成的肾动脉栓塞。而肾病综合征特别是膜性肾病患者，高凝倾向，长期卧床，突然出现腰腹痛，伴恶心、呕吐时，要考虑肾静脉栓塞。此外，肾细胞癌、肾区外伤或严重脱水的肾病患者，临床上表现为肾区绞痛、血尿和突发性少尿或无尿者也应考虑肾静脉栓塞的可能。应行肾动脉和 / 或肾静脉血管超声检查，必要时行血管造影明确诊断。

五、治疗

（一）少尿期的治疗

1.纠正水、电解质平衡紊乱　液体控制应按照"量出为入"的原则补充入液量，少尿型患者入量应控制在每天小于 1000 mL，每天液体入量应小于前一天排尿量＋大便、呕吐、引流液量及伤口的渗出量＋ 500 mL（为不显性失水量－内生水量）。发热者体温每升高 1 ℃，应增加水量 0.1 mL/（kg·h）；

若有条件，最好监测中心静脉压、体重及血钠情况。根据中心静脉压、体重、血钠情况调整液体入量。例如，若患者中心静脉压正常、血钠为 140 ~ 145 mmol/L，体重每天减少约 0.5 kg 时，说明补液量适当；若体重无变化、血钠为 140 mmol/L 且中心静脉压升高，可认为补液量多，易发生急性肺水肿及脑水肿；若中心静脉压低于正常、体重减轻大于 1 kg、血钠高于 145 mmol/L 时考虑存在脱水情况，需给予补液治疗。

高钾血症是急性肾衰竭时最常发生的，且是少尿期死亡的最主要的原因。高钾血症一旦发生应立即停止补钾，积极采取保护心脏的急救措施，对抗钾的毒性作用；促使钾向细胞内转移；排除体内过多的钾，以降低血清钾浓度。急救措施：①静脉注射钙剂（10% 葡萄糖酸钙 10 ~ 20 mL），可重复使用，钙与钾有对抗作用，能缓解钾对心肌的毒性作用或 30 ~ 40 mL 加入液体滴注；②静脉注射 5% 碳酸氢钠溶液 60 ~ 100 mL，或 11.2% 乳酸钠溶液 40 ~ 60 mL，之后可再注射碳酸氢钠 100 ~ 200 mL 或乳酸钠溶液 60 ~ 100 mL，这种高渗碱性钠盐可扩充血容量，以稀释血清钾浓度，使钾离子移入细胞内，纠正酸中毒以降低血清钾浓度，还有注入的钠对钾也有对抗作用；③用 25% ~ 50% 的葡萄糖 100 ~ 200 mL 加胰岛素（4 g 糖加 1 U 普通胰岛素）做静脉滴注，当葡萄糖合成糖原时，将钾转入细胞内；④注射阿托品，对心脏传导阻滞有一定作用；⑤应用阳离子交换树脂 15 g，口服，4 次 / 天，可从消化道携带走较多的钾离子，可加入 10% 的葡萄糖 200 mL 中做保留观察；⑥透析疗法，经上述治疗后，血清钾仍不下降时可采用腹膜透析和血液透析；⑦避免输注陈旧性库存血。

低钠血症也是急性肾衰竭时常见的电解质紊乱之一。轻度、无症状低钠血症（即血浆 Na > 120 mEq/L）的处理是明确的，特别是如原发病因可以发现和排除。因此，噻嗪类诱导的低钠血症患者，停用利尿药，补充钠和 / 或钾的缺乏足以。同样，如果轻度低钠血症是由于对肾脏排水障碍患者不适当的肠道外补充水分造成的，只要停止低张液体治疗即可；出现低钠、高钾血症和低血压应该提示肾上腺功能不足，可能需要糖皮质激素（氢化可的松 100 ~ 200 mg 放入 5% 的葡萄糖和 0.9% 的盐水 1 L 中滴注 4 h，目的是治疗急性肾上腺功能不足）。当肾上腺功能正常，但低钠血症伴有细胞外液容量丢失和低血压症状的，给予 0.9% 的盐水通常可矫正低钠血症和低血压。如原发疾病好转缓慢或低血钠显著（即血浆 Na < 120 mEq/L），限制水摄入 < 500 ~ 1000 mL/24 h 甚为有效。当有严重水中毒症状（癫痫）或低钠血症严重（血浆 Na < 115 mEq/L），有效渗透压 < 230 mOsm/kg·H_2O 时，对低钠血症治疗有诸多争论，争论主要是针对低钠血症矫正的程度和速度。当低钠血症严重但无症状时，严格限制水摄入通常安全、有效，虽然有些专家主张用高渗盐水，高渗（3%）盐水给予治疗严重、症状性低钠血症（癫痫大发作）。因为可能促发神经后遗症（尤其中心性桥脑髓鞘破坏病变），对于这种低钠血症，高渗盐水应谨慎使用。专家们认为，过度矫正低钠血症有危险；高钠血症，甚至正常钠血症应该避免。许多专家推荐血浆钠提高不快于 1 mEq/h，绝对升高不大于 10 mEq/24 h，而低钠血症用静脉高渗盐水矫正，过快矫正低钠血症后，最重要的神经后遗症是中心性脑桥髓鞘破坏（中心基底脑桥脱髓鞘病变）。脱髓鞘同样可影响中枢其他部分，四肢麻痹及下面部和舌无力可在数天至数周内出现，病损可向背累及感觉通道，损伤常常是永久性，会导致全身并发症的出现。假如钠替代太快（如大容量正常盐水给灼伤患者），用低张液诱导低钠血症有时可缓解中心性桥脑髓鞘破坏的发展。

代谢性酸中毒的处理。一般应用碳酸氢钠液或乳酸钠液进行纠正；出现症状性低钙血症时临时予静脉补钙；出现中重度高磷血症可给予氢氧化铝凝胶治疗。

心力衰竭在少尿期也极易出现。一旦发生首先应以扩血管为主，尤以扩张静脉、减轻前负荷的药物为主。贫血和出血的处理：中重度贫血治疗以输血为主；ARF 消化道大量出血的治疗原则和一般消化道出血的处理原则相似。感染的预防和治疗：原则上氨基糖苷类、某些第一代头孢菌素及肾功能减退时易蓄积而对脏器造成毒性的抗生素，应慎用或不用。

2. 选择药物治疗

（1）血管加压剂：ARF 患者的肾血流量和肾小球滤过率的降低及尿流率的下降是用血管加压剂的理论依据。去甲肾上腺素：能够减少健康动物和人的肾脏血流量。但它对肾脏灌注的最终效应取决于它在不同血管床的复杂的相互作用及患者的身体情况。其对肾血管张力的最终作用取决于：①系统血压的增加和降低的肾交感神经张力启动压力感受器引起的血管扩张；②肾灌注压的增加引起的自发调节的收缩血管作用；③直接的 α_1 介导的肾脏血管收缩作用，这个作用比较弱。一项对 97 例败血症性休克患者的前瞻性研究显示，用去甲肾上腺素治疗的患者的死亡率低于用其他血管加压剂，主要是应用大剂量多巴胺的患者。多巴酚丁胺：是一种不能由机体自身合成的儿茶酚胺，对肾脏无直接作用。它主要作用于心脏，兴奋 β_1 受体；也可兴奋血管的 β_2 受体，引发周围血管扩张。它对 ARF 的益处在于它能增加心脏输出量从而增加肾血流量。血管加压素：通过兴奋血管平滑肌上的 $V_1\alpha$ 受体增加系统血管张力。一项对 24 例败血症性休克的患者的随机试验显示，与去甲肾上腺素相比，在输注了 4 h 的精氨酸血管加压素以后，患者的尿量、肌酐清除率都有所增加，而对血压和心输出量的影响则和去甲肾上腺素类似。

（2）前列腺素 E：前列腺素能够扩张肾血管，增加肾血流量和肾小球滤过率，拮抗抗利尿激素作用从而发挥利尿利钠的作用，并可抑制血小板聚集。21 例 ARF 患者采用前列腺素 E 配合常规治疗 2 周，并与常规治疗组 17 例患者进行比较得出结论：前列腺素 E 配合治疗 ARF 可以明显地缩短疗程，减少并发症，改善血栓素与前列腺素的平衡关系。

（3）多巴胺：在低浓度时作用于 D_1 受体能够舒张肾血管，使肾血流量增加，肾小球的滤过率也随之增加。同时，多巴胺具有排钠利尿的作用，能作用于 β_1 受体使心输出量增加。但它能增加肾小管襻的侧支循环促进氯的重吸收，同时也增加肾髓质氧耗并加重髓质缺血。正是由于理论上多巴胺在低剂量［即所谓的"肾性剂量"，$< 3\ \mu g/(kg\cdot min)$］时有增加肾血流量、促使利尿、尿钠排泄从而保护肾脏功能的作用，低剂量多巴胺曾广泛用于治疗 ARF。但一项 1996—1999 年的多中心随机双盲实验显示，将低剂量多巴胺与安慰剂分别静脉输入 ICU 中的 ARF 患者，证实肾小球滤过率只有较小改变，且血肌酐峰值浓度一致，也没有其他肾功能的临床指标有显著差异。130 例早期急性肾衰竭患者比较用或不用肾性剂量多巴胺［$2\ \mu g/(kg\cdot min)$］，患者尿量和血肌酐的改变及是否需要肾脏替代治疗，得出结论：早期急性肾衰竭患者使用肾性剂量，多巴胺并无肾功能保护作用。此外，多巴胺在其他方面的作用，如降低血清中泌乳素，短暂降低 T 细胞功能这些作用均可削弱机体免疫力。多巴胺还减少生长激素分泌促甲状腺素释放，生长激素缺乏导致氮负平衡。因此，目前是否使用低剂量多巴胺还有争议。

（4）钙通道拮抗剂（CCB）：可提高肾小球的滤过分数，直接抑制近端小管和内髓集合管对钠的重吸收，起利尿、利钠的作用，并有抑制肾内肾素的分泌、清除氧自由基及保护细胞免受损伤等作用。一些研究表明，CCB 可以减少肾移植后急性肾小管坏死（ATN）的发生，但其机制还不清楚。另有研究显示，氨氯地平可减轻甘油所致急性肾衰竭大鼠的肾功能损害。

（5）襻利尿药：可抑制 Cl^-、Na^+、K^+ 的主动重吸收，使 Cl^-、Na^+、K^+ 大量排出而产生强大利尿作用；

可降低肾小管细胞的代谢从而降低氧耗量，从理论上提高肾组织对缺血、缺氧的耐受力；且由于尿流增加而冲刷肾小管，减少阻塞及尿液反流。一些研究表明在少尿期的头 24 h 使用襻利尿药可以起到利尿的作用，但也有研究表明它不能降低患有 ATN 的患者的死亡率。有学者认为，使用襻利尿药将少尿型 ARF 转化为多尿型 ARF 不利于 ARF 的及时诊断和治疗。因此，ARF 患者必须慎用襻利尿药。

（6）甘露醇：有渗透性利尿、增加肾血流量、消除氧自由基、刺激前列腺素（PGs）活性及保护细胞等作用。目前甘露醇被预防性地用于被认为有高风险患 ATN 的患者，如进行血管（主动脉瘤）手术、心脏手术、肾脏移植、梗阻性黄疸及横纹肌溶解的患者。但无有力的证据说明甘露醇有预防或减少 ATN 发生的作用。而且由于甘露醇潜在的不良反应，如由于血容量的减少而导致的机体电解质、酸碱平衡紊乱，也限制了它在临床的应用。

（7）生长因子：许多生长因子如胰岛素样生长因子（IGF）、肝细胞生长因子（HGF）和转化生长因子 -α（TGF-α）等已试用于缺血性和中毒性肾损伤的修复过程。动物研究表明，生长因子有如下有利作用：①通过促进 NO 和 PG 的分泌，扩张肾小球入球小动脉和出球小动脉，增加肾血流量，提高肾小球滤过率；②通过抑制凋亡而降低肾缺血再灌注损伤的炎症过程；③刺激缺血损伤后肾小管上皮细胞再生，促进 ATN 的恢复；④降低致死率，明显减轻肾组织学损害；⑤预防应用，可阻止 ARF 的发生。动物实验表明，IGF-1 可改善缺血性 ARF 肾功能，减轻肾小管损伤程度，具有促进肾小管上皮再生恢复的作用。但目前临床上用生长因子治疗 ARF 还没有满意的疗效，可能与其不良反应及半衰期较短有关。

（8）心钠素（ANP）：能够扩张入球小动脉、收缩出球小动脉而提高肾小球滤过率、利尿利钠、抑制肾内肾素分泌及保护细胞免受损伤等作用。在预防 ARF 方面，动物实验发现肾动脉钳夹 60 min 后的大鼠持续给予 ANP，其肾功能状态较对照组有明显的改善。

（9）其他：抗肿瘤坏死因子 -α（TNF-α）目前动物实验已经证明，抗 TNF 的治疗可以防止肾衰竭及降低死亡率，但还未在临床上取得满意的疗效。一氧化氮合酶（NOS）抑制剂、一氧化氮（NO）在败血症和 ARF 的发病机制中具有重要的地位。研究结果表明，Can（特异性的诱导型 NOS 抑制剂）能逆转内毒素引起的低血压，阻止内毒素所致血及肾组织内 NO 水平升高，且可改善内毒素引起的肾功能损害，减轻肾小管间质病变，提高生存率，对内毒素休克、ARF 有显著的防治作用。活化的蛋白 C（APC）：APC 因其具有间接和直接的抗炎作用而受到关注，但其种属特异性限制了它的应用。重组人的 APC（rh-APC）目前也因其有引起出血的危险，仅在低出血风险、高死亡风险的败血症患者身上使用。

（二）多尿期的治疗

多尿期初，尿量虽有所增加，但肾的病理改变并未完全恢复，病理生理改变仍与少尿期相似。当尿量明显增加时，又面临水、电解质失衡状态，这一阶段全身情况仍差，蛋白质不足、虚弱，易于感染，故仍需积极治疗、认真对待。应保持水、电解质平衡、加强营养，补充蛋白质，增强体质，预防和控制感染，注意并发症的发生。当出现大量利尿时，应防止水分和电解质的过度丢失；但补液量切勿过多，避免延长利尿期。一般补充前一天尿量的 2/3 或 1/2，呈轻度负平衡又不出现脱水现象即可，并酌情补充电解质。当尿量超过 1500 mL，可口服钾盐；当尿量超过 3000 mL 时，应补充 3～5 g，此时，应补充适量的胶体，以提高胶体渗透压。多尿期由于水、电解质失衡，感染等原因导致死亡者并不少见，故不能放松警惕。

（三）恢复期的治疗

恢复期治疗一般无须特殊处理，定期随访肾功能，避免使用对肾脏有损害的药物。避免在恢复期手术及损伤，妇女应禁止妊娠，每 1 ～ 2 个月定期复查肾功能。

（王艳春　宋德海）

第三篇

外科危重症

第十章

骨创伤与神经外科危重症

第一节　骨关节损伤

一、概述

骨或骨小梁的连续性中断，称为骨折。骨折后形成的骨折面，在 X 线上称为骨折线。骨折一般均伴有软组织如骨周围的骨膜、韧带、肌腱、肌肉、血管、神经及关节等的损伤。关节损伤是指构成关节的骨、关节软骨、滑膜、关节囊、韧带等组织的损伤。严重的多发性骨关节损伤伤情重、伤情复杂多变、并发症多，存在治疗矛盾，病死率较高，特别是其永久伤残率高达创伤死亡人数的 2 倍左右，给家庭和社会造成极大负担。

二、分类

骨折的分类方法很多，良好的分类法能够指导治疗和反映预后。

（1）按骨折端与外界是否相通：分为开放性骨折与闭合性骨折。

（2）按解剖部位：分为骨干（近、中或远 1/3），干骺端，经关节等。

（3）按骨折的形状与走向：分为线性（横向、斜形或螺旋）或粉碎；不全嵌插、压缩、青枝骨折或骨骺分离。

（4）按骨折的原因：分为外伤性骨折，病理性骨折（如骨质疏松症、肿瘤所致的骨折），应力骨折。

（5）按骨折错位程度：分为不全骨折或完全骨折（由于骨承受多次反复载荷后，疲劳裂纹的扩展，可形成不全或完全骨折）。

因此，一个完整的骨折诊断应包括以上内容，如左股骨上 1/3 螺旋形外伤性闭合性骨折。"外伤性"常可略去，但病理性或应力骨折必须写入诊断；"闭合性"可以略去，但开放性必须写入。

三、伤情评估

（一）损伤因素

骨关节损伤均有严重外伤史，多为严重暴力或连续重复暴力。其暴力作用往往是直接暴力和间接暴力的综合作用。从生物力学观点来看，骨折可受以下 5 个因素的影响。

（1）负荷种类：如拉张、挤压、弯曲和扭曲。

（2）负荷量：负荷力越大，能量越大，组织破坏越严重，骨折也就越严重复杂。

（3）负荷速度：速度越快，由于能量在短时间内不能有规律散开，容易发生许多继发性骨折线和粉碎骨折。

（4）骨折性能：不同个体及年龄等差异，骨质的弹性和脆性不同，造成骨折损伤的程度不同。

（5）骨的结构性能：人体骨的形态和结构不同，在致伤力的作用下，发生骨折、损伤的难易和性质也不同。而关节损伤还涉及力学的杠杆作用、弯矩与转矩、应力与应力集中。

（二）临床表现

1. 一般表现

（1）疼痛和压痛：骨关节损伤患者都有疼痛，有时疼痛和压痛是骨折的唯一表现，但其强度不一。如没有移位的轻度压缩骨折，疼痛轻微，患者常没有意识到发生骨折。完全骨折的四周均有压痛，而软组织损伤压痛常限于肢体的一侧。关节脱位复位后，疼痛常可缓解。

（2）局部肿胀：可伴有淤斑和肌肉痉挛。

（3）功能障碍：由于疼痛和杠杆臂的破坏可使肢体主动、被动活动受限或丧失功能。

2. 特殊表现　骨折特有体征包括畸形（骨折部位出现成角、旋转和缩短），反常活动（肢体无关节部位出现被动活动），骨擦感或骨擦音（骨折断端摩擦产生）。关节损伤脱位时，其正常外形和骨性标志丧失或失去正常关系。表现为关节畸形（移位骨端异常膨隆而原来位置处空虚）、弹性固定于特定姿势、患肢长度改变（变长或缩短）。

3. 辅助检查

（1）线检查：有助于骨折的诊断，指导骨折复位、手术定位，判断治疗效果。常规摄片包括正位、侧位、邻近关节。有时需要摄特定位置或健侧对比 X 线片。

（2）CT 检查：最新进展包括三维影像重建、CT 介入、螺旋技术等。对某些诊断不明的骨关节损伤或椎管内受压情况有较大价值。

（3）MRI：它是最新和最复杂的影像学技术，已常规用于大关节及其他软组织损伤，其诊断准确率接近 95%。MRI 还可用于某些难以发现的骨隐匿性损伤和骨软骨损伤的辅助诊断。

四、救治与护理

（一）救治原则

1. 现场急救　迅速使伤员脱离危险现场；紧急进行心肺复苏；及时处理威胁生命的合并伤；预防

和抢救创伤性休克，及早进行大量快速输血、输液。

2. 创口处理　一般创口出血，用无菌棉垫或干净布类加压包扎伤口即可止血。如肢体有活动性大出血，可用止血带止血，但需有明显标志，注明上止血带时间、松止血带时间（止血带捆扎安全时间为 1.5 ～ 2.0 h）。骨折端露出伤口外的开放性骨折可先用消毒敷料或干净的布类临时包盖伤口，待送医院清创后再进行复位。及早使用抗生素及破伤风抗毒素以预防感染。

3. 妥善固定　临时外固定是骨折急救的重要措施。急救固定的目的是：①止痛，有利于防治休克；②避免骨折端在搬运时移动而损伤软组织、血管、神经或内脏；③便于运输，临时固定可就地取材（如树枝、木棍、步枪等），也可将受伤的上肢绑在胸部，将受伤下肢同健肢一并绑起。四肢损伤的临时性固定包括骨折部的上下邻近关节，如有严重骨折成角畸形或骨折端移位于皮下可能穿破皮肤时，可沿肢体长轴手法牵引，做好临时固定，以减少畸形压迫，改变局部血运。

4. 伤员的转运　正确的搬运方法，对脊柱脊髓损伤的伤员尤其重要。搬运工具用配有木板或其他硬物板的担架，仰卧或俯卧位，将伤员移动和上下担架时，应保持伤员的脊柱相对平直，不可随意屈伸脊柱，要求 3 ～ 4 人用手托法或滚动法将伤员移到担架上。颈椎损伤者必须有一人将伤员头颈部固定，并略加牵引，切不可一人背或两人抬送，以免加重或造成脊柱畸形，从而造成或加重脊髓损伤。

（二）骨折复位

复位是将移位的骨折段恢复正常或接近正常的位置。复位的方法有 2 类：手法复位和切开复位。

1. 手法复位　应用手法使骨折复位，称为手法复位。复位的时间越早越好，因为在损伤 6 ～ 12 h 后，肢体将发生肿胀、出血和水肿，从而使软组织失去弹性而影响复位。复位方法应根据骨折的创伤解剖和损伤机制制定复位方案。

（1）牵引：沿着肢体纵轴牵引是手法复位的第一步。牵引可克服断端重叠移位，同时可能解除断端之间的软组织嵌入。麻醉后，患肢置适中位，沿肢体纵轴行手法牵引，如存在肌肉痉挛和骨折的缩短移位，借用骨折断端的软组织合页作用，骨折经牵引就能复位。骨折断端存在交叉重叠时，首先应加大成角，以松弛软组织合页作用，向加大成角相反方向做手法复位，最后获得稳定的骨折复位。

（2）逆创伤机制复位：对某些骨折移位的复位需进行逆创伤机制来完成。例如，外旋暴力产生的骨折，应该通过对骨折远端的内旋手法进行复位。同样，某一方向的成角移位，也应该向其相反方向进行复位。

（3）骨折远端对近端的复位手法进行复位：手法轻柔，争取解剖对位，尤其骨骺骨折、关节骨折，如达不到理想对位则考虑用其他方法治疗。

（4）根据 X 线片所显示的骨折类型和移位情况，术者用两手触摸骨折部位，分别采用反折、回旋、端提、捺正、分骨和扳正等手法予以复位。

2. 切开复位　通过手术切开骨折和关节损伤部的软组织，暴露骨折部，在直视下将骨折复位。

（三）骨折固定及护理

骨折复位后，需采取固定的方法将骨折维持于复位后的位置。固定不仅可保持整复后的位置，还可消除疼痛，便于邻近关节和肌肉活动。常用的方法有外固定、内固定和牵引固定。

1. 外固定　由肢体的外部将骨折固定称为外固定。常用的外固定方法有夹板固定、石膏绷带固定、骨外支架固定。

夹板固定：

它是利用压垫的直接压力、夹板的杠杆力和扎带的约束力来维持骨折的固定。夹板固定操作简单，取材方便，用于较稳定的成人闭合性骨折，一般不固定关节。小夹板的材料可用树皮、木板或竹片等。固定时在适当的部位加固定垫，外扎横带。护理要点是：①注意抬高患肢，以利于肢体肿胀的消退；②密切观察患肢血运，如有剧痛、严重肿胀、青紫、麻木或者水疱等，应及时处理；③夹板固定2周内应每2～3天检查一次，随时调整扎带的松紧度；④在夹板有效固定的基础上，强调肢体早期活动，促进骨折愈合。

石膏固定：

（1）折叠石膏包扎前：①患者的体位。一般将肢体放在功能位。②皮肤的护理。肢体皮肤清洁，但无须剃毛。若有伤口，则用消毒纱布、棉垫覆盖，避免用绷带环绕包扎或粘贴橡皮胶。③骨突部加衬垫。常用棉织套、纸棉、毡、棉垫等物，保护骨突部的软组织，保护畸形纠正后固定的着力点，预防四肢体端发生血循环障碍。

（2）折叠石膏包扎后：①患者的搬动。石膏未干透时，不够坚固，易变形断裂，也容易受压而产生凹陷，因此，石膏需干硬后才能搬动患者，同时搬动时只能用手掌托起石膏而不能用手指，以免形成压迫点。②患肢抬高，适当用衬垫给骨突部减压。如下肢石膏固定后要用硬枕垫在小腿下使足跟部悬空，上肢石膏固定后，可用绷带悬吊将前臂抬高；③加快石膏干涸。夏季可将石膏暴露在空气中，或用电扇吹干，冬天可用烤灯烘烤，使用时注意让石膏蒸发的水蒸气散出被罩外，注意用电安全，灯的功率不可过大，距离患者身体不可太近，照射1～2 h应关灯10～15 min，以免灼伤患者。神志不清，麻醉未醒或不合作的患者在使用烤灯时要有人看护，以免发生意外。④患肢的观察：石膏固定后，即要用温水将指（趾）端石膏粉迹轻轻拭去，以便观察。

2. 内固定　骨折切开复位内固定是指切开骨折部位的软组织，显露骨折段并在直视下复位，然后用对人体无不良反应的金属内固定物将骨折端予以固定的一种治疗骨折的方法。它是治疗骨折常用方法之一，适用于骨折间有软组织嵌入、手法复位失败或手法难以整复的骨折、关节内移位骨折、并发血管损伤的骨折及多段骨折等。

切开复位易使骨折得到一个好的复位、好的内固定。坚强的固定，既保证了骨折愈合，又可使肢体早期功能锻炼，尽快恢复肢体功能，避免了因长期固定造成的肢体肌肉萎缩、关节僵硬、肢体水肿、骨质疏松等并发症的发生。但切开内固定，需切开软组织，破坏了骨折部位的血供，对骨折愈合有一定影响，手术也可加重软组织损伤，使局部抵抗力降低，有发生感染的可能。另外，内植物需二次手术取出。一些内植物因质量不佳，可发生生锈或电解反应，从而影响骨折愈合。所以，在治疗骨折时应根据各种治疗方法的特点和身体状况及经验综合考虑，选择一种最适合患者的治疗方法。

骨折内固定常用的材料有：不锈钢丝、克氏针、斯氏针、螺丝钉、钢板、髓内针等。

（张桂兰　吕尧　薛玲喜）

第二节　急性脊髓损伤

一、概述

直接暴力或间接暴力作用于正常脊柱和脊髓组织，均可造成脊髓损伤。脊髓损伤多发生于年轻人，40 岁以下的男性占 80%。脊髓损伤多发生于颈椎下部，其次为脊柱胸腰段。

二、病因

脊髓损伤常见的原因，如房屋倒塌、矿井塌方、高处坠落、交通事故、跳水意外等均可直接或间接地造成脊柱脊髓损伤。屈曲性损伤最多见，其次为伸展性、旋转性及侧屈性损伤。由于外力的性质不同，可引起脊髓的挫伤、撕裂伤、挤压伤等。

三、临床病理

病理上按轻重程度将其分为脊髓震荡、脊髓休克、脊髓挫伤、脊髓断裂和继发性脊髓损伤。

1. 脊髓震荡　系脊髓的功能性损害，是由于脊髓神经细胞遭受强烈刺激而发生超限抑制，脊髓功能暂时处于生理停滞状态。大体标本上看不到明显的器质性改变或仅有轻度水肿。脊髓实质光镜下无明显解剖结构改变。伤后早期表现为损伤平面以下完全性或不完全性弛缓性瘫痪，24 h 内开始恢复，且在 3 ～ 6 周完全恢复，不留任何神经系统后遗症。其早期表现与不完全性瘫痪难于鉴别，所以脊髓震荡系一种回顾性诊断，即在 6 周内获得完全恢复者的最后诊断。

2. 脊髓休克　不是单一独立的临床诊断，是脊髓挫伤和断裂早期伴发的一种病理现象。脊髓被横断与高级中枢失去联系后，断面以下的脊髓暂时丧失反射活动，处于无反应状态，这种现象称为脊髓休克（Spinal Shock），主要表现为：在断面以下脊髓所支配的骨骼肌紧张性减退，甚至消失，外周血管扩张，血压下降，括约肌功能障碍及发汗反射消失，这表明断面以下躯体和内脏反射均减退或消失。

脊髓休克是暂时现象，损伤后不久可逐渐恢复，需数周至数月，先是一些比较简单的反射，如屈肌反射、腱反射恢复，以后才是一些比较复杂的反射，如对侧伸肌反射、搔扒反射等逐渐恢复。反射恢复后，血压可升到一定水平，内脏反射活动也有一定恢复。

脊髓休克是由于被横断的脊髓突然失去了高级中枢的调节，特别是对大脑皮质、脑干网状结构和前庭核对脊髓的易化作用（Facilitation）所引起，结果使脊髓的神经元暂时处于兴奋性极低下状态。脊髓休克与脊髓震荡在早期临床表现相似，但两者是不同的，脊髓震荡恢复后不遗留任何神经系统后遗症，脊髓休克恢复后遗留感觉和随意运动障碍。

3. 脊髓挫伤　最为常见，它可来自骨折脱位时椎体后上缘的顶压、黄韧带皱褶向前挤压、齿突骨折及寰椎横韧带断裂、寰椎脱位、椎间盘髓核突入椎管及关节突跳跃向椎管内挤压等。脊髓侧支血液循环不丰富，中胸段更为缺乏。脊髓挫伤后的水肿、血循环障碍引起一系列病理变化。肉眼可见挫伤区脊髓呈紫红色，各层脊膜出血，脊髓血管瘪缩。镜下可见灰质内广泛出血并向白质扩散。有些神经纤维髓鞘消失，神经节细胞染色质溶解，Nissl 物质消失和胞核移向外周等变化，损伤严重区的脊髓可完全破坏。

4.脊髓断裂　脊髓破坏横断是脊髓的实质性损伤，包括神经纤维束的撕断和髓质内神经细胞的破坏，多见于椎体脱位、后关节骨折脱位，骨折片嵌于椎管内损伤脊髓，造成脊髓中央进行性出血性坏死、血管痉挛、轴浆外溢、溶酶体释放，表现为脊髓自溶。当脊髓完全横断后，断面以下首先表现为脊髓休克。病变过程约 3 周，最后断端中间形成空腔并为瘢痕组织所填充。

5.继发性脊髓损伤

（1）脊髓水肿：外力作用于脊髓使之发生创伤性反应，脊髓缺氧及脊髓受压突然解除时，都可使脊髓出现不同程度的水肿。脊髓水肿时其功能障碍明显。水肿减轻或消失后，其功能可恢复，但神经组织间渗出物的机化对神经传导功能有一定影响。

（2）脊髓受压：脊柱损伤后，移位的椎体骨折片、破碎的椎间盘组织等可压迫脊髓造成患者瘫痪。由于脊髓本身没有受到直接损伤，当压迫因素很快解除时，其功能可全部或大部分恢复。然而，如脊髓受压时间过长或受压过重时，脊髓因缺血缺氧而坏死液化，最后形成瘢痕或出现萎缩等继发性病理改变，使其功能永远不能恢复。患者伤后数周由弛缓性瘫痪转变为痉挛性瘫痪。

（3）椎管内出血：脊柱外伤后，硬脊膜内的或硬脊膜外的小血管破裂出血。出血逐渐增多而形成血肿，使椎管内压力升高而压迫脊髓，出现不同程度的继发性脊髓压迫症状。如血肿被吸收，其感觉运动功能可有一定程度的恢复；如果继续出血、血肿扩大，则脊髓受压范围逐渐变大，神经症逐渐加重，截瘫平面逐渐升高。如病变在颈段血肿蔓延到延髓，患者可因呼吸循环中枢受压迫而死亡。

四、临床表现

1.脊髓损伤的早期症状　早期完全横贯性脊髓损伤，在损伤节段支配的平面以下呈弛缓性瘫痪，感觉消失，肌张力低下，自主运动消失；运动系统和自主神经系统反射减弱或消失，患者不能维持正常体温。尿潴留、大便潴留，血压下降，称为脊髓休克。损伤后数天或数周，脊髓反射活动由简单到复杂逐渐恢复，表现为肌张力升高，深反射亢进，可以出现保护性屈曲反射、直立性低血压、自主膀胱及由于内脏胀满或过度活动引起的自主神经反射，如血压上升和多汗等。不完全性脊髓损伤若伴有脊髓休克，则在脊髓休克恢复前，临床表现与早期完全性脊髓损伤相同。不伴有脊髓休克时，可有部分感觉和运动功能，反射正常减退或消失，病理反射可为阳性。脊髓水肿逐渐消退或血肿吸收后，神经功能可得到一定程度的恢复。如脊髓的压迫因素未能及时解除，可成为永久性瘫痪。

2.脊髓损伤的晚期症状　脊髓损伤度过脊髓休克期后，其功能可部分或全部获得恢复。脊髓功能有部分恢复者，其恢复情况在脊髓横断性损伤与非横断性损伤时也有不同，脊髓横断性损伤时，下肢屈曲，各趾跖屈，肌肉痉挛（少数松弛），感觉完全丧失，刺激下肢任何部位可以引起"全部反射"，即引起广泛而显著的肌肉痉挛。髋及膝关节屈曲、踝关节屈曲，两下肢内收，腹壁肌肉痉挛，有时出现反射性排尿、阴茎勃起，瘫痪部位某区域皮肤可有出汗现象。脊髓非横断性损伤时，下肢伸直、各趾背伸，肌肉张力大，感觉不完全消失，刺激膝关节以上时不引起全部反射。

五、检查

1. 腰椎穿刺　发现脑脊液内有血液或脱落的脊髓组织时，证明脊髓实质有损伤，至少蛛网膜下隙有出血。Queckenstedt 试验有梗阻时，说明脊髓有受压情况，两者都是早期手术适应证。

2. 脊髓造影　脊髓造影对诊断脊髓受压及椎间盘突出有一定价值。碘苯酯对脊髓神经刺激性较强，吸收慢且造影后并发症较多。目前应用渐少，多用水溶性碘化合物如甲泛葡胺（Metrizamide / Amipaque）、碘海醇（Iohexol / Ominipaque）等，具有效果好、吸收快的优点，但价格昂贵。

3. 电子计算机断层扫描（CT）　CT 在诊断脊髓损伤方面有价值。用 Amipaque 作脊髓造影加 CT 扫描能够清晰地观察椎管、蛛网膜下隙、脊髓三者间的关系，了解脊髓断裂与否及软组织、异物等对脊髓的压迫情况。

4. 磁共振成像（MRI）　在评价脊髓损伤方面表现出极大的优越性，可以无创伤地显示椎体及其附件、椎间盘和脊髓损伤所致的形态和信号强度的变化。纵向显示脊髓损伤的节段长度、范围，观察脊髓水肿、实质内出血、坏死液化、继发性脊髓囊变或空洞形成及陈旧性血肿等，具有 CT 不可比拟的优点。

5. 选择性脊髓动脉造影　颈脊髓前动脉的显影即在于双侧椎动脉造影时为 50%，在行两侧甲状颈干动脉造影时为 80%。脊髓外伤后，常伴有血管的改变，有时可直接损伤脊髓动脉，故脊髓造影对确定脊髓出血、水肿的程度和部位，对预后的估计有帮助。在怀疑有血管损伤而应用常规检查未发现问题时，可行脊髓动脉造影。

6. 体感诱发电位　应用电刺激周围神经干时，在皮层的相应感觉区可记录出感觉诱发电位。脊髓损伤时，可用来判断脊髓结构和功能的完整性，对预后的估计有一定帮助，对治疗有指导作用。

7. H 反射测定法　用单一脉冲电流刺激周围神经，可在相应肌腱部位记录到一个潜伏期较短的电反应变化波，这是运动神经纤维受到刺激后，引起的直接电反应，称为 H 波。之后经较长的潜伏期出现第二个肌电反应，这是由于感觉神经纤维受到刺激后，通过脊髓中枢兴奋运动神经元引起的反射性肌电反应，即为"H"反射。这一检查方法是用来判断脊髓灰质是否完整的有效方法。

六、诊断

患者脊柱外伤后，当损伤平面以下有感觉、运动、反射或括约肌功能障碍时，都应当考虑有脊髓损伤。脊柱的 X 线平片及断层摄影检查，可帮助发现有无脊柱骨折、脱位或骨片突入椎管，腰椎穿刺可了解脊髓有无挫裂伤和受压，脊髓造影可发现 X 线平片所不能发现的脊髓压迫因素，如椎间盘突出、骨赘压迫等；CT 扫描对骨折情况和椎管狭窄情况能提供确切的诊断依据；MRI 检查可明确脊髓损伤的范围和程度，如椎管内出血、脊髓水肿、脊髓受压的情况。仔细进行神经系统的物理检查，可了解脊髓损伤的部位，鉴别其为完全性的还是不完全性的。

七、治疗

（一）现场急救与护送

脊髓损伤的患者伤情严重，常伴有休克、呼吸道梗阻或重要脏器损伤。现场救护的重点是抢救生命，保护脊髓不再进一步遭受损伤。首先要保持呼吸道通畅，采取心肺复苏、气管切开、输血、输液等急救措施。根据疼痛和畸形的部位、功能障碍情况等对伤情做出粗略估计。凡怀疑有脊柱、脊髓损伤者，一律按脊柱骨折处理，待患者情况允许后，迅速转送医院。搬动需 3～4 人平托起患者，动作协调一致，平起平放，勿使脊柱前后晃动或扭转。切忌屈颈一人携抱或一个抬上身另一个抬腿的做法。因为这样会增加患者痛苦，使骨折发生移位，脊髓由部分挫伤转变为完全撕裂，加重伤情。搬运中应将患者平放到宽长的木板或硬担架上，不得已使用软担架时，患者应取俯卧位。有颈椎损伤者，应保持颈部于中立位，头两侧放置沙袋制动。不应给患者带颈托，因颈托固定不够牢固，反而起到止血带的作用，使头面部缺血，还能掩盖大血管损伤后正在形成的血肿或气管破裂后形成的皮下气肿。天气寒冷时要注意保暖，避免使用热水袋，以免发生皮肤烫伤，开放伤口要予以包扎。搬运过程中要防止硬物压迫皮肤，以免发生压疮。

（二）治疗原则

患者到达急诊室后，应进行全身体格检查。首先明确有无休克，有无颅脑、内脏或其他部位合并伤。有休克者应立即抢救，输血、输液。有危及生命的合并伤时，也应优先处理。对脊柱损伤应明确骨折、脱位的部位和脊髓损伤的情况，在休克已基本控制后，全身情况允许时再进行脊柱的 X 线检查、CT 检查。急诊室除抢救休克、处理合并伤外，有尿潴留者要插导尿管并留置导尿，腹胀者插胃管做胃肠减压。静脉滴大剂量激素、利尿脱水药以保护脊髓神经细胞，减轻水肿反应，应用山莨菪碱（654-2）、纳洛酮、尼莫地平等改善脊髓微循环，并给予吸氧，适当应用能量合剂、胞磷胆碱等神经营养药物。有骨折脱位时，应做牵引制动。

（三）手术治疗

1.脊髓损伤的治疗原则

（1）早期治疗：治疗越早越好，脊髓遭受严重创伤后，局部发生一系列病理改变，甚至完全坏死。这一演变过程根据损伤程度轻重而有所不同，大约从十数小时至数十小时。任何希望保存脊髓解剖结构完整及功能恢复的治疗，必须在脊髓发生完全坏死之前进行。即在脊髓损伤后早期 6 h 至十数小时内，为治疗脊髓损伤的黄金时期。根据脊髓损伤实验病理的研究结果，目前认为伤后 24 h 内是急性期，是治疗的早期，超过 24～48 h 的完全性脊髓损伤，脊髓多已发展为完全坏死，就不属于早期了。

（2）整复脊柱骨折脱位：恢复脊柱正常结构，解除对脊髓的压迫，保持脊柱的稳定性是治疗脊髓损伤的一个重要原则。闭合性脊髓损伤系由脊椎骨折脱位的损伤或压迫所引起，解除脊髓受压的直接方法就是整复脊椎骨折脱位。虽然脊髓损伤程度主要取决于外伤的一瞬间，但持续遭受骨折脱位的压迫，可加重脊髓损伤或妨碍脊髓功能的恢复。越早整复骨折脱位的压迫，就越为脊髓功能的恢复创造了条件，同时也恢复了脊柱的正常解剖生理曲线。如能借用内固定物维持住损伤段脊柱的稳定性，就可防止再移位压迫脊髓，不但有利于脊柱支撑躯干功能的恢复，并且可以防止晚期创伤性脊髓病的发生。

（3）采用综合疗法：对脊髓损伤的治疗观点有 2 种。一种认为脊髓损伤能否恢复，主要取决于外伤当时脊髓的损伤程度，手术与药物等对之无益；另一种认为有许多因素可妨碍脊髓功能的恢复，脊髓损伤后的病理改变在继续发展，应当采取积极治疗及手术治疗阻止脊髓改变的发展。实验研究也证明，脊髓切开、局部诊疗多种药物、高压氧等都可能影响脊髓损伤病理改变的某一方面。因此，除手术解除脊髓压迫之外，应当采用综合疗法，以期从多方面改善脊髓的病理状态，从而获得较好的功能恢复。

（4）预防及治疗并发症：呼吸系统并发症、肺栓塞等是早期死亡的重要原因，泌尿系统感染是后期死亡的主要原因，应积极治疗。压疮、呼吸道感染、泌尿系感染、骨质疏松、关节僵硬挛缩等是常见的并发症。

（5）康复治疗及功能重建：有些截瘫肢体的功能可通过重建而获得部分恢复。如手肌瘫痪、下肢剪刀式畸形等，可通过矫形手术，重建手的部分功能，恢复手捏握功能或改善步态，提高生活自理能力。对不能恢复的瘫痪患者，通过多种锻炼康复措施、职业训练等，使之结束乘轮椅活动，参加家庭及社会生活，提高患者的生活质量。在现代，康复治疗已经是截瘫治疗过程中很重要的不可缺少的组成部分。

2. 脊髓的手术探查与减压

（1）手术适应证：急性脊髓损伤进行手术的目的是清除突出到椎管的异物，骨片及椎间盘组织，清除血肿，解除脊髓及神经根的压迫，用铜丝、哈氏棒、CD 棒、植骨融合等方法稳定脊柱，达到恢复神经功能，预防晚发脊髓损害的目的，并能使患者早日活动，防止长期卧床的并发症。外伤性截瘫的手术治疗是一个有争论的问题。手术适应证的掌握各家不尽相同，根据脊髓损伤的病理，需对骨髓进行减压处理的适应证有：①椎管内有骨折块压迫脊髓者，如椎板骨折下陷压迫脊髓者，需行椎板切除减压；椎体骨折自前方压迫脊髓者，行侧前方减压；②患者为完全截瘫，估计脊髓横断，而为完全性脊髓损伤者，或者严重不全截瘫，拟对脊髓进行探查治疗者；③腰椎严重骨折脱位，完全截瘫，估计马尾断裂，拟手术缝合者；④不完全截瘫，伴有严重神经根疼痛，表示神经根被压或者神经症状进行性加重者。不完全截瘫，已行复位，但截瘫无恢复者，应进一步检查并手术探查。

（2）手术时机：对伴有重要脏器损伤的患者，应首先救治危及生命的损伤，在此基础上尽早治疗脊髓损伤，越早越好，对非横贯性的完全脊髓损伤，手术应当越早越好，伤后 6 h 内为黄金时期。患者入院迅速检查确定，在全身情况允许下，即行手术。对于马尾断裂伤，于伤后 24 ～ 48 h 手术。不完全截瘫，具有以上手术适应证者也应尽早手术。

（3）减压手术选择：因脊柱脊髓损伤的部位及类型不同而异。

1）$C_{1 \sim 2}$ 水平的脊髓损伤：①前路手术。为了解除骨片、异物或软组织对 $C_{1 \sim 2}$ 的压迫，可采取经口腔入路，切开软腭及咽后壁或经前方入路，在胸锁乳突肌之上端，颈动脉鞘的内侧或外侧到达椎体前方进行减压及侧块关节融合术，必要时可加做后方植骨及钢丝固定术。②后路手术。如有齿状突骨折，横韧带断裂引起寰枢椎脱位可从后路将寰椎后弓与枢椎棘突做钢丝缠绕固定及植骨术；寰椎后弓断裂或寰枕脱位可做枕颈融合术。

2）C₃～T₁水平的脊髓损伤：①前路手术。颈椎未脱位，椎体间不稳定，椎体后缘突向椎管，椎间盘破裂压迫脊髓，严重的椎体粉碎骨折，为了切除椎间盘或椎体及进行椎体间植骨术可采用前入路手术；颈椎脱位，小关节交锁牵引复位失败时，也可经前路进行复位。②后路手术。颈椎未脱位或椎板附件骨折未脱位，骨片压迫脊髓，或韧带断裂，可行后路复位单开门或双开门；减压，清除骨片，颈椎不稳者可用椎弓根螺钉钢板固定。

3）胸段骨折脱位脊髓损伤：除椎板骨折下陷压迫脊髓应做椎板切除减压外，胸椎压缩骨折对脊髓小的压迫主要来自脊髓前方。胸椎骨折脱位程度多较轻，其对脊髓的压迫，是由于骨折椎体的后上角或椎体骨片及向前脱位椎体的椎板，虽然脊髓前后部受压，但以前方压迫为主。整复脱位后，后方压迫则解除，但前方压缩骨折的椎体后上角或爆裂骨折的骨片多不能整复而继续压迫脊髓。因此，此类损伤如仅做椎板切除不能完全解除压迫，对此应行侧前方减压术。胸椎椎管侧前方减压的入路：①伤椎处肋横突切除，外侧减压；②切除胸肋或剖胸胸膜外侧前方减压；③一侧椎板关节突切除，经后外侧行侧前方减压。对于急性截瘫者，以选择后者为宜。因前两者只在全麻下手术，显露创伤大，出血较多，对于急性瘫痪的患者来说手术负担较大；而后者可在局麻下手术，手术创伤及出血都较少，未损伤的脊髓及神经根有感觉存在，在术中可避免新的损伤，但去除椎体后缘不如前两者操作容易。

4）胸腰段脊髓损伤：胸腰段脊柱正常曲线为后弓，椎体损伤多为压缩骨折，椎体右上角向椎管内突出，从前方压迫脊髓是主要病理改变。脱位的椎体之椎板亦可从后方压迫脊髓。胸腰段脊椎可发生爆裂骨折，椎体骨折块向后移位，也从前方压迫脊髓。故脊髓减压将椎板骨折下陷，压迫脊髓单纯椎板切除可解除压迫因素外，大多亦应行椎管前方减压术。入路有两种：①经一侧椎板及关节突切除行侧前方减压；②经横突腹膜后行椎管侧前方减压术。应用CD棒治疗胸腰椎骨折脱位，撑开复位后，由于后纵韧带及纤维环紧张，脱位的骨折片及突出的椎间盘多能自动复位，来自脊髓前方的压迫多已解除，单纯椎板切除后方减压也能取得很好的效果。除非有骨折片脱落嵌入椎管，否则仍应行侧前方减压术。

5）腰椎骨折脱位：腰椎管宽大，其中为马尾神经，有较多的操作空间，多选用后入路减压，关节突脱位亦以后入路修复，硬脊膜前方的骨块或椎间盘可牵拉硬脊膜囊进行去除。CD棒等器材内固定后，行侧方植骨融合，也可采用前减压，但探查马尾神经困难，有马尾断裂者，还需切除椎板，探查修复。

3.陈旧性脊髓损伤的减压手术选择

（1）前路手术：适应于颈椎间盘破裂，向后突出及有脊柱不稳定者，可于切除椎间盘的同时做椎体间植骨融合术；陈旧性颈椎半脱位，椎体后缘突向椎管压迫脊髓者，可部分或全部切除颈椎体，行椎体间植骨融合术。

（2）侧前方减压术：适应于胸腰椎骨折、椎体后上角突入椎管压迫脊髓之不全瘫，感觉恢复较好或运动恢复较差者；陈旧性骨折脱位，椎体后缘移位压迫脊髓者，有明显向后成角，呈后凸畸形；椎板切除术后，脊椎压迫脊髓的症状获改进者。一般可切除脊髓后方部分或全部关节突和椎板，再切除前方的椎体后凸部分。

（3）全椎板切除术：适应于陈旧性胸腰段严重骨折脱位合并有脊髓损伤，脊柱后凸畸形严重妨碍坐起或平卧，或由于脱位未能整复，脊髓长期受压功能未能恢复之患者。可切除椎板、椎弓根，探查脊髓，再将椎体切除使脱位整复，然后用器械支持固定，植骨融合。

4.脊髓损伤的治疗方法

完全性脊髓损伤，伤后病理进程继续加重，单纯从外部减压，尚不能停止其病变继续进展。实验研究证明，许多方法治疗脊髓损伤，有一定效果。治疗脊髓是建立在脊髓外已完全减压的基础之上。不完全截瘫需要髓外减压，不论闭合复位或手术减压，均可达到治疗目的，无须脊髓治疗。严重脊椎骨折脱位，估计或已知为脊髓横断者，无须脊髓治疗。完全性脊髓损伤及严重不全瘫（如仅保留会阴部感觉或足趾可稍动者）。病变可进行性加重，应行脊髓治疗，马尾断裂应予修复。

（1）硬脊膜切开减压术：对全瘫患者应尽早行椎管探查术，发现脊髓有肿胀，张力大于正常时，可行硬脊膜切开术。切开范围以达上下端张力属正常的脊髓为止。脊髓肿胀不太严重者，应保留蛛网膜，以防止术后发生脊髓粘连。

（2）脊髓切开减压术：在椎板切除，切开硬脊膜后进行。以脑棉片堵塞上下蛛网膜下隙，在手术显微镜下观察脊髓后正中沟，用保险刀片或 15 号小刀片避开脊髓血管，沿后正中切开，深度 5 mm，达脊髓中央管或中心部位，长度 2.0 ～ 2.5 cm，使脊髓中积血流出，用生理盐水冲洗，缝合或不缝合硬脊膜，以充分减压。适应证：①脊髓严重肿胀，在切开硬脊膜前，触诊脊髓肿胀变硬，切开硬脊膜见脊髓严重肿胀者，进行脊髓后正中切开，长度达肿胀区两端；②触诊脊髓有囊肿感者，应切开，引流出液化坏死物质。有囊肿者该区多粗肿，颜色较正常处苍白。脊髓切开放出髓内积血或囊腔坏死物质，使脊髓减压，切开软脊膜亦使脊髓减压，从而改善脊髓损伤段的微循环。由于在损伤的脊髓积血中，含有对脊髓本身有害的物质，如儿茶酚胺、5- 羟色胺等神经介质及血液分解以后释放出来的正铁血红素等。前者可收缩血管使脊髓出现缺血坏死，后者与铜形成化合物可引起脊髓内磷脂和其他物质变性，造成脊髓损害加重，故脊髓切开术除有机械减压作用外，尚有去除脊髓有害物质的作用，终止坏死，以保留周围白质中重要传导通道，使截瘫恢复。切开脊髓后正中联合，对脊髓束带损伤不大，即使偏向一侧，也主要损伤薄束与楔状束。如能换来运动恢复，也是值得的，脊髓切开术在脊髓各阶段受伤时均可施行。

（3）局部脊髓治疗：伤后早期脊髓局部治疗，可以减少出血及水肿，降低细胞代谢率，增强脊髓对缺氧的耐受性，降低脊髓内胶类物质的代谢，从而减轻或延缓脊髓损伤病理的进展，保存周围白质神经纤维。治疗适应于手术椎板切除探查脊髓的完全性脊髓损伤与严重不全瘫痪病例。

（4）高压氧治疗：受损伤的脊髓，由于水肿、出血、微循环障碍等改变，脊髓组织呈缺氧状态，高压氧治疗，可提高脊髓损伤段的氧张力及弥散率；改善其缺氧，从而保存脊髓白质纤维，免于病变坏死，从而使截瘫恢复。目前采用短程突击疗法，即损伤后数小时内开始进行，用 2 个大气压（2 ATA），每次 2 h，每天上下午各 1 次，连续 3 天或用 3 次连续 2 天。对脊髓损伤患者的治疗可能有一定疗效。

（四）药物治疗

1.类固醇　此类药物可维持细胞膜、血管壁细胞的完整，减少脊髓细胞破裂溶酶体释放，从而减轻脊髓的破坏，为临床上常用药物。应用皮质类固醇治疗的原则为：①从早期开始，在伤后数十分钟至几小时内开始；②第一次静脉给药前，迅速达到有效浓度；③大量用药，甲泼尼龙 15 ～ 30 mg/kg，第 1 天量；④短期用药 3 ～ 5 天，很快减量并停止。大量长期应用类固醇的并发症有水肿、抵抗力低、易感染、骨坏死甚至死亡。

2.阿片拮抗剂 如纳洛酮与促甲状腺激素释放激素（TRH）。脊髓遭受损伤后，其血流减少，系因受伤脊髓释放出阿片类物质，即内啡肽。内啡肽使脊髓血流自我调节功能丧失，动脉压下降，致脊髓血流减少。β内啡肽的增加是与动脉压下降及脊髓白质中血流减少相平行的。使用阿片拮抗剂，阻止内啡肽的这种病理作用，从而增加脊髓血流量，保存较多的脊髓白质从而促进神经功能恢复。纳洛酮与TRH的用量及用法均为2 mg/（kg·h）。静脉输入，连续4 h，一次治疗 TRH 的效果较好于纳洛酮。

3.东莨菪碱 有改善微循环的作用，临床应用范围广泛。可肌内注射，每次0.3 mg，每3～4 h 1次，便于在无静脉输入条件时给药，行伤后早期治疗。伤后6 h内用药，较易发挥药物作用，一般用药持续2～3天。

4.低分子右旋糖酐 应用低分子右旋糖酐静脉输注能扩大血容量，稀释血液，改善组织的微循环，减少缺血坏死，促进水肿消退，能缩短治疗时间，有助于脊髓功能的恢复，对中央性脊髓损害尤为适用。

5.渗透性利尿药 各种脊髓损伤都会产生不同程度的脊髓水肿，后者可使脊髓所受到的压迫加重。在损伤的初期或者手术后，立即应用渗透性利尿药进行脱水治疗，可以减轻脊髓水肿，减少神经元的破坏，对脊髓功能的保护和恢复均有一定好处。一般采用20%的甘露醇做静脉滴注，每次1～3 g/kg，每隔4～6 h 1次。有时可用呋塞米（速尿）每次20～40 mg，静脉注射，每天2～4次。脱水药物容易引起水电解质平衡紊乱，最常见者为低血钾症，有肾功能损害时，可出现高血钾症。故在应用脱水药物的同时，应经常行生化检查。

八、并发症及其治疗

（一）排尿障碍

膀胱的排尿功能，需要逼尿肌与尿道括约肌密切协调。逼尿肌与尿道括约肌受大脑与骶髓中枢的支配，脊髓损伤后，排尿功能失去大脑控制，骶髓或其以下损伤，则排尿功能失去中枢控制，其排尿功能紊乱或丧失，统称为神经源性膀胱。

1.排尿功能障碍的表现 除括约肌协调正常的逼尿肌有力膀胱表现为尿频、尿急外，一般早期均表现为尿潴留。不论逼尿肌有力或无力，由于括约肌紧张、尿液不能排出，当膀胱内尿液积累压力增高，超过括约肌张力时，尿液溢出。在后期括约肌松弛者，则表现为尿失禁，膀胱容量变小，少量尿液自行流出。

2.排尿障碍的治疗 治疗排尿肌功能障碍的主要目的是改善排尿状况，减轻日常生活中的不便，使患者在不用导尿管的情况下有规律地排尿，没有尿失禁，防止泌尿系感染，恢复膀胱正常功能。

（1）留置导尿管：脊髓损伤早期患者，膀胱逼尿肌无力，尿液受内括约肌所阻不能排出，留置导尿管持续引流尿液为好。一般应留置直径较小的橡皮导尿管或硅橡胶导尿管。最初让其开放使膀胱保持空虚状态以利逼尿肌功能的恢复。1～2周后夹管，每4 h开放1次。为便于膀胱冲洗，防止尿管脱落，可用带气囊的三腔尿管。普通尿管应接一"Y"形管，分别连接无菌冲洗瓶和尿袋。

膀胱功能的恢复与有无感染及感染的程度有密切关系，尿路感染是引起患者死亡的重要原因之一。留置导尿时应预防尿路感染。

（2）药物治疗：①有尿潴留者，可注射新斯的明、卡巴胆碱等增强逼尿肌功能。应用 α- 肾上腺能受体抑制剂如酚苄明、芬太尼等解除内括约肌痉挛。抗尿道外括约肌痉挛的药物有巴氯芬。②尿失禁：膀胱逼尿肌痉挛者可用阿托品、丙胺太林等。膀胱内括约肌无力者可用麻黄碱与炔雌醇配伍应用。

（3）手术治疗

1）括约肌切开术：①逼尿肌有力性膀胱，外括约肌紧张者，男性可行外括约肌切开，形成尿失禁，用阴茎夹控制。内括约肌紧张，男性可行内括约肌切开。②逼尿肌无力性膀胱，内括约肌紧张者，男性可行内括约肌切开。

2）回肠代膀胱术：膀胱挛缩者，可行回肠代膀胱术，以扩大膀胱容量，减少排尿次数。

3）造瘘术：因长期留置导尿管并发泌尿系感染者可行耻骨上膀胱造瘘术。尿路梗阻合并肾积水、肾盂积脓、肾衰竭者可做肾造瘘术。膀胱挛缩因某种原因不能做回肠代膀胱手术者可行输尿管造瘘。

4）如排尿不畅是由前列腺肥大引起者，则应行前列腺切除术。

（二）压疮

1. 好发部位　截瘫平面以下皮肤失去知觉，骨突起处皮肤易发生压疮。卧床期间好发部位为骶尾部和两侧大转子部。肩胛区和足跟部也易发生。俯卧位者，髂前上棘及髌前可发生压疮。久坐的患者，骶尾部及坐骨节处易发生压疮。

2. 压疮的分度　皮肤发红，表皮糜烂为Ⅰ度；皮肤破溃不至皮下为Ⅱ度；深达皮下组织至骨面者为Ⅲ度；Ⅳ度者发生骨坏死、骨感染。

3. 压疮的预防　压疮是由于局部组织长时间受压缺血所引起，最重要的措施是勤于翻身，一般每2～3 h 翻身 1 次，夜间要定时翻身。患者衣裤、床单要平整，防止硬褶压迫，在身体易受压的骨突起部位要经常按摩，保持局部皮肤清洁、干燥，防止粪尿污染，防止尿壶、便盆擦伤皮肤，使用热水袋要注意勿烫伤皮肤。

4. 压疮的治疗

（1）解除压迫：定时翻身，避免长时间压迫，是压疮愈合的基本条件。

（2）改善全身情况，加强支持疗法，包括增加蛋白质和维生素摄入量，适量输血、调整水电解质平衡，应用抗生素。

（3）局部伤口的处理：①Ⅰ度压疮：加强翻身次数，局部按摩，保持皮肤清洁干燥。②Ⅱ度压疮：水泡未破者，清洗后用空针抽吸积液。皮肤已破溃者，局部以 1% 的甲紫（龙胆紫）或用红外线照射，使创面干燥，改善局部血运；也可用紫外线照射伤口周围，再照射肉芽创面；也可以紫外线与红外线联合应用，即以红外线照射创面干燥后再用紫外线杀菌量照射创面。③Ⅲ度压疮：每天换药、清除坏死组织，用生理盐水或抗生素溶液换药，促进肉芽生长。对肉芽新鲜、创面较大者可用局部转移皮瓣或肌肉瓣修复创面。④Ⅳ度压疮：引流不畅者扩大伤口引流，清除所有的坏死组织包括有骨髓的骨质，每天换药，促进肉芽生长，创面清洁后用局部皮瓣或肌皮瓣转移术，修复创面。

（三）体温异常

高位脊髓损伤，特别是高位颈髓损伤的截瘫患者，可出现体温升高或低体温。

1. 体温升高　脊髓损伤后，体温调节中枢的传导通路遭到破坏，脊髓内部体温调节功能破坏，导致产热散热功能不平稳。呼吸功能差，损伤平面以下无汗，使散热减少。如气温过高，衣服被褥过厚，体温升高。肺部、压疮感染，水电解质平衡紊乱可致体温升高，体温升高又加速代谢、产热更多形成恶性循环。导致急性消耗，加剧机体缺氧，使全身衰竭，患者可很快死亡。

2. 体温低下　截瘫患者交感神经麻痹，皮肤血管不能收缩，体热大量散失。由于肌肉不能收缩，产热下降。缺氧、饮食量少，导致代谢低下，机体失去体温调节功能，不能维持正常体温。如遇外界温度下降，可导致体温过低，体温不升。体温低于 $32 \sim 30\,^{\circ}C$，可发生各系统的严重生理紊乱，包括心血管、呼吸、血液、中枢神经等系统，以及肝肾功能，水电解质的酸碱平衡紊乱等，甚至死亡。

治疗：以对症治疗为主。①室温保持在 $20 \sim 22\,^{\circ}C$。夏季室内要加强通风，冬季应注意保暖。②患者高热时，排除感染因素外，可用温水或乙醇擦浴或在颈部、腋下、腹股沟等部位放置冰袋；或用 $4\,^{\circ}C$ 生理盐水，葡萄糖溶液静脉点滴降温。③体温低下时，应进行复温和人工调温。复温以提高贴身环境温度和体内温度为主。可提高室温，使用热水袋 $45\,^{\circ}C$、电热毯，注意保暖。一般体温达到 $34\,^{\circ}C$ 时，即应停止升温。加强保暖，使体温逐渐上升到 $36\,^{\circ}C$，以不超过 $37\,^{\circ}C$ 为宜。复温过快过高可出现心动过速、呼吸功能不全及急性中毒、高热等。复温中应注意纠正水、电解质紊乱和酸碱平衡失调。监护心血管功能，保护呼吸道通畅。

（四）呼吸道感染

高位脊髓损伤的患者，根据损伤平面的不同，可发生膈肌或肋间肌麻痹，引起不同程度的呼吸困难，胃肠道胀气、膈肌上移使呼吸困难加重。高位截瘫者，早期有严重交感神经功能障碍，而副交感神经功能相对亢进，使气管分泌物增加，支气管痉挛，因咳嗽无力，支气管内分泌物不易咳出，致痰液聚集而继发感染。长期卧床易引起坠积性肺炎。因抵抗力低下易发生上呼吸道感染。

防治：①勤翻身，每 $2 \sim 3\,h\,1$ 次；②鼓励患者咳嗽时，用手压住腹部以协助咳嗽排痰；③鼓励患者做深呼吸运动；④口服化痰药物，雾化吸入抗生素和糜蛋白酶或全身应用有效抗生素；⑤截瘫平面在 $C_{4 \sim 5}$ 以上，或平面较低，呼吸困难严重者可做气管切开，以保证呼吸道畅通，可直接由气管吸痰给药。呼吸停止时使用呼吸器，有肺部感染者，可经由气管切开处取标本培养，选用合适的抗生素。

（五）腹胀

脊髓损伤后自主神经功能紊乱，腹膜后血肿刺激可导致胃肠功能紊乱。

治疗：①胃肠减压；②静脉输液，纠正脱水及电解质紊乱；③灌肠；④肛管排气；⑤药物治疗，可用新斯的明做皮下、肌内注射或行双侧足三里穴位封闭。

（六）排便功能障碍

截瘫患者以便秘最为常见，若有腹泻则表现为大便失禁。便秘的主要原因为肛门括约肌动作不协调，即排便时肛门括约肌紧张而不是松弛。对此不常用缓泻剂，而应用肛门栓剂刺激排便。长期使用缓泻剂，耗伤津液，一旦不用便秘更严重，可用肥皂水灌肠，如不能排出者可用手掏法。对 $2 \sim 3$ 个月的晚期截瘫患者，应每天坐起，增外加腹压，定时给予适当刺激，如按压肛门部及下腹部，训练排便。

（七）下肢挛缩畸形

常见者有下肢屈曲挛缩及足下垂等。系由于长期处于屈曲位及足下垂位所致。预防方法为在卧床期间定期被动活动下肢关节，休息时置下肢于近伸直位，保持踝关节在90°左右，防止足下垂；已发生挛缩者，可根据情况行矫形手术。

（吕尧　张桂兰）

第三节　颅脑损伤

颅脑损伤可分为原发性与继发性2类。前者形成于受伤的当时，引起的病变为脑震荡、脑挫伤和脑裂伤；后者则形成于伤后一定时间以后，常见病变为脑水肿、出血和血肿等。

一、脑震荡

1. 概述　脑震荡是指头颅遭受暴力作用后，大脑功能发生一过性功能障碍，主要特点为：①出现短暂性意识障碍，一般不超过半个小时；②近事遗忘；③影像学检查未见颅脑损伤。

脑震荡是脑损伤中最常见、最轻型的原发性脑损伤。

2. 损伤机制　脑震荡致伤机制目前尚不明确，现有的各种学说都不能全面解释所有与脑震荡有关的问题。对脑震荡所表现的伤后短暂性意识障碍有多种不同的解释，可能与暴力所致的脑血循环障碍、脑室系统内脑脊液冲击、脑中间神经元受损及脑细胞生理代谢紊乱所致的异常放电等因素有关。近年来，认为脑干网状结构上行激活系统受损才是引起意识丧失的关键因素。

3. 病理　近年来的临床及实验研究表明，暴力作用于头部，可以造成冲击点、对冲部位、延髓及高颈髓的组织学改变。实验观察到，伤后瞬间脑血流增加，但数分钟后脑血流量反而显著减少（约为正常的1/2），半小时后脑血流始恢复正常，颅内压在着力后的瞬间立即升高，数分钟后颅内压即趋下降。脑的大体标本上看不到明显变化。光镜下仅能见到轻度变化，如毛细血管充血、神经元胞体肿大和脑水肿等变化。电镜下观察，在着力部位，脑皮质、延髓和上部颈髓见到神经元的线粒体明显肿胀，轴突肿胀，白质部位有细胞外水肿的改变，提示血脑屏障通透性增加。这些改变在伤后半小时可出现，1 h后最明显，并多在24 h内自然消失。这种病理变化可解释伤后的短暂性脑干症状。

4. 分级　Ommaya（1975年）将脑震荡分为以下6级。

Ⅰ级：意识混乱、无昏迷及遗忘。

Ⅱ级：意识混乱及伤后遗忘。

Ⅲ级：意识障碍加逆行遗忘。

Ⅳ级：有昏迷。

Ⅴ级：长期不可逆性昏迷。

Ⅵ级：死亡。

5.分度　按希氏法将脑震荡分为以下 3 度。

Ⅰ度（轻度）：意识在 15 min 内恢复，无休克及局限性体征。

Ⅱ度（中度）：意识在 15 ～ 30 min 内恢复，中度休克者有恶心、呕吐。

Ⅲ度（重度）：意识丧失时间久，其后又有意识混乱，有相当程度的休克，无局限性体征。

6.临床表现

（1）短暂性脑干症状：外伤作用于头部后立即发生意识障碍，表现为神志不清或完全昏迷，持续数秒、数分钟或十几分钟，但一般不超过半小时。患者可同时伴有面色苍白、出汗、血压下降、心动徐缓、呼吸浅慢、肌张力降低、各种生理反射迟钝或消失等表现，但随意识恢复可很快趋于正常。

（2）逆行性遗忘（近事遗忘）：患者清醒后不能回忆受伤当时乃至伤前一段时间内的情况，但对往事（远记忆）能够忆起，这可能与海马回受损有关。

（3）其他症状：有头痛、头昏、乏力、恶心、呕吐、畏光、耳鸣、失眠、心悸、烦躁、思维和记忆力减退等。一般持续数月、数周症状多可消失，有的症状持续数月或数年，即称为脑震荡后综合征或脑外伤后综合征。

（4）神经系统查体：无阳性体征发现。

7.检查

（1）颅骨 X 线检查：无骨折发现。

（2）颅脑 CT 扫描：颅骨及颅内无明显异常改变。

（3）脑电图检查：伤后数月脑电图多属正常。

（4）脑血流检查：伤后早期可有脑血流量减少。

（5）腰椎穿刺：颅内压正常，部分患者可出现颅内压降低。脑脊液无色透明，不含血，白细胞数正常。生化检查亦多在正常范围，有的可查出乙酰胆碱含量大增，胆碱酯酶活性降低，钾离子浓度升高。

8.诊断标准

（1）有头部外伤史及伤痕。

（2）不超过 0.5 h 的意识丧失。

（3）有逆行性遗忘。

（4）伴恶心、呕吐等症状。

（5）X 线影像学检查对鉴别诊断有意义。

（6）无神经系统阳性体征。

根据（1）～（4）可做出脑震荡的诊断。

9.治疗

（1）病情观察：伤后可在急症室观察 24 h，注意意识、瞳孔、肢体活动和生命体征的变化。对回家患者，应嘱家属在 24 h 密切注意头痛、恶心、呕吐和意识情况，如症状加重即应来院检查。

（2）对症治疗：头痛较重时，嘱其卧床休息，减少外界刺激，可给予罗通定或其他止痛剂。对于烦躁、忧虑、失眠者给予地西泮、氯氮䓬（利眠宁）等；另可给予改善自主神经功能药物、神经营养药物及钙离子拮抗剂——尼莫地平等。

（3）伤后即应向患者做好病情解释，说明本病不会影响日常工作和生活，解除患者的顾虑。

二、脑挫裂伤

（一）概述

脑挫裂伤是指头颅受到暴力打击而致脑组织发生的器质性损伤，脑组织挫伤或结构断裂，是一种常见的原发性脑损伤。

（二）损伤机制

暴力作用于头部，在冲击点和对冲部位均可引起脑挫裂伤。脑挫裂伤多发生在脑表面的皮质，呈点片状出血，如脑皮质和软脑膜仍保持完整，即为脑挫伤，如脑实质破损、断裂，软脑膜亦撕裂，即为脑挫裂伤。严重时合并脑深部结构的损伤。

脑挫裂伤灶周围常伴局限性脑水肿，包括细胞毒性水肿和血管源性水肿，前者神经元胞体增大，主要发生在灰质，伤后多立即出现；后者为血-脑屏障的破坏，血管通透性增加，细胞外液增加，主要发生在白质，伤后2～3天最明显。

当重型脑损伤，尤其合并硬脑膜下血肿时，常发生弥散性脑肿胀，以小儿和青年外伤多见。一般多在伤后24 h内发生，短者伤后20～30 min即出现。

（三）病理

脑挫裂伤其病理形态变化可分为以下3期。

1. 早期 伤后数日，显微镜下以脑实质内点状出血、水肿和坏死为主要变化，脑皮质分层结构不清或消失，灰质和白质分界不清，神经细胞大片消失或缺血变性，神经轴索肿胀、断裂、崩解。星形细胞变性，少突胶质细胞肿胀，血管充血水肿，血管周围间隙扩大。

2. 中期 大致在损伤数日至数周，损伤部位出现修复性病理改变。皮层内出现大小不等的出血，损伤区皮层结构消失，病灶逐渐出现小胶质细胞增生，形成格子细胞，吞噬崩解的髓鞘及细胞碎片，星形细胞及少突胶质细胞增生肥大，白细胞浸润，从而进入修复过程。

3. 晚期 挫伤后数月或数年，病变为胶质瘢痕所代替，陈旧病灶区脑膜与脑实质瘢痕粘连，神经细胞消失或减少。

（四）临床表现

（1）意识障碍：脑挫裂伤患者多为伤后立即昏迷，一般意识障碍的时间较长，短者半小时、数小时或数日，长者数周、数月，有的为持续性昏迷或植物状态生存，甚至昏迷数年至死亡。有些患者原发昏迷清醒后，因脑水肿或弥散性脑肿胀，可再次昏迷，出现中间清醒期，容易误诊为合并颅内血肿。

（2）生命体征改变：患者伤后除立即出现意识障碍外，还可先出现迷走神经兴奋症状，表现为面色苍白、冷汗、血压下降、脉搏缓慢、呼吸深慢，以后转为交感神经兴奋症状。在入院后一般生命体征无多大改变，体温波动在 38 ℃上下，脉搏和呼吸可稍增快，血压正常或偏高。如出现血压下降或休克，应注意是否合并胸腹脏器或肢体骨盆骨折等。如脉搏徐缓有力（尤其是慢于 60 次 /min），血压升高，且伴意识障碍加深，常表示继发性脑受压存在。

（3）患者清醒后，有头痛、头昏、恶心、呕吐、记忆力减退和定向障碍，严重时智力减退。

（4）癫痫：早期性癫痫多见于儿童，表现形式为癫痫大发作和局限性发作，发生率为 5% ～ 6%。

（5）神经系统体征：体征有偏瘫、失语、偏侧感觉障碍、同向偏盲和局灶性癫痫。若伤后早期没有局灶性神经系统体征，而在观察治疗过程中出现新的定位体征时，应行进一步检查，以除外或证实脑继发性损害。昏迷患者可出现不同程度的脑干反应障碍。脑干反应障碍的平面越低，提示病情越严重。

（6）外伤性脑蛛网膜下隙出血：可引起脑膜刺激外征象，表现为头痛呕吐、闭目畏光、皮肤痛觉过敏、颈项强直、Kernig 征、Brudzinski 征阳性。

（五）检查

1. 颅骨 X 线平片　多数患者可发现颅骨骨折，颅内生理性钙化斑（如松果体）可出现移位。

2. CT 扫描　脑挫裂伤区可见点片状高密度区或高密度与低密度互相混杂，同时脑室可因脑水肿受压变形。弥散性脑肿胀可见于一侧或两侧大脑半球，侧脑室受压缩小或消失，中线结构向对侧移位。并发蛛网膜下隙出血时，纵裂池呈纵行宽带状高密度影。脑挫裂伤区脑组织坏死液化后，表现为 CT 值近脑脊液的低密度区，可长期存在。

3. MRI　一般极少用于急性脑挫裂伤患者诊断，因为其成像较慢且急救设备不能带入机房，但 MRI 对小的出血灶、早期脑水肿、脑神经及颅后窝结构显示较清楚，有其独具优势。

4. 脑血管造影　在缺乏 CT 的条件下，病情需要可行脑血管造影排除颅内血肿。

（六）诊断

根据病史和临床表现及 CT 扫描，一般病例诊断无困难。脑挫裂伤可以和脑干损伤、视丘下部损伤、脑神经损伤、颅内血肿合并存在，也可以和躯体合并损伤同时发生，因此要进行细致、全面检查，以明确诊断，及时处理。

（七）诊断标准

由于损伤的程度、范围不同，脑内重要结构损害的情况不同，症状和体征也有很大差异。为了确定损伤范围和类型，应做以下检查。

1. 颅骨 X 线平片　多数患者可发现颅骨骨折，根据骨折的部位、类型，对脑组织损伤情况的判断有一定帮助。

2. CT 颅脑扫描　表现为点片状高密度出血区，或出现高密度与低密度混杂区，以及界限模糊的低密度水肿带。外伤性蛛网膜下隙出血，CT 表现为脑池、脑沟等处不规则的高密度影。弥散性脑肿胀表现为全脑密度普遍性增高，脑室缩小，脑池消失或中线移位。

（八）鉴别诊断

1.脑挫裂伤与颅内血肿鉴别　颅内血肿患者多有中间清醒期，颅内压增高症状明显，神经局灶体征逐渐出现，如需进一步明确则可行 CT 扫描。

2.轻度挫裂伤与脑震荡鉴别　轻度脑挫裂伤早期最灵敏的诊断方法是 CT 扫描，它可显示皮层的挫裂伤及蛛网膜下隙出血。如超过 48 h 则主要依靠脑脊液光度测量判定有无外伤后蛛网膜下隙出血。

（九）治疗

1.非手术治疗　同颅脑损伤的一般处理。

（1）严密观察病情变化：伤后 72 h 以内每 1～2 h 观察一次生命体征、意识、瞳孔改变。重症患者应送到 ICU 观察，监测包括颅内压在内的各项指标。对颅内压增高、生命体征改变者及时复查 CT，排除颅内继发性改变。轻症患者通过急性期观察后，治疗与脑震荡相同。

（2）保持呼吸道通畅：及时清理呼吸道内的分泌物。昏迷时间长，合并颌面骨折、胸部创伤、呼吸不畅者，应尽早行气管切开术，必要时行辅助呼吸，防治缺氧。

（3）对症处理：高热、躁动、癫痫发作、尿潴留等，防治肺部、泌尿系统感染，治疗上消化道溃疡等。

（4）改善微循环：严重脑挫裂伤后，患者微循环有明显变化，表现血液黏度增加，红细胞血小板易聚积。因此，引起微循环淤滞、微血栓形成，导致脑缺血缺氧，加重脑损害程度，可采取血液稀释疗法、低分子右旋糖酐静脉滴注。

（5）外伤性 SAH 患者，伤后数日内脑膜刺激症状明显者，可反复腰椎穿刺，将有助于改善脑脊液循环，促进脑脊液吸收，减轻症状，另可应用尼莫地平，防治脑血管痉挛，改善微循环，减轻脑组织缺血、缺氧程度，从而减轻继发性脑损害。

2.手术治疗　原发性脑挫裂伤多无须手术，但继发性脑损害引起颅内压增高乃至脑疝时需手术治疗。重度脑挫裂伤合并脑水肿患者当出现以下症状时需手术治疗：①在脱水等降颅内压措施治疗过程中，患者意识障碍仍逐渐加深，保守疗法无效；②一侧瞳孔散大，有脑疝征象者；③CT 示成片的脑挫裂伤混合密度影，周围广泛脑水肿，脑室受压明显中线结构明显移位；④合并颅内血肿，骨折片插入脑内，开放性颅脑损伤患者。手术采取骨瓣开颅，清除失活脑组织，若脑压仍高，可行颞极和 / 或额极切除的内减压手术；若局部无肿胀，可考虑缝合硬膜，但常常需敞开硬脑膜行去骨瓣减压术。广泛脑挫裂伤、脑水肿严重时可考虑两侧去骨瓣减压。脑挫裂伤后期并发脑积水者可行脑室引流、分流术。术后颅骨缺损者 3 个月后行颅骨修补。

3.康复治疗　可行理疗、针灸、高压氧疗法，另可给予促神经功能恢复药物如胞磷胆碱、脑生素等。

三、脑干损伤

（一）概述

脑干损伤是一种特殊类型的脑损伤，是指中脑、脑桥和延髓损伤。原发性脑干损伤占颅脑损伤的

2%～5%，因造成原发性脑干损伤的暴力常较重，脑干损伤常与脑挫裂伤同时存在，其伤情也较一般脑挫裂伤严重。

（二）损伤机制

（1）直接外力作用所致脑干损伤：①加速或减速伤时，脑干与小脑幕游离缘、斜坡和枕骨大孔缘相撞击而致伤，其中以脑干被盖部损伤多见。②暴力作用时，颅内压增高，压力向椎管内传递时，形成对脑干的冲击伤。③颅骨骨折的直接损伤。

（2）间接外力作用所致脑干损伤：主要见于坠落伤和挥鞭样损伤。

（3）继发性脑干损伤：颞叶钩回疝、脑干受挤压导致脑干缺血。

（三）病理

（1）脑干震荡：临床有脑干损伤的症状和体征，光镜和电镜特点同脑震荡。

（2）脑干挫裂伤：表现为脑干表面的挫裂及内部的点片状出血。继发性脑干损伤时，脑干常扭曲变形，内部有出血和软化。

（四）临床表现

1. 意识障碍　原发性脑干损伤患者，伤后常立即发生昏迷，昏迷为持续性，时间多较长，很少出现中间清醒或中间好转期；如有出现，应想到合并颅内血肿或其他原因导致的继发性脑干损伤。

2. 瞳孔和眼运动改变　与脑干损伤的平面有关。伤及动眼神经核时，瞳孔可时大时小，双侧交替变化，光反应亦常消失，可有眼球歪斜，一侧上外一侧下内呈跷板式。严重时双瞳散大固定。

3. 去脑强直　去脑强直是中脑损伤的表现，头部后仰，两上肢过伸和内旋，两下肢过伸，躯体呈角弓反张状态。开始可为间断性发作，轻微刺激即可诱发，以后逐渐转为持续状态。

4. 锥体束征　锥体束征是脑干损伤的重要体征之一，包括肢体瘫痪、肌张力增高、腱反射亢进和病理反射出现等。在脑干损伤早期，由于多种因素的影响，锥体束征的出现常不恒定。但基底部损伤时，体征常较恒定。如脑干一侧性损伤则表现为交叉性瘫痪。

5. 生命体征变化

（1）呼吸功能紊乱：脑干损伤常在伤后立即出现呼吸功能紊乱。当中脑下端和脑桥上端的呼吸调节中枢受损时，出现呼吸节律的紊乱，如陈-施呼吸；当脑桥中下部的长吸中枢受损时，可出现抽泣样呼吸；当延髓的吸气和呼气中枢受损时，则发生呼吸停止。在脑干继发性损害的初期，如小脑幕切迹疝的形成，先出现呼吸节律紊乱，陈-施呼吸，在脑疝的晚期颅内压继续升高，小脑扁桃体疝出现，压迫延髓，呼吸即先停止。

（2）心血管功能紊乱：当延髓损伤严重时，表现为呼吸心跳迅速停止，患者死亡。较高位的脑干损伤时出现的呼吸循环紊乱常先有一段兴奋期，此时脉搏缓慢有力，血压升高，呼吸深快或呈喘息样呼吸，以后转入衰竭，脉搏频速，血压下降，呼吸呈潮式，最终心跳呼吸停止。一般呼吸停止在先，在人工呼吸和药物维持血压的条件下，心跳仍可维持数日或数月，最后往往因心力衰竭而死亡。

（3）体温变化：脑干损伤后有时可出现高热，这多由于交感神经功能受损，出汗的功能障碍，影响体热的发散所致。当脑干功能衰竭时，体温则可降至正常以下。

6. 内脏症状

（1）上消化道出血：为脑干损伤应激引起的急性胃黏膜病变所致。

（2）顽固性呃逆。

（3）神经源性肺水肿：由于交感神经兴奋，引起体循环及肺循环阻力增加所致。

（五）检查

（1）腰椎穿刺：脑脊液压力正常或轻度增高，多呈血性。

（2）颅骨 X 线平片：颅骨骨折发生率高，亦可根据骨折的部位，结合受伤机制推测脑干损伤的情况。

（3）颅脑 CT、MRI 扫描：原发性脑干损伤表现为脑干肿大，有点片状密度增高区，脚间池、桥池、四叠体池及第四脑室受压或闭塞。继发性脑疝的脑干损伤除显示继发性病变的征象外，还可见脑干受压扭曲向对侧移位。MRI 可显示脑干内小出血灶与挫裂伤，由于不受骨性伪影影响，显示较 CT 清楚。

（4）颅内压监测：有助于鉴别原发性或继发性脑干损伤，继发者可有颅内压明显升高，原发者升高不明显。脑干听觉诱发电位（BAEP），可以反映脑干损伤的平面与程度。

（六）诊断

原发性脑干损伤伤后即出现持续性昏迷状态并伴脑干损伤的其他症状、体征，而不伴有颅内压增高，可借 CT，甚至 MRI 检查以明确脑干损伤并排除脑挫裂伤、颅内血肿，以此也可与继发性脑干损伤相区别。脑干损伤平面的判断除依据脑干听觉诱发电位外，还可以借助各项脑干反射加以判断。随脑干损伤部位的不同，可出现相应平面生理反射的消失与病理反射的引出。

（七）诊断标准

（1）头部外伤后一般出现持续昏迷，且昏迷时间较长，昏迷程度较深。也有将弥散性轴索损伤视为脑干损伤。

（2）瞳孔大小不等、多变、极度缩小或扩大，可有眼球位置异常。

（3）一侧或两侧锥体束征，交叉性麻痹或去皮质强直发作。

（4）常有呼吸、循环障碍及自主神经功能损害症状。

（5）原发性脑干伤，颅内压可正常或增高，脑脊液正常或呈血性。

（6）CT 或 MRI 检查有时显示脑干内有小出血灶、水肿，可明确损伤部位。

（八）鉴别诊断

1. 生理反射

（1）睫脊反射：刺激锁骨上区引起同侧瞳孔扩大。

（2）额眼轮匝肌反射：用手指牵拉患者眉梢外侧皮肤并固定，然后用叩诊锤叩击手指，引起同侧眼轮匝肌收缩闭目。

（3）垂直性眼前庭反射或头眼垂直反射：患者头俯仰时双眼球与头的动作呈反方向上下垂直移动。

（4）瞳孔对光反射：光刺激引起瞳孔缩小。

（5）角膜反射：轻触角膜引起双眼轮匝肌收缩闭目。

（6）嚼肌反射：叩击须部引起咬合动作。

（7）头眼水平反射或水平眼前庭反射：头左右转动时双眼球呈反方向水平移动。

（8）眼心反射：压迫眼球引起心率减慢。

2. 病理反射

（1）掌颏反射：轻划手掌大鱼际肌处皮肤引起同侧颏肌收缩。

（2）角膜下颌反射：轻触角膜引起闭目，并反射性引起翼外肌收缩使下颌向对侧移动。

（九）治疗

原发性脑干损伤病情危重，死亡率高，损伤较轻的小儿及青年可以恢复良好，一般治疗措施同重型颅脑损伤。尽早行气管切开术，亚低温疗法，防治并发症。原发性脑干损伤一般不采用手术，继发性脑干损伤着重于及时解除颅内血肿、脑水肿等引起急性脑受压的因素，包括手术及减轻脑水肿的综合治疗。

四、外伤性蛛网膜下隙出血

（一）概述

大量临床病例资料研究发现，外伤性蛛网膜下隙出血（tSAH）是加重继发性脑损害的重要因素，同时也是颅脑损伤后最常见的损伤表现。

1858 年，Wilks 首先提出了外伤与蛛网膜下隙出血的关系。颅脑外伤蛛网膜下隙出血最常见的并发症是脑脊液循环通路受阻所引起的脑积水。脑积水的发生取决于出血的程度及基底池受累的情况，大部分蛛网膜下隙出血病例中，脑脊液循环通路受阻是一过性的，不会发展成粘连性蛛网膜炎，而最终导致交通性脑积水。

（二）发病机制

tSAH 很可能涉及多种致伤机制。创伤导致颅内动脉或桥静脉破裂，这种断裂可以是完全或不完全的，也可以是多根或单根血管。脑皮质的挫伤亦可引起 tSAH，此点已为尸检资料所证实。蛛网膜和软脑膜血管破裂常发生于致伤当时硬膜下脑组织在颅腔内剧烈的移动。有研究发现，大脑后循环通路血管损伤是引起颅底蛛网膜下隙出血的常见原因。轻度或中度脑外伤也可引起基底池出血，且有时向大脑凸面扩展。外伤性动脉破裂不仅发生于颅底，亦可发生于大脑凸面。临床观察到重型脑损伤病例更易发生因动脉出血引起的蛛网膜下隙出血，其中 12% 的病例有严重的蛛网膜下隙出血。

（三）临床表现

（1）发病年龄：tSAH 常出现于年龄较大的患者。随着年龄的增加，tSAH 的发生率也有所增加。在老年患者中常发现 tSAH，是因为老年人蛛网膜下隙扩大而容易积血，这可以解释为什么大量的积血常见于老年患者。

（2）致伤原因：一组临床资料表明，约有 37% 的 tSAH 患者受伤与车祸有关，车祸致伤可以是高强度伤。这种情况下，弥散性轴索损伤出现概率比局灶性损伤高。年轻患者与交通事故密切相关，这些患者中更有可能出现弥散性轴索损伤。

（3）伤前饮酒：已有研究表明，酒精中毒与头颅外伤后严重蛛网膜下隙出血关系密切。

（4）体温：一组临床研究发现，患者的首次平均体温为 36.3 ℃。在伤后第一个 24 h，体温开始上升，达 37.5 ℃，在第一个 48 h 达到 38.2 ℃，在伤后早期几天体温维持在这个水平。有人提出 tSAH 的患者伤后早期体温升高与蛛网膜下隙的血液分解产物积累有关。

（5）颅骨骨折：大量临床患者的头颅 X 线平片发现，有 57% 的 tSAH 患者有颅骨骨折。tSAH 的患者颅骨骨折发生率较无 tSAH 患者显著增多。尽管 tSAH 患者合并骨折的发生率很高，但这些患者合并硬膜外血肿的发生率反较 tSAH 的患者低。

（四）检查

1. CT 检查　CT 扫描能清楚地显示 tSAH 出血部位和程度。出血量的多少取决于出血当时蛛网膜下隙存在的空间大小。空间越大，可测量到的 tSAH 的出血量越大，尽管可能比空间小的 CT 密度要低。另外，要注意伤后首次 CT 的检查时间，因为蛛网膜下隙出血的检测及出血数量取决于伤后发生的形态上的变化。一个快速出现的脑肿胀或颅内出血的进展可使蛛网膜下隙消失。另外，CT 扫描技术、骨窗的水平也影响 tSAH 的发现。CT 扫描是否有出血及出血的程度与影像检查的时间有关。因为 tSAH 血液会迅速稀释于脑脊液中，在伤后早期即在蛛网膜下隙消失。

2. 脑血管造影　1936 年，有人首先提出颅脑损伤后存在脑血管痉挛的观点。1966 年，人们经过脑血管造影证实约 30% 的脑外伤患者存在脑血管痉挛。1970 年，有报道称脑外伤患者经脑血管造影检查有 5% 的发生脑动脉痉挛。他们认为，动脉痉挛与神经功能缺损之间有一定联系。鉴于部分患者出现了血性脑脊液，他们认为，tSAH 脑缺血的病理生理机制类似于自发性蛛网膜下隙出血。1972 年，有人回顾了 350 例脑外伤患者，血管造影发现 19% 的患者存在脑血管痉挛，且有不少病例因伤后动脉痉挛引起脑缺血，出现神经功能障碍。

由于当时脑血管造影仅仅作为初步诊断的方法而没有重复多次进行复查，不可能明确伤后脑血管痉挛的确切发生率和时程。因此，伤后脑血管痉挛对继发性脑损害的作用及其对患者预后评价尚有待深入探讨。

3. 经颅多普勒超声检查（TCD）　随着 CT 技术的进展，血管造影较少地应用于脑外伤患者。直至 TCD 无创检查手段应用于脑血管痉挛的检测，人们才对 tSAH 对于伤后脑血管痉挛和继发性脑损害的作用才引起足够重视。不少临床观察结果表明，重型脑外伤患者中，约 68% 的患者出现血管痉挛及血流量增高，他们观察到约 50% 的患者血流速度升高的同时出现神经功能障碍，其中有 50% 的患者 CT 检查发现 tSAH。

4. 实验室检查　tSAH 颅脑损伤患者常伴有脑组织挫裂伤和脑组织变性坏死，大量生化物质进入血液循环。检测某些生化成分有助于了解病情发展和患者预后。

（1）血细胞比容：脑的氧供取决于脑血流和血红蛋白的携氧能力。严重颅脑损伤后的急性贫血会显著影响脑供氧，导致继发性脑损伤，而贫血是可以避免和治疗的。在欧洲研究组 Ⅲ 期临床研究中，入院时的平均血细胞比容（Hct）平均低于正常值约 0.05。在所分析的各种类型中，入院时第一次检测的 Hct 值相近，包括 tSAH 组和颅内血肿组。头部外伤后早期（数小时内）发生快速的血液稀释，使血细胞比容下降 0.03 ～ 0.05。发生广泛性 tSAH 的患者 Hct 值下降更低。

（2）白细胞：当头部创伤发生时，机体处于应激状态，血液中白细胞水平升高，但颅脑损伤后早期的白细胞增高的意义尚不明确。白细胞升高部分体现了伤后 3 天内的应激反应。实验和临床均显示了白细胞与原发性和继发性脑损伤的联系。白细胞水平升高，释放出大量的炎性递质，是导致脑水肿的因素之一。有人发现，早在伤后 30 mim 即有白细胞快速动员和浸润入坏死区。白细胞增高，释放炎性递质导致血管痉挛和缺血。白细胞计数值升高多见于年轻患者。早期的体温升高与白细胞数的升高没有关系，伤后 3 天白细胞计数趋向正常，随后再次升高。

（3）血小板：实验室检查和临床观察均提示，颅脑损伤患者发生凝血功能障碍的概率升高。有研究发现，入院时的凝血功能障碍与继发性脑损伤呈显著相关。脑损伤可以启动凝血功能障碍，随后导致出血性和缺血性损害。血小板减少症本身与头部外伤患者的预后有关，但有人发现，凝血功能障碍并非是颅脑损伤患者预后的决定因素。

（4）血清转氨酶：血清酶学检查，如天冬氨酸氨基转移酶（AST）和丙氨酸氨基转移酶（ALT）与脑损伤的严重程度和预后相关。人体各种组织均含有转氨酶，以肝脏、肌肉、心脏和脑的含量最高。严重脑损伤导致血脑屏障破坏，转氨酶释放入血。脑组织中 AST 含量较 ALT 高。伴有全身多器官损害的患者和饮酒后受伤的患者转氨酶升高更为明显，但是否发生 tSAH 对血清转氨酶水平没有影响，转氨酶改变与预后没有相关性。

（5）血清脂肪酶：临床研究发现，有 14% 的患者第一次检测的脂肪酶不在正常范围内。入院时脂肪酶轻度升高在伤后数天进一步升高，这与是否发生 tSAH 无关。

（6）血清淀粉酶：高淀粉酶血症患者入院时 GCS 评分较低，预后较差。颅脑损伤后的高淀粉酶血症并不提示胰腺损伤，对含有淀粉酶组织的任何损伤均可导致高淀粉酶血症。多发伤、休克、饮酒后受伤的患者常伴有淀粉酶升高，淀粉酶水平的改变与患者预后无关。

（五）诊断

CT 是外伤性蛛网膜下隙出血最有效最直接的诊断手段。

蛛网膜下隙位于蛛网膜和软脑膜之间，其内含有脑脊液。在颅内许多间隙内形成脑沟、脑池。蛛网膜下隙出血常常充填于这些脑沟和脑池内。

在 CT 图像中蛛网膜下隙出血一般表现为高密度影，但较其他类型出血（如硬膜下、硬膜外血肿）密度稍低，因脑脊液稀释的原因。一般在 20 ～ 60 HU，视出现血量的多少而定。一般 CT 对外伤性蛛网膜下隙出血的诊断并无困难，表现为位于脑池内条状片状高密度影，或沿脑沟分布条状高密度影。但在一些特殊部位的蛛网膜下隙出血，往往容易遗漏和混淆。

（六）治疗

对于外伤性蛛网膜下隙出血的患者一般首选内科保守治疗。

（1）一般处理

①卧床休息 4 ～ 6 周，床头抬高 15° ～ 20°。

②病房保持安静、舒适和暗光。

③避免血压及颅内压增高的诱因，如用力排便、咳嗽、喷嚏和情绪激动等。

④血压升高者，经脱水、轻度镇静等无效时，可审慎将血压降至 160/100 mmHg 左右。

⑤对症治疗。头痛时可适当应用止痛剂，但应慎用阿司匹林等可能影响凝血功能的非甾体类消炎镇痛药或吗啡、哌替啶等可能影响呼吸功能的药物；保持大便通畅可选用缓泻药。

⑥纠正水、电解质平衡紊乱。适当补液、补钠，保证正常血容量和足够脑灌注量；注意营养支持，给予高能量、高纤维饮食。

⑦加强护理。

（2）颅内压升高者，可根据颅内压情况应用 20% 的甘露醇 125～250 mL 或呋塞米、复方甘油注射液、白蛋白等脱水降颅压治疗；有脑疝趋势者可行颞下减压术或脑室引流，以挽救患者生命。

（3）预防再出血：6-氨基己酸 4～6 g 加至生理盐水 100 mL 静脉滴注，15～30 min 滴完，然后再以 1 g/h 剂量静脉滴注 12～24 h，之后 24 g/d，持续 3～7 天，逐渐减量至 8 g/d，维持 2～3 周；氨甲环酸 0.4 g 缓慢静脉注射，2 次／天；蛇凝血素酶、维生素 K$_3$ 做止血剂应用尚有争议。预防癫痫发作可应用苯妥英钠 300 mg/d。

（4）预防性应用钙通道拮抗剂：尼莫地平 40 mg 口服，4～6 次／天，连用 21 天；尼莫地平 10 mg/d，6 h 内缓慢静脉滴注，7～14 天为一个疗程，以减少蛛网膜下隙出血刺激引起迟发性的血管痉挛。用去氧肾上腺素或多巴胺使血压升高可治疗血管痉挛。

（5）脑脊液置换术：腰椎穿刺缓慢放出血性脑脊液，每次 10～20 mL，每周 2 次，可减少迟发性脑血管痉挛、正常压力性脑积水的发生率及降低颅内压，但应注意脑疝、颅内感染和再出血等风险。

（张桂兰 薛玲喜 吕尧）

第十一章

心脏移植

一、概述

器官移植是目前公认的有效治疗终末期疾病的首选方案，随着器官移植在临床中的广泛开展，越来越多的患者从中受益。历经 90 余年的发展后，目前心脏移植技术已相对成熟。根据 2008 年国际心肺移植协会（ISHLT）登记资料显示，截至 2008 年 6 月全世界范围内共完成心脏移植手术 84 700 例（不含中国病例）。总的 1 年存活率达 82%、5 年达 70%、10 年达 55%，心脏移植者半数存活时间达 9.1 年，术后存活期超过 1 年的患者半数存活时间可达 11.6 年。1978—2009 年 12 月，我国完成心脏移植手术不到 800 例。1987 年美国卫生和社会服务部突破性地宣布心脏移植不再是一种实验性医疗方法，而是一项常规的用于治疗终末期心脏病的有效手段。

二、手术适应证和禁忌证

（一）适应证

临床上心脏移植的主要对象是估计存活期不超过 1 年，患者的最大氧耗量小于 14 mL/（kg·min），左心室射血分数小于 25%，经严格的系统内科治疗无效或常规外科手术无法治愈，其他脏器无不可逆损伤，患者及其家属能够理解和配合心脏移植治疗的终末期心脏病患者。各病种中以心肌病和晚期冠心病多见，在儿童患者中以先天性心脏病为主，具体包括如下方面。

（1）原发性心肌病：包括扩张型心肌病、限制型心肌病、慢性克山病和心内膜下心肌纤维化等，尤以扩张型心肌病多见。

（2）冠心病：严重的多支冠状动脉病变或广泛的心肌梗死，以顽固性心力衰竭和恶性心律失常为主要特征，不能用药物控制，无法用常规冠脉搭桥术重建心肌血运者。

（3）先天性心脏病：复杂的先天性心脏病，如左心发育不全综合征等无法通过常规心脏手术纠治者。

（4）心脏瓣膜病：心脏瓣膜病晚期伴随广泛的心肌病变，出现严重的心力衰竭，不能进行换瓣手术，而肺动脉压力尚能适应移植者。

（5）心肌炎：各种心肌炎晚期出现严重的心力衰竭和恶性心律失常者。

（6）心脏外伤、心脏肿瘤无法手术治疗者。

（7）心脏移植后供心出现移植体冠状血管病变，出现难以控制的充血性心力衰竭和心律失常者。

（二）禁忌证

在心脏移植的早期制定的禁忌证随着移植技术的不断完善、强有力的免疫抑制剂与抗生素的应用，一些界限已被打破。在该类相对禁忌证的病情得到有效控制后进行心脏移植，仍可获得满意的成活率。

1. 绝对禁忌证

（1）不可逆性肺动脉高压，肺动脉平均压大于 60 mmHg，对吸氧和血管扩张药物反应者。

（2）其他重要脏器功能严重损害，不可逆性病变者。

（3）恶性肿瘤者。

（4）严重的脑血管或外周血管疾病。

（5）糖尿病伴有严重的心、肝、肾等器官损害者。

（6）不服从治疗或药物、乙醇、毒品滥用者。

（7）精神病者，或精神脆弱缺乏心理支持者。

（8）急性、严重的感染性疾病，也包括人类免疫缺陷病毒血清阳性者。

（9）严重的系统性结缔组织疾病患者。

（10）缺乏必要的社会支持和随访条件者。

2. 相对禁忌证

（1）年龄大于 60 岁。

（2）肺血管阻力大于 5 ～ 7 Wood 单位。

（3）合并糖尿病。

（4）慢性肝炎。

（5）活动性心肌炎和巨细胞性心肌炎。

（6）脑血管病变和外周血管病变。

（7）心脏恶病质。

（8）消化道憩室炎。

三、术前准备

（一）受者的处理

对于终末期心脏病患者，首先进行初步筛选，以排除心脏移植的绝对禁忌证；同时对其进行系统的维持治疗，使受者的全身功能在等待供心的过程中调整到最佳的状态，以利于手术的进行和术后的恢复。

1. 术前检查　在通过了解病史、体格检查和评估精神状态及经济能力后，初步确定为心脏移植的患者作为待移植的对象收入病房，对其进行进一步的各项辅助检查，排除心脏移植的绝对禁忌证。在术前各项检查中值得强调的是右心导管检查测定心输出量，肺动脉压、肺血管阻力的测定和各种可能潜在的或机会性感染病原检测及供受者之间的组织学配型等尤为重要。

（1）一般常规检查：全血细胞计数和分类、网织红细胞计数、血沉、尿常规、24 h 尿比重、肌酐清除率、粪常规、粪隐血试验（3 次）。

（2）凝血功能检查：血小板计数和功能检测、出血时间、凝血时间、凝血酶原时间、纤维蛋白定量、部分凝血酶原时间。

（3）血清生化学检查：肝肾功能、血脂、空腹血糖、糖耐量试验、T_3、T_4、TSH 测定，血气分析。

（4）感染性病原体检查：口腔、咽喉部拭子、痰、中段尿、血液细菌学培养，结核菌素试验，病毒性肝炎（甲、乙、丙等各型）抗原抗体分型及检测，女性患者做阴道细胞学和细菌学检查，巨细胞病毒抗体、EB 病毒抗体、疱疹病毒抗体、柯萨奇病毒抗体、HIV 抗体检测，弓形体、组织胞质菌、卡氏肺孢子虫检测。

（5）免疫学检查：ABO 及 Rh 血型、淋巴细胞毒性抗体试验、HLA 分型、HLA 抗体试验。

（6）心功能检查：12 导联心电图及 24 h 动态心电图、心脏 X 线片、超声心动图。右心导管检查测定心输出量、肺动脉压、肺血管阻力，必要时进行心内膜活检。

（7）其他：全腹腔脏器 B 超、年龄超过 50 岁者进行肺功能测定。

2.术前治疗　心脏移植受者的治疗包括心脏和其他器官功能的调整及术前的免疫诱导等多个方面。由于受者术前心功能均处于终末期状态，其他各器官的功能亦受到影响，因此，术前器官功能的调整以维护心功能为主，兼顾其他器官功能恢复。在心功能维护中应强调用药的"最佳化"治疗方案，即合理联合应用强心、利尿和血管活性药物，尽最大可能改善心功能。上述积极内科系统治疗仍无效或出现心源性休克的患者可应用主动脉内球囊反搏、人工心室辅助装置、全人工心脏或体外膜肺氧合（ECMO）等措施以度过等待供心的阶段。部分患者经过上述积极的治疗后，症状得到改善而暂被剔除出受体等待的行列。术前免疫诱导治疗主要目的是减少术后急性排斥反应的发生率，但也有部分移植中心报道不采用术前免疫诱导的方案仍可获得满意的近远期效果。

（1）一般状况的调整：彻底控制机体可能存在的感染，改善患者的营养，调整肝肾功能，并通过肺部理疗等措施改善呼吸功能，对患者还需进行全面的精神心理方面的辅导。

（2）改善心脏功能：充分休息，严格限制水、钠入量，根据心功能具体的情况应用强心（如地高辛、多巴胺、多巴酚丁胺、米力农等），利尿（氢氯噻嗪、呋塞米、螺内酯等），扩血管（ACEI、硝酸甘油等）药物，并纠正电解质紊乱、控制心律失常。

（3）辅助循环等措施的应用：对于采用上述积极内科系统治疗无效或出现心源性休克的患者可应用主动脉内球囊反搏、人工心室辅助装置或全人工心脏等措施以度过供心等待期。

（4）术前免疫诱导：见免疫抑制方案。

（5）其他：术前一天洗澡清洁皮肤，胸、腹、颈、阴部备皮，术前晚充分镇静，术晨清洁灌肠。

（二）供者的处理

1.供者的选择标准　脑死亡者满足如下。

（1）男性年龄小于 40 岁，女性年龄小于 45 岁（在供心短缺时男女供者的年龄可放宽到 50 岁）。

（2）与受者的体重相差在 ±20% 以内（这一标准近年来有所放宽，特别是对于大体重的供者）。

（3）无心血管疾病，严重的胸部创伤，恶性肿瘤、败血症等病史，无严重的低血压（时间超过 5 min）、心搏骤停、心内注射药物等情况，均可作为心脏移植的供者。

2. 供者选择的禁忌证

（1）既往有心血管疾病史，心搏骤停、心内注射药物等情况。

（2）活动性感染。

（3）有临床意义的心脏畸形、外伤和肿瘤。

（4）恶性肿瘤。

（5）肝炎病毒抗体阳性。

（6）机械通气的情况下 $PaO_2 < 13.3$ kPa，$SaO_2 < 90\%$。

（7）应用大剂量的血管活性药物（多巴胺用量大于 20 μg/（kg·min）仍不能维持供者血流动力学稳定。

3. 供者的检查　在确诊脑死亡后，供体立即转运到移植中心等待进行床旁移植，或者在当地医院进行进一步的检查和维持治疗，等待移植手术组人员获取供心。检查内容包括以下方面。

（1）对脑死亡者的家属或知情者询问病史并进行全面的体格检查。

（2）实验室检查：血常规，尿常规，血小板计数和功能，出血时间，凝血时间，凝血酶原时间，肝肾功能，血气分析，病毒性肝炎（甲，乙，丙等各型）抗原抗体分型及检测，巨细胞病毒抗体检测，EB 病毒抗体，疱疹病毒抗体，HIV 抗体检测。

（3）影像学检查：12 导联心电图、床旁胸部 X 线片、超声心动图、全腹腔脏器 B 超，对于年龄偏大的供者特别是怀疑有冠脉病变者尚需进行冠状动脉造影检查。

（4）免疫学检查：与供者间 ABO 及 Rh 血型配型、淋巴细胞毒性配合试验、HLA 分型、HLA 抗体试验。

4. 供者的维持治疗　对供者进行维持治疗的目的在于保持供者血流动力学平稳和氧供的充足，提供一个近似的生理状态，以保持可利用器官的最佳活性。主要措施包括以下方面。

（1）呼吸系统的支持：通过气管插管进行呼吸辅助以维持氧供，保证 $PaO_2 > 13.3$ kPa，$SaO_2 > 90\%$。

（2）稳定循环系统：由于脑死亡者心血管反射的消失，血管失去张力，供体往往表现出容量不足，根据中心静脉压（CVP）和肺毛细血管楔压（PCWP）补充容量，应注意维持胶体渗透压保持血细胞比容在 0.25 ～ 0.30，血红蛋白 > 100 g/L。如需应用多巴胺、多巴酚丁胺等正性肌力药物，剂量应小于 10 μg/（kg·min）。

（3）调整酸碱和电解质平衡：根据血气分析和血电解质检查的结果相应调整和补充，力求维持在正常状态。

（4）维持体温：使用物理复温或者预加温输液等措施确保体温不低于 35 ℃。

（5）抗感染：应用广谱抗生素作为预防性抗感染措施。

四、手术方法

（一）供心的保护和切取

1. 供心的保护　不像其他移植的脏器在血运恢复之后有一个调整和恢复的过程，移植的心脏在血运恢复后需立即担负起全身循环任务，因此，供心的保护在所有器官移植中更显重要。事实上引起供心损伤的因素存在于心脏移植的各个阶段。研究表明，脑死亡本身的病理生理改变或者是维持治疗中处理不当所造成的血流动力学不稳定、低温、电解质及代谢紊乱造成的心肌缺血是术后供心功能衰竭的重要原因；在供心获取过程中不适当的操作手法及供心长时间干燥地暴露也可造成供心的损伤；主动脉开放血供恢复后又不可避免出现的移植器官缺血再灌注损伤。因此，广义的供心保护存在于心脏移植的整个过程，可分为术前、术中、术后 3 个阶段；狭义的供心保护特指供心获取和转运过程中的保护。

术前心肌的保护，包括供者脑死亡期维持治疗、获取供心热缺血期和转运过程冷缺血期等各方面。各移植中心通用的热缺血期供心保护主要是应用停搏液使心脏快速停搏和低温保存。不同的移植中心对心搏骤停液的选择上有着各自的偏好，现多持以 UW 液为代表的高钾细胞内液型的保存液效果较为理想的观点，但也有持反对意见者认为高钾会引起冠脉内皮细胞的损伤。在临床实践中发现，对已公认定型的停搏液中添加能量物质、氧自由基清除剂等而衍生出的各种改良的停搏液似乎只对一些处于边缘状态的供心起到减轻损伤的作用，而对正常供心并无特别的保护作用。在供心获取中主要是注意左右心室的减压，以利于停搏液迅速进入供心，达到心脏迅速停搏的目的。对于长距离转运途中供心的保护，持续灌注的效果明显好于单次灌注，但由于设备过于复杂，往往难以携带，限制了其在临床上的应用。供心转运过程和移植术中的供心保护措施主要是维持心脏的低温和停搏状态，现在新的方法如氧合温血灌注、微温心肌保护技术等在心脏移植中已初步获得了较低温更为良好的效果。当移植完成、供心血供恢复后，由于供心由完全缺血状态恢复过来，容易发生严重的缺血再灌注损伤。因此，要做好供心的充分排气和左右心室的减压；体外循环后并行循环时间要比一般心内直视手术长。利用异丙肾上腺素或起搏器将去神经化的供心的心率控制在 100 ～ 120 次 /min 以保证最佳的心排血量。心脏移植术后，供心面临随时可能发生的急性排斥反应、术后存在的短暂的高血压期及术前肺动脉高压，均会加重移植供心的负荷，需妥善处理以利于心脏充分恢复。

2. 供心的获取和修剪　供心的获取分为单独进行供心获取的操作和多脏器联合获取时的操作 2 种方法。在供者日益紧张的今天，为充分利用供体，后者更具可取之处。操作中首先要进行探查以排除可能存在的心脏病变，充分游离大血管以获得移植吻合所需的长度。全身肝素化后，足量灌注冷停搏液 10 mL/kg，并保证足够的灌注压，同时剪开下腔静脉和右上肺静脉进行左右心室减压，心包内置冰屑盐水局部降温。主动脉钳远心端剪断升主动脉，远离肺动脉分叉处剪断肺动脉，近膈水平剪断下腔静脉，剪断上腔静脉时尽量保留多一些的上腔静脉，于左右侧心包返折处分别剪断左右肺静脉，钝性分离左心房后壁后，完整取出供心。

多脏器联合获取时，按单独进行供心获取的操作方法游离心脏各大血管，心脏血管游离完全后开始腹腔肝、肾等脏器游离。全身肝素化后放置心脏和腹腔各器官灌洗针，腹腔内放入冰屑盐水降温，膈上水平阻断降主动脉和下腔静脉，先进行腹腔器官的灌洗，切取腹腔器官后再获取供心，这样可不影响腹腔器官的血液供应。

　　供心的修剪可在获取后即刻进行或者运送到移植手术室在受者建立体外循环的过程中修剪。修剪全过程均在冷保存液中进行，容器底垫以纱布垫，供心不与空气接触，不与容器壁发生碰撞。按将进行心脏移植术式的不同而采取不同方法进行修剪。标准原位移植供心修剪时，需沿下腔静脉入口右侧与右心耳连线方向剪开右心房壁全长的 1/3 ～ 1/2；去除主动脉和肺动脉周围的膜样组织，使两者完全分开；于左心房后壁 4 个肺静脉开口处呈 X 形剪开，或者沿同侧肺上、下静脉口纵行剪开，然后再横行剪开左心房后壁。全心脏原位移植时，供心修剪时两支大动脉的修剪方法同标准原位移植供心修剪，不剪开右心房壁尽可能保留足够长度的上、下腔静脉，供心的左肺上、下和右肺上、下静脉分别修剪成两个共同开口。双腔静脉法原位移植供心修剪时，左心房肺静脉的处理同标准原位移植，上下腔静脉处理同全心脏原位移植。供心获取后放入装有 4 ℃保存液或冰盐水的双层灭菌袋中进一步降温，双层袋之间亦充满冰屑盐水，然后再放入装有冰屑的容器中转运。若需长途运送，可采用间断灌注方法或持续低流量灌注（3 ～ 6 mL/kg）。

（二）受者心脏的切除

　　建立体外循环并转机后，收紧上下腔静脉阻断带，主动脉钳夹闭升主动脉，靠近半月瓣水平横断主动脉和肺动脉。各原位移植术在左右心房的切除处理上略有不同。标准原位移植保留了受体的左右心房的后壁，具体的方法为分别沿左右心耳的底部、房室沟水平剪开左右心房壁，两侧的切口于房间隔的上下端交汇，剪断房间隔，去除心耳。全心脏原位移植先按标准法切除受者心脏，然后完整地解剖出上下腔静脉、右心房和左心房的后壁，自上、下腔静脉入心房的水平全部切除右心房，切除大部分左心房，保留左、右肺静脉，使左、右肺静脉各形成一个独立的袖状开口。双腔静脉法原位移植，右心房的切除同全心脏原位移植，左心房的切除同标准原位移植。

（三）标准原位移植

　　1960 年，Lower 和 Shumway 对此方法做了详尽的描述，这一来自于实验室的手术方式自 20 世纪 70 年代中期被应用于临床心脏移植以来，基本上就没有多大的改变。吻合的顺序可按左心房→右心房→肺动脉→主动脉的顺序进行吻合，也可以按左心房→右心房→主动脉→开放主动脉，在心脏复跳后完成肺动脉的吻合。

　　1.左心房的吻合　预先于心包腔内置一块冰水海绵，将供心和后纵隔隔离，也可心包腔内持续冰盐水灌洗以维持心肌低温。从受体切除的左心耳左上肺静脉水平处，以 3-0 的聚丙烯双头缝线进针，在供心相应的左心耳水平缝出以定点，将供心降到受者的心包腔内。缝线的一支沿着左心房外侧壁顺时针方向连续缝合左心房；另一支沿左心房顶部向下逆时针方向连续缝合左心房壁，绕左心房缝合 1 周后，两支缝线在房间隔中部相遇时打结。通过左心房直接放入或者通过右上肺静脉放入左心引流管。关闭左心房之前用盐水充满左心房并膨肺，尽可能地排出左心房内的空气。

　　2.右心房的吻合　将左心房已吻合好的心脏摆到接近正常位，用 3-0 的聚丙烯双头针线从房间隔内壁下部的末端开始，线的一支向上，沿心房的上缘将右心房的左缘和受者房间隔连续缝合，再经房顶向下转到右心房外侧壁；缝合线的另一支向下沿下腔静脉口转到心房的外侧壁连续缝合供、受心的右心房外侧壁，两支缝线终端在右心房的外侧壁中部的位置相遇并打结。

3. 肺动脉的吻合　用 4-0（或 5-0）的单股尼龙线进行供心和受者的肺动脉之间的吻合。从后壁开始再转到前壁连续外翻缝合动脉壁，针距 1.5～2.0 mm，此时系统才开始复温。肺动脉吻合完成后可松开静脉套带，使血液进入心脏，以驱赶右心系统内的空气。

4. 主动脉的吻合　主动脉的吻合基本同肺动脉的方法，由后壁开始到主动脉前壁连续外翻缝合动脉壁。

5. 心脏复苏　当吻合完毕，升主动脉根部置排气针，或采用内引流的方法，有规律地挤压心脏并膨肺，以排出心内的空气。循环机内加入 200 mg 的利多卡因，松开主动脉阻断钳，心脏自动复跳或电击除颤复跳后并行循环，给予正性肌力药物多巴酚丁胺［5～20 μg/（kg·min）］或者异丙肾上腺素［0.05 μg/（kg·min）］提高心输出量，将心率控制在 90～110 次 /min。检查所有缝线的部位，特别是左心房的后壁，彻底止血，放置临时起搏导线。各项血液动力指标正常后，鱼精蛋白中和肝素，拔管。

6. 闭合切口　彻底止血，闭合心包，若心包腔过大，则可切除部分心包后闭合，以免术后反复心包积液。心包腔和胸骨后置管引流。也可不关闭心包，而打开右侧或双侧胸膜腔，右侧胸腔和胸骨后置管引流。用钢丝牢固地闭合胸骨，依次关闭皮肤和皮下组织的各层。

（四）全心脏原位移植

标准原位移植被广泛地应用于临床心脏移植，然而这一种方法并不完善。首先移植后心房过大，使血液容易滞留，双层心房壁的重叠吻合部突起易引起血栓形成。另外，由于供、受心各具窦房结，受者心房的收缩和供心不完全同步，易引起心律失常和房室瓣的反流。因此，Reitz 等提出与标准原位心脏法移植技术有所不同的全心脏原位移植，它需要分别做左、右肺静脉，上、下腔静脉，肺动脉和主动脉共 6 个吻合口的吻合，吻合的顺序可按左、右肺静脉→上、下腔静脉→肺动脉→主动脉的顺序进行吻合，也可以按左、右肺静脉→下腔静脉→主动脉→开放主动脉的顺序，在心脏复跳后完成肺动脉和上腔静脉的吻合。

方法如下：从受者左肺静脉右侧内壁水平处以 4-0 的聚丙烯双针缝线进针，在供心相应的左肺静脉袖状口水平缝出以定点，自上方开始分别按顺时针和逆时针方向连续外翻缝合左肺静脉壁，于左肺静脉左侧壁两针交汇处打结。同法自右肺静脉左侧内壁开始连续外翻缝合右肺静脉壁，于右肺静脉右侧壁两针交汇处打结。将供心位置放正，分别从腔静脉的腔内后壁开始用 4-0 的聚丙烯缝线连续缝合上、下腔静脉，肺动脉和主动脉的吻合及心脏复苏等步骤同标准原位心脏移植。

（五）双腔静脉原位心脏移植

Sarsam 等于 1993 年报道了此方法，此法具有全心脏原位移植仅有一个窦房结的优点，避免了心律失常和术后房室瓣的反流引起的血流动力学紊乱；操作上又比全心移植术简单，减少了吻合口漏血的可能。手术吻合操作除左心房的吻合按标准原位心脏法移植进行外，其余均和全心脏原位移植相同，实际是一种吸取两种移植方法优点的折中技术。

（六）异位心脏移植

异位心脏移植，也称并列式或背驮式心脏移植，1974 年由 Barmard 应用于临床作为左心辅助。异位移植可以做全心辅助或者左心辅助，主要的适应证是一些不适于进行原位心脏移植的情况，如供心过小，不能负担全身循环功能，作为寻找新的供心时期过渡而用。对于一些肺动脉压力处于临界状态的患者，原位心脏移植有可能导致右心衰竭的情况。

1. 全心异位（并列）心脏移植术

（1）体外循环的建立：受者胸骨正中切口开胸后，于右膈神经前 2 cm 左右切开心包和右侧纵隔胸膜，建立体外循环，全身转流并降温。可在受者心脏跳动的情况下或使受者心搏骤停后而进行操作。

（2）左心房的吻合：将供心放入右侧胸腔，于房间沟的下方与房间沟平行切开左心房壁，上达左心房顶，下达左心房底部。用 4-0 的聚丙烯缝线自左心房切口的后壁开始，绕左心房壁一周，连续外翻缝合左心房壁。

（3）右心房的吻合：自受者上腔静脉与右心房的交界偏后方，做一纵向切口，注意避免损伤受者窦房结，用类似吻合左心房的技术吻合右心房。可闭合下腔静脉，也可用供心上腔静脉与受者上腔静脉做端侧吻合的方法。

（4）主动脉的吻合：修剪主动脉到合适长度，以不落入右侧胸腔压迫右肺下叶、无血管扭曲为宜。用 4-0 的聚丙烯缝线做供者的主动脉和受者主动脉端侧连续外翻缝合。

（5）肺动脉的吻合：借用一段人工血管加长供心肺动脉，与受者肺动脉进行端侧吻合，方法同主动脉的吻合。

（6）心脏的复苏：首先排尽受者主动脉内的气体，然后通过供心主动脉灌注针，肺动脉排气针等排出供心内的气体。先开放受者腔静脉后，再开放受者主动脉，供心的冠脉经受体动脉血逆灌后复跳。各项血流动力学指标正常后，停体外循环。鱼精蛋白中和肝素，拔除动、静脉插管。

2. 左心异位（并列）心脏移植术　体外循环的建立同全心异位心脏移植手术。双重结扎供心的上、下腔静脉后，将供心放入受体的右侧胸腔，做供体肺动脉与受体右心房的吻合、供心左心房与受体左心房的吻合、供心主动脉与受者主动脉的端侧吻合。心脏排气、复苏等步骤也基本和全心异位心脏移植术相同。

（七）小儿心脏移植

尽管小儿供心的来源严重不足，对小儿心脏移植的适应证方面也有一定的争议，但小儿心脏移植仍取得了令人满意的近远期效果。小儿心肌病行心脏移植，手术操作和成人心脏移植类似，但对于先天性畸形者移植术中的操作和处理较成人复杂。

1. 供心的切取　对于左心发育不全和单心室等先天性畸形者行移植术时，供心的切取，其升主动脉应游离到主动脉弓，以远降主动脉处以利于植入吻合操作。肺动脉干游离到左右肺动脉分叉后离断。其余操作步骤和注意事项同成人供心获取方法。

2. 受者心脏的切除　对于左心发育不全的婴幼儿，由于升主动脉发育不全，往往要经动脉导管将动脉插管插入主动脉内以建立体外循环，注意阻断左右肺动脉，防止灌注肺发生。降主动脉放置阻断钳，主动脉各分支分别阻断，拔除主动脉插管和腔静脉管停循环。结扎并切断升主动脉，于肺动脉瓣上方切断肺动脉干，房室沟上方切断左右心房及房间隔，完全切除受者心脏。

3. 受者心脏的吻合　吻合的步骤和顺序与成人类似，应注意用 7-0 的聚丙烯双针缝线吻合。左心发育不全的受体由于左心房小，供心的左心房应缩缝以调整差异；供心主动脉需进行裁剪后，与受体主动脉弓分支下侧切口端侧吻合防止扭曲，而供心的肺动脉均需沿长轴部分切开扩大直径，以便与受体的肺动脉对应。对于单心室者必须先进行肺动脉的吻合，以防止扭曲。

4.心脏的复苏 对供者升主动脉、右心耳重新插管恢复体外循环，其余步骤同成人心脏移植手术。

五、术后处理

（一）围术期处理

1.术后监测 术后患者应被安置于具有空气净化条件的无菌隔离单人监护病房，按心脏直视术后监护常规对受体生命征、循环功能、呼吸功能、肾功能、引流量等进行监测。其中，Swan-Ganz 导管连接连续心排出量测定仪能连续监测肺动脉压、混合静脉血氧饱和度，还可用以测定心输出量，在各项监测方法中占有重要价值，应常规应用。

实验室监测包括术后 1 周内每天查三大常规、肝肾功能、血电解质、血糖；隔日做咽拭子、痰、中段尿细菌和真菌培养，血尿巨细胞病毒检查。服用抗排斥反应药物后隔日查血药浓度。术后 1 周内每天查超声心动图，全面检查供心的结构和功能，隔日床旁做胸部 X 线摄片。术后 1 个月内，每 1～2 周心内膜活检术 1 次，监测急性排斥反应的发生。

2.循环功能的维持 维持合适的血容量，补液量和性质根据血流动力学监测和实验室检查的结果而定，尽量维持适当的容量负荷；并根据供心功能给予强心、利尿、扩血管、营养心肌等项治疗，时间一般在 1 周以内。正性肌力药物以多巴胺、多巴酚丁胺和异丙肾上腺素为主，肺动脉高压者可选用扩张肺血管效果较为确切的前列腺素 E_1。出现低心排或心律失常时，处理原则与常规心外科术后相同，供心去神经化应用异丙肾上腺素或临时起搏器，供心的心率调整在 100～120 次 /min，以保证足够的心输出量，并注意供心对血管活性药物和抗心律失常药物与正常心脏反应的差异。患者术中放置的起搏器可维持 4 周以上。对于部分药物不能控制的低心排的患者，需要采取主动脉内球囊反搏等辅助循环措施。

3.呼吸系统的管理 移植患者术后回监护病房后，给予呼吸机辅助呼吸，不宜使用较高的呼吸末正压（PEEP）以免加重右心的负担。大多数研究中心提倡早期拔除气管插管，以避免肺部感染等一系列并发症。然而对于术前心力衰竭严重、肺动脉压力偏高者可适当延长呼吸机辅助时间，以缓解肺部的水肿和充血。气管插管拔除后，应加强肺部的理疗，防止肺部并发症的发生。

4.感染的预防 由于给予抗免疫排斥反应的药物，患者的抗感染能力下降，使得术后感染的机会增加。由于感染导致心脏移植患者死亡是造成移植术后失败的另一主要原因。肺部是心脏移植患者最常见的感染部位，其他如皮肤、胃肠道、心脏、泌尿系统、中枢神经系统等也可发生各种感染。多中心研究表明，约有 21% 的患者在术后 1 年内发生 1 次或多次严重感染。在移植术后第 1 个月内，以葡萄球菌或革兰阴性菌引起的医院内感染为主。单纯性疱疹的黏膜、皮肤感染也倾向于在术后几周内发生，第 1 个月后或以后几个月患者有其他病毒感染的高危险性，如 CMV 或条件致病菌的感染，如真菌、卡氏肺囊虫或弓形体病。对于控制感染必须采取综合性措施，重在预防。隔离于监护病房的移植患者进行各项医护操作需要严格无菌；减少移植病房人员的出入频率；各侵入性的管道应尽早拔除；根据测定的抗排斥反应血药浓度精确地调整药物的用量，将其不良反应减到最小。围术期应用广谱、低毒、杀菌性的抗生素，并根据术后感染性病原体检查结果调整用药方案。

5. 免疫抑制治疗 由于供者体间主要组织相容性抗原不同，因此供者心脏和受者免疫系统间始终存在免疫排斥反应。在临床心脏移植中所应用的免疫抑制方案来自于近 20 年来应用环孢素（Cs）的经验总结，特别是 Cs 在肾移植中应用的经验。一般可人为地将心脏移植的免疫抑制治疗分为围术期及术后强化免疫治疗、免疫维持治疗和针对急性排斥反应的冲击治疗。由于各心脏移植中心的习惯不同，所采用的免疫抑制方案也不尽相同，以 Cs 为主的二联（Cs、泼尼松），三联（Cs、泼尼松、硫唑嘌呤）和二联无类固醇疗法（Cs、硫唑嘌呤）术后长期存活率相近。而新型的微乳化 Cs 可以使血药浓度和药代动力学指标得到更好的控制。在患者不能耐受免疫抑制疗法中硫唑嘌呤肝毒性时，可用环磷酰胺代替硫唑嘌呤。其他新开发的免疫抑制剂也不断地被引入临床。FK506（他克莫司），是一种大环内酯类抗生素，与 CsA 相比其对 T 细胞的抑制作用更强，能有效地减少排斥反应的发生率。吗替麦考酚酯（MMF），商品名骁悉，是一种次黄嘌呤单核苷酸脱氢酶抑制剂，具有不影响 Cs 药代动力学的特点，主要用于难治性排斥反应，对治疗血管性排斥和慢性排斥反应有一定的效果。这两种药物有望成为新一代取代 Cs 的免疫抑制剂。

（1）围术期及术后强化免疫抑制治疗：心脏移植术前 1～3 天给予中小剂量的 Cs（4～6 mg/kg）及硫唑嘌呤（2～4 mg/kg）进行免疫诱导，重度心功能衰竭或肝功能或肾功能损害者慎用 Cs，而白细胞计数减少者禁用硫唑嘌呤，也可静脉内给予噻替哌 1 mg/kg 进行诱导。术中在供心血供恢复时给药甲泼尼龙 500 mg/kg。术后可经胃管内给药总量为 5～10 mg/（kg·d）Cs，也有主张经静脉内给予 Cs 以避免胃肠道吸收率不稳定；同时给予硫唑嘌呤［2～4 mg/（kg·d）］、甲泼尼龙［15 mg/（kg·d）］及 / 或塞替哌、单克隆抗体。在术后 3 天开始用泼尼松替代甲泼尼龙，剂量从 100 mg/d 开始，逐步减量到 0.1 mg/（kg·d）。在最初的数周内至少每天采血查 Cs 的血药浓度直到调整到有效而稳定的血药浓度为止。由于术后的 3 个月是急性排斥反应的高发期，常需将血药浓度控制在较高的水平。也有部分移植中心术后用 FK506 代替 Cs 控制排斥反应，并取得了良好的临床效果。最近，我们术前用巴利昔单抗诱导，术中给予 1000 mg 甲泼尼龙，术后头 3 天均用甲泼尼龙，第 4 天后开始用 Cs 及泼尼松，取得了良好效果。

（2）免疫维持治疗：经过围术期及术后强化免疫抑制治疗后，当受体对供心产生耐受，可将免疫抑制剂逐步减量。一般采取逐步阶梯式的方法，从一种药物开始，在证实无中重度排斥反应后，再对其他药物进行调整，以最小的有效剂量控制排斥反应的发生。一般可将 Cs 的剂量维持在 2～5 mg/（kg·d），硫唑嘌呤的剂量维持在 0.5～1.5 mg/（kg·d），鉴于皮质类固醇的不良反应，许多移植中心主张移植术后 1 年完全停用。

（3）免疫冲击治疗：多应用于控制Ⅲ～Ⅳ级急性排斥反应。方法有甲泼尼龙冲击疗法：静脉内应用甲泼尼龙 1000 mg，共 3 天；甲泼尼龙冲击疗法效果不佳时静脉使用抗胸腺细胞免疫球蛋白（ATG）2 mg/（kg·d）或抗淋巴细胞免疫球蛋白（ALG）10 mg/（kg·d），共 3～5 天。若上述两种方法效果都不良时，可再重复一个疗程或者使用 OKTI 或者塞替哌；也可同时增加硫唑嘌呤和 Cs 的剂量。

6. 排斥反应的监测和诊断 常用的免疫排斥反应的分类方法综合了排斥反应的机制、形态学特点及临床资料，分为超急性排斥反应、急性排斥反应、慢性排斥反应等类型。

（1）超急性排斥反应：此种反应一般在移植心脏血供恢复后数分钟至 24 h 内发生，发生机制与供、受者间血型不配或受者血液中已有供体特异性抗体有关。表现为心脏在恢复血供后表面色泽转为暗紫色，呈花斑状改变，多发性小点状出血或微小梗死灶，体积增大，质地变软，收缩微弱，应用正性肌力药物仍无法维持其收缩。光镜下可见广泛性的急性动脉炎和细小动脉炎及组织缺血性坏死，动脉壁呈急性纤维素样坏死、纤维素样沉着，有中性粒细胞浸润。心肌细胞变性、坏死，间质水肿。术前做好严格的 ABO 血型系统配型和淋巴细胞毒性试验可有效地避免超急性排斥反应的发生。在采用严格组织配型技术的今天，已很少见到这一类型的排斥反应的发生。

（2）急性排斥反应：此种反应多发生于术后 1 ～ 20 周，是影响心脏移植术后长期存活的重要原因。有效的抗排斥反应的治疗需要准确地监测排斥反应。移植术后的患者术后第 1 年内能否存活有赖于对急性排斥反应的监测和控制。由于 Cs 等抗排斥反应药物的应用，目前大多数急性排斥反应的表现并不十分典型，临床上诊断排斥反应常常比较困难。作为有效监测排斥反应的金标准仍然是心内膜活检，现今尚无一项非侵入性的监测手段能够取代心内膜活检。

①临床症状和体征：患者可无临床症状，而在尸检时可见排斥反应；或者以非特异性的疲乏、不适、没有原因的低热、活动后心悸气促、心律失常及低血压等为首发症状；如果不予治疗，可进一步出现心力衰竭症状。体检时可查出一些心功能不全的体征，如颈静脉充盈、三尖瓣反流及第三心音的出现。

②X 线检查：一般术后 4 周心影形态较固定，如果再次出现心影增大、心包积液、肺水肿心力衰竭等表现，应考虑急性排斥反应的存在。

③心电图：心电图监测出现新的心律失常，常提示急性排斥反应的存在。而以往的 QRS 波群低电压由于其特异性和敏感性低，已不作为监测诊断标准。

④超声心动图：超声心动图主要是根据心脏收缩和舒张功能的异常来进行急性排斥反应是否存在的推导。与心内膜活检相比，超声心动图可以发现心室壁增厚及水肿等征象，为诊断体液排斥反应提供线索，而靠标准心内膜活检染色技术常不能发现此类排斥反应。

⑤放射性核素扫描：利用放射性元素 ^{111}In 和 ^{99m}Tc 标记的血液细胞进入供心进行闪烁图像分析技术，以观察淋巴细胞浸润和心肌功能的改变，也可以作为诊断急性排斥反应的存在的证据，但特异性和敏感性并不高。

⑥血液及免疫学监测：由于免疫细胞特别是 T 细胞和 B 细胞参与心脏移植排斥反应，对其进行测定可以从一个侧面反映急性排斥反应的存在。在发生排斥反应时，血液中的白细胞持续性、进行性增加，白介素 2 受体（IL-R）的淋巴细胞增多，但这两项检查的阳性结果与感染所致的改变不易区分。T 淋巴细胞亚群的分类检测在急性排斥反应中 Th（辅助性 T 淋巴细胞）/Ts（抑制性淋巴细胞）＞ 1，而感染时 Th/Ts ＜ 1，其敏感性可达 95%、特异性达 60%。其他如 TNF，黏附分子 ICAM-1 的测定等作为检测排斥反应的无创性监测指标与心内膜活检诊断急性排斥反应的相关性还有待进一步证实。

⑦心内膜活检：心内膜活检是监测和诊断排斥反应的金标准，由于急性排斥反应可早在术后 1 周内出现，因此，术后 1 个月内每 1 ～ 2 周进行心内膜活检术 1 次。若无急性排斥反应，可将活检的间隔相应延长。现所使用的排斥反应诊断分级标准是国际心肺移植协会（ISHLT）1990 年制订的急性排斥反应的标准，它按间质水肿、间质中浸润细胞的成分和细胞浸润程度、心肌细胞的改变、血管的改变等方面将急性排斥反应分成 6 个级别。

（3）慢性排斥反应：此反应多发生于移植后数月至数年。发病机制目前尚不十分清楚，可能是一种包括免疫性和非免疫性等多种病理因素共同作用的结果。基本的病理改变表现为，以细小冠状动脉为主累及冠脉主干血管内膜增厚和纤维化的慢性增生性炎症，冠状动脉管腔变小。病变呈进行性发展，伴广泛的心肌细胞消失，被纤维组织所代替，间质中浆细胞和淋巴细胞浸润，以右心室为主。通常将供心冠状动脉增生性血管病作为慢性排斥反应的主要表现。在临床上这种患者因为心脏去神经而没有心绞痛的表现，表现为心律失常、充血性心力衰竭，严重者常因心肌梗死出现猝死。慢性排斥反应免疫学诊断相对困难，一般主要依赖于病理活检和每年常规行冠脉造影检查的结果并结合临床症状和体征才能做出正确的诊断，近年来有报道冠脉内超声检查可以较冠脉造影更早发现供心冠状动脉增生性血管病的存在。

（二）远期处理

1. 药物维持　心脏移植后患者的长期药物维持主要包括免疫抑制药物的维持，预防冠状动脉增生性血管病药物控制及抗排斥反应药物不良反应的药物拮抗。免疫抑制药物的维持所要达到的目标是尽可能低地将免疫抑制药维持于有效的血药浓度。Cs 的剂量维持在 $2 \sim 5$ mg/（kg·d），硫唑嘌呤的剂量维持在 $0.5 \sim 1.5$ mg/（kg·d）。对 Cs 引起的高血压，用钙通道阻滞药或血管紧张素转化酶抑滞剂以拮抗。许多心脏移植中心对术后移植患者间断使用以双嘧达莫和阿司匹林为主的抗凝药物和他汀类降血脂类药物，以期达到延缓冠状动脉增生性血管病发生的目的。既往有结核病史者，应给予正规抗结核治疗 $6 \sim 12$ 个月。移植术后的患者尚需补充一定的钙剂和镁剂，以防止骨质疏松和低镁血症。

2. 随访　患者经心内膜活检证实无排斥反应的存在，无感染，免疫抑制控制情况稳定，心功能恢复到 II 级以上即可出院。但应让患者掌握关于免疫排斥反应药物的服用及与排斥反应相关症状的知识。每天由其家属或自测心率、血压、体温等，出现相关症状及时复诊或与医生联系。每年定期进行常规体格检查、胸部 X 线片、心电图、超声心动图，以及免疫抑制剂血药谷峰浓度测定和肝肾功能等血液实验学方面的复查，定期进行心内膜活检，必要时进行冠状动脉造影。

（曹秀萍　邢晓莉　类维振　任素珍）

第十二章

胸外科危重症

第一节　胸部创伤

一、概述

胸部创伤无论平时或战时均占有十分重要的地位。在战时胸部创伤多为火器伤、刀刺伤，少数为炸药、雷管、核武器爆炸造成的肺爆震伤，发生率占战伤的 7% ～ 12%，死亡者中约有 1/4 由胸部伤所引起。平时胸部创伤多见于交通、工矿、修建、高处坠落、塌方挤压及钝器打击伤，多为闭合伤。临床大宗病例报道显示，多发伤死亡的病例中，有 20% 的病例是由胸部创伤引起。胸部创伤平时占胸外科全年住院患者总数的 5%，交通伤中 35% ～ 40% 有胸部创伤。

二、分类

胸部创伤可以从不同的角度进行分类，方法较多，目前尚未完全统一。

一般将胸部创伤分为钝性伤（包括冲击伤）和穿透伤两大类，亦有分为穿透伤和非穿透伤者。这种分类是以创口是否穿透胸膜为标准，如未穿透胸膜，则为钝性伤或非穿透伤；如穿透胸膜则为穿透伤。

也可根据致伤原因和伤情，分为闭合性和开放性胸部创伤两大类。闭合性胸部创伤指胸壁无创口，除胸壁、软组织或骨略有损伤外，尚可有胸内脏器损伤。开放性胸部创伤是指胸部创伤有创口，又分为非穿透伤和穿透伤两类。如创口未穿透胸膜，而仅限于胸壁者，称为非穿透伤，亦称胸壁伤；如穿透胸膜及纵隔，则称为穿透伤，亦称为胸腔伤。开放伤只有入口而无出口者称为非贯通伤，有入口又有出口者称为贯通伤。无论穿透性或非穿透性胸伤均可分为非贯通伤或贯通伤。

三、主要临床表现

1. 胸痛　疼痛是胸部创伤最常见的症状，特别是胸廓骨折最为显著。疼痛使患者不敢深呼吸及咳嗽，容易引起肺部并发症。

胸壁局部软组织损伤引起的胸痛，多数对呼吸和循环无明显影响；胸部皮下气肿引起的胸痛，多为轻微的胀痛，无明显压痛；肺脏、支气管损伤亦可有胸痛的表现。另外，值得注意的是下胸部肋骨骨折，疼痛尚可沿肋间神经走向放射到腹部，表现为腹痛，要和急腹症区别。

2. 气短、呼吸困难　胸部创伤患者多有不同程度的呼吸困难，患者表现为呼吸加速、胸闷、呼吸费力，甚至辅助肌参加呼吸运动。除因剧烈胸痛对呼吸活动的抑制外，造成呼吸困难的主要原因有：①血液、分泌物潴留或误吸引起的呼吸道梗阻，应注意昏迷患者尤易发生误吸；②气胸及大量血胸所致肺受压萎陷，使呼吸面积减少，不同程度地影响肺的通气和换气功能，并可出现肺内的右→左的分流，引起呼吸困难；③肺实质损伤如肺挫伤、肺冲击伤等；④连枷胸引起的反常呼吸运动；⑤创伤后急性呼吸窘迫综合征；⑥急性大量失血所致贫血。

上述原因可为单一因素，也可为多种原因引起，因此，必须迅速判明，针对引起呼吸困难的原因及时处理。同时，应注意呼吸功能与循环功能互为影响，形成恶性循环。

3. 休克　患者表现为疲乏无力，躁动不安，面色苍白或发绀，出冷汗，脉搏快而弱，血压下降及不同程度的呼吸困难。严重胸部创伤休克的发生率甚高，据报道闭合性胸部创伤休克的发生率为10%～15%，穿透性胸伤或多发伤休克的发生率更高。引起休克的原因有：①心脏或大血管损伤所致的失血性休克；②严重心脏挫伤、心脏泵衰竭引起的心排血量减少；③心脏压塞，使回心血量减少，导致心排血量减少，血压下降及冠状动脉灌注不足，产生心肌缺氧，甚至发生心力衰竭；④开放性气胸及张力性气胸导致的循环功能紊乱；⑤心脏瓣膜损伤引起的心力衰竭。

胸部创伤常合并其他部位损伤，如休克的原因难以用胸部创伤解释，应考虑其他脏器特别是腹内脏器出血的可能。

4. 咯血　胸部创伤患者有咯血，表示肺或支气管有损伤，靠近肺门的肺实质或较大的支气管有损伤，伤后咯血早而量多；靠近周边的肺损伤出现咯血晚，也可无咯血。肺爆震伤的咯血为血性泡沫痰。

5. 胸壁变形及反常呼吸运动　张力性气胸时，可见肋间变平，患侧胸腔膨隆，叩诊呈过度反响，胸骨或肋骨骨折时可有局部凹陷或隆起。连枷胸患者吸气时软化的胸壁往内凹陷，呼气时往外凸出，形成反常呼吸运动。

6. 皮下气肿　此为胸部创伤常见的体征，常见于张力性气胸、气管及食管破裂。肺裂伤而脏层胸膜完整，空气直接自肺间质沿支气管间隙进入纵隔，然后到颈部或皮下；如胸膜有粘连，空气可经肺裂口直接进入皮下，表现为皮下气肿而无气胸。因而对有皮下气肿的患者，应严密观察，提高警惕。

7. 伤口和伤道　对开放伤患者应仔细检查创口，包括大小、方向、有无出口，结合受伤姿态及致伤物，对估计可能损伤的脏器有一定的帮助。对已经急救密封包扎的开放性气胸，应在做好初期外科处理的准备下，再打开敷料进行检查。

此外，胸部创伤可能出现的其他症状和体征还包括昏厥、发绀、淤斑、血肿、创伤性窒息、胸腔异物、心尖冲动变化、颈静脉怒张和气管偏移等。

四、早期诊断

90% 的胸部创伤通过仔细地询问病史及物理检查即可做出初步诊断。

1. 病史　可通过向患者本人、护送亲友及旁观者询问，了解外力的性质、外力作用的部位和方向、伤后的主要临床表现，同时要询问过去心肺功能情况及有无胸部疾病等。了解受伤至就诊时间非常重要，如果伤后短时间就诊而病情严重，大多需要紧急处理，包括开胸手术；如伤后间隔时间较长就诊，大多对复苏的反应较好。

2. 询问　病史与物理检查应同步、有重点，而且在短时间完成，对危重患者，应抓住主要矛盾，及时处理最危急的伤情，如呼吸道梗阻、休克及外出血等，不应因询问病史与系统物理检查特别是对非主要创伤的处理而延误抢救时机。在处理危急伤情后再详细了解病史和循序进行检查。

3. 血压、脉搏、呼吸　这是常规检查项目，对危重患者还应根据伤情做床旁超声波和胸部 X 线检查、血气分析、心电监护、中心静脉压测定及记录每小时尿量。如有条件者可放置 Swan-Ganz 导管，可反映心血管的病理生理变化，对帮助诊断、指导临床容量补充均有重要的意义。

4. 胸部创伤与合并伤　胸部创伤合并其他部位损伤甚为多见，一组 1485 例胸部创伤的报道中，合并颅脑伤占 42%、合并腹部伤占 32%、骨关节损伤占 46%，仅 11% 的病例为单纯胸部创伤。因此，对所有胸部创伤的患者，除了做详尽的胸部检查外，还要注意身体其他部位的检查，注意受伤部位邻近器官有无创伤，特别是颅脑、颈部、腹部、脊柱及四肢。背部是最易忽略的检查部位，应首先检查，以免遗漏。

5. 选择适宜的诊断技术　应根据病情适时、适宜地选择一些诊断技术。胸腔穿刺术兼有诊断与治疗的作用，疑有血胸或气胸的患者，胸腔穿刺抽出气体或不凝固的血液即可明确诊断；对张力性气胸具有挽救生命的作用；已做胸腔闭式引流的患者，应详细观察引流情况，判定胸内出血是否停止，为手术提供依据。

心包穿刺术有诊断血心包和急性心脏压塞的作用，对后者既可确定诊断，也是紧急抢救措施之一。当然应注意心包穿刺有 25% 的假阴性率。

常规 X 线胸部检查，对血胸、气胸、肺实质损伤及有无纵隔增宽等的判断有重要作用，但不应因检查而延误抢救时机，重患者可在床旁进行。对严重胸部创伤病员，应常规进行心电图和血气分析。CT 扫描、磁共振成像（MRI）、B 超检查、支气管镜、电视胸腔镜，以及较复杂的 X 线检查，如支气管造影、食管造影或动脉造影等确有需要，应待病情有所稳定才能进行。

胸部穿透伤的超声检查是首要有用的手段，可以排除有无心脏压塞。CT 在评估纵隔枪伤方面有独特价值。此外，如需要可以进行食管镜、主动脉造影和纤维支气管镜检查。较小的有创检查包括腹腔镜在检查膈肌损伤（Diaphragmatic Injuries，DI）方面，以及电视胸腔镜在胸部创伤方面的应用。

电视胸腔镜（Video Assisted Thoracoscopic Surgery，VATS）在胸部钝性伤和穿透性损伤的诊断方面有作用，能准确地提供胸腔脏器损伤部位和损伤程度，并可进行有效的处理。VATS 在胸部创伤中的应用范围包括急性出血、未能有效引流的血胸、持续漏气、慢性脓胸；怀疑膈肌损伤、心脏外伤和胸腔内异物。VATS 下的手术方式有引流潴留在胸腔的血细胞凝集块、胸腔内止血、胸腔内取异物、修复损伤的膈肌、楔形切除肺实质、慢性脓胸的纤维板剥脱术等。然而，VATS 的适应证必须是血流动力学稳定的胸部创伤患者。此外，对于合并严重危及生命的腹腔脏器损伤患者的应用必须慎重，以免耽误抢救。

五、早期处理原则

胸部创伤的经过和处理，大致可分为 3 个阶段：早期、中期和晚期。伤后第 1 周为早期，自第 1 周末到第 3 个月为中期，第 3 个月以后为晚期。虽不能将其机械地截然分开，但在不同时期有不同的特点，故分期对于胸部创伤的处理有重要的意义。

胸伤早期，主要问题是纠正呼吸和循环功能紊乱，及时处理休克和胸腔脏器严重损伤。胸伤中期，主要问题是防治并发症尤其是感染，如肺炎、脓胸或脓毒血症等。胸伤晚期，主要问题是处理并发症和后遗症，如慢性脓胸、胸内异物、支气管—胸膜瘘等。

严重的胸部创伤，有些立即出现危急情况，必须紧急处理；有的在早期临床表现并不明显，若诊断处理不当，则后果极其严重。因此，要特别强调胸部损伤的早期处理。

（一）早期处理注意事项

胸部创伤早期处理中，应抓住主要矛盾，及时处理最危险的损伤。

（1）如果患者条件允许，应在急救初期拍摄胸片，并尽可能采用立位。患者在伤后的最初几小时内，X 线检查可能无阳性发现。应随时观察呼吸与循环情况，必要时重复拍 X 线胸部平片以免延误治疗。

（2）已确诊的张力性气胸，应立即行闭式引流，然后再行适当的辅助检查，以免失去挽救生命的时机。

（3）未经胸腔闭式引流的气胸采用气管插管和人工正压呼吸可使病情恶化。但是，主支气管断裂在有闭式引流的前提下，建立正压呼吸也有危险（气流走入捷径，健侧肺无通气），应迅速手术治疗。

（4）对严重呼吸困难的病例，除张力性气胸引起外，应立即气管插管及机械通气治疗，不必等待动脉血气结果。另外，气管切开较气管内插管费时，在抢救时应首先考虑气管插管。

（5）对严重心脏穿透伤或心壁破裂的病例，即使发生心搏骤停，立即手术仍有可能挽救生命。

（6）胸部创伤常为多发伤的一部分，因而难以用胸部创伤解释失血性休克，应考虑有腹腔内脏器出血的可能。

（二）严重胸伤早期处理的关键问题

1.严重胸伤早期处理的重点

（1）补充血容量：当有低血容量的临床表现时，应立即建立至少 2 条以上的静脉通道补充血容量，可先输注平衡液、血浆代用品，并立即配血备用。

（2）保证呼吸道通畅：消除各种原因引起的呼吸道梗阻，维持良好的氧供，必要时做气管插管或气管切开行机械通气治疗。

（3）立即对开放性气胸创口封闭及张力性气胸的减压，包括粗针穿刺、活瓣针排气及闭式引流。

（4）及时处理心脏压塞：明确诊断者，应及时手术。严重心脏压塞可先行心包穿刺减压，以减少麻醉诱导及手术的危险。目前有文献不主张行剑突下心包开窗术，因为这有可能引起大出血的危险。

（5）控制反常呼吸运动：轻度反常呼吸可加压包扎，明显者应行肋骨牵引或手术固定。有低氧血症者，可行呼吸机正压通气。

（6）皮下气肿患者应仔细检查可能的胸内脏器损伤，即使就诊时患者情况不严重，亦应严密观察。应行 X 线检查以排除膈疝及食管、气管破裂伤。

（7）血胸的诊断多并不困难，胸腔穿刺可明确诊断，短时间内出血量较大时，或经胸腔闭式引流每小时引流量＞ 200 mL，连续 2 ～ 3 h，均应立即手术。

（8）膈肌破裂容易延误诊断，胸内听到肠鸣音应当怀疑，插入鼻胃管胸部 X 线片及吞钡检查可明确诊断。

（9）主动脉破裂大多死于现场，存活病例可表现为上纵隔受压症状，X 线检查可见纵隔增宽，气管偏移，经食管超声心动图检查可明确诊断，必要时可行主动脉造影。

（10）心脏挫伤：任何一种使胸骨压向脊柱的损伤都可能造成心脏挫伤，因其缺乏可靠的诊断标准，给临床诊断带来一定困难。伤后心电图有类似心肌梗死的表现，磷酸肌酸激酶（CPK）、磷酸肌酸激酶同工酶（CPK-MB）及心脏肌钙蛋白的增高，可考虑本病的诊断，心肌核素断层显像及二维超声心动图检查更有助于诊断。

2. 胸部创伤早期处理的一般原则

①止痛：包括应用止血药；②吸氧；③应用支气管解痉药物：如氨茶碱、二羟丙茶碱（喘定）等；④应用肾上腺糖皮质激素；⑤如有肺水肿者，可应用吗啡以改善肺循环；⑥患者如无血压改变，应控制晶体液的入量，必要时应用利尿药；⑦注意检查其他部位：如头部、腹部、脊柱及四肢，不可遗漏合并伤；⑧应用抗生素防治感染。

六、急救

胸部创伤仅有 10% ～ 15% 需要进行外科手术处理，而超过 80% 以上的患者可以通过比较简单处理得到缓解，甚至立即挽救了患者的生命，赢得宝贵的时间，使患者能够转送。

胸部创伤的急救，根据抢救的环境不同可分为现场急救和急诊室急救，但处理原则和急救措施都是相同的。这就要求每个医师必须熟悉这些救治原则和急救措施，不要等待专科医师，在紧急情况下，等待就意味着患者的死亡。

胸部创伤的急救关键是改善呼吸循环功能障碍和补充血容量，防治休克。严重和复杂胸部损伤紧急处理程序，可按 A、B、C 的程序抢救，即"A"（Airway）指气道，"B"（Breathing）指呼吸，"C"（Circulation）指循环，其原理与 West（1985 年）提出 VIPC 程序相类似。"V"（Ventilation）即保持呼吸道通畅，维持正常的通气及给氧；"I"（Infusion）指输液补血，扩充血容量及功能性细胞外液，防止休克的发生或病情恶化。输液总量要大大超过估计失血量，一般液体补充总量要达到估计失血量的 3 倍。液体种类搭配以 1/3 全血和 2/3 晶体液为宜；"P"（Pulsation）主要是心电监护，维护心泵功能。"C"（Control Bleeding）是在抢救中紧急控制明显或隐匿性大出血。另外，对患者的保暖、止痛均不容忽视。

1. 现场急救原则

（1）由于可能发生威胁生命的并发症，胸外科急诊医师应在现场尽可能准确地判断胸外伤伤情。

但任何胸部创伤，在未明确诊断之前，均按重患者处理。德国创伤急救系统推荐在事故现场进行呼吸道插管和安置胸腔闭式引流管，甚至在那些无急性呼吸功能紊乱的病例也是如此。保持气道通畅，彻底清除口咽腔血液、异物和分泌物。一些患者需要气管内插管作为现场急救挽救生命的措施。如果有气管较大损伤，最简单有效的处理是通过气管缺损处置入气管内管道。

对于多发性外伤的患者，由于没有时间和可能做颈椎摄片以排除严重的颈椎损伤，如患者有自主呼吸，可经鼻气管插管。McGill 指出，在外伤性心搏呼吸骤停及进行性缺氧的患者，最好直接做环甲膜造口术，这是最快、最安全地进入呼吸道的方法。此外，McSwain 提出用一粗针头做经皮穿刺气管通气，是一种快速、安全而有效的方法，其主要适应证为完全喉阻塞、喉骨折、异物梗阻、急性喉水肿。当然，如果处理患者的医务人员对经口或经鼻插管有熟练的技巧，极少需要用外科方法进入患者上呼吸道。

（2）胸部开放性外伤，若伤口有吸声时，即可诊断为开放性气胸，立即用无菌敷料、急救包封闭伤口，用宽胶布固定或用绷带包扎。

（3）患者严重呼吸困难，气管移位，伤侧叩诊呈鼓音，呼吸音减弱或消失，多为张力性气胸。立即在患侧锁骨中线第 2 肋间插入粗针头排气，患者症状即可迅速减轻，后送时可改为指活瓣针套排气法。

（4）局部胸壁软化、凹陷，呈反常呼吸者（连枷胸），可以产生严重呼吸功能障碍，需要立即处理，应用敷料、沙袋或衣物置于软化区，加压包扎，控制反常呼吸。

（5）胸骨骨折患者，应过伸仰卧位搬运，防止继发性损伤。

（6）前胸壁心前区穿透伤，伤道口有鲜血外溢，不应包扎伤口。否则，可引起心包内压迅速升高，发生与加重心脏压塞。

（7）所有胸部创伤患者，在伤情未明之前，均应暂时禁食。

（8）肋骨骨折疼痛剧烈者，可行断端封闭或肋间神经阻滞。

2.急诊室急救原则　急诊室处理原则应为"先抢救再诊断，边治疗边诊断"，抓住主要矛盾挽救生命，避免只看到专科局部而忽视整体，时刻注意是否合并有其他部位的严重创伤，同时做好手术准备。

（1）补充血容量、抢救休克：抢救休克是治疗严重胸部创伤的基础，要针对不同原因进行处理。当患者有低血容量征象时，应立即建立 2 条以上的静脉通道补充血容量，然后再行有关项目检查。有胸内大出血者，于积极补充血容量的同时，应尽快行剖胸手术。

抗休克治疗时，要保持输液通畅，可行静脉切开或锁骨下静脉穿刺插管。对并发肝外伤、腹膜后出血、骨盆骨折者，不宜从下肢静脉输液和输血。

（2）呼吸道管理：包括气道的处理，如彻底清除口腔、气管内血液、分泌物及异物等，以解除呼吸道梗阻和纠正呼吸困难，及时判定呼吸困难的程度和原因，有无鼻翼扇动和发绀。遇有严重气胸时应放置闭式引流，其他原因的呼吸困难可行气管内插管、环甲膜切开或气管切开，必要时采用呼吸器治疗。

（3）及时处理开放性气胸和张力性气胸：对开放性气胸立即用敷料包扎密封，并严防漏气，等具备清创条件气管插管后，再打开敷料进行清创缝合。对张力性气胸，紧急情况时可先用粗针穿刺抽气，并立即行胸腔闭式引流，紧急引流减压，可挽救患者的生命。

（4）及时处理心脏压塞：对于胸部穿透伤，如胸前区有伤口应警惕可能有心脏压塞。心脏压塞患者仅 35%～40% 出现典型的 Beck 三联征（即静脉压升高、动脉压下降和心音遥远），主要体征是静脉怒张及中心静脉压增高，但张力性气胸、大量胸腔积液、纵隔气肿、心力衰竭及输液过量亦可使中心静脉压增高。X 线检查对心脏压塞诊断价值不大，而 B 超检查则有很大帮助。心包穿刺可作为诊断和缓解心包内压力的手段，但假阳性率和假阴性率较高。急性，心脏压塞一经明确诊断，应立即手术治疗。

（5）纠正反常呼吸：多根多处肋骨骨折引起的反常呼吸运动可明显影响患者的呼吸功能，应及时处理。急救时可用沙袋固定或加压包扎。确定性处理则行胸壁牵引治疗。当出现呼吸功能不全时可行机械通气，但最近有对浮动胸壁再度兴起手术固定的趋势。

（6）血胸：少量血胸可行胸腔穿刺抽出血液，中量血胸可行闭式引流。有活动性出血应立即手术止血。

（7）术前准备：根据各伤情之间的轻重缓急及处理原则，有手术指征者，应积极做好术前准备工作，并尽可能地了解患者既往有无心肺疾患。另外，应早期应用广谱抗生素；对开放性胸部创伤或胸内有异物存留者，均应注射破伤风抗毒素。

（张桂兰　孙程）

第二节　食管癌并发症的防治

一、食管肿瘤急性梗阻

食管肿瘤急性梗阻是指食管肿瘤腔内生长造成食管腔急性阻塞，多发生于食管癌晚期，也可发生于食管肿瘤放疗初期，由于局部水肿造成原有食管腔狭窄加剧导致。极少数由于硬质食团嵌顿形成。本节主要讨论食管肿瘤导致的急性梗阻。

（一）临床表现

食管肿瘤患者原有吞咽困难加剧，无法正常进食水，进食食物阻塞于食管腔内可引发呕吐，患者出现脱水、体重下降、营养不良、贫血、消瘦加剧，甚至出现恶病质表现。部分患者可合并胸背部疼痛。患者无法正常经口进食，营养状况差，常合并水、电解质平衡紊乱，如不能尽快解决营养问题，患者可能很快衰竭，甚至死亡。

（二）诊断

食管癌患者出现吞咽困难加剧，无法进食水，经内镜或上消化道造影检查提示食管肿瘤阻塞，可以明确诊断。

（三）治疗

1. 手术方法解除梗阻

（1）根治性手术治疗：食管肿瘤导致的急性梗阻多为晚期肿瘤导致，常常已经失去手术机会。能够根治性手术切除的仅限于部分无食管外脏器侵犯及远处淋巴结转移的食管癌，以腔内型食管癌居多。手术术式多选择食管大部切除、食管胃重建手术。此类肿瘤切除后效果良好，生存率明显高于其他治疗方法。

（2）姑息性手术治疗：对于部分晚期食管癌合并急性梗阻的病例，如食管周围脏器侵犯不严重，身体状况可以耐受手术者可考虑手术探查。术中应尽可能完整切除肿瘤，如肿瘤无法完整切除，则根据术中情况决定行肿瘤姑息切除或肿瘤旷置、食管胃旁路重建手术，术后辅以放射治疗及综合治疗，可改善患者全身营养状况，为进一步治疗创造条件。对于部分术前判断无法切除的肿瘤，为了解决进食及营养障碍，传统方法是为胃或空肠造口术，术后根据情况行以放疗为主的综合治疗。近年来随着支架技术的发展，部分病例可以经过放置支架或激光等治疗缓解梗阻。但对于食管腔完全梗阻，内镜或导丝无法通过肿瘤梗阻段、肿瘤情况不利于激光治疗的病例，造瘘术等手术仍是一种可选择的方法。

2. 非手术方法解除梗阻 多数为局部措施，常常无法达到根治目的，解除梗阻后多需要辅助行以放疗为主的综合治疗，包括放射治疗、化学治疗、免疫治疗、基因治疗、中医中药等综合治疗措施。本书重点在于介绍解除梗阻的方法，以及各种方法之间的优缺点，目前总体看来以支架治疗、光动力治疗及激光治疗的支持者较多，但临床工作中应根据各自条件、技术熟练程度等选择。

（1）食管扩张置管：食管扩张术是通过物理作用（硬质扩张器、气囊、水囊等）扩张肿瘤梗阻的食管腔，以达到食管再通的目的。随着支架技术的发展，置管术有被支架取代的趋势。

（2）激光治疗：食管肿瘤梗阻通常采用激光烧灼肿瘤以达到管腔再通的目的，主要利用的是激光的高能热效应对瘤体的破坏作用。

（3）光动力学治疗（Photo Dynamic Therapy，PDT）：对正常食管组织的损伤较小。另有研究表明，光动力学治疗后机体对肿瘤可产生一定的免疫，有利于肿瘤全身控制。但肿瘤坏死需要一定时间，因而梗阻缓解稍慢。而且光敏剂不同程度上存在一定的光毒性和暗毒性。

（4）食管腔内支架植入：食管支架技术是近年来逐渐发展并趋于成熟的一项技术，支架的放置多在 X 线引导下首先放置导管及导丝，继而沿导丝植入支架到预定位置，释放支架使其自膨。通过支架的物理作用恢复食管腔通畅，效果良好。目前较多应用的多为自膨式金属支架。覆膜支架还可以应用于食管—气管瘘等疾病，已取得良好疗效。新型支架还可以支持带架放疗，解决了食管梗阻解除后肿瘤进一步治疗的障碍。

（5）双极肿瘤电极（BICAP）：是在双极电凝的基础上发展起来的。双极肿瘤电极治疗晚期食管癌的进食梗阻收效迅速，治疗后肿瘤坏死脱落，梗阻症状很快消失。但其适应证应限于环性生长的腔内肿瘤，对于偏心性生长的肿瘤容易对正常食管壁造成破坏，从而产生食管瘘等并发症，而且对于肿瘤坏死深度的控制较弱，因而不及激光治疗或 PDT 的安全性高。随着支架技术及激光技术的发展，肿瘤电极的应用逐渐减少。

（6）其他：有报道称，采用瘤体内无水乙醇注射可以达到缓解肿瘤梗阻的目的。方法是食管扩张后在瘤体内多点注射无水乙醇，每点注射量 1 mL 左右，注射总量视肿瘤大小而定。3～5 天后内镜下可见到肿瘤坏死。重复注射至管腔通畅。该方法操作简便，但梗阻缓解时间较长，早期局部肿胀可能加重梗阻程度，广泛大剂量注射可能导致食管穿孔、食管-气管瘘等并发症发生。

也有报道称，选用化疗药物内镜下瘤体内注射，包括丝裂霉素、博来霉素、顺铂、多柔比星、OK-432等。此类方法费用较为节省，但存在食管全层坏死的危险，且临床经验缺乏，有待进一步总结。

二、食管肿瘤穿孔

食管肿瘤穿孔是食管肿瘤发展到晚期的一种严重并发症，也可能出现在食管肿瘤放化疗期间，由于肿瘤迅速大块坏死导致，也可能发生于晚期食管肿瘤扩张术后。发病率较低，但症状较重，处理很困难，病死率很高，整体预后也很差。

（一）临床表现

食管不同部位的肿瘤性穿孔的症状各不相同。颈部食管穿孔常表现为颈部疼痛，可有血性呕吐物，查体颈部可查到捻发音和颈部僵硬。胸段食管穿孔最常见症状为胸痛，此外还有气短、皮下气肿和呼吸困难，病变穿破纵隔胸膜后造成感染扩散，形成食管-胸膜瘘，腹部食管穿孔导致急性腹膜炎症状，并可有胸骨后钝痛、发热、气促、心悸。上腹痛可放射至肩部，感染可能在数小时内迅速发展导致全身脓毒血症、休克。各段食管穿孔均可出现发热，重症可有寒战，如未经及时诊治在数小时至1天即可出现脓毒血症和感染中毒性休克的体征。吞咽困难及疼痛、肩部痛和发软可见于少数病例。

（二）诊断

依据病史、体征及化验、辅助检查通常可以做出诊断。但应注意早期明确诊断对于预后意义重大。延误诊断会导致感染及并发症难于控制，全身消耗，病死率明显增加。因而早期发现和早期治疗就显得尤为重要。

（三）治疗

食管肿瘤穿孔的治疗重点在于积极控制感染、全身营养支持、防止污染扩散、控制肿瘤及并发症和修复食管。手术治疗穿孔是常用的手段，其优势在于可以清除感染坏死组织、保持污染区域的彻底引流，同时处理食管穿孔和食管肿瘤。但由于肿瘤和感染同时存在，穿孔可能导致肿瘤和感染扩散，手术往往达不到根治性切除，且由于食管周围感染，影响食管穿孔修补或食管重建后吻合口的愈合，术后发生瘘的可能较其他原因所致穿孔要高。术中探查如有肿瘤可考虑先切除肿瘤及穿孔，感染轻者可以经胸骨后或皮下行一期颈部吻合重建术，感染较重或病情危重者可先行颈部食管外置，胃或空肠造口，全身情况改善且感染得到有效控制后，二期行消化道重建；肿瘤无法切除时可选择姑息食管切除或食管旷置，一期或二期食管-胃吻合，待感染控制后行放、化疗治疗肿瘤。

随着支架技术的不断发展，使得食管肿瘤穿孔有了另一种较好的解决办法。食管内支架比以往的食管内置管疗效确切，并且具有可长期放置、缓解管腔狭窄、放置后可恢复经口进食等优点，已逐步替代食管内置管。覆膜支架可以较好地封闭穿孔部位，同时新型支架可以带架放疗，同时兼顾了肿瘤本身的治疗问题，比较适用于肿瘤无法切除的晚期患者。

三、食管 – 胸膜瘘

继发于食管癌的食管 – 胸膜瘘多是由于食管肿瘤坏死穿孔穿破壁层胸膜所导致，可伴有纵隔感染。由于食管腔与胸膜腔相通，胸腔内感染较重，治疗延误可形成急、慢性脓胸；气体进入胸腔可导致气胸，患侧肺压缩；少数病例可出现张力性脓气胸；感染以混合性感染为主。病情复杂严重，处理困难，病死率高。因此，早期发现并早期处理意义重大。

（一）临床表现

食管 – 胸膜瘘可以出现单纯食管穿孔的症状，同时还可能出现高热、寒战、乏力等全身症状。并发脓气胸时可有胸痛、胸闷、咳嗽、心悸、呼吸困难等，查体可发现液气胸体征。感染可能迅速蔓延导致脓毒血症，甚至休克死亡；少数抵抗力较强的患者可能迁延较长时间，造成巨大消耗，加之肿瘤的存在，患者常身体非常虚弱和衰竭。

（二）诊断

食管肿瘤患者突发高热、胸痛，胸片、胸部 CT 提示液气胸征象，应高度怀疑食管 – 胸膜瘘的可能，内镜发现食管穿孔、胸腔穿刺含有食物碎屑、上消化道造影见造影剂进入胸膜腔可以明确诊断。

（三）治疗

食管 – 胸膜瘘的患者病情演化快，病情复杂。治疗上应全身、局部兼顾。胸腔内感染应按照脓气胸的治疗原则，全身敏感抗生素抗感染治疗，全身营养支持，纠正水、电解质平衡紊乱，胸腔充分引流，促进肺膨胀，使胸腔内感染消灭或局限化。食管及纵隔病变的处理同食管穿孔。

四、食管 – 气管瘘

本病的发病率报道不一，有报道称，食管癌患者发生食管 – 气管瘘的概率可高达 5% ～ 15%。食管 – 气管瘘可以发生于主气管至左主支气管与食管比邻的任何部位。食管癌导致的食管 – 气管瘘多由肿瘤生长侵犯气管并发生坏死导致，也可继发于食管腔内各种切除术后或放疗后，预后较差。

（一）临床表现

进食呛咳为本病的主要症状，部分患者可能咳出食物残渣。患者因进食呛咳严重常导致无法进食，出现吞咽困难。且由于同时处于肿瘤晚期，身体消耗严重，甚至出现恶病质表现；可有咳嗽、咳痰，部分出现胸痛、呼吸困难等症；伴发肺部感染可有发热，同时可查到相关体征。

（二）诊断

食管癌患者出现进食呛咳、咳出食物残渣，应高度警惕食管 – 气管瘘发生。结合食管造影、胸部 CT、胃镜或支气管镜检查可明确诊断。

（三）治疗

（1）全身支持治疗：食管-气管瘘的患者处于肿瘤晚期，加之不能进食，营养状况普遍较差，应积极支持治疗，增加营养，纠正水、电解质平衡紊乱，改善全身症状，控制感染，为进一步治疗创造条件。

（2）手术治疗：食管-气管瘘是食管癌发展到晚期的一种并发疾病，手术往往着眼于解除症状，消除瘘口。本病能否作为根治性手术的适应证存在争议。手术方式有：①气管环形切除，同期食管癌切除，食管-胃吻合或空/结肠代食管术；②气管瘘口切除修补、姑息食管切除或食管肿瘤旷置，一期或二期食管-胃吻合，食管肿瘤可后期行放化疗；③胃或空肠造口术。

（3）支架治疗：可经食管或气管放置支架，也有气管、食管同时放置支架的报道。覆膜支架可以有效封堵瘘口，缓解症状，这是目前较好的姑息封堵瘘口的方法。同时新型支架可以支持带架放疗，有利于肿瘤控制。但放置支架也存在疼痛、移位、出血、感染、脱落等并发症。

（4）其他：①医用胶（OB胶）封堵瘘口。有人采用医用胶封堵瘘口取得成功，也可以采用医用胶配合支架同时应用。但晚期肿瘤患者愈合能力差，单纯使用医用胶封堵成功率相对较低。②食管腔内置管术。经口或鼻腔在食管内置入硅胶管至胃内，以解决营养摄入问题。随着支架的发展，这些方法已经很少应用，仅在少数没有支架放置条件的情况下应用。

五、食管-主动脉瘘

食管-主动脉瘘是食管癌晚期少见的并发症。可发生于食管与主动脉相比邻的任何部位。往往是由于食管癌直接侵及胸主动脉，当肿瘤自然坏死脱落或放疗后肿瘤迅速坏死脱落后导致主动脉与食管腔贯通；少数发生于食管癌术后，是由于食管吻合口瘘对主动脉的化学损伤导致。此症易引发致命性大出血，病情凶险，抢救成功率很低，因而应引起足够重视。

（一）临床表现

突发大量呕血为本病的主要症状。呕血量大，速度快，可呈喷射状，常在 1～2 h 呕血 800 mL 以上，血色鲜红，呕出后很快形成血细胞凝集块。由于大量快速出血，常在短期内出现失血性休克症状。患者往往精神紧张、恐惧。多数患者在 1～4 h 内死于出血性休克。部分患者可能先有"信号性出血"，继之以难以控制的大出血。出血前常有进食过快、食物过硬、过度劳累、过度激动等诱因。发病前常伴有位置固定的胸背部疼痛，常常提示肿瘤外侵，应警惕食管-主动脉瘘发生的可能。

（二）诊断与鉴别诊断

中下段食管癌患者有胸背部疼痛病史，进食过快、食物过硬、过度劳累、过度激动后出现短时间内大量呕吐鲜血，应考虑食管-主动脉瘘的可能。急性出血时往往来不及行过多辅助检查，患者短时间内可能出现出血性休克。部分患者在"信号性"出血后有较短的出血间歇期，胃镜下可能见到肿瘤附近的瘘口，可明确诊断。但注意不能过度探查瘘口，以免诱发致命的大出血。食管-主动脉瘘出血急剧、病情演化迅速，应考虑与其他原因引起的上消化道大出血相鉴别。

（三）治疗

食管 - 主动脉瘘起病突然，出血急剧，病情迅速恶化，病死率高，往往来不及抢救。因而应在快速明确诊断的基础上争分夺秒地进行抢救，任何延误都可能导致死亡。

（1）抗休克、维持循环稳定：患者短期内大量出血，致使循环血量迅速减少，根据瘘口部位不同，经口呕血量可能只是实际出血量的一部分，应在初步判断出血量的同时立即开始输血、补液，补充血容量。应用止血药物，但应注意避免使用可导致血压升高加重出血的药物（如垂体后叶素），在维持循环稳定的前提下尽量减少升压药物，使血压维持在较低的水平，有利于出血控制。

（2）保持呼吸道通畅：短期大量呕血致使口咽部大量积血，应随时保持呼吸道通畅，以免形成窒息或误吸。

（3）紧急行主动脉内血管支架置入：食管 - 主动脉瘘发生后的主要矛盾是必须迅速有效地控制出血，有条件的单位可迅速实施，以求在短时间内封堵主动脉瘘口，控制出血，争取时间。后期根据情况行手术治疗或食管支架置入。

（4）急诊手术止血、修补瘘口：在维持生命体征稳定的同时迅速开胸，找到主动脉瘘口所在，首先控制主动脉出血，根据瘘口部位不同可选择无损伤侧壁钳夹瘘口附近主动脉侧壁，必要时可短时间阻断主动脉，如能合并低温可有效延长阻断时间。瘘口上下主动脉阻断后，在阻断部位的近端及远端插管架桥，必要时可采用体外循环转流的方法建立转流，可防止或减少截瘫及腹腔脏器缺血性并发症发生。主动脉瘘口小，炎症轻者，可考虑行瘘口清创修补；如瘘口周围炎症明显，应切除至正常管壁后修补。术中应采用带垫片的缝线行褥式缝合；对瘘口大、炎症重、管壁脆弱、修补困难的病例，可切除炎症大动脉行自体或人工血管旁路或重建手术，但要尽量避开肿瘤或感染区域以免造成手术失败。术中应彻底清除纵隔内坏死组织及感染灶。继发于食管癌基础上的食管 - 主动脉瘘由于肿瘤的侵犯处理更加困难，往往很难行根治性的肿瘤切除，如肿瘤无法切除，可按照胸内食管穿孔的原则处理。

六、食管肿瘤出血

食管肿瘤出血可发生于硬质食物吞咽后或食管肿瘤放化疗过程中，也可继发于食管肿瘤狭窄支架置入术后。多是由于各种原因导致食管腔内癌组织破溃、坏死、溃疡形成引发的肿瘤渗血或肿瘤滋养血管出血，出血量多不大；也可能由于肿瘤侵犯较大的血管进而引发大量出血。临床多表现为呕血及黑粪，出血量大时可能呕出大量鲜血，短时间内出现循环障碍，进而出现出血性休克，需要紧急进行抢救性治疗。

（一）临床表现

根据出血量的多少症状表现不一。少量出血的患者可能无呕血症状，仅表现为黑粪或便潜血实验阳性，长期慢性出血患者可能加重肿瘤全身消耗症状，表现为贫血、乏力等。呕血可为呕吐咖啡样物或鲜血。短期内出血量 250 ~ 300 mL 时，即可引发呕血；一次出血量不超过 400 mL，循环血量的减少可很快得到代偿，临床症状常不明显；一次出血量 400 ~ 500 mL 者可能出现循环血量减少的症状，如头晕、口渴、心悸、脉搏加快、血压下降等，短时间内出血量达到循环血量的 30% ~ 50% 即会出现休克。

（二）诊断

食管肿瘤患者，尤其放化疗过程中或肿瘤内镜下治疗及支架放置后出现黑粪、呕血症状者，应考虑食管肿瘤出血的可能。结合内镜检查常可明确诊断。大量呕血的患者病情发展快，应尽快做出诊断，同时必须与其他上消化道大出血相鉴别。

（三）治疗

食管肿瘤少量出血一般经止血治疗可有效控制。口服、肌内注射、静脉注射止血药物可能有效。常用药物如云南白药、卡巴克洛（安络血）、酚磺乙胺（止血敏）、6-氨基己酸、巴曲酶（立止血）等。如出血长期存在，可考虑在内镜下局部止血药物喷洒或电凝、压迫等处理。

出血量大伴有呕血的患者往往病情较急，可能伴有有效循环血量下降甚至休克，应按照上消化道大出血的治疗原则进行治疗，必要时行手术止血或肿瘤切除。

（1）抗休克治疗：食管肿瘤患者平均年龄较大，全身状况相对较差，自身调节能力弱，伴有出血后可进一步加剧全身状况的恶化。呕血量常低于实际出血量，因而必须进行有效的血容量补充，防止休克发生。输血、补液最好在中心静脉监测下进行，并持续监测生命体征变化及血液学指标，根据情况使用血管活性药物。

（2）止血治疗：静脉应用止血药物，出血量大者可应用垂体后叶素，老年患者或高血压、冠心病的患者使用应谨慎；经胃管灌入冰盐水去甲肾上腺素溶液可能有效；凝血酶原复合物稀释后口服对部分患者有帮助；必要时在保持呼吸道通畅的情况下可行紧急内镜检查，一方面可以明确出血情况、性质；另一方面能够局部进行喷洒止血药物、电凝止血等处理。

（3）抗炎支持治疗：预防感染可全身应用抗生素；患者在一段时间内无法进食，应给予全身支持治疗，改善身体状况。

（4）手术治疗：食管肿瘤伴有出血的患者以中、晚期为主，部分患者已经失去手术完整切除肿瘤的时机。在肿瘤出血经内科治疗无法有效止血的情况下，可考虑紧急开胸止血。因不同部位肿瘤的血供来源不同且相互之间可能存在交通，准确找到肿瘤出血血管并不容易，必要时须打开食管腔进行处理。如判断肿瘤可以局部切除则应尽量切除肿瘤同期行食管重建，尽管这样的手术可能无法达到根治效果，但手术可以有效减少肿瘤负荷并且避免肿瘤再次出血，这对患者是非常有利的。

（王艳春　宋德海　周婷婷）

第三节　肺癌急重症

肺癌急重症是指肺癌患者在患病过程中，发生的一切危象或重要并发症。这些急症如果不能及时得到处理，往往会导致严重后果，甚至死亡。所以，临床上一旦发现这些急症，一定要采取紧急措施，进行治疗和处理。及时处理好肺癌急症，不但能使患者转危为安，减轻患者的痛苦，而且也为以后肿瘤的治疗争取了时间，提供了机会。

一、上腔静脉综合征

（一）概述

上腔静脉综合征（SVCS）是上腔静脉阻塞所致的一组临床症候群。上腔静脉为血液自头、颈、上肢及上胸回流到右心的主要静脉通道，由于它本身管壁较薄、内部血流压力低，且受解剖位置所限，被多组淋巴结所包绕等原因，因而易受压阻塞，并在受阻以外区域出现淤血、高压。1957 年，Hunter首先对这一情况做了描述，并称为上腔静脉综合征。常见的肿瘤是纵隔肿瘤和原发性肺癌。

（二）临床表现

取决于起病缓急、梗阻部位、阻塞程度和侧支循环形成情况。通常为潜隐性起病，半数以上已有 2～4 周病史，进而出现特殊的症状和体征。最常见的主诉为呼吸困难、面颈水肿，其次为躯干和上肢水肿，胸痛、咳嗽、咽下困难亦可出现。而在侧支循环失代偿时会出现血流淤滞、颈静脉压升高，甚至血栓形成、脑水肿、嗜睡及意识状态改变等危及患者生命的临床征象，为肺癌的常见急症之一。如继发颅内压升高则可出现中枢神经系统症状，包括头痛、视觉减退，但不多见。常见的体征有胸、颈静脉扩张，颜面水肿，呼吸急促（＞ 30 次 /min），也可有颜面红肿、上肢发绀和水肿、声嘶和 /或 Horner 综合征。

（三）诊断

在采取病史和体格检查的基础上，一旦考虑上腔静脉综合征的诊断就应进一步明确阻塞的原因、阻塞的部位和程度。胸片可显示上纵隔（右侧占 75%）肿块、纵隔和气管旁淋巴结肿大、胸腔积液（右侧多见）。胸部增强 CT 检查可以显示肺癌的直接浸润或压迫，是否伴有静脉血栓形成。超声心动图可以明确有无心包积液的存在。双侧颈静脉造影可以动态观察上腔静脉及双侧无名静脉有无受累及受累程度，对制定治疗方案有重要的指导意义。

（四）治疗

上腔静脉综合征的治疗目标为缩小肿块、缓解阻塞、恢复正常的静脉引流。

（1）内科治疗：患者应限制钠盐及液体摄入。吸氧可缓解呼吸困难。止痛药和镇静药有助于减轻因胸痛或呼吸困难而引起的焦虑和不适。利尿药对缓解液体潴留所致的症状可迅速见效。类固醇激素能减轻呼吸困难及肿瘤和放疗可能伴有的炎性反应。如怀疑血栓存在，抗凝药及纤溶药物也可应用。

（2）放疗与化疗：不完全的上腔静脉阻塞，用放射治疗最为有效。放疗总剂量取决于肺癌的病理类型和病期。放射野的设计应包括原发肺癌病灶、纵隔、肺门及任何邻接肺实质的病变。化疗可与放疗联合，也可单独使用在药物选择上，非小细胞肺癌选择诺维本＋卡铂（或顺铂）；二线用药：紫杉醇＋卡铂（或顺铂）；三线用药：健择＋卡铂（或顺铂）。小细胞肺癌，选择威猛＋卡铂（或顺铂）。

（3）手术治疗：①肺切除＋上腔静脉成形术（或置换术）；②无名静脉—左心房人工血管搭桥术；③无名静脉—股静脉人工血管搭桥术。

（4）支持治疗：对无法手术的患者可经介入放置上腔静脉支架，而后再行放、化疗。

二、恶性胸腔积液

（一）概述

恶性胸腔积液占肺内科全部胸腔积液的 38%～52%，中晚期肺癌、转移性乳腺癌和恶性淋巴瘤是最常见的三大病因，约占恶性胸腔积液的 75%。其中，肺癌是恶性胸腔积液的主要原因，占 25%～50%，尤其是肺周围型腺癌最为多见。部分患者胸腔积液产生迅猛，尤其是发生双侧胸腔积液的患者，常常引发呼吸困难以致呼吸循环障碍，如得不到及时处理可危及患者生命，是肺癌患者常见的急症之一。

（二）临床表现

肺癌恶性胸腔积液常见的临床症状是气短、胸闷，占 50%。只有 25% 恶性胸腔积液患者有胸痛，通常为钝性胸痛。有些症状与肿瘤本身有关，如体重减轻、全身不适和厌食。而大约有 20% 的肺癌患者在出现胸腔积液时并无症状，胸腔积液量从几十毫升到几升不等。体征：患者呼吸急促、胸廓呼吸运动受限、肋间隙饱满、语颤降低、叩诊呈浊音、呼吸音减弱或消失，如果一侧胸腔积液而纵隔无移位，患者可能合并主支气管阻塞或肿瘤累及纵隔使其固定。

（三）诊断

1. 胸腔积液细胞学检查　是肺癌恶性胸腔积液确诊的主要方法。多次穿刺离心沉淀可以提高胸腔积液癌细胞的阳性检出率。腺癌的检出率高于鳞癌，可能与鳞癌引起的胸腔积液大多是由支气管阻塞或淋巴引流障碍有关。

2. 胸腔积液的常规、生化检查及肿瘤标记物检测　恶性胸腔积液多为血性渗出液，肉眼观测胸腔积液可能为血性，但 50% 恶性胸腔积液的红细胞计数 $< 10 \times 10^9/L$（10 000/mm^3），其细胞分类主要是小淋巴细胞，其他如多核细胞或中性粒细胞，嗜酸细胞不常见。蛋白浓度较高；约有 15% 的恶性胸腔积液中的葡萄糖含量低于 3.3 mmol/L，pH 小于 7.2，乳酸脱氢酶水平较高，10% 的恶性胸腔积液的淀粉酶升高；90% 的恶性胸腔积液的 CEA 水平高于正常，其他标记物 CA125、CA153、CA199、CA50 等对诊断恶性胸腔积液有一定特异性。

3. 胸膜穿刺活检　经皮胸膜活检确诊为胸膜恶性病变者占 40%～75% 的病例。在临床实践中，对怀疑为胸膜恶性病变者先做诊断性胸穿，如为渗出液应先做细胞学检查，当检查结果为阴性，则应为此患者做穿刺胸膜活检，同时再送一次胸腔积液标本做细胞学检查。

4. 胸部 X 线和超声检查　胸部正侧位片是恶性胸腔积液患者的常规检查，可以发现除肺部病灶之外胸腔积液征象：少到肋膈角变钝，多到整个患侧胸膜腔透光度减低。胸部 CT 扫描应注意发现胸膜有无转移性结节。B 型超声（以下简称 B 超）帮助胸腔积液定位，选择穿刺部位。

（四）治疗原则

治疗肺癌恶性胸腔积液的原则是控制肺原发病灶、消除胸腔积液、促进胸膜粘连。

1. 化疗 治疗肺癌恶性胸腔积液患者，首先应明确其原发肿瘤的病理类型，并针对性地选择有效的化疗药物，如目前的常用药物针对非小细胞肺癌的有 NVB、紫杉醇类、健择等，针对小细胞肺癌的有威猛等药物。

2. 胸腔穿刺 尽量抽出胸腔积液，然后注入抗癌药物，药物注射后反复转动体位，使药液分布均匀。

（1）多柔比星（阿霉素）：具有强力的抗癌作用，还是强力浆膜硬化剂，将 20～80 mg 多柔比星溶于 40～50 mL 生理盐水中经引流管注入胸腔，3 h 内不断转动体位，4～6 h 开放引流管放液。

（2）顺铂（DDP）：在采用双途径给药时可大量应用。

（3）米帕林（阿的平）：胸腔注入米帕林是浆膜硬化疗法之一，有效率为 60%～80%，一次 200～400 mg，每天或隔天 1 次，总量 1～2 g。

（4）四环素：它是良好的浆膜硬化剂及抗生素。在抽净胸积液后，经胸腔留置引流管注入 500 mg 四环素（溶于 50 mL 蒸馏水中），48 h 后重复上述注射，药量减半。为防止胸部疼痛，注药前可经引流管注入利多卡因 100 mg。

（5）免疫调节剂：可抑制癌细胞，增强淋巴细胞的局部浸润及活性，并促使胸膜粘连等。

3. 胸腹腔引流 对于顽固性胸腔积液患者可选用胸腹腔引流的方法，依靠瓣膜的作用，随着呼吸运动，胸腔积液引流入腹腔，从而减少胸腔积液对呼吸、循环的压迫。该方法目前报道的不多，疗效有待于进一步观察。

4. 电视胸腔镜下的胸膜活检固定术 借助电视胸腔镜的辅助，可以明确观察胸膜的病变范围、程度，并明确病理诊断；可以直视胸腔全貌，分离肺与胸膜的粘连，使患侧肺充分膨胀，通过摩擦胸膜或喷涂滑石粉（2～3 g/ 次）完成胸膜固定。做胸膜固定术之前，要评价纵隔移位情况。如果纵隔移向积液一侧，说明同侧肺已不能正常膨胀，同侧胸腔负压升高，脏层和壁层胸膜不会接触，故不宜做胸膜固定术。

5. 胸膜切除术 下列情况应考虑做胸膜切除术：①高度怀疑恶性胸腔积液但诊断尚不明确的患者，拟诊断性开胸术的同时，可考虑做壁层胸膜切除；②恶性疾病已明确，为防止恶性胸液再出现，也应考虑将壁层胸膜剥除；③持续有胸腔积液并引起症状，同侧肺塌陷的患者，应剥脱使肺塌陷的脏层胸膜及切除壁层胸膜。有 90% 的病例，胸膜切除术可有效地控制胸腔积液，但手术病死率约 10%。

6. 全脏层胸膜切除术 适用于其他治疗方法无效而且能够耐受的患者。该类术式创伤大，应慎重选择，特别是有双侧胸腔积液的患者。

三、恶性心包积液

（一）概述

肺癌的恶性心包积液主要见于中心型肺癌直接浸润或经血行或淋巴转移所致。正常情况下，心包腔内存在约 20 mL 的液体。当肺癌引起的恶性胸腔积液使心包内压力升高接近右心室舒张压，心脏舒张受限，心室的每搏输出量减少甚至为零，即发生心脏压塞，是肺癌患者常见的急症之一。

（二）临床表现

急性心包积液的患者表现为呼吸困难、胸痛和咳嗽，伴有恶心、腹痛或躁动。慢性心包积液的患者可以无明显临床症状。体征主要表现为血流动力学障碍：颈静脉怒张、肝脾大、下肢水肿、心音遥远、动脉收缩压下降、奇脉等。

（三）诊断

当心包积液量不足 250 mL 时，患者的胸部 X 线可表现为正常的心脏轮廓；而当积液量大于 250 mL 时，心脏呈现烧瓶状。胸部 CT 扫描的纵隔窗可见明确的心包积液的低密度影。心电图检查表现为心动过速、低电压和广泛的 ST-T 改变。心脏超声检查可对心包积液量、心功能状况做出准确的判断。

（四）治疗

肺癌恶性心包积液的治疗根据患者病程及血流动力学改变选择相应的治疗措施。

胸腔镜下心包切开活检、开窗引流。肺癌恶性心包积液往往与恶性胸腔积液同时存在。通过电视胸腔镜切除部分心包组织不仅能够充分缓解心脏压塞症状，而且明确病理诊断，指导合理用药化疗。有效的全身化疗是治疗肺癌恶性心包积液必不可少的。根据活检的病理类型采取针对性的化疗（NVB、紫杉醇、健择、威猛＋铂类药物）能够取得较好的疗效。

四、肺癌咯血

（一）概述

肺癌所致咯血是由于肿瘤变性坏死或支气管受侵溃疡所致。占咯血原因的第 2 位，仅次于支气管扩张。在 24 h 内超过 600 mL 以上的大咯血可以直接威胁患者的生命，是肿瘤直接侵犯肺血管或者肿瘤压迫所致远端血管破裂出血，大咯血引发的窒息是患者猝死的主要原因。有时咯血量虽然不大，但可引起呼吸道窒息而威胁患者的生命。这两种情况都是肺癌急症。

（二）临床表现

25% ～ 50% 的肺癌患者有咯血，从痰中带血到大的咯血。根据每天咯血量可分为少量咯血（少于 50 mL）、中量咯血（50 ～ 100 mL）和大量咯血（大于 100 mL）。患者中多为少量咯血，但应警惕致命性出血前常常也表现为一次或多次少量咯血。应警惕所有咯血的患者发生大咯血，做好血型、凝血项目的检查。发生大咯血的患者可表现为突然的胸闷、精神紧张、端坐呼吸、张口瞪目、发绀等严重缺氧窒息的表现及生命体征的紊乱。呼吸音中可闻及痰鸣音或呼吸音消失。

（三）诊断

（1）凝血机制检查。

（2）胸部 X 线片简便易行，对病情稳定的患者可考虑行胸部 CT 检查。

（3）纤维支气管镜检查，可对短期内止血效果不好的患者行支气管镜检查以进一步明确诊断。

（四）治疗

对于发生大咯血的患者首先保持患者安静，卧床休息。可给予适量的镇静药，防治患者情绪紧张和躁动。保持患者呼吸道的通畅。将患者置于患侧卧位，头偏向一侧，清除口鼻腔内的血块，帮助患者将血块咳出。可用鼻导管吸出或通过刺激咽部咳出堵塞在呼吸道内的血块，必要时可行气管切开。

止血药物的应用：先给予垂体后叶素 5 ～ 10 U 加入到 5% 的葡萄糖液 20 mL 中静脉注射，然后 10 ～ 20 U 加入到 5% 的葡萄糖液 500 mL 中静脉持续静脉滴注；对于伴有高血压、冠心病的患者，可考虑给予巴曲酶（立止血）等药物。山莨菪碱等药物可以降低肺动脉压力、减少肺血流量。

抗生素的应用：对肺癌合并感染的患者应用有效的抗生素治疗。

输血：对出现休克的患者应给予适量新鲜全血或选择性的成分输血。

经支气管镜下的激光止血或经支气管镜置入支气管阻塞器。将气囊充气后压迫出血部位、堵塞出血支气管，24 h 后放松气囊，无活动出血时可拔除。

经皮血管造影行支气管动脉栓塞也是一种可参考的治疗措施。

对大咯血保守治疗无效的肺癌患者，可考虑行肺癌病灶的切除，是急诊手术的适应证。

五、颅内高压症

（一）概述

颅内高压症是指颅内压力持续升高达 2.0 kPa 以上时的病理状态。颅内转移瘤是颅内压增高的常见原因。肺癌脑转移占所有脑转移瘤的 50% 以上。

（二）临床表现

临床上的主要表现是颅内压升高，其症状为头痛、恶心、呕吐、视觉障碍及意识障碍。

（1）头痛：是最常见的症状。与脑膜、脑血管或脑神经受牵拉或挤压有关。常表现为阵发性头痛，头痛的部位多在额颞部或枕颈部。在咳嗽、低头时加重。

（2）呕吐：多在头痛剧烈时发生，呈喷射状。颅后窝的转移瘤更易诱发呕吐。

（3）视觉障碍：颅内压力增高引起视网膜静脉血液回流障碍，视盘水肿。检眼镜（眼底镜）检查可见视盘边缘不清，生理凹陷消失，视神经乳头，静脉充盈扩张。晚期可出现视神经萎缩、视力下降甚至失明。

（4）意识障碍：颅内压增高使大脑皮质功能障碍及脑干受压。表现为嗜睡、昏睡、谵妄、昏迷。

（5）库欣反应和脑疝：库欣（Cushing）反应是指颅内压急剧升高引起的患者血压升高、脉搏缓慢、呼吸深而慢等症状。库欣反应是发生脑疝的先兆信号，应紧急处理。脑疝（小脑幕切迹疝或枕骨大孔疝）发生时，重要的神经中枢受到压迫，直接威胁到患者的生命安全。

肺癌脑转移患者发生的自然生存期在 1 ～ 2 个月，颅内高压引发的脑疝是患者死亡的主要原因。

（三）诊断

对胸部 X 线发现肿物的患者行头颅平片、颅脑 CT、强化 MRI 扫描是十分必要的。不仅可以明确有无颅内压增高的征象（颅缝增宽、脑回压迹增多等）和肿瘤定位征象，而且可以明确临床分期，是评估预后的重要依据。腰椎穿刺虽然可以行病理学检查，但应注意有诱发脑疝发生的危险。

（四）治疗原则

颅内压增高的患者应采用头高位（15°～30°）卧床休息，昏迷患者应采取侧卧位，预防呕吐物误吸。密切观察患者的意识、瞳孔变化、血压、脉搏、呼吸、体温等生命体征。保持呼吸道通畅。限制液体入量。对于身体一般情况良好且颅内为单发转移病灶的患者，应积极行肺癌及颅内转移病灶的同时或序贯切除，一般先行原发肿瘤的切除，后切除转移灶。对于颅内高压明显的患者应及时给予脱水利尿，降低颅压（甘露醇、呋塞米、地塞米松等），可考虑先行颅脑转移病灶的切除，再切除肺部原发灶。对于颅内存在多个转移病灶的患者可选择性切除引发患者症状的转移病灶或是通过一个骨窗完成两个以上的病灶切除。

立体定向放射治疗具有疗效确定、非侵袭性、可针对多个病灶等优点，可以在使病灶受到高剂量放射照射的同时，最大限度地保护脑组织。X- 刀、γ- 刀就是依据不同的射线而得名。

X- 刀是通过直线加速器沿等中心共面或非共面旋转使电力射线聚焦于靶点；γ- 刀则是将 201 个 ^{60}Co 放射源聚焦于靶点。相比之下，X- 刀较 γ- 刀更适合对颅脑转移病灶的放射治疗。但对颅内高压患者应慎重，以减少脑疝的发生。

六、脊髓压迫症

（一）概述

脊髓压迫症（SCC）是指肿瘤或非肿瘤病变压迫脊髓、神经根或血管引起的脊髓水肿、变性、坏死等病理变化，最终导致脊髓功能的丧失所表现的临床综合征，是临床急症之一。

（二）临床表现

有 2%～5% 的肺癌患者以脊髓压迫症首诊，主要表现在四肢、腰部疼痛及轻度瘫痪。肺癌转移病灶在脊髓不同部位的发生率约为：颈椎 38%、胸椎 57%、腰椎 5%。在临床上，有大约 90% 以上的此类患者首先出现转移部位的疼痛和放射到相应的脊椎神经分布区。这种疼痛多不能够自行缓解，且进行性加重，伴有肢体软弱、肌力减退、肌肉痉挛、腱反射异常，患者可表现为上升性感觉障碍及麻木，感觉丧失区域的脊髓节段低于转移瘤所引起的脊髓受损部位。最后可出现大小便的自主功能障碍。一旦感觉、运动或自主神经功能症状或体征出现，病情常急剧进展，如不及时治疗，患者可在几小时或几天内出现瘫痪，而瘫痪出现后的治疗缓解率明显降低。

（三）诊断

脊椎的正侧位片是发现脊椎病变简便易行的手段，约有 60% 的脊髓压迫症的患者表现脊椎 X 线异常，如椎间盘的虫蚀状改变或缺失，部分或全部的椎体塌陷，椎旁的软组织肿块。CT 和 MRI 更为清楚地显示转移病灶的部位、大小、脊神经、椎体等相邻组织的受累程度。在有创的检查中，脑脊液常规及动力学检查和脊髓造影有利于明确转移瘤的性质。

（四）治疗

肺癌脊髓压迫症患者的治疗目的以解除或缓解疼痛、恢复或保留神经功能为主，同时控制局部转移病灶、保持脊柱的稳定性。

（1）手术治疗：由于绝大多数的肺癌转移瘤位于脊膜外，往往合并有椎骨的破坏，手术的目的是减压和明确诊断，如椎板切除术可以缓解 30% ～ 40% 患者的疼痛，而椎体切除术可使 60% ～ 80% 以上的患者的疼痛得到部分或全部的缓解，只有少数转移瘤位于椎管内需要椎板切除，但椎体切除术的创伤较大，应姑息切除以配合全身治疗。

（2）放射治疗：对肺癌发生脊髓转移的患者实施局部放疗可以明显改善患者疼痛症状。疗效与肺癌的病理类型密切相关，小细胞肺癌的转移灶最为敏感，鳞癌、大细胞癌次之，腺癌较差。对脊髓压迫症状较重的患者放疗前应注意糖皮质激素的应用。

（3）全身化疗：针对肺癌不同的病理类型选择有效的药物治疗对治疗原发病至关重要。目前的常用药物针对非小细胞肺癌的有 NVB、紫杉类、健择等，针对小细胞肺癌的有威猛等药物。

七、急性代谢紊乱

（一）高钙血症

1. 概述　高钙血症是指血清钙浓度大于 2.75 mmol/L（11 mg/dL）。肺癌并发高钙血症较为常见，其发生率略低于多发性骨髓瘤和乳腺癌。约有 10% 的肺癌患者出现高钙血症，其中有 15% 的患者继发于甲状旁腺素和其他激素的异常分泌。高钙血症的患者可出现腹痛、顽固性呕吐、重度脱水、肾衰竭，甚至昏迷死亡，是肺癌患者代谢紊乱的急症之一。异位甲状旁腺素的分泌多见于鳞状细胞癌，低磷血症继发于甲状旁腺素对肾小管的重吸收作用。

2. 临床表现　肺癌合并高钙血症患者的诊断依据血清学检查。患者的临床症状与血清钙浓度有关。正常血清钙浓度为 2.25 ～ 2.74 mmol/L。当血清钙浓度为 2.75 ～ 3.0 mmol/L 时称为轻度增高、3.1 ～ 3.7 mmol/L 时为中度增高、大于 3.7 mmol/L 时则为重度增高、临床症状主要有：

（1）神经—精神症状：早期为头昏、失眠、记忆力减退、淡漠、忧郁。

（2）消化道症状：食欲减退、恶心、呕吐、便秘、腹胀、肠痉挛，易诱发消化性溃疡和胰腺炎。

（3）肾脏症状：高钙血症是肾脏的浓缩功能受到损坏，肾小管重吸收功能减退，从而引起多尿、氮质血症、低钾性碱中毒，易诱发肾结石和慢性肾衰竭。

（4）当血清钙浓度重度增高时可引发高钙血症危象：呕吐、腹痛、疲劳、嗜睡、脱水、少尿、无尿甚至肾衰竭，当血清钙浓度大于 3.75 mmol/L 时，患者出现昏迷，甚至心搏骤停。

由于血清钙与清蛋白高度结合，在进行血清钙浓度测定时应注意血清清蛋白浓度的变化。血清钙浓度有时可作为这一类患者治疗效果的评价指标。患者可表现分泌甲状旁腺素的肺癌患者在肿瘤切除术后可以恢复血钙水平，但有资料显示，具有分泌甲状旁腺素功能的肺癌较易复发而且再次出现高钙血症。

其他辅助检查：心电图表现为 ST 段缩短或消失，T 波倒置，Q-T 间期缩短，患者易发生心动过缓、房室传导阻滞。

3. 治疗措施

（1）首先是快速补充血容量，增加肾小球的滤过率，补充钠盐既扩充了细胞外液又抑制了肾近曲小管对钙的重吸收。

（2）应用呋塞米静脉注射，逐一检测电解质变化，保持水电平衡。对噻嗪类利尿药应慎用，因为此类利尿药可以增加肾小管对钙的重吸收。

（3）抗骨溶解药物如帕米磷酸二钠的应用能够抑制破骨细胞的活性，阻止骨质吸收。

（4）对高钙血症合并低磷的患者可给予无机盐和二磷酸盐。

（5）腹膜透析或血液透析：经上述治疗无效或严重危及生命的患者，可用腹膜透析或血液透析疗法，已迅速降低血清钙浓度。

（6）全身有效的化疗：选用针对肺癌不同病理学类型的有效的化疗是治疗高钙血症的根本。

（二）高尿酸血症

1. 概述　高尿酸血症是指血清尿酸水平高于 417 μmol/L（7 mg/dL），是恶性肿瘤常见的并发症之一，最常见于白血病和淋巴瘤，肺癌等实体瘤继发高尿酸血症也有发生。

2. 临床表现　早期的高尿酸血症可以没有症状，随着血尿酸水平的增高，即表现出相应的症状。痛风性关节炎是高尿酸血症患者最为常见的表现。最常受累的是跖关节，其次为踝、跗、趾、腕、膝、肘关节。发病突然，疼痛剧烈，夜间加重，局部红肿。患者可有发热、畏寒症状。这些症状可在数天或数周后自行缓解，但经过一段间歇后又重新发作。反复发作的结果是关节变形、功能障碍和病理骨折。典型的关节表现是在病变周围可扪及结节状痛风石。沉积在肾脏（5% ～ 10%）的结晶可引发多尿、血尿、蛋白尿，严重者出现少尿、尿素氮升高、肌酐升高并发展为尿毒症。部分患者高尿酸血症的发生是作为急性肿瘤溶解综合征的形式出现的。

3. 诊断　当血尿酸高于 417 μmol/L（7 mg/dL）时，就可以诊断为高尿酸血症。当 24 h 尿酸排量超过 700 mg，即称为高尿酸尿症。尿常规检查中发现尿酸结晶有助于诊断。受累关节的 X 线检查及肾脏的超声检查在帮助诊断的同时，对病变的范围、程度进一步明确。

4. 治疗

（1）高尿酸血症的标准预防或治疗方案为使用别嘌醇（Allopurinol）治疗，进行尿液碱化、水合和渗透性利尿。别嘌醇通过抑制黄嘌呤氧化酶阻滞尿酸形成，但会增加肾脏排泄尿酸前体（次黄嘌呤和黄嘌呤）的负荷。与次黄嘌呤不同，黄嘌呤在尿中比尿酸难溶。有时别嘌醇治疗的患者也可出现黄嘌呤肾病和结石。此外，对于患者体内存留的尿酸的排泄，使用别嘌醇治疗无效。目前，由法国 Sanofi Synthelabo 公司生产的非重组尿酸氧化酶，由黄曲霉培养液纯化而得，尿酸氧化酶可催化尿酸的氧化，形成尿囊素，后者为一种比较容易排泄的代谢物，其溶解度为尿酸的 5 ～ 10 倍。治疗高尿酸血症疗效较别嘌醇显著。

（2）促进尿酸排泄药物：常用药物有丙磺舒、苯磺唑醇等，主要通过抑制肾小管对尿酸盐的重吸收，增加尿酸的排泄，从而降低血尿酸浓度。在肾功能正常时，尿酸排泄量小于 600 mg/d，尿 pH 大于 6.5，每天尿量在 2000 mL 以上，使用较为安全。丙磺舒，250 mg/ 次，2 次 / 天，用药 1 周后可增加至 500 mg/ 次。苯磺唑醇，100 ～ 200 mg/d，用药 1 周后可增加至 200 ～ 400 mg/d。需定期复查血尿酸浓度以调节药物剂量。

（3）透析疗法：对急性肾衰竭或血尿酸在 25 ～ 30 mg/dL 的患者应立即给予血液透析。

（4）手术：对出现尿路结石的患者可考虑手术取石。

（三）乳酸酸中毒

1. 概述　乳酸酸中毒是一种代谢性酸中毒，是肺癌及其他癌症患者少见但严重的并发症。血清乳酸浓度大于 2.0 mmol/L 时，称为高乳酸血症；如同时伴有血浆 HCO_3^- 减少，血 pH 小于 7.35，就发生乳酸酸中毒。本症起病急骤，难以矫治，其病死率高达 48% ～ 80%。

2. 临床表现　典型的乳酸酸中毒的患者表现为过度换气和低血压。其他非特异性的表现有心动过速、全身衰弱无力、恶心、厌食、呕吐，伴有呼吸深大但无酮臭、血压下降、意识障碍甚至昏迷。

3. 诊断要点

（1）肿瘤患者有诱发酸代谢障碍的因素。

（2）起病急骤，数小时内出现深而规则的酸中毒性呼吸困难（Kussmaul 呼吸），患者迅速出现意识障碍、谵妄、昏迷，而且不能以酮症酸中毒解释。

（3）实验室检查：临床多采用动脉血测定血乳酸。正常血乳酸浓度为 0.4 ～ 1.3 mmol/L，丙酮酸 0.0014 ～ 0.1100 mmol/L。乳酸与丙酮酸的比值一般为 10∶1。如乳酸浓度大于 5.0 mmol/L，血浆 CO_2 结合力低于 11.23 mmol/L，伴有血浆 HCO_3^- 少于 10 mmol/L，血 pH 小于 7.20，阴离子间隙大于 18 mmol/L，即可确定诊断。

4. 治疗

（1）治疗应针对原发病，如果肺癌的治疗取得效果即可从根本上解除乳酸酸中毒的诱因并改善患者的预后。

（2）有严重低氧血症和休克者，可给予氧疗和积极纠正休克，保证组织充分的氧合。

（3）对碳酸氢钠的应用应注意碳酸氢钠本身可增加乳酸盐产物和二氧化碳；但适量碳酸氢钠的应用可以改善严重酸血症对心脏及肝、肾重要脏器的不利影响。一般先给予生理盐水 1000 ～ 2000 mL，在 4 ～ 6 h 滴完。所用 5% 碳酸氢钠的剂量（mL）参考 CO_2-CP 下降数（vol%）× 体重（kg）× 0.5/2.24。

（4）双氯醋酸：可以激活丙酮酸脱氢酶系统活性，组织肝细胞释放乳酸和丙酮酸，从而抑制内源性乳酸生成，并改善心肌利用葡萄糖产生高能磷酸，有正性肌力作用，可增加心肌收缩力和心排血量。一般用量为 35 ～ 50 mg/（kg·次），溶于生理盐水中静脉滴注，每天总量为 4 g，或每天口服 3 ～ 4 g。

（5）亚甲蓝：可以促进乳酸转化为丙酮酸，降低血乳酸浓度。常用剂量为 1 ～ 5 mg/（kg·次），静脉注射，2 ～ 6 h 达高峰，一次给药可维持 14 h。

（6）胰岛素：对合并糖尿病的肺癌患者，当血糖大于 14 mmol/L 时，需要加用胰岛素治疗。

（7）透析疗法：用不含乳酸钠的透析液行腹膜透析或血液透析疗法，以迅速降低血清乳酸浓度及诱发乳酸中毒的有害药物。

八、肾上腺功能衰竭

（一）概述

肾上腺功能衰竭，又称肾上腺危象（AC），是由于各种原因引起的肾上腺皮质突然分泌不足或缺乏所致的临床症候群。肿瘤并发肾上腺危象可以在原有肾上腺皮质功能减退的基础上发病，也可在肾上腺皮质功能正常的情况下由某些应激因素诱发。肾上腺危象如未能及时确诊和治疗可导致极高的病死率。

（二）临床表现

肺癌患者并发肾上腺功能减退的典型症状有：患者软弱无力、烦躁不安、食欲缺乏、恶心呕吐、腹痛腹泻、体重减轻、皮肤和黏膜色素沉着、低血压等。危象发生时，患者可出现昏迷、严重循环衰竭或休克、脱水、酸中毒，而且病情进展迅速。

（三）辅助检查

患者的血常规可表现为正色素性贫血，嗜酸性粒细胞增多。生化检查可有低血糖和低血钠，高血钾、高尿素氮，血浆皮质醇降低。心电图出现低电压、T波低平或倒置、P-R间期与Q-T时间延长。X线、CT或MRI、超声检查均可显示肾上腺萎缩、钙化、出血、坏死等表现。ACTH兴奋试验显示肾上腺皮质储备功能降低。

（四）治疗

肾上腺危象的危险主要是休克和高钾血症。应立即补充肾上腺皮质激素、输液、控制感染。延误诊治的患者多在1～2天死亡。

（1）补充皮质激素：迅速补充足量的糖皮质激素是抢救成功的关键之一。第1天所补充皮质醇的量为生理需要量（20～30 mg）的5～10倍，即氢化可的松100 mg或地塞米松5 mg，溶入5%的葡萄糖生理盐水500 mL中静脉点滴，每6～8 h重复。在最初的24 h的总量可达300～600 mg。第2天，给予该剂量的2/3。第3天是该剂量的1/2。分次静脉滴注。在危象控制后，改为氢化可的松片20～40 mg口服。

（2）纠正水电解质紊乱：液体补充量为正常体重的6%左右。最初的24小时的总量可达3000～4000 mL。第2天2000～3000 mL。患者神志清醒时，可鼓励进食，并酌情减少输液量。

在输液过程中应注意补液速度，密切监测心肺肾功能，防止肺水肿和心功能衰竭，注意保持电解质的平衡。

（3）抗休克治疗：经过肾上腺激素、足量补液治疗后患者休克状况仍未纠正者，应积极考虑输注血浆、全血或清蛋白，并酌情选用血管活性药物，如肾上腺素、间羟胺、多巴胺等，保持正常肾脏灌注。

（4）抗感染治疗选择有效抗生素预防感染。

（5）积极治疗原发病。

九、癌性肌病

肺癌的癌性肌病主要表现为 2 种表现，即皮肌炎和肌无力综合征。

（一）皮肌炎

1. 概述　皮肌炎（Dermatomyositis，DM）是以进行性、对称性肌无力和典型皮肤为特征的一种自身免疫性结缔组织疾病。本病急性发作期可发展为全身弥散性重症肌无力，病情危重者可导致死亡。死亡原因多见于膈肌和肋间肌受累引起的呼吸困难、间质性肺炎引起的呼吸衰竭、心肌受累引起的心功能衰竭。中年合并皮肌炎者较多见，常随恶性肿瘤的治疗有效而病情好转，但皮肌炎与肿瘤的确切关系尚待进一步探讨。

2. 临床表现

（1）皮肤症状：典型的皮肤表现是在面部尤其是上眼睑出现红色斑，局部毛细血管扩张，逐渐向前额、面颊、耳前、颈部和上胸部呈 V 字形扩张；在肘关节、膝关节、踝关节、掌指关节和指间关节的伸面出现紫红色丘疹，并融合成斑，有毛细血管扩张、色素减退和上覆细小鳞屑，这就是皮肌炎的特征性丘疹，即 Gottron 征。

（2）肌肉症状：任何部位的肌肉均可受累。肩胛带肌和骨盆带肌最早受累，上臂和股肌群次之。多成对称性发病。患者自觉全身乏力、肌肉疼痛、肌力下降并出现运动障碍。膈肌和肋间肌受累时，患者表现为呼吸困难。咽、食管、腭部肌肉受累时，可出现声音嘶哑和吞咽困难。眼肌受累出现复视。心肌受累可导致心力衰竭。

（3）全身症状：40% 的患者可伴有不规则发热；20% 有关节病变：疼痛、活动受限等；心功能异常：心律失常、心肌损害、心脏扩大；视网膜渗出或出血；胸膜炎、间质性肺炎等。

3. 实验室检查

（1）血常规显示轻度贫血、白细胞增多、嗜酸性粒细胞增多，血沉加快，抗肌浆球蛋白阳性高达 90%。

（2）尿肌酸排量增多：由于肌肉病变，所摄取的肌酸减少，血中肌酸增高，尿中肌酸大量排出。

（3）血清激酶的改变：血清肌酸磷激酶、谷草转氨酶、谷丙转氨酶、乳酸脱氢酶可明显增高。

（4）肌电图可显示失神经纤维颤动。

（5）组织病理：皮肤真皮层黏液性水肿、皮下脂肪组织黏液性变性、表皮及皮肤附件萎缩，免疫荧光检查可以发现在皮损处有免疫蛋白和补体沉积；肌肉纤维肿胀、横纹消失、玻璃样变性、空泡样变性、坏死，或完全由结缔组织代替，血管周围有淋巴细胞、浆细胞和组织细胞浸润。

4. 治疗　肺癌继发皮肌炎的治疗，首先是治疗原发病，预防由于皮肌炎引发的呼吸困难、呼吸衰竭、心力衰竭等病症的发作。皮质激素是首选用药，皮质激素的用量可参照血清激酶和尿肌酸排出量的水平，一般成人用量等同于泼尼松 30 ～ 40 mg/d，重症病例可达 80 ～ 100 mg/d。环磷酰胺 100 ～ 200 mg/d，静脉滴注。注意加强支持疗法，静脉输注氨基酸、辅酶 A、三磷腺苷和能量合剂。

（二）肌无力综合征

1. 概述　肌无力综合征是一种类似肌无力的综合征，又称为 Eaton-lamhert 综合征。这种综合征是由于异常的免疫球蛋白的抗体干扰了运动终板神经—肌肉接头的信号传导，运动神经末梢的乙酰胆碱释放减少而引起。

2. 临床表现　Eaton-lamhert 综合征可发生在原发肿瘤的症状之前，甚至出现于胸部 X 线发现肺部肿块之前。肺癌继发肌无力综合征的患者主要表现包括以下方面。

（1）近端肌无力和易疲劳，特别是多见于腰带肌群和下肢肌群。

（2）主动运动数秒钟后，肌力有暂时性增加。

（3）肌腱反射减弱或消失。

（4）对箭毒敏感但新斯的明试验阴性，可作为与重症肌无力的鉴别点。

（5）伴有周围神经的感觉异常。

（6）肌电图表现为运动神经诱发的肌肉动作电位幅度很快下降，而直接刺激肌纤维和神经传导速度正常。

3. 治疗　对原发病肺癌等恶性肿瘤的治疗可以有效改善或缓解患者的肌无力症状。

（孟萍萍　任素珍　解树英）

第十三章

胃肠外科危重症

第一节　消化道穿孔

一、概述

消化道穿孔中最多见的是胃、十二指肠穿孔。大多为消化性溃疡所致，少数患者系胃癌导致的穿孔。

胃、十二指肠溃疡急性穿孔是溃疡病的常见并发症之一。急性十二指肠溃疡穿孔常见于十二指肠球部前壁偏小弯侧；急性胃溃疡穿孔多发生在近幽门的胃前壁，也多在偏小弯侧。

二、病因

消化道穿孔是急腹症的常见原因，和其他急腹症一样，特点为起病急、病情重、发展快、变化多，需要及时诊断和处理，使患者转危为安。引起消化道穿孔的原因很多，需要详细询问病史、仔细体检，参考必要的实验室检查和其他特殊检查，进行综合分析。

引起消化道穿孔的病因很多，按照病变性质可分为外伤性病变、炎症性病变、溃疡性病变、糜烂性病变和肿瘤性病变及其他一些少见病变；按照病变部位可分为胃和十二指肠病变、空肠和回肠病变、阑尾病变、结直肠病变。有些小的穿孔，病灶未能确定，即使剖腹探查也未能找到穿孔原因。

常见的导致消化道穿孔的病因如下：

（1）外伤性病变：胸、腹腔的开放性或闭合性损伤。

（2）炎症性病变：肠伤寒、痢疾、克罗恩病、溃疡性结肠炎、急性阑尾炎、胆囊炎等。

（3）溃疡性病变：主要是胃、十二指肠溃疡。

（4）肿瘤性病变：主要是结肠癌、食管癌、胃癌，小肠肿瘤少见。

（5）医源性损伤：各种内镜检查及内镜下介入治疗过程中，胆道手术胆道探查时。

（6）其他：缺血性肠炎、胃肠道憩室等。

三、临床表现

1.腹痛　腹痛是消化道穿孔共同的临床表现，一般在穿孔前已有症状，穿孔时突然腹痛剧烈，病变部位有局限性压痛、反跳痛和腹肌紧张，迅速扩散至全腹。消化道穿孔的腹痛一般为持续性锐痛，具有强烈刺激的消化液直接作用于腹膜而产生剧烈疼痛，如刀割样，患者被迫取屈曲卧位，初期因剧烈腹痛而呈板状腹，后因腹腔渗出液的稀释和肠麻痹使腹痛减轻。腹痛出现的位置因穿孔位置不同而有所变化。

2.腹胀　因穿孔后腹腔感染而出现肠麻痹并出现腹胀，甚至出现麻痹性肠梗阻，进一步加重腹胀程度。如果原发病能及时得到治疗，腹胀会随病情好转而好转。

3.恶心、呕吐　恶心、呕吐有其特点，在病程早期大多较轻，呈一般外周反射性呕吐，有的紧随阵发性绞痛而发生，其后多有长短不一的停歇期。到病程后期特别是晚期，则视病因不同而出现基本只见于外科急腹症的特殊类型的呕吐，上消化道出现呕吐早且剧烈，下消化道出现晚，有时由于引起肠梗阻可以出现呕出粪臭性物为特征的梗阻逆流性呕吐。但呕吐不论属于何种类型也不论发生于病程任何阶段，均不能减轻腹痛及其他同在症状。

4.其他症状　其他与原发病相关的症状。

四、诊断和鉴别诊断

（一）详细询问病史

在临床实践中，由于引起各种穿孔的病因性质不同、发生病变的脏器或部位不同，因而有不同的临床表现；同时，由于同一疾病的不同阶段或同一种疾病发生在基础情况不同的患者，也可有不同的临床表现，因而使诊断比较困难。因此，在对急性消化道穿孔进行诊断过程中，必须掌握一个正确的诊断步骤，并对所有的资料包括病史和各项检查结果进行综合判断和逻辑分析。在询问腹痛经过时，要特别注意腹痛的发作方式、腹痛的性质、部位及伴随症状，以及与腹痛发作有关的个人、家庭史和治疗情况等。

1.腹痛的发作方式　腹痛发作的缓急程度常能反映引起腹痛病变的性质及其严重程度。凡发病前没有任何征兆，突然出现难以忍受的全身性剧烈疼痛时，常提示腹腔内发生了穿孔；发病后不久，随着病情进展，剧烈腹痛又很快被心率增快、呼吸急促、出汗和休克所掩盖时，强烈提示此类患者需立即进行抢救、复苏和剖腹探查。

2.腹痛的性质及其强度和持续时间　这对于分析引起腹痛疾病的本质有很大的帮助。位置浅表、剧烈、定位准确、疼痛锐利的持久腹痛多由严重的腹膜刺激引起，是腹腔脏器穿孔的最常见的表现。除了注意腹痛的性质外，医师还应询问既往有无类似腹痛病史及影响腹痛加重和减轻的因素，借以分析腹痛的诱发原因及与潜在病变的关系。通常消化性溃疡患者常在腹痛时进食以缓解腹痛。此外，深吸气、翻身移动会使腹痛加重的患者多提示有腹膜炎存在。

3. 腹痛的部位　对于明确诊断有重要的价值。根据腹内各脏器的神经支配节段和感受平面及其与腹痛的部位关系常有助于腹痛的诊断。通常，腹腔内的疼痛纤维均匀分布在脏层和壁腹膜及血管组织中。仅涉及脏腹膜的腹痛，常由空腔脏器膨胀、实质性器官的包膜过度延展和脏器平滑肌的痉挛收缩等引起，疼痛大多为钝性隐痛、痉挛性绞痛或持续性剧痛且定位往往不清。但是当引起腹痛的病变涉及壁腹膜时，腹痛性质便会从弥散、定位不清的内脏痛转变成部位局限、定位明确的腹壁痛。此时，腹痛的感受部位可能更接近引起腹痛的内脏，更容易根据疼痛部位判断患病的脏器。影响上腹正中处腹痛的原因仍以溃疡病穿孔最常见，中上腹脐周附近剧烈绞痛常由肠梗阻引起。通常依据上述腹痛发作的缓急程度、腹痛的性质和部位，再结合牵涉痛转移痛的特点可及时做出腹痛的诊断。还需要引起注意的是，由于有解剖变异存在，有时异位的脏器常引起特殊的表现。如约 15% 的阑尾炎由于其位置在腹膜后，因此，患者的腹痛一直定位不准，始终感到是脐周痛，较容易与胃、肠炎混淆而导致误诊。此外，有些患者引起腹痛的病变不但不是急腹症，甚至根本就不在腹腔内。

4. 腹痛的合并症状　食欲缺乏、恶心、呕吐等消化系统症状在腹痛时很常见。从腹痛发生机制上证实，经交感神经传导的内脏痛在疼痛剧烈时，可反射性出现其他交感神经兴奋的症状，包括恶心、呕吐、出汗及心慌或腹泻、便秘等。通常认为这些症状是非特异性的（如食欲缺乏几乎出现在所有的急腹症中），因此，在消化道穿孔诊断中的意义不大。但在某些急腹症中，这些症状的有无及严重程度对病情的判断却有很大的帮助。

5. 其他症状　发热是炎症性疾病常见病因，如伤寒、急性阑尾炎、急性胆囊炎等；高热则见于穿孔引起的急性弥散性腹膜炎。

6. 详细询问既往史、个人及家族史　既往有无类似病史，其发病情况包括发作诱因、发作次数及治疗情况等均应详细收集。此外，既往其他疾病史和手术史，以及长期与某种有毒物质接触的历史均可能与本次发病有关。

（二）认真进行体格检查

对患者进行体格检查，应当先从全身检查开始，然后再做腹部检查。全身检查应注意观察患者的一般情况，包括神志、呼吸、脉搏、血压、皮肤温度，最后还要注意患者的体位。腹部检查应遵循视、听、叩、触的顺序，以避免先做触诊引起紧张而妨碍后面检查的结果及临床诊断的准确性。

1. 视诊　首先，应仔细观察腹部的外形，有无不对称或局限性膨隆，是否呈舟状腹或蛙状腹，腹壁有无外伤或手术瘢痕或腹壁缺损。其次，观察腹式呼吸是否存在，有无呼吸受限、呼吸浅快或腹式呼吸消失，是否出现肠型、蠕动波。通常呼吸浅快多见于腹膜炎患者，而舟状腹常发生于内脏穿孔的患者。

2. 听诊　在腹膜炎时肠鸣音减弱或完全消失，要确定这一点应仔细听肠鸣音至少 2 min。相反，在肠梗阻患者中，肠鸣音随着阵发性腹痛而加强，出现气过水音或高调肠鸣音并与视诊时出现的肠型蠕动波同步。因此，肠鸣音听诊应多次在腹部不同部位重复进行，并比较腹痛发作时和间歇期肠鸣音的区别，是诊断肠梗阻时的重要体征。但机械性肠梗阻发展至肠麻痹时，肠鸣音也将减弱，连续观察患者时可发现该病情的转变。此外，听诊时还应注意有无血管杂音，以免漏诊肠系膜血管及主动脉瘤的存在。

3. 叩诊　腹部叩诊可起到以下几个作用：①叩诊痛类似于引起反跳痛，两者均反映腹膜刺激征和腹壁痛；②当发生内脏穿孔时，经叩诊可以发现因膈下游离气体而导致的肝浊音界缩小和因腹膜炎继发的麻痹性肠胀气；还可经叩诊移动性浊音发现腹腔内的积液等。

4. 触诊　首先让患者采取舒适的仰卧体位，检查者的手应当温度合适（尤其在冬天要注意），操作要轻柔，要注意发现腹肌有无紧张及其部位和程度。消化道穿孔患者一般腹壁触诊发现肌紧张部位与穿孔位置有相当关联。

（三）进行必要的辅助检查

经过详细收集病史资料。认真进行体格检查以后，约可对病情做出诊断。而实验室检查和影像学的资料将对诊断提供不可缺少的依据并帮助鉴别诊断。

1. 实验室检查

（1）血液检测：白细胞显著升高对诊断炎症有帮助，但是中度升高或不升高也可见于已确诊的腹膜炎或败血症患者；若白细胞进行性升高，或虽然仅中度升高甚至正常但合并核左移者，均提示存在明显炎症，甚至败血症。对表现有休克、剧烈呕吐、严重腹泻、腹部胀满或就医较晚的患者，应同时测定血清电解质、血尿素氮（BUN）和肌酐；而合并腹膜炎、休克、胰腺炎、败血症、肠缺血性病变和疑有代谢性酸中毒者，还应进行动脉血气分析。还有一些血清生化检验项目如淀粉酶、肝功能、凝血功能检测，应视病情需要选择测定。应当指出的是，这些测定不具备疾病性质诊断的绝对意义。例如，淀粉酶升高，常见于急性胰腺炎，但一些溃疡病穿孔、小肠梗阻、穿孔，也可表现淀粉酶升高，医师考虑诊断时应当注意。因此，医师必须结合临床病情再选择其他手段（如影像学检查）协助诊断。

（2）尿液检测：尿液的外观、比重、颜色和镜检、培养及药物敏感试验常能提供有用的信息。例如，尿色浓暗、高比重、肾功能正常者反映有脱水；尿色如茶，摇动时起沫多见于高胆红素血症患者；镜下血尿或脓尿是输尿管结石或泌尿系感染的证据。还可行尿蛋白、尿胆红素、尿糖及酮体测定以进一步区分引起急腹症的原因。

（3）粪便检查：大便常规测定及隐血检查对鉴别肠炎、疾病引起的腹痛能提供有价值的资料。

2. 影像学检查

（1）胸、腹部 X 线平片：胸片对确定可能导致急腹痛的膈上病变（如基底肺炎或食管破裂）起重要作用。一侧膈肌抬高或胸腔有渗出常提示膈下有炎性病变存在。而急腹症中约 40% 的患者腹部平片有异常，但具有诊断意义者仅占 50%。凡腹部有压痛点、腹胀明显或考虑消化道穿孔时，均应摄腹部 X 线平片。

（2）消化道造影：不作常规使用，疑有消化道穿孔特别是上消化道穿孔腹部 X 线平片未见游离气体时，可应用水溶性造影剂做消化道造影。

（3）CT 扫描：CT 检查腹内或盆腔内脏器病变时能在较短时间内获得详尽而满意的资料，而且不受消化道内积气或骨骼、脂肪组织的干扰。当病情需要时还可以在 CT 引导下行诊断性穿刺检查，但是价格比超声昂贵。

（4）内镜检查：包括胃镜、十二指肠镜、结肠镜等。胃镜可用于观察上消化道疾病引起急腹症的患者，确定该处炎症、梗阻、损伤性病变及出血等病情存在的可能。结肠镜可帮助观察结肠内梗阻病变的有无及部位。此外，腹腔镜也可用于腹内病变的诊断。

（四）常见消化道穿孔病因的鉴别

1. 胃十二指肠溃疡穿孔　通常有明确的胃、十二指肠溃疡病史或有既往类似的腹痛病史。胃十二指肠溃疡穿孔后，因胃液对腹膜的化学性刺激颇为强烈，故患者的腹痛极为剧烈，常有休克现象，腹膜刺激征亦极为明显，其腹肌强直常呈板样。由于穿孔的大小不一，穿孔时胃内容物的漏出多少也有不同，故其腹膜炎的范围可有差别。穿孔小，胃内容物不多，尤其穿孔在十二指肠球部者，其渗出的少量胃液可以沿横结系膜和升结肠旁沟注入右下腹，临床表现有时很像急性阑尾炎。如腹部立位 X 线平片在膈肌下能观察到游离气体，一般可资鉴别。

2. 外伤性肠穿孔　有明确的受伤史。因肠内容物对腹膜的刺激性一般不如胃液强烈，故其腹膜刺激征一般不如溃疡病穿孔明显，穿孔后发现膈下游离气体的机会也不如胃穿孔多，且腹部外伤后腹壁本身就常有压痛，故肠穿孔的早期诊断一般比较困难，需要每隔一定时间重复检查、反复对比，或者在穿刺所得的腹腔渗液中发现有肠内容物方可确定诊断。

3. 肠伤寒穿孔　有伤寒的临床表现。由于穿孔 80% 发生于距回盲瓣 50 cm 以内的范围，故腹痛常由右下腹迅速弥漫至全腹。诊断性腹腔穿刺可以抽到米汤样或脓样液体。

4. 肿瘤性穿孔　癌肿发生在胃或小肠者，大多不等到发生穿孔，就已因出血、梗阻等症状而先做治疗，故胃、小肠的癌性穿孔一般较为罕见。癌肿发生在右半结肠者因病变多成菜花样，易出血，且右半结肠肠腔较大，肠内容物亦尚为稀便，故梗阻机会相对较少，亦较少穿孔。唯左半结肠之癌肿因病变多为硬化型，肠腔较狭窄，粪便亦已呈结块样，容易引起肠梗阻，若不及时治疗有时会导致癌肿近端的结肠明显扩张、继发穿孔。

五、治疗

胃肠道的急性穿孔，最常见者为胃、十二指肠溃疡穿孔和外伤性穿孔，其次为肠伤寒、痢疾、蛔虫等引起的病理性肠穿孔，其他如 Crohn 病（节段性肠炎）、缺血性肠炎及胃肠道憩室等引起的穿孔亦偶有所见。这类穿孔不同于急性炎症病变如阑尾炎、胆囊炎等引起的穿孔，因穿孔之前在原发病灶周围往往尚未形成粘连，穿孔突然，发病急骤，故穿孔的结果多数为弥散性腹膜炎，仅少数亚急性或慢性的溃疡病穿孔或 Crohn 病可以引起局限性脓肿或肠内、外瘘。

下面将几种常见的消化道穿孔的治疗逐一介绍。

1. 胃十二指肠溃疡穿孔　如患者入院时发生腹部剧痛已达 72 h 以上而腹部体征不明显、全身反应不严重者，估计穿孔不大或已自行封闭，可以继续保守治疗，待腹腔感染更局限化后单做腹腔脓肿切开引流。但一般的胃肠道穿孔均应经适当的术前准备后尽早剖腹探查，清除腹腔渗液，然后将穿孔予以单纯修补，或做胃大部切除或肠段切除。腹腔可以在适当冲洗后放置烟卷条引流，也可以在腹腔彻底清除后予以一期缝合，视腹腔污染的程度而定。

2. 外伤性肠穿孔　通常合并有其他脏器的损伤，故探查时一定要全面而仔细。对外伤性肠穿孔，小的裂孔可以做单纯修补，大的断裂需做肠切除吻合术。还需特别注意的是，有的穿孔不止一处，一处修补完毕后又发现另有一处或多处的损伤；有的损伤仅累及浆肌层，病灶是在未穿孔将要穿孔的状态。在这种情况下，如果两处病损相距不远，与其将两处分别处理，不如将两个穿孔间的肠襻做区段切除和端端吻合更简单和安全，故在对外伤性肠穿孔决定做某种处理前，必须先对整个肠襻做全面检查，明确穿孔的数目及其具体情况后再着手处理。另外，十二指肠或升、降结肠之腹膜外间位穿孔，因穿孔溢出的肠内容物是在腹膜后间隙内而不是在腹腔内，故探查时极易漏诊。要根据外伤部位，术前 B 超检查是否发现腹膜后有气体，术中详细检查该处后腹膜是否有淤血或气肿，必要时需打开后腹膜将有关肠襻翻转检查，才可能发现穿孔点，并予相应处理。

3. 肠伤寒穿孔　一旦诊断明确，应尽早手术。穿孔 80% 发生于距回盲瓣 50 cm 以内的范围，多为单发。一般仅做穿孔内翻修补术，除非有不易控制的大出血，不宜做肠切除。术后要继续针对伤寒进行治疗。

4. 肿瘤性穿孔　主要见于结肠癌。结肠癌未穿孔前多有黏液血便、贫血、腹部隐痛、局部肿块等症状，只要提高警惕，及时求治，通过钡剂灌肠造影和 / 或纤维肠镜检查，一般不难做出诊断并获得合理治疗。若结肠癌已发生穿孔，其临床症状与一般的穿孔性腹膜炎无异，表现为全腹痛、腹壁压痛、腹内有游离气体和含粪渗液，不难通过 X 线检查和腹腔穿刺而获得确诊。对右半结肠癌（包括盲肠癌）穿孔，一般多能做右半结肠切除和肠襻对端吻合。但对左半结肠癌穿孔，因穿孔近、远端的肠腔粗细不等，近端肠襻多因明显扩张而血供不佳，做一期切除缝合风险较大。过去多主张先做盲肠造口，待肠减压后血供恢复时再做二期手术，切除病灶和肠襻吻合。然而，先造口再切除的办法对肠吻合虽较安全，但因延误了切除时间，有时会造成癌肿扩散而降低治愈率。所以对于左半结肠癌穿孔，目前主张根据患者全身情况（有无明显脱水、贫血）和局部表现（癌肿病程早晚、肠襻血供好坏等），结合医师的临床经验，衡量两种方案的利弊得失，相机而行。

5. 医源性损伤　多见于十二指肠穿孔和结肠穿孔。在进行各种内镜检查和内镜下介入治疗时要小心谨慎，若确有损伤导致穿孔发生，要尽早进行外科干预。对于无其他消化脏器并发症的患者可行单纯修补（或加造口术）、肠段切除吻合术；而对于合并有消化脏器疾病且需外科治疗的，可根据患者情况，一并手术治疗。如壶腹周围癌或胰头癌患者行 ERCP 时出现十二指肠穿孔，若患者情况许可，可考虑行胰十二指肠切除术。

（周希环　徐艳婷　于海腾）

第二节　急腹症

一、概述

急腹症是指腹腔内、盆腔和腹膜后组织和脏器发生了急剧的病理变化，从而产生以腹部为主要症状和体征，同时伴有全身反应的临床综合征。常见的急腹症包括急性阑尾炎、溃疡病急性穿孔、急性肠梗阻、急性胆道感染及胆石症、急性胰腺炎、腹部外伤、泌尿系结石及异位妊娠子宫破裂等。

二、临床表现

（一）症状

1.腹痛　腹痛是急腹症的主要症状，全面、客观地采集腹痛病史非常重要。仔细地获取腹痛的全部特性参数，客观地分析腹痛各个特征性参数是正确诊断、鉴别诊断的重要保证。错误的腹痛参数则会将诊治引入歧途，所以询问时应尽量用开放式提问，避免主管臆断，倾向性、诱导性发问，尤其对容易受到暗示的患者（多为女性和老年患者）常易导致错误的判断。腹痛病史采集包括腹痛诱因、始发时间、部位、性质、反射部位和转变过程等。

（1）腹痛发生的诱因：问诊中要了解腹痛前一定的时间内发生的一些可能与腹痛有关的情况，了解诱发因素对确定诊断有帮助。某些患者生理或解剖上存在对某些疾病的易感因素，或已有基础疾病存在，在普通日常生活中可以代偿而不发生任何病症，在一些特定因素的刺激下，基础疾病进展，或生理及解剖上的易感因素导致机体无法代偿时则表现为功能性或器质性的病理变化，从而诱发急腹症。例如，急性胰腺炎通常与过度饮酒和过量进食蛋白质或脂质食物相关，在患者体内可能存在胰液流出道不够通畅的生理或解剖异常，正常饮食时胰液排出峰值不高，能顺利排出到肠道内而不发生反流，但在过量饮酒和过量进食蛋白质或脂质食物后胰腺外分泌功能被过度激活，排出胰液峰值高过正常值，加上酒精可以影响 Oddi 括约肌和平滑肌的功能，导致胰液流出道相对狭窄或梗阻，胰液不能顺利排出，胰管内压力过高，胰液反流而发生急性胰腺炎。又如，胆结石患者常于进油腻食物后、结石嵌顿于胆囊管而发生急性胆囊炎；幼儿驱蛔虫治疗不当可使受激惹的蛔虫上窜钻入十二指肠乳头而诱发胆道蛔虫病；暴饮暴食后可发生急性胃扩张或诱发原有胃、十二指肠溃疡加重并出现幽门梗阻和溃疡穿孔等，导致急腹症的发生；进不洁饮食后，由于病原微生物感染或肠毒素吸收而导致急性胃肠炎；剧烈活动可诱发游走脾、游走肾的血管蒂扭转出现急性缺血引起的腹痛，也可能诱发系膜过长的胃、小肠或乙状结肠等空腔脏器的扭转，出现急性空腔脏器梗阻引起腹痛。

（2）腹痛的部位：随病情发展腹痛部位出现变化，腹痛变化过程常常提示某种疾病的典型特征也预示着疾病的发展阶段，在采集病史时应明确腹痛部位的变化过程。最常见的腹痛部位变化方式是"转移性腹痛"，这种情况往往是初期的器官内部自主神经痛，病变由器官内部向外发展后，由于感染或者化学性刺激因素作用于壁腹膜产生定位明确、程度剧烈的躯体性疼痛。疼痛部位定位准确，疼痛程度比内脏痛更容易感知且更严重。典型的腹痛部位变化的疾病是急性阑尾炎时常观察到的"转移性右下腹痛"。初期阑尾内部压力增高，或感染性炎症刺激自主神经产生内脏痛，在胚胎发育期中肠器官的体表投影区，也就是脐周围、中腹部的范围内产生疼痛，待感染性炎症突破阑尾浆膜、刺激到阑尾周围的壁腹膜时，产生最终定位于右下腹的躯体性疼痛，其程度比中腹部的内脏痛更剧烈。

（3）腹痛的性质：疼痛性质可反映器官病变的性质，问诊中应注意详询腹痛的性质，有助于判断病变的性质和发生病变的器官。腹痛的性质可为以下几种。

1）阵发性绞痛：也称痉挛性痛，患者可形容为"内脏好像在被拧、揪或绞似地痛"，但说不清疼痛的具体部位，一阵一阵地出现，两次疼痛中间有一段无痛的间歇期，疼痛一般剧烈，难以忍受，患者无法控制自己出现翻滚、大喊或大声呻吟，按压腹部对疼痛影响不大。这是因为空腔脏器梗阻、平滑肌收缩或蠕动波到达梗阻部位却无法通过，导致梗阻部位近端腔道压力急剧增高产生的疼痛，待收缩或蠕动波过后腔道压力恢复，疼痛消失。收缩波或蠕动波再次到达梗阻部位时，相同的疼痛又复出现，常见的有胆道或胆囊管被结石堵塞时的胆绞痛、输尿管被结石堵塞导致的肾绞痛、单纯机械性肠梗阻导致的肠绞痛等。

2）持续性胀痛：患者大多只能说出胀满不适在腹部的大致范围，程度可轻、可重，按压腹部疼痛加重，这是空腔脏器压力增高或实质脏器包膜紧张刺激脏腹膜压力感受器产生的疼痛，如麻痹性肠梗阻肠扩张时、肝内胆管结石引起的肝内胆管梗阻和急性肝炎导致肝脏肿胀时。

3）持续性胀痛并阵发性加重或阵发性绞痛：即前两种性质腹痛同时存在，患者不但腹部胀痛持续存在，又阵发性出现绞痛症状，是由于空腔脏器梗阻同时伴有炎症性病变的临床表现，常见于绞窄性肠梗阻和胆道结石伴胆道感染时。

4）持续性钝痛：患者可形容"木木地一直痛"，疼痛部位较确定，持续存在可忍受，随注意力转移可有轻重变化，这种痛是内脏感染性炎症病变或腹腔出血性病变刺激壁腹膜的表现，如急性化脓性阑尾炎、急性胰腺炎和肝癌破裂出血等。

5）持续性锐痛：患者可形容为突然发生的"刀割样或针刺样"剧烈疼痛，难以忍受，拒绝触碰腹部，甚至体位改变也加重疼痛，患者往往腹肌紧张，常采取侧卧屈膝位以缓解疼痛，这种疼痛多是由于壁腹膜受到强烈的消化液内的某种化学性刺激导致，例如，胃、十二指肠溃疡穿孔或胆囊穿孔时大量胃、十二指肠液或胆汁流入腹腔引起的剧痛。

6）其他特殊性质的腹痛：如肠系膜动脉、静脉血栓形成时出现突发剧烈腹部绞痛，绞痛时间长而间歇时间短或无，是由于小肠缺血痉挛引起；动脉瘤破裂时患者会感到突然发生剧烈的撕裂样疼痛；消化性溃疡患者可能感到烧灼样疼痛；胆道蛔虫病在蛔虫钻入十二指肠乳头时可表现为剧烈地钻顶样疼痛，间歇期则疼痛完全缓解。

（4）腹痛的放射痛：也称牵涉痛，是内脏器官病变，在远离病变器官的体表某部位被感知的特殊疼痛，其发生机制可用内脏和躯体感觉神经的共同传导通路学说解释。放射痛的部位有明显规律可循，根据放射痛的部位可以快速定位腹部病变器官，有时腹部疼痛不明确而放射痛相比更加显著，放射痛甚至成为急腹症的唯一症状，了解放射痛的这些特点可以为急腹症诊断和鉴别诊断提供关键的依据。胆囊和胆道疾病患者可感觉到右肩或右肩胛区的放射痛，急性胰腺炎患者可感到左肩痛或左背部放射痛；肾结石有时会出现下腹或腹股沟区放射痛，而输尿管结石则出现会阴部和大腿根部的放射痛。心绞痛的疼痛可放射到左上臂内侧。极少数的情况下，会出现不符合一般规律的放射痛，如右下肺肺炎、胸膜炎的疼痛可放射到右侧上、下腹部；心绞痛、心肌梗死也可放射到上腹部。少部分患者放射痛显著而原发部位疼痛不明显，则使得这些腹外脏器病变表现为类似急腹症的临床表现。放射痛的机制成为解释这类病变的不典型临床表现的神经解剖学和病理生理学基础的学说之一。

（5）腹痛的程度：对于疼痛的阈值和耐受性存在个体差异，但大体上腹痛的程度可以反映疾病的严重程度。腹痛的程度由轻到重可描述为隐痛、中度疼痛和剧痛。隐痛为轻度疼痛，容易忍受，可坚持学习和工作，可能影响睡眠，多为较轻的炎症性疾病或病变早期表现。中度疼痛一定程度上可忍受，不能坚持学习和工作，多积极主动就医，能控制自己的行为，配合医生问诊和检查，多为疾病进展阶段。剧痛为重度疼痛，难以忍受，疼痛来袭时不能控制自己的行为，大声喊叫或呻吟，坐卧不宁、翻滚，或保持蜷缩体位，不能配合问诊和查体，多为空腔脏器急性梗阻、壁腹膜遭受化学性刺激及急性血管性病变造成组织缺血引起的急腹症。需要注意的是，老年人往往疼痛阈值升高，出现疼痛时疾病已经进展到相对严重的阶段。病程中腹痛程度随着病变进展也会发生变化。腹痛程度逐渐加重，经过治疗后可能会减轻，但腹痛突然减轻时，尤其不可掉以轻心，这可能是炎症或者梗阻的脏器刚刚穿孔时的腹痛暂时减轻，随着感染扩散，疾病恶化，腹痛会再次加重。有时腹腔组织广泛坏死也会出现腹痛程度减轻的表现，这多预示着中毒性休克和多脏器功能障碍即将出现。

（6）腹痛的时间相关因素：现病史问诊中要明确腹痛发作的轻重缓急，发生腹痛到就诊的时间和腹痛随时间发生的变化，包括性质、部位和放射痛的变化，这些病情动态变化的数据对于判断疾病性质和发展阶段具有重要意义。如果起病缓慢，腹痛开始时轻，以后逐渐加重，多为炎症性病变；如果起病急，腹痛突然发生并迅速加重，多见于空腔脏器穿孔、急性梗阻或血管栓塞性疾病。腹痛经过的时间除可以为疾病诊断和病情发展阶段判断提供依据外，还对选择治疗方式和判断预后有重要意义。

2.消化道伴随症状　急腹症大多是消化系统器官疾病，即使是非消化系统器官疾病也常常会影响消化系统器官的功能，产生恶心、呕吐、食欲缺乏、腹泻等非特异性消化道症状，这些腹痛伴随症状有助于急腹症疾病的进一步鉴别，所以问诊尚需了解伴随腹痛的消化道症状。

（1）恶心、呕吐：最常见的非特异性消化道症状，常由于消化道受炎症、出血、梗阻等因素刺激而出现，也可由严重腹痛本身所引起，恶心可以出现在发病早期，可伴或不伴呕吐，呕吐则常继腹痛之后发生。除胃、十二指肠溃疡穿孔突发剧烈腹痛很少伴恶心、呕吐外，无恶心者均需考虑病变可能在腹部的泌尿、生殖系统等非消化系统器官，或非腹部器官病变。恶心不伴呕吐或呕吐轻且量少提示发病早期、病情较轻或病变不在胃肠道内；恶心伴较多呕吐常由于胃肠道疾病所致。

（2）食欲减退或厌食：消化道疾病引起的急腹症中，腹痛出现前、后均可伴随食欲改变，尤其进食还可导致腹痛和恶心、呕吐等其他消化道症状加重。成年人表现为食欲减退，小儿表现为厌食，腹痛出现后该伴随症状进一步加重。无食欲减退或可正常进饮食，则多考虑病变在腹部的泌尿、生殖系统等非消化系统器官，甚至要考虑非腹部器官病变，如肺炎和心肌梗死等。在小儿急腹症中，厌食继而出现脐周痛，应考虑小儿急性阑尾炎的诊断。

（3）排气、排便情况：包括是否有排气、排便，大便性状、量、次数和频率，排便与病情变化关系，均是问诊需要涉及的。停止排气、排便是完全性肠梗阻的重要标志；频繁多次排大量水样便，提示急性胃肠炎；排便时肛门下坠和里急后重感可以是肠炎或痢疾，也可能是盆腔炎症或盆腔积血的表现；排果酱样便是小儿肠套叠的典型特征；排暗黑色血性便可能是肠系膜血栓性病变。部分急症患者发病时间短可能无法获得信息。

3.全身症状和非消化道伴随症状　急腹症除腹部症状外还可伴随全身症状，如发热和黄疸；而非消化系统器官病变还可能会伴随其病变器官特有的症状，询问时不容忽视。

（1）发热：感染性疾病一般可伴有不同程度的发热，应询问发热的时间，最高体温和体温的变化规律，外科急腹症一般发热在腹痛后出现。急性阑尾炎和急性胆囊炎一般在腹痛 6～8 h 后出现发热，不经有效治疗，体温会逐渐升高，提示已经出现化脓性感染，但一般限于低热至中等程度发热，很少出现高热。急性梗阻性化脓性胆管炎，在腹痛出现后不久即可出现寒战高热，温度常超过 39 ℃，甚至40 ℃，同时伴有黄疸，称夏科三联征。先发热后出现腹痛的多考虑为内科急腹症，如急性胃肠炎等。热型对鉴别诊断也有重要意义，但急腹症情况紧急，多不容易收集到相关信息。

（2）黄疸：最早观察到巩膜黄染，继而全身皮肤和巩膜均黄染，见于肝胆系统疾病。即可由肝细胞破坏，间接胆红素直接入血引起，多见于急性肝炎；也可由胆道梗阻，胆汁中直接胆红素反流入血引起，常伴皮肤瘙痒，可见于胆道、胰腺和壶腹周围疾病。

（3）贫血表现：表现为皮肤、口唇苍白，可由急、慢性失血引起。慢性失血常见于老年胃、结肠恶性肿瘤引起的消化道穿孔或梗阻性急腹症，贫血表现时间较长；急性失血常有休克表现，可能有腹腔内出血或消化道出血，见于肠系膜血管畸形、动脉瘤破裂、肝癌自发破裂出血等，贫血在发病后迅速出现。

（4）其他非消化系统器官病变的症状：泌尿系统感染或结石可伴有尿频、尿急、尿痛、血尿、排尿困难等症状。肺炎和心肌梗死者可有胸闷、气短、心慌、心律失常、咳嗽和血痰等表现。

（二）体征

1.全身情况　包括基本生命体征、一般状况和腹部以外各个器官、系统的物理检查。

（1）生命体征：意识、体温、脉搏、呼吸和血压是体格检查首先要进行的项目，目的是判断患者病情轻重，是否需要紧急抢救或特殊处理。多个生命体征同时出现异常可提示病情严重，如意识改变、神情淡漠，伴有脉搏增快和血压下降时常提示低血容量性休克，见于急性腹腔内出血性疾病、腹主动脉瘤破裂和肝癌破裂大出血时；如同时还伴有高热常提示感染中毒性休克导致中枢神经系统抑制，见于急性梗阻性化脓性胆管炎、重症急性胰腺炎。生命体征不平稳是急腹症需要紧急处理的指征，应及时给予液体复苏治疗，并须加快诊断过程，尽早确定治疗方案或必要时尽快行剖腹探查。单个生命体征改变也可提示某些病变，如体温升高常见于感染性疾病、脉搏节律不齐可提示心血管疾病、呼吸加快提示肺部疾病等。

（2）一般状况：包括患者面容、表情、体位和配合检查的能力，肤色改变和皮疹，表浅淋巴结。通过面容表情可判断患者腹痛程度，面不改色，谈吐如常者腹痛轻；表情痛苦者腹痛程度重。如胆绞痛、肠绞痛和肾绞痛患者常出现辗转不安，经常变化体位甚至忍不住翻滚，并大声喊叫或呻吟；腹膜炎患者时常伴有屈膝、蜷缩体位，平卧或静卧不动。黏膜干燥、眼窝凹陷提示脱水或低血容量。黄疸患者皮肤和巩膜黄染，提示肝脏病变或者各种原因引起的胆道梗阻。皮疹可提示过敏性疾病或传染病，须排除内脏型荨麻疹、肾综合征出血热和伤寒等内科急腹症。左锁骨上窝淋巴结肿大融合固定提示晚期消化系统恶性肿瘤引起急腹症的可能性。

（3）心、肺查体：包括胸部的视、触、叩和听诊检查同时进行，是鉴别腹部以外器官病变引起急腹症的重要步骤，也是判断患者手术风险的重要指标。急腹症接诊医师应了解相对常见的引起腹痛的腹部以外疾病是右肺肺炎和下壁心肌梗死。右肺肺炎时可出现右肺呼吸音改变，如干、湿啰音等，下壁心肌梗死时可出现心率改变、节律异常、心音减弱、心脏杂音等异常，确定诊断还应行胸部X线和心电图等辅助检查。

2.腹部检查　是急腹症体格检查的重点，应全面细致地检查包括上至乳头，下至两侧腹股沟的区域。由于腹部触诊和叩诊，尤其是触诊对腹痛患者影响较大，可能会导致叩诊和听诊的误判，所以应按视、听、叩、触的顺序进行检查。

（1）视诊：包括腹部皮肤、外形、轮廓、蠕动波、包块和呼吸形式。腹部皮肤有手术瘢痕提示既往腹部疾病的手术治疗，并且提示粘连性肠梗阻的可能性。全腹膨隆是低位肠梗阻、麻痹性肠梗阻的表现；局部腹膨隆或不对称的腹膨隆，可见于肠扭转、闭襻性肠梗阻、腹腔或腹膜后肿瘤等。胃型和胃蠕动波是急性幽门梗阻的特征性体征；肠型和蠕动波，可见于机械性小肠梗阻，也可见于消瘦而腹壁薄弱的老年人。应常规检查两侧腹股沟区有无包块，以发现或排除嵌顿疝。腹式呼吸运动减弱或完全消失是腹膜炎的表现。

（2）听诊：包括不同部位的肠鸣音、振水音和血管杂音。肠鸣音的频率、音调有助于对胃肠道运动功能的判断。一般情况下选择脐部周围听诊肠鸣音，必要时多个部位反复对比。肠鸣音亢进、音调高、有气过水声提示有机械性肠梗阻。肠鸣音减弱（＜1次/min）或消失（多个部位检查，＜1次/3 min）多见于急性腹膜炎、肠系膜血管血栓性疾病、绞窄性肠梗阻后期，是肠麻痹的表现。金属音则是重度麻痹性肠梗阻伴有肠坏死的另一特征性表现。振水音是幽门梗阻和急性胃扩张的表现。血管杂音见于腹主动脉瘤和腹腔肿瘤压迫大血管时。

（3）叩诊：包括全腹叩诊、移动性浊音、浊音区和叩击痛的检查，应注意叩诊可加重疼痛，所以应从不痛的部位开始，最后检查疼痛部位，控制手法的力度，避免加重病情。全腹叩诊鼓音见于肠梗阻，特别是麻痹性肠梗阻。局限性隆起部位叩诊实音提示肿瘤和卵巢囊肿等占位性病变可能，下腹部耻骨上大片实音区提示急性尿潴留。叩诊时疼痛最明显的部位往往是病变存在的部位。移动性浊音阳性提示腹腔内游离液体，是腹腔内有较大量积液或出血的表现。肝、脾浊音界消失提示有胃、十二指肠或结肠等空腔脏器穿孔致膈下存在游离气体。肝区叩击痛提示急性肝炎、肝脓肿、胆管炎等，肾区叩击痛提示泌尿系结石。

（4）触诊：包括腹部压痛、肌紧张、反跳痛三者的部位、范围和程度；腹部包块部位和性质的检查。腹部触诊是急腹症时可能获得最重要诊断线索的物理检查方法。触诊时应注意让患者腹部放松，一般采取屈膝仰卧位；检查者的手温暖，手法轻柔，从怀疑病变所在部位或患者自觉疼痛最重处的对侧开始，按顺序逐渐移动到腹部其他部位，最后检查病变所在或最痛部位，注意与其他部位的对比。婴幼儿啼哭时腹肌紧张无法触诊，应待啼哭间歇或熟睡后再进行，必要时可让家长抱起并安抚，从婴幼儿背后绕过对腹部进行触诊检查。

首先应检查压痛，在压痛部位再感受肌紧张度和进行反跳痛检查。压痛检查要注意疼痛部位和程度。腹部压痛最显著的部位往往是病变器官的位置，如阑尾炎早期，患者自觉腹痛在脐周，但压痛点却在右下腹阑尾的位置；胃、十二指肠、溃疡穿孔出现全腹痛时，压痛仍以上腹穿孔部位最显著。压痛的程度可分为轻、中、重。轻度压痛，患者述说疼痛无表情变化；中度压痛，患者述说疼痛伴有痛苦表情；重度压痛，除述说疼痛和表情变化外，出现呼叫或呻吟及规避动作。压痛程度反映病情的轻重，但炎症过重时可能由于渗出液稀释致痛物质、组织大片坏死等原因压痛反而减轻，应结合其他临床表现判断。

肌紧张和反跳痛是腹膜炎的可靠客观体征，压痛、反跳痛和肌紧张三者合称为腹膜刺激征。肌紧张是壁腹膜受炎症刺激而引起的反射性的腹肌收缩或强直收缩，不受意志所支配。可在与患者交谈中进行，避免主观腹肌收缩影响结果判断。轻度肌紧张是触诊时才有腹肌紧张，多为早期炎症或腹腔内出血刺激引起；明显肌紧张是未触诊就已经有腹肌收缩，触诊时轻轻一接触腹壁，即有腹肌强直收缩，见于较重的细菌性感染炎症刺激，如化脓性阑尾炎或化脓性胆囊炎穿孔等；高度肌紧张腹壁肌肉随时呈强直收缩，如木板状，又称板状腹，主要见于胃、十二指肠溃疡穿孔或胆囊、胆道穿孔，壁腹膜受消化液或胆汁的强烈化学性刺激所致。反跳痛是触诊时在按压腹壁到一定深度时突然松手，导致腹膜突然反弹加重腹膜刺激，患者感到疼痛加重的体征，是腹膜炎的重要客观体征，但检查时需排除假阳性和假阴性。假阳性可由于按压过深，腹腔脏器复位幅度大，感到疼痛或不适；或患者对疼痛过于敏感和惧怕，突然抬手时无心理准备，恐惧疼痛所致，可解释检查程序，取得信任后，减小按压深度重复检查。假阴性是由于患者腹膜炎过重，腹肌强直收缩，无法按压到一定深度，或检查者按压深度不足，腹膜反弹幅度过小，不能导致疼痛加重。应该注意的是，小儿、年老体弱、肥胖者及休克患者，由于对疼痛敏感度减低腹膜刺激征常较实际轻。

触诊还可检查腹部器官有无肿大，有无异常的包块。腹膜炎时可由于腹肌紧张而无法清楚地检查。触及包块时应注意其部位、大小、性状、质地、活动度、压痛和搏动等性质，有助于鉴别包块的来源和病变。肝脏触及肿大包块提示可能有肝癌破裂出血；急性胆囊炎可触及肿大的胆囊，随呼吸上下移动，墨菲征可阳性；肠扭转性肠梗阻在中腹部可触及胀大的肠襻；腹股沟区包块可能是腹股沟斜疝或股疝嵌顿。小儿肠套叠可触及腹部腊肠样肿块；蛔虫团致肠梗阻可在腹部触及柔软的条索状团块。

3. 直肠指检　急腹症患者应常规进行直肠指检。直肠指检应注意直肠内有无肿物、粪块，肠壁触痛，指套有无血迹和黏液等。直肠癌肠梗阻可触及肿物；老年人便秘性肠梗阻可触及硬质粪块；盆腔位阑尾炎可有右侧直肠壁触痛，盆腔脓肿或积血在直肠膀胱陷凹处呈饱满感、触痛或波动。

4. 会阴部和生殖系统检查　诊断不明时应行生殖系统检查，男性检查睾丸是否正常，有无扭转，前列腺有无肿大、压痛等。女性检查有无子宫颈、阴道出血或其他液体，双合诊检查有无子宫和附件压痛、肿物等。

三、诊断

（一）病史采集和症状分析

1. 问腹痛　腹痛是急腹症的主要表现形式。因此，首先要问腹痛，注意腹痛的部位、性质、程度、放射或转移等。

2. 问病程　包括腹痛发生的时间、起病是缓渐抑或突然、疼痛是持续还是间歇等。

腹痛发生时间结合患者的周身状况对判断病情轻重缓急有很大关系，如发病时间很短而患者的周身情况恶化或伴有休克，常提示有严重的腹膜炎或内出血。穿孔或肠扭转等常发病突然，有些炎症则起病缓渐而呈逐渐加重。持续疼痛常提示炎症或血运障碍；间歇而阵发加重的疼痛常表示空腔脏器的梗阻或结石。

3. 问伴随症状　胃肠疾病常伴有呕吐。对疼痛与呕吐的关系，进食与呕吐及呕吐后疼痛是否减轻都应询问。呕吐出现的早晚，吐的内容物（酸、苦、食物、粪质、蛔虫等），对判断梗阻的部位和原因等都有重要意义。询问腹痛是否伴有排便的改变，骤然发作的腹痛若伴有腹泻和脓血便常提示有肠道感染；腹痛无排便和排气则可能有肠梗阻。腹痛伴有尿急、尿频、尿痛、尿血等表示患有泌尿系感染或结石。亦需注意询问腹痛是否伴有寒战、发热、黄疸、脱水、休克等。

4. 问诱因　急腹症有时和一定的诱发因素有关。如饮酒和进油腻食物可诱发急性胰腺炎或胆道疾病；暴饮暴食后可发生急性胃扩张或溃疡穿孔；急性胃肠炎可因饮食不洁而发生。创伤、受凉、精神因素等都可能是急腹症的诱因。

5. 问既往史及个人史　过去有无类似发作，频度及规律；以往的患病和手术史及长期接触某种有害物质的职业史等，可能都与现疾病有关。

6.问月经　对女性患者要问月经。末次月经的日期，既往周期是否规律，有无停经及停经后有无再出血，血量与以往月经量是否相同等，都应仔细询问。

7.问治疗　应了解患者过去的治疗过程，此次腹痛发作后有哪些治疗及其疗效，作为诊断和处理时的参考。

（二）体格检查

1.全身情况　观察患者的神志、呼吸、脉搏、血压、体温、舌苔、病容、痛苦程度、体位、皮肤情况，以及有无贫血、黄疸。全身体检包括心、肺。全身情况可初步判断患者病情的轻重缓急，是否需要做紧急处置，如输液、输血、解痉、镇静、给氧等，然后再做进一步检查。对危重患者，检查不能过于烦琐，可重点进行问诊和最必要的体检后，先进行抢救处理，待病情允许后再做详细检查。

2.腹部检查　重点注意下列各点。

（1）观察腹部外形有无膨隆、有无弥散性胀气、有无肠型的蠕动波、腹式呼吸是否受限等。

（2）压痛与肌紧张：①固定部位的、持续性的深部压痛伴有肌紧张常为局部炎症的表现。②表浅的压痛或感觉过敏，或轻度肌紧张而压痛不明显、疼痛不剧烈，常为邻近器官病变引起的牵涉痛。③全腹都有明显压痛、反跳痛与肌紧张，为空腔脏器穿孔引起腹膜炎的表现。

对于急腹症，触诊的手法要轻柔；先检查正常或疼痛轻的部位，之后逐渐移向疼痛的中心部位。诱导反跳痛有2种方法：①在病变部位的腹壁上轻轻进行叩诊；②让患者咳嗽。

（3）腹部有无肿块：炎性肿块常伴压痛和腹壁肌紧张，边界不清；非炎性肿块边界较清。要注意肿块的部位、大小、压痛、质地、有无搏动感及活动度等。

（4）肝浊音界和移动性浊音：肝浊音界消失，对胃肠穿孔有诊断意义。但有时肺气肿或结肠胀气可使肝浊音界难以叩出。此外，胃肠穿孔时，肝浊音界也不一定都消失，这决定于穿孔的大小、部位和检查时间的早晚。因此，应辅以腹部X线透视。少量积液时不易发现移动性浊音，但发现时对腹膜炎诊断很有意义。

（5）听诊：对肠鸣音的改变要连续观察，要重视音调的改变，如金属音、气过水声等，高亢的肠鸣音结合腹部胀气或发现肠襻，提示可能有肠梗阻存在。但肠梗阻在肠麻痹阶段也可有肠鸣音的减弱或消失。

3.直肠、阴道检查　对于下腹部的急腹症，直肠检查有时可触及深部的压痛或炎性肿块。对已婚妇女请妇科医生协助做阴道检查，有助于对盆腔病变的诊断。

（三）辅助检查

1.化验　血白细胞、尿、粪常规、酮体及血清淀粉酶是常做的急诊化验。怀疑卟啉病需测尿紫质；疑铅中毒应查尿铅。

2.X线检查　做胸腹透视的目的在于观察胸部有无病变、膈下有无游离气体、膈肌的运动度和肠积气及液平面。有时需摄腹部平片。普通和立位片对大多数单纯性、非绞窄性小肠梗阻具有诊断意义。若临床提示存在梗阻而平片不能证实，需考虑绞窄性梗阻。此时，做对比造影可助诊断。普通和立位平片可发现游离气体、胆管内气体及胆管和肾的结石。当怀疑乙状结肠扭转或肠套叠时可行钡灌肠检查。

3.B 超检查　在急腹症的诊断中起重要作用，可发现胆系结石，胆管扩张和胰腺、肝脾大等。对于腹腔少量积液，B 超检查较腹部叩诊敏感。在宫外孕的诊断中，有时可看到子宫一侧胎儿的影像或输卵管内的积液。B 超对于腹内的囊肿和炎性肿物也有较好的诊断价值，对确定有无胆结石非常有价值，但不要过分强调胆囊壁是否增厚或胆囊是否扩张。很多急性胆囊炎，胆囊虽扩张、囊壁也增厚，但超声并未准确描述。在胆石患者如发现胆囊周围积液而临床病史符合，这比查到胆囊扩张或囊壁增厚可能更有意义。如患者的临床病史和体检符合急性胆囊炎的诊断，则超声确定有无结石就更有帮助。急性阑尾炎的超声诊断取决于超声检查者，有报告认为破裂的阑尾可能不被超声检出。超声检查对于确定异位输卵管妊娠或有无输卵管、卵巢脓肿或卵巢囊肿扭转具有重要意义。多数卵巢囊肿仅在其破裂时产生症状，而卵巢中破裂的囊肿常不被超声发现，超声检查时的唯一发现是直肠子宫窝内少量积液存在。当疑有输尿管结石时，超声检查发现输尿管和肾盂扩张对诊断意义较大。

4.CT 扫描　越来越多地被用于评估急性腹痛患者。但迄今为止，CT 在评估急性腹痛患者中的地位尚未达成共识。

5.诊断性腹腔穿刺　对于腹膜炎、内出血、胰性腹腔积液及腹腔脓肿等可试行诊断性穿刺。

目前较多采用超声定位下的细针穿刺，既准确且安全。对穿刺物应立即做常规、涂片显微镜检查及细胞培养。对妇科急腹症患者有时需做阴道后穹隆穿刺或腹腔镜检查。

6.腹腔镜检查　对于评估急性腹痛患者，特别对于下腹痛的经期妇女，其重要地位凸现。在急腹症情况下，对急性阑尾炎或输卵管妊娠还可经腹腔镜治疗。对经期妇女的腹痛，究竟是妇科情况还是急性阑尾炎或肠道问题，可行腹腔镜检查，视病情可行阑尾切除术或输卵管切除术。

7.手术探查　当诊断不确定，保守治疗未奏效而病情危重时应考虑剖腹探查。

四、治疗

（一）概述

外科急腹症起病急、进展快，病情常很危重，治疗必须遵循及时、准确和有效的原则。

（1）应对患者的全身情况进行评估，判断有无危重情况必须优先处理的。

（2）对腹部情况进行判断，明确是否需要进行抢救手术。

（3）对于一般急腹症则应住院（或留观）观察和对症处理，并对病情随时进行评估，非手术治疗无效或者出现恶化者应及时中转手术。

（4）手术治疗中应根据患者的全身情况和腹部病变程度选择适当的手术方式。谨记先救命，后手术，术式简单、有效，不过于强求手术完美，忽视患者安全的原则。

（二）危重情况的估计和处理

医师接诊时，第一件重要的工作是对患者的全身情况进行评估，发现危重情况应优先处理。

1.危重情况的估计

（1）婴幼儿或老年患者：婴幼儿抵抗力差，不能耐受脱水，急腹症病情发现较晚。就诊时病情较重，且发展快，应当高度重视。老年患者各脏器代偿功能低下，对急骤的疾病病理生理变化的耐受性差，且常合并心肺等基础疾病，病死率较高。评估时应根据病情适当降低各项危重标准指标。

（2）急性弥散性腹膜炎伴脉快（＞130次/min）、高热（≥39℃）或体温不升（≤36℃）、烦躁、湿冷，白细胞计数20×10^9/L或不升高而低于正常；白细胞分类中性多核细胞增多等严重中毒症状，休克或血压偏低者，属于严重感染病症。

（3）黄疸伴高热患者，多见于胆道系统严重感染波及肝脏所致，容易发生感染性休克。

（4）剧烈呕吐和腹膜炎出现脱水征，尿少（＜25 mL/h）或伴有失血表现者。

（5）明显的体液或酸碱失衡，血钠＜130 mmol/L、血钾＜3.5 mmol/L、CO_2-CP＜18 mmol/L或＞32 mmol/L、碱丢失＞4 mmol/L或碱剩余＞4 mmol/L。

（6）血氧分压＜60 mmHg（8 kPa）提示患者有发生ARDS的倾向。

（7）长期慢性消耗性疾病伴营养不良和低蛋白血症者发生急腹症，因其抵抗力低下，各脏器功能不全，病情易急骤变化。

（8）妊娠患者因盆腔充血，尤其下腹部急性炎症容易扩散且受增大子宫的影响，不易得出确切体征，诊断延误，易致病情发展。

（9）腹部手术后不久发生急腹症者，多与手术有关，病情复杂且术后腹部体征不明确，一般情况较差，处理十分困难。

以上均提示危重情况，应予优先处理。

2. 危重情况的处理

（1）对于全身情况稳定并明确外科急腹症者，应尽快完成术前检查和准备，施行急诊手术治疗。

（2）对于全身情况较差者应于术前进行重症监护，进行有创或无创的血流动力学及心肺功能监测。吸氧，药物和液体治疗以纠正电解质紊乱、扩容，纠正低蛋白血症及抗感染等。在全身情况改善后尽早手术。

（3）对于失血性休克且抗休克治疗无效情况下，可边继续抗休克治疗边手术。

（4）对于腹腔出血未得到有效控制情况下，休克常难以纠正，等待血流动力学稳定而延误手术时间可能使患者病情进一步恶化，更增加手术风险，甚至错过手术时机，应当机立断尽早手术止血。

（三）手术时机与指征

大多数外科急腹症均应行手术治疗。但由于病情、病因不同，手术的时机与方式也不一样。

1. 明确为外科急腹症者需要行抢救性手术　对于病情严重，随时有生命危险的明确的外科急腹症，如腹部大血管或内脏血管瘤破裂、肝脾破裂、异位妊娠破裂；严重腹部（开放性或闭合性）损伤出血等。腹腔积血并血流动力学不稳定是紧急剖腹探查的绝对指征。

由于病情凶险，时间紧迫，应在尽量短的时间内（就诊1 h内）完成病史采集，查体，有针对性的辅助检查及特殊检查建立初步诊断，并在对症治疗同时进行手术。处理上牢记时间就是生命，分秒必争，也要随时进行病情严重程度再评估，防止因急躁导致错误判断和盲目剖腹探查。

2. 有外科急腹症者需要行急诊手术或早期手术　对于存在外科急腹症，但不需要施行抢救手术者，要判断是否需行急诊手术（就诊4 h内）或早期手术。在相对有限的时间内，对患者进行液体治疗、抗感染治疗及脏器功能维护，同时完成查体、实验室检查和影像学检查，明确急症手术适应证。如弥散性或局限性腹膜炎病情加重，范围扩大；出现高热、心率增快、低血压和精神改变、脓毒症表现等；局部缺血，发热、心动过速表现；实验室和影像学检查发现腹腔内游离气体；进行性扩张的孤立肠管；腹腔穿刺或冲洗阳性；内镜下发现不可控制的出血；消化道造影造影剂外渗；血管造影提示系膜血管栓塞等临床表现均提示紧急手术指征。选择早期手术应是病情稳定的外科急腹症患者。可有较充裕的时间在术前对症治疗的同时完善相关的检查。处理时，不仅要考虑所需进一步检查项目的可信度，还应考虑延长检查时间给患者带来的风险和痛苦。检查项目的选择合理，对于一些特殊检查对其诊断意义不大的且加重病情者应予避免。

3. 需要观察的外科急腹症　对于无急诊手术指征，或不能明确的外科急腹症患者，应采取住院或急诊留观进行对症治疗及观察，同时完善相关的检查，以帮助诊断和鉴别诊断。观察过程中，需反复进行病情评估，一旦发生病情加重者，则应考虑急诊剖腹探查。

（四）手术的选择

急腹症的手术原则是病灶清除、控制出血和充分引流。针对不同的疾病和不同的病情采取的手术方式也不同。对于诊断明确，临床医师会很容易制定相应的手术方案，但对于诊断不明确又必须进行抢救性或急诊剖腹探查手术者则有一定的难度。关于手术切口的选择，术中意外情况的处理，腹腔的处理，将在各有关急腹症中阐述。

（五）急腹症的非手术治疗

凡不能明确诊断的外科急腹症，都应当采取非手术治疗，同时进行严密观察。一般包括以下措施。

（1）半卧位或抗休克体位。

（2）禁食水。

（3）持续胃肠减压，减轻腹胀。

（4）液体治疗，补充循环血量，防止休克。纠正水、电解质、酸碱失衡，必要时输血、血浆、白蛋白等。

（5）抗生素预防感染。

（6）感染性休克患者应用血管活性药物、强心药物、糖皮质激素等。

（六）腹腔镜技术在急腹症中的应用

随着现代腹腔镜技术的不断普及和发展，腹腔镜技术以其微创高效和灵活机动的独特优势在诊治急腹症中发挥着越来越大的作用。

腹腔镜技术的应用使一部分患者避免了剖腹手术。相对于开腹手术而言，腹腔镜手术治疗急腹症具有创伤小、痛苦轻、康复快的整体优势，而且因其视野更广，可以探查全腹腔，并能采取充分冲洗全腹腔和进行相应的手术治疗及辅助手术方案的选择，从而最大限度地降低了误诊、漏诊率和误治、漏治率。

1. 急腹症的腹腔镜诊断　临床工作中，尽管大多数患者通过病史、症状、体征结合 B 超、CT、MRI、胃镜、肠镜、穿刺、肿瘤标志物、腹腔积液细胞学等辅助检查即可明确诊断，但有时仍然找不到疾病的原因，或高度怀疑某疾病尚不能完全肯定诊断，或需要排除某个诊断尚无依据。对于诊断不明的患者，一是进行诊断性治疗，但由于治疗的不确定性有时会造成疾病的进展，或增加由于治疗手段或药物导致的不良反应。二是通过剖腹探查确定诊断，但剖腹探查的巨大创伤往往使患者不能接受，探查阴性可能导致并发症和医疗纠纷。由于病史及体征的局限性，或者疾病的早期症状体征不典型，各种影像学检查的局限性，对于小的或弥散性的腹腔内病变，由于分辨率及胃肠道气体的干扰，诊断不易明确；实验室检查，在疾病的早期常无明显变化，或特定的指标只出现在疾病的某一阶段，或检验的敏感性差等，不能提供阳性结果。因此，临床上部分患者因症状不典型或处于疾病的早期得不到及时有效的治疗，有的则不得不接受各种重复的检查。

腹腔镜具有创伤小、广角、高清晰度的特点，可直接观察腹腔内病变，视野开阔、安全性高、并发症少，诊断准确率高，可探查到盆腔各脏器、前腹壁腹膜、75% 膈面、2/3 肝脏表面、胆囊、阑尾、大小肠浆膜面、部分十二指肠浆膜及胃前壁、胰腺体尾部及大网膜，能发现直径 1 ～ 2 mm 的结节、转移性病灶，腹腔内的粘连性、炎症性改变，出血性病变，还可对病灶的分布及病情的进展程度进行了解。对病变性质难以判断时，可在腹腔镜直视下取可疑组织送病理检查，从而提高诊断的准确性。现在诊断性腹腔镜已广泛用于肝脏和腹膜病变、腹腔结核、恶性肿瘤、急腹症和腹部外伤。在明确诊断的同时，有时根据病情的需要行腹腔镜下手术治疗。

2. 术前充分准备　腹腔镜探查应有充分的术前准备，对于腹腔积液患者，术前尽可能减少腹腔积液量，以便于探查和避免术中腹腔积液短时间内大量丢失，导致腹腔内脏器的血管的急剧扩张，造成血容量的不足。术前纠正水电解质紊乱和改善营养状态以提高患者的耐受性。对于可能需要外科治疗的情况，在术前应按手术的要求准备器械和安排人员，如肠梗阻，在粘连索带压迫或局限性粘连时，可以腔镜下松解。同时，应向患者及关系人说明此操作的目的、意义和可能的结果。

3. 严格掌握手术指征，提高探查阳性率　文献认为诊断性腹腔镜的应用范围包括：①腹腔积液原因不明；②慢性腹痛原因难以明确；③急腹症原因不明，延迟诊断可能产生严重后果的；④复杂的腹腔脏器闭合性损伤；⑤不明原因肠梗阻；⑥来源不明的腹腔占位；⑦腹腔或腹膜后淋巴结活检；⑧肿瘤分期以便于确定治疗方式，如胃癌、胰腺癌；⑨对于有外科剖腹探查指征的患者，当难以确定病变的具体位置时，也可先通过腹腔镜了解病变位置再决定手术切口位置，如外伤性消化道破裂等。

诊断性腹腔镜的应用，对于明确诊断具有重要价值，同时可以根据需要行病理活检和腹腔镜下外科治疗。但也有局限性，其只能看到脏器的外观改变，对于实质内病变、肠壁或腹膜后病变尚未引起表面改变时，则难以确诊。腔镜超声的应用可以弥补这个缺点。

4. 腹腔镜的急腹症手术

（1）腹腔镜下胆囊切除术：大多数学者认为急性胆囊炎在发病 72 h 内行腹腔镜胆囊切除术是安全可行的。腹腔镜手术技术娴熟者、发病不超过 72 h、经积极非手术治疗 24 ～ 48 h 症状无明显缓解的患者现已变为相对适应证。手术过程中需注意：①急性胆囊炎时，尤其胆囊颈部结石嵌顿者，胆囊内积液积脓、肿大、张力高，胆囊壁明显充血水肿增厚，此时可使用穿刺针经腹壁穿刺胆囊吸除囊内容物以减压。②对于胆囊颈部结石嵌顿者，若嵌顿的结石可松动，使用弯钳交替挤压将结石挤入胆囊内；若嵌顿的结石较大且不松动者，宜行胆囊壶腹部切开术取出结石，从胆囊腔内寻找胆囊管开口，直视下分离壶腹部与胆囊管交界处，游离胆囊管，以防止损伤胆管。对于胆囊管增粗者，在游离出胆囊管并确认无误后，采取阶梯状钛夹夹闭胆囊管的方法处理胆囊管。③对于胆囊三角区粘连严重者，处理胆囊管后，不需要强调胆囊动脉"骨骼化"，稍做分离看清胆囊动脉走行能上钛夹即可。④对于术中见其 Calot 三角结构不清、粘连纤维化、无解剖分离间隙，或呈"冰冻样"无法分离者，易造成胆管等周围脏器的损伤，对此宜采用腹腔镜胆囊大部切除的方法处理。该术可有效地降低医源性胆管损伤的发生率、减少并发症、降低中转开腹率。游离的大部分胆囊壁切除后，残留的胆囊壁黏膜经彻底的电凝烧灼，无异于胆囊的完整切除，同样亦可达到腹腔镜胆囊切除术的微创外科效果。

（2）腹腔镜下阑尾切除术：急性阑尾炎是外科常见的急腹症，国内外资料均表明腹腔镜手术治疗的急腹症中，阑尾炎占第1位。对于表现不典型阑尾炎，及时行腹腔镜探查可提高其正确诊断率，降低阑尾炎误诊率，减少阑尾穿孔的危险，同时提高对妇科疾病、肠憩室炎和炎性肠道疾病的诊治率，尤其适用于小儿、老年人、育龄女性、糖尿病、肥胖和诊断不肯定者。即使是阑尾穿孔患者，腹腔镜手术比起开腹手术也具有便于探查冲洗整个腹盆腔、减少肠间隙和盆腔残留感染机会及切口感染发生率低的优点。相关资料显示，开腹阑尾切除术的阴性剖腹率达7%～30%，尤以青年女性为多，且切口感染的发生率可高达14.4%～67.0%。

对于腹膜外位或盲肠壁内异位阑尾、阑尾根部坏死穿孔、阑尾周围脓肿形成或与周围粘连严重，导致解剖关系不清、阑尾恶性肿瘤、阑尾动脉出血难以控制等复杂情况，术者应根据自身的腹腔镜手术技能酌情及时中转开腹手术。

腹腔镜阑尾切除术是比较成熟的术式，除中晚期妊娠合并阑尾炎、阑尾根部穿孔、部分盲肠腹膜后位阑尾、局部严重粘连、阑尾周围脓肿、恶性肿瘤外均可施行腹腔镜阑尾切除术。

对诊断有疑问的患者，腹腔镜手术能提供直接可靠的诊断；在手术过程中阑尾不与腹壁接触，阑尾切除后从穿刺鞘中取出，切口污染及感染率远低于传统开腹手术。

（3）腹腔镜下消化道溃疡手术治疗：消化性溃疡急性穿孔是四大急腹症之一。传统治疗方法为开腹手术修补穿孔、穿孔修补＋高选择性迷走神经切断术、胃大部分切除术，其缺点主要有大切口、小操作等弊端，且术后并发症较多，特别是切口感染率达10%～30%。

腹腔镜手术修补穿孔具有创伤小、康复快、并发症少、住院时间短、疗效高等优点，是治疗消化性溃疡急性穿孔理想的手术方式。腹腔镜下缝合修补方法治疗消化性溃疡穿孔，与传统开腹修补手术相比，其修补方法、手术适应证、围术期处理相似，对于十二指肠球部溃疡穿孔修补术，大网膜片覆盖加腹腔引流是目前最为安全可靠的修补方法。腹腔镜手术对腹内脏器干扰小，腹腔冲洗更彻底，术后疼痛轻，下床活动早，有利于胃肠功能恢复，可减少术后并发症的发生率，尤其对年老体弱者优越性更为突出。

对于穿孔巨大难于修补、局部炎症水肿重、腹腔广泛粘连、不能排除恶性溃疡穿孔者应适时中转开腹。中转开腹手术只是手术治疗手段由首选向次选的转变，并非手术治疗的失败。

（4）腹腔镜下肠梗阻的治疗：近来腹腔镜治疗肠梗阻的报道日渐增多，且疗效较好。对于急性肠梗阻，腹腔镜探查可以及时明确病因诊断，决定进一步治疗的方案；对于粘连性肠梗阻，可行粘连松解术。但严重腹胀、绞窄性肠梗阻、肠坏死伴感染、中毒性休克等不宜选择腹腔镜治疗。与开腹手术相比，腹腔镜处理急性肠梗阻，术后并发症减少，肠道功能恢复较早，住院日短；尽早实施还可以减小因闭襻性肠梗阻和肠坏死导致的肠切除风险。因此，腹腔镜处理急性肠梗阻是安全有效的，只是要求手术医师必须有丰富的经验。

（5）腹腔镜下处理腹部外伤：用腹腔镜探查腹部闭合性损伤，能确定损伤的部位和程度，做出是否需手术治疗的决策，同时可对某些脏器施行腹腔镜手术治疗。对于腹部闭合性损伤，在病情稳定情况下，先用腹腔镜探查，确定损伤部位和程度。

由于脾破裂后腹腔内积血造成手术视野不清，如果在完全腹腔镜下行脾切除术技术上要求较高，而手助腹腔镜脾切除术可以用手辅助阻断脾门止血，便于暴露手术野，克服完全腹腔镜手术的困难，且不影响腹腔镜手术的优势，可作为手术方式选择。

对于难以暴露手术野及出血凶猛、止血困难者，应及时中转开腹。

（周希环　徐艳婷　于海腾）

第三节　肝移植

各种病毒性肝炎、肝硬化、肝脏肿瘤、先天性和代谢性的肝病都会对肝脏造成急性或慢性不可逆的损害，导致肝功能迅速或进行性减退，若经常规的内、外科治疗无法治愈，则只有肝移植能使其有获愈的一线希望。肝移植的成功影响并改变了肝病学的发展，它是治疗中晚期肝衰竭最有效的挽救性治疗手段。

一、肝移植的历史

肝移植术（Liver Transplantation）即指通过手术植入一个健康的肝脏到患者体内，使终末期肝病患者肝功能得到良好恢复的一种外科治疗手段。从 1955 年 Welch 在狗的下腹部植入一个新的肝脏开始，人类研究肝移植已有 60 多年。1963 年，现代肝移植之父美国医生 Starzl 施行了第 1 例人类肝移植，但是由于受体术前一般情况较差、供肝保存技术落后和保存时间短、没有有效的免疫抑制药、术后感染及移植技术不成熟等因素的限制，术后不久即死亡；其后 Starzl 陆续进行了 7 例肝移植，因为上述相同因素的限制，术后这 7 名患者中存活时间最长的只有 23 天。移植后存活率很低使得肝移植一直处于临床研究阶段，未能得到广泛应用。直到环孢素问世后，术后排斥反应得到了一定程度的解决，才彻底改变了肝移植徘徊不前的局面。20 世纪 80 年代开始，随着术后存活率的逐步提高，肝移植不再仅仅是一项临床研究工作，而成为一种可接受的终末期肝病的治疗方法，至 1984 年已形成了一整套较为成熟的技术程序。1987 年，UW（University of Wisconsin）器官保存液的发明，使肝脏冷缺血时间可以延长至 24 天，大大减少了诸如原发性移植物无功能等由供肝保存所致的并发症，使肝移植术从急诊手术变成半择期手术，从此肝移植术在全世界进入了蓬勃发展的时期，迄今全世界已累积实施肝移植术超过 10 万余例，每年以 8000 ～ 10 000 例次的速度上升。

与国外相比，我国的肝移植起步较晚。1977 年，我国开展了人体肝移植的尝试，从此揭开了我国临床肝移植的序幕。随着手术经验的积累和医生信心的增强，我国的肝移植已跻身于国际先进行列，全国已有 80 家医院开展肝移植，每年开展肝移植例数超过 100 例的移植中心有 10 余家，患者 1 年和 5 年生存率也分别达到 85% 和 70%。

二、肝移植的适应证

原则上，当各种急性或慢性肝病用其他内外科方法无法治愈，预计在短期内（6～12个月）无法避免死亡者均是肝移植的适应证。而目前随着外科技术的不断发展、新型免疫抑制药的应用和临床经验的不断积累，肝移植围术期并发症和死亡率显著下降，术后存活率和存活时间不断提高，肝脏病变所产生的症状导致患者的生存质量严重下降时，也已成为肝移植的主要适应证之一。换言之，延长患者生存时间及改善患者生活质量是当今肝移植的两大主要目的。

迄今为止，肝移植已被成功用于60多种肝脏疾病的治疗，AASLD和AST 2013实践指南指出，成人肝移植评估中将适应证分为四大类：急性肝衰竭、肝硬化并发症、有全身表现的肝脏代谢失常、慢性肝病的全身并发症。下面依据肝病的性质及发展进程，分为：暴发性肝衰竭、慢性肝病、肝胆恶性肿瘤、与肝脏相关的代谢性疾病。

暴发性肝衰竭：病毒性肝炎、药物中毒（对乙酰氨基酚）、毒素中毒、妊娠相关的急性肝衰竭等。

慢性肝病：原发性胆汁性肝硬化（PBC）、原发性硬化性胆管炎（PSC）、病毒性肝病、酒精性肝病等。

肝胆恶性肿瘤：肝细胞癌（HCC）、胆管细胞癌、继发性肝癌等。

与肝脏相关的代谢性疾病：Wilson病、血红蛋白沉积症、α_1-抗胰蛋白酶缺乏症、糖原储积症等。

肝移植的适应证不是一成不变的，随着肝移植研究的进展及术后的疗效，一些疾病将被纳为新的适应证，而另一些疗效不佳的原先适应证将被排除在外。

以下介绍肝移植常见的特殊疾病适应证。

1.暴发性肝衰竭 既往有许多学者对暴发性肝衰竭的认识做出贡献，使得此定义多达40多种，主要根据凝血功能障碍和肝性脑病出现时间的不同而定义有所差异。目前公认的暴发性肝衰竭（Fulminant Hepatic Failure，FHF）概念是指患者无慢性肝病史而突然出现大量肝细胞坏死、肝功能显著异常，并在首发症状出现后8周内出现肝性脑病（Hepatic Encephalopathy，HE）的一种综合征。

诱发FHF的病因多种多样，其病因也存在地域性差异。在亚洲发展中国家，其病因主要是病毒性肝炎，欧美国家主要是对乙酰氨基酚的毒性作用；其他病因包括药物性、Wilson病、自身免疫性、局部缺血和不明原因等。该病起病急，发展极为迅速，既往内科治疗后1年存活率不到10%，早期就可以出现多器官功能衰竭，常在短期内导致患者死亡，常见死亡原因有脑水肿、感染及心血管功能衰竭。随着肝移植成为FHF的治疗措施之一后，FHF的总体生存率提高至60%，在欧美国家接受肝脏移植的FHF患者的1年生存率为70%，充分证明了肝移植是目前治疗FHF的最佳选择，但较慢性肝衰竭移植后1年生存率（80%～90%）低。FHF患者肝移植后死亡原因通常是神经系统并发症或败血症。

2.乙型病毒性肝炎 我国是乙型病毒性肝炎（HBV）的高发国，目前乙型病毒性肝炎后肝硬化已成为我国肝移植主要的适应证。但在过去，乙型病毒性肝炎后肝硬化患者肝移植术后没有有效的病毒防治措施，移植后常常出现移植肝HBV的再感染，感染率高达80%以上，导致移植肝功能丧失，其预后比其他原因肝移植都差，HBV引起的终末期肝病甚至一度被认为是肝移植的禁忌证。近20年来，随着强效的抗病毒药出现及乙肝免疫球蛋白（HBIg）的应用后，HBV相关肝移植出现了转折点。目前肝移植后的乙型病毒性肝炎复发已得到明显控制，5年生存率总体＞80%。

3.原发性胆汁性肝硬化（PBC） 是一种以肝内外胆管炎症和纤维化为特征的慢性进行性胆汁淤

积性肝病，其病程一般为 10 ～ 15 年，最终发展为胆汁性肝硬化，终末期死亡原因为肝衰竭和肝硬化相关严重并发症。PBC 是最先成为肝移植适应证的疾病之一，但近几年行肝移植术的患者有下降趋势，这与 UDCA（熊去氧胆酸）在 PBC 临床治疗中的应用相关。肝移植是治疗晚期 PBC 患者的唯一选择，据欧洲学者统计，其长期预后较病毒性肝炎及酒精性肝炎好，1 年、5 年、10 年生存率分别为 84%、78%、69%。PBC 患者原位肝移植后若出现原疾病典型的胆管损伤和抗线粒体抗体（AMA）阳性需考虑移植后复发，据统计 PBC 患者肝移植后的复发率为 20% ～ 30%。

4. 原发性硬化性胆管炎（PSC）　是一种以慢性胆管纤维化梗阻为特征的慢性胆汁淤积性肝病，PSC 因反复发作的胆管炎而加速恶化直至出现肝衰竭，此种肝病是一种癌前状态，约 20% 的 PSC 患者在病程中会恶变为胆管癌。PSC 患者肝移植后的预后较好，1 年和 5 年生存率分别是 90% ～ 97% 和 85% ～ 88%。PSC 患者肝移植预后因素包括疾病的严重程度、既往胆管手术史、有无合并胆管癌等，部分移植中心认为如果患者已经发现有胆管癌，就不应该在进行肝移植。因此，在 PSC 病程较早期实施肝移植将减少胆管癌的发生，提高肝移植的疗效。

5. 肝细胞癌　在肝移植发展的早期，虽然为肝细胞癌（HCC）患者提供了一种无可替代的治疗措施，但与肝移植治疗其他肝病相比较时，HCC 肝移植患者的长期生存率极其不理想。由于我国现在社会人们对肝移植的认识等方面与西方国家有一定的差异，在肝移植发展历程的早期，肝癌占绝大部分，术后绝大部分短期内肿瘤复发，远期疗效差。在国外随着肝癌的移植标准不断完善，分配制度的合理化，肝移植的 HCC 患者 5 年生存率为 61.1%，但仍低于无 HCC 移植患者。在我国近 30 年的肝移植的统计中，肝癌肝移植占将近 40%，但肝癌肝移植受者术后 1 年、3 年、5 年累积生存率分别为 76.57%、57.00%、49.80%，明显低于良性肝病患者术后的累积生存率（81.42%、76.98%、73.19%），其中将近 30% 的肝癌肝移植后患者死亡原因为复发和转移，严格把握肝癌肝移植适应证是减少术后复发的关键措施。

6. 酒精性肝病（ALD）　已成为欧美国家终末期肝病的主要原因之一，也是导致死亡的主要病因之一；在我国 ALD 也呈上升趋势。在欧美 ALD 是最常见的原位肝移植适应证。过去由于 ALD 的特殊病因及 ALD 患者移植后复饮率偏高，对终末期 ALD 患者实施肝移植存在一定争议，但目前统计发现 ALD 患者移植后的预后效果与非酒精性肝病患者无明显区别，故 ALD 患者实施肝移植已逐渐被接受。

三、肝移植的禁忌证

随着肝移植技术的进步、肝移植术后存活率的统计，肝移植的禁忌证也在不断地发生改变，一些以往认为是肝移植的绝对禁忌证转变为了相对禁忌证，一些适应证改变为了相对禁忌证。所谓的绝对禁忌证即指患者在一定的临床状况下，肝移植的疗效或预后极差，而不应该成为治疗方式予以选择，包括：①难以控制的感染，包括肺部感染、脓毒血症、腹腔感染、颅内感染、活动性结核病；②肝外合并难以根治的恶性肿瘤；③合并心、脑、肺、肾等重要脏器的器质性病变，需要基本生命支持，包括重度心功能不全、颅内出血、脑死亡、肾功能不全行肾脏替代治疗时间大于 1 个月；④获得性人类免疫缺陷综合征病毒（HIV）感染；⑤难以戒除的酗酒或吸毒；⑥难以控制的精神疾病。肝移植的相对禁忌证使患者在一定的临床状况下，肝移植可能会产生高并发症率和死亡率，但某些情况下可取得满意的长期生存率，包括：①年龄大于 65 岁；②合并心、脑、肺、肾等重要脏器功能性病变；③肝脏恶性肿瘤伴门静脉主干癌栓形成；④广泛门静脉血栓形成、门静脉海绵样变等导致无法找到合适的门静脉流入道者。

四、肝移植的适宜时机

随着肝移植手术成功率的提高和禁忌证的减少，当前等待肝移植的患者也日益增多，但许多国家的肝移植供体数量仍然很少，这种供需不均的局面使得大部分患者面临长时间的等待，等待时间越长，病情就会越严重，生存率也随之降低。虽然随着肝移植手术类型的增添，如劈离式肝移植、活体肝移植及对移植禁忌证的严格把握，可以在一定程度上缓解供体紧张的状况，但在目前的移植环境下，合理的分配制度、适宜的移植时机更为重要。当前可用的预后评分系统中 MELD 对终末期肝病的预测价值较高，但对急性肝衰竭意义有限，故下面分别介绍暴发性肝衰竭及终末期肝病这两类肝移植适应证的移植适宜时机。

（一）暴发性肝衰竭的移植适宜时机

对 FHF 行肝移植术的标准主要考虑以下 4 种因素：①肝脏合成代谢能力与肝脏损伤程度（通过 INR 和血清胆红素水平来评价）；② HE 分期；③ MOF 发生率；④机体代谢紊乱程度。

目前虽然关于 FHF 行肝移植术在国际上尚无统一的标准，但由英国 King 医学院 O'Grady 研究小组依据不同的病因建立的标准已得到了部分移植中心的验证，被证实是有效的。其标准如下。

1. 对于乙酰氨基酚所致的 FHF 患者

（1）如果经早期液体复苏后，动脉血乳酸 > 3.5 mmol/L，建议行肝移植术。

（2）如果足够的液体复苏后，其动脉血 pH < 7.3 或者动脉血乳酸 > 3.0 mmol/L，考虑行肝移植术。

（3）如果以下 3 条在 24 h 内发生，考虑行肝移植，即 INR > 6.5、肌酐 > 300 μmol/L、Ⅲ或Ⅳ期 HE。

2. 对于非对乙酰氨基酚所致的 FHF 患者　如果 INR > 6.5 或以满足下 5 项中任意 3 项，考虑肝移植，即：年龄 < 10 岁或 > 40 岁；从出现黄疸到肝性脑病时间 > 7 天；INR > 3.5；血清胆红素 > 300 μmol/L；不利的病因，如 Wilson 病、特发性药物反应等。上述 King 标准已加入了动脉血乳酸指标来增加 APAP-FHF 模型的敏感性。据 O'Grady 研究小组统计在英国应用 King 标准时，预测 APAP 导致的 FHF 阳性预测值为 84%，其他病因为 82%，而阴性预测值分别为 86% 和 82%。需要说明的是 King 标准预测其他国家的患者较预测英国的准确性低。法国 Clichy 标准将凝血因子 V 作为预测的指标之一，此外 Clichy 标准不能应用于非病毒性乙型肝炎患者，故此标准的应用范围及临床可行性都较 King 标准差。

此外，血清甲胎蛋白、GC 球蛋白、动脉血氨、其他模型及影像学检测对 FHF 是否行肝移植术有一定指导作用，但目前的预后评分系统预测 FHF 预后及是否需要肝移植的准确性，都没有得到持续性的证实，故美国肝病学会不推荐单独使用一个评分系统。

在准备为 FHF 患者实施肝移植时也存在着一个矛盾，即患者自身肝脏结构及肝功能可能会恢复正常而不需要肝移植，故近期学者们对曾经放弃过一段时间的辅助性肝移植（ALT）来治疗 FHF 又产生了兴趣，而采用何种肝移植的手术方式主要取决于疾病发展的形势。

（二）终末期肝病模型（MELD）的研究背景

终末期肝病一直以来都没有一个较完善的评分指标来评价其严重程度。2000 年，美国 Mayo Clinic 的 Malinchoc 等认为 CTP（Child-Turcotte-Pugh）评分在评估经颈静脉肝内门体静脉分流术（TIPS）后患者生存率方面仍不能满足临床的需要。为了寻找一种比 CTP 评分更能准确判断 TIPS 术后患者生存率的预后评估模型，他们对 1991—1995 年共 231 名因为治疗肝硬化腹水和预防门静脉高压出血而行 TIPS 术的患者进行跟踪随访后，采用 Cox 比例风险回归分析确定了 4 个能较好地判断患者 3 个月生存率的实验室和临床指标，包括血清肌酐、胆红素、凝血酶原时间的国际标准化比值（INR）和病因，提出了 "Mayo TIPS 模型" 即 MELD 评分原型，$R = 0.378 \times \log_e$（胆红素 mg/dL）$+ 1.12 \times \log_e$（INR）$+ 0.957 \times \log_e$（肌酐 mg/dL）$+ 0.643 \times$（病因：非胆汁淤积性肝病时取 1，胆汁淤积性肝病时取 0）。此模型预测 TIPS 术后 3 个月病死率的敏感度为 77%、特异度为 79%、阳性预测值为 63%、阴性预测值为 88%，受试者工作特征曲线（ROC）的曲线下面积（AUC）超过 80%，表明该模型能准确地判断 TIPS 术后患者的短期预后。2001 年，同一个研究机构的 Kamath 等采用了 4 个独立的肝硬化样本验证并将该模型推广至 TIPS 患者以外的终末期肝病患者，这 4 个样本包括肝硬化失代偿住院患者、非胆汁淤积性肝硬化门诊患者、原发性胆汁淤积性肝硬化患者和作为历史对照的 20 世纪 80 年代的肝硬化患者。为了方便计算，他将上述公式的各个系数均乘以 10，即变成：$R = 3.8 \times \log_e$（胆红素 mg/dL）$+ 11.2 \times \log_e$（INR）$+ 9.6 \times \log_e$（肌酐 mg/dL）$+ 6.4 \times$（病因：非胆汁淤积性肝病时取 1，胆汁淤积性肝病时取 0），结果取四舍五入后的整数，并将修改后的公式首次命名为 "终末期肝病模型"，即 MELD（the model for end-stage liver disease）。该模型对上述 4 个独立样本的 3 个月死亡风险划分为 4 级：MELD 分值＜ 9 分者为 4%，10 ～ 19 分者为 27%，20 ～ 29 分者为 76%，30 ～ 39 分者为 83%，＞ 40 分者为 100%。这表明 MELD 评分在判断终末期肝病的病情方面有很好的价值，可以作为筛选肝移植候选人的标准。同时 Kamath 指出病因、患者体重和门脉高压并发症并不影响 MELD 评分判断终末期肝病患者预后的能力。

（三）MELD 在终末期肝病肝移植中的应用

MELD 问世之前，肝病患者一般是根据等候供肝的时间长短、是否伴有腹腔积液、肝性脑病及地区获得肝源的多少来决定肝移植的先后，由于候肝时间的长短并不代表病情的轻重，则易导致供肝的分配不合理，并致使肝功能较好的患者因等待时间过长而失去移植机会，从而增加候肝期患者的死亡率。

MELD 问世后，经过多方验证，证明 MELD 对终末期肝病患者预后有优良的预测能力，并且 MELD 的预测能力优于以往的 CTP 分级。正因为 MELD 预测能力的优越性，UNOS 于 2002 年 2 月 27 日正式将 MELD 评分作为成年肝移植的标准，取代基于 CTP 分级的 UNOS 分级标准。同时，对 Kamath 的公式做了一些修改，去除了病因这一项，并设置 6 分为下限，40 分为上限，称为 "U-MELD"。

此标准一经颁布，世界各地的学者纷纷对其进行研究和验证，Wiesner 等采用前瞻性研究方法对 3437 例有完整实验室资料的准备肝移植的晚期肝病患者进行 MELD 评分，预测 3 个月生存期，并对其正确性做了验证，发现患者生存与否与 MELD 分值高低有直接关系，MELD 分值＜ 9 分的患者病死率是 1.9%，而 MELD 分值＞ 40 分的患者病死率为 71.3%，充分提示了 MELD 评分可准确评估患者病情的轻重，并可以预测患者 3 个月的死亡率。所以 MELD 评分被 UNOS 正式作为肝移植的标准之后，肝移植器官分配方案由先前的以"时间先后"为基础转向以"病情轻重"为基础，从而最大限度地避免了以等待时间长短作为移植顺序造成的器官分配欠合理的问题，提高了患者的生存率。

与此同时，MELD 评分对肝移植疗效的预测能力也受到广泛的关注和评价，肝移植能否增加患者的生存率及 MELD 分值较低的终末期肝病患者行肝移植术后能否增加其生存时间开始为大家所重视。Onaca 等对 669 例肝硬化患者移植术后 2 年的生存率进行研究后指出，肝移植前的 MELD 分值高低与移植后的 2 年生存率密切相关，并与病因有关，其中胆汁淤积性肝硬化患者的 MELD 分值与移植后的生存率无明显关系，即使该类患者移植前的 MELD 分值很高，仍然有很好的预后；而非胆汁性肝硬化患者和病毒性肝炎肝硬化的患者，移植前的 MELD 分值高低与移植后预后密切相关；Ravaioli 等则对 1987 例肝移植术后患者进行 MELD 评分，发现术前评分为 25 分以下的患者 5 年生存率为 58.6%，而 25 分以上的患者为 27.8%，这也表明移植前行 MELD 评分对预测肝移植术后患者生存率有一定的意义。

当然 MELD 评分也不能完全预测肝病患者肝移植后的生存率，Merion 等比较了等待肝移植的患者与肝移植术后患者的死亡率，并使用 MELD 评分对这些结果进行分级，发现 MELD 评分 < 15 分的肝病患者随访一年，接受肝移植后的死亡风险比继续等待肝移植的死亡风险更大，这说明了对于那些 MELD 评分较低的候肝者来说，接受肝移植的手术风险可能要比死于肝病的风险更大。

在 MELD 系统应用于肝移植前，"美国器官资源共享网络（The United States of America organ resource sharing network，UNOS）"采用米兰标准判断 HCC 患者是否适合接受肝移植，即最大单一 HCC 肿瘤（直径 ≤ 5 cm）或多个 HCC 肿瘤（肿瘤个数 ≤ 3 个且每个肿瘤直径 ≤ 3 cm）。此项标准是由 Mazzaferro 等在米兰报道的一项随机对照临床试验所得到的，实验结果显示符合此标准的 HCC 患者行肝移植术后 4 年生存率达到 75%，无复发生存率达 92%，总体复发率为 8%。在引入了 MELD 系统后，接受肝移植的 HCC 患者占全部行肝移植术患者的比值从 7% 增加到 22%，而且 HCC 患者等待移植的时间从 2.3 年缩短到 0.6 年，使肝癌患者的移植率明显增加。此后由于 HCC 患者术后病理检查显示有将近 20% 的患者并无罹患肝癌，于是 UNOS 对肝癌患者的 MELD 分值进行了单独调整：T_1 期肝癌的 MELD 分值调为 20 分、T_2 期的 MELD 分值调为 24 分，从而控制 HCC 患者的移植率，此后调查表明经调整后并没有增加肝癌患者的退出率。

虽然我国有关 MELD 在肝移植中应用的报道不多，从全国多数移植中心已发表的报道来看，研究样本偏少，研究重点参差不齐，有的中心验证了 MELD 评分和 CTP 评分对肝移植术后预后的预测能力，并比较两者的差异；有的中心探讨了 MELD 评分在选择肝移植手术时机选择的价值。但随着我国器官移植准入制度的建立和相关法律、法规的健全，以及肝移植需求的持续增长，中国式"UNOS"已应运而生，于 2010 年开始建设的我国心脏死亡器官捐献（DCD）管理体系，在卫生部和红十字会的共同努力下，其工作在 2012 年已开始向全国范围内推广，同时相关法律法规的建设也稳步向前推进。2012 年 10 月，为了更好地贯彻《人体器官移植条例》，积极稳妥地推进我国器官捐献工作，卫生部制定了《中国人体器官获取与分配管理办法（试行）》（征求意见稿），并明确了我国将参照 UNOS 建设"中国器官分配与共享系统（china organ transplant response system，COTRS）"，力争通过此系统的应用，提高移植器官的匹配度，降低或防止宝贵的资源被浪费。保证每一例分配器官的溯源性，消除人为和主观因素的干扰和影响，确保"公平、公开、公正"原则的贯彻实施。在此基础上，笔者相信我国对 MELD 系统在肝移植中的研究将进一步深入，这将有助于建立符合中国国情的科学规范的器官捐献体系，在造福于广大人民的同时也必定会进一步提升我国器官移植学界在国际上的声誉。

五、肝移植的评估

对潜在肝移植受体的综合性评估影响着肝移植的成功率及术后生存率，AASLD 和 AST 2013 实践指南指出：①肝硬化患者一旦出现一个以下的并发症，如腹腔积液、肝性脑病、食管静脉曲张破裂出血或肝细胞功能障碍导致 MELD 评分 ≥ 15 分，应该考虑肝移植评估；②在等待肝移植的人群，应尽可能做病因治疗，处理肝功能失代偿的并发症，如腹腔积液、肝性脑病或静脉曲张出血；③潜在肝移植候选者出现肾功能不全恶化或其他快速肝脏失代偿的证据时应该迅速进行肝移植评估。具体的评估流程如下。

（1）肝病评估：肝脏疾病的严重程度及预后的评估，确定诊断和优化管理。

（2）手术评估：确认需要移植，识别技术的挑战（如先前的腹部手术、门静脉血栓形成等），探讨供体的选择（已故、生存、扩展）。

（3）实验室检测评估：肝脏的合成功能、血清电解质、肾功能、病毒血清标志物、其他病因肝病的标记、肿瘤标志物、ABO-Rh 血型分型、肌酐清除率、尿分析和尿液药物筛查。

（4）心脏评估：先用超声心动图进行非侵入性的评估。如果有心脏危险因素存在（高脂血症、高血压、糖尿病、吸烟、年龄 > 60 岁），进行无创的压力测试和心脏病学评估。

（5）肝脏成像：多普勒超声检查证明门静脉开放，三相 CT 或增强磁共振诊断肿瘤和分期。

（6）一般健康状况评估：胸片、巴氏涂片和乳腺 X 线照片（女性），如果患者年龄在 50 岁及以上或有原发性硬化胆管炎需结肠镜检查。

（7）牙科评估：识别龋齿、埋藏的残根和牙龈脓肿，肝病治疗需要时可协调拔牙。

（8）麻醉评估：如果有异常的高手术风险，需要评估，如患者有门静脉性肺动脉高压、肥厚性梗阻型心肌病、既往麻醉并发症。

（9）精神病学、心理学或心理健康专业咨询：判断是否有药物滥用史、精神疾病或调整困难（如行为或从性问题）。

（10）社会工作评估：找出潜在的社会心理问题，充分的支持，移植在患者个人及其社会系统可能产生的影响。

（11）财务和保险咨询：列举移植和移植术后护理成本，检查保险范围，帮助发展财务管理计划。

（12）营养评估：评估营养状况和患者教育。

（13）感染疾病评估：安全识别感染过程，在移植前需要处理（如潜伏性肺结核，CMV 阴性的受者）。

六、肝移植的手术类型

肝移植手术按照供肝种植部位不同，可分为原位肝移植术和异位肝移植术。异位肝移植是把供体的肝脏安植在另一个位置，通常是肠系膜根部，但这种移植方式由于预后不良已成为历史。自从 Starzl 于 1960 年提出原位肝移植（Orthotopic Liver Transplantation，OLT）技术至今，OLT 在肝移植中运用的最普遍、最成功。目前 OLT 按照供肝的静脉与受体下腔静脉的吻合方式不同，又可分为经典肝移植和背驮式肝移植。背驮式肝移植是由 Tzakis 于 1989 年首次提出的，即保留受体下腔静脉全长及肝静脉共同干，将后者与供肝上下腔静脉做吻合，供肝下腔静脉端缝闭，此方式术中无须肝静脉转流，缩短了无肝期的时间。

20世纪80年代初期，减体积肝移植的应用解决了儿童供肝的困难，而目前肝缘短缺又促进了劈离式肝移植的发展，即一个肝劈裂成两个移植物，供两个受体使用，从而增加了移植物的数量，在一定程度上缓解了供肝紧张的状况。

辅助性肝移植（ALT）分为异位辅助性肝移植（HALT）和辅助性原位部分肝移植（APOLT）。目前，APOLT已成为ALT的标准术式，其可治疗暴发性肝衰竭、非肝硬化的先天性代谢性疾病及小体积供肝肝移植，与经典原位全肝移植相比，具有避免终身服用免疫抑制药、适用于活体肝移植、扩大供肝来源等优点，但存在移植空间不足、移植肝萎缩、移植后门脉高压等问题有待进一步研究解决。

作为供肝重要来源，活体肝移植（LDLT）目前成了肝移植探讨的热点之一，特别是对于法律禁止从脑死亡的患者切取肝脏的国家及尸肝捐献率低的国家。在成人LDLT开展近20年来，美国、日本、西欧等国家和地区的肝移植中心已充分确认该术式的安全性及必要性，相继开展这了一技术，LDLT技术及相关研究有了突飞猛进的发展，适应证范围也随之扩大。但随之面临的问题也渐多，如供者安全问题、受者胆道并发症发生率较高、原发病复发、终末期肝病模型（MELD）评分高者预后较差等，其中供者安全问题尤为突出，故应在移植前把握好供者、受者的选取及供者的术前全面系统评估，尤其是影像学对血管、胆道的直观重建，保证供者安全，尽量减少供者、受者术后并发症。

七、肝移植的术后并发症

肝移植已从以往的高风险手术逐渐发展为治疗终末期肝病的常规手术。接受肝移植的患者，其5年生存率也稳定在70%左右。我们知道近几年移植技术已日趋成熟，肝移植术后的各种并发症成为阻碍受体生活率进一步提高的重要原因，加强围术期及术后中长期的管理、积极预防并发症的发生会使移植患者更加获益。

1. 术后监护及评估　几乎所有肝移植患者术后即进入重症监护室进行恢复，并由监护小组进行常规监护，包括生命体征、血常规、生化全套、凝血功能（血凝常规及血栓弹力图）、血流动力学、胆汁、腹腔引流液等监测；同时进行器官功能的评估，包括心功能、呼吸功能、肾功能、神经精神系统等。最重要的移植物的功能评估，应该从移植物血液循环恢复后开始进行，其功能受再灌注损伤及移植物缺血时间的影响。同时，受体、供体术前基础情况也将影响术后移植物的功能，其中影响移植物功能的供体相关因素包括血流动力学不稳定、营养不良、年龄过大、药物毒性和脂肪肝。移植物功能不良的严重程度及预后差异很大，尚无统一标准，其最差的表现是原发性移植物无功能（Primary Nonfunction，PNF）。有一部分学者认为，PNF是一种由免疫系统控制的延时的排斥反应；另一部分学者认为，超急性排斥反应其实就是一种PNF的形式，由于术后超急性排斥反应报道较少，故上述争论暂无定论。发生PNF后患者会逐步出现肝性脑病、肾衰竭、凝血功能障碍、黄疸、低血糖等严重并发症，解决方法只有再次行肝移植术；但遗憾的是，就我国目前移植器官紧缺的情况来看，行再次移植术的可能微乎其微，故PNF在肝移植术后极其凶险，一旦发生似乎就预告了患者的死亡。

2. 血管并发症　使得移植器官存活率和患者生存率下降，是肝移植术后一类严重的并发症。肝动脉的并发症在血管并发症中最为常见，发生原因与手术技术、肝动脉病变有关，包括动脉内径细小

（＜3 mm）、血管内膜损伤、动脉粥样硬化、畸形、吻合口狭窄、多次吻合、过长扭曲成角、介入治疗史、术后动脉血流缓慢等有关，主要有肝动脉血栓（HAT）、肝动脉狭窄（HAS）及假性动脉瘤（HAP）。需要指出活体肝移植术后 HAT 发生率较高，这与受移植物大小、供体解剖及术者经验有关。门静脉并发症较少见，主要包括门静脉狭窄（PVS）和门静脉血栓形成（PVT）。常常由于吻合技术问题（吻合错位，血管吻合口径不匹配或者门静脉吻合口张力过高）、血管内膜增生及海绵样变性所引起。下腔静脉管径较大，并发症发生率很低，但由于手术技术原因，在采用背驮式肝移植时容易发生下腔静脉狭窄。肝移植术后肝静脉吻合口狭窄和血栓形成可引起肝静脉流出道梗阻（HVOO），其发生率因受者年龄及所用移植方式不同而异。

数字减影血管造影（Digital Subtraction Angiography，DSA）由于其创伤性并未作为肝移植术后常规监测的首选。而连续动态彩色多普勒超声（Color Doppler Imaging，CDI）具有无创、敏感、准确、信息丰富等特点，在监测血管并发症方面扮演了重要角色，无论是肝动脉并发症，还是门静脉、下腔静脉并发症均有良好的敏感度和特异度，因而 CDI 检查普遍作为肝移植术后血管并发症常规的监测手段。但随着介入技术及导管等设备的发展，其在肝移植术后的应用也越来越广泛，尤其为术后血管并发症的治疗提供了安全、有效的治疗途径。CDI 作为诊断肝移植术后血管并发症的金标准，其地位是不可取代的。CDI 不但能明确显示血管狭窄或闭塞的部位、程度、侧支循环状况，而且还可以在需要时进行介入治疗，包括溶栓、PTA 及血管内支架的应用。由于移植器官的紧缺，血管并发症的早期诊治，尽量避免移植术后开腹手术或再移植仍是今后的研究方向。

3.胆道并发症　在肝移植术后的胆道并发症中约 2/3 发生于术后 3 个月内，近 90% 发生于 1 年之内，其中以胆道狭窄和胆瘘最为常见，约占 70%，其余并发症包括壶腹部功能障碍，以及胆泥、胆结石所致的胆道梗阻等。胆瘘多发生于胆总管吻合口或者胆总管 T 管留置处，术后早期发生的吻合口瘘与技术性失误、吻合口处有张力或肝动脉血栓后的缺血性坏死有关；胆总管 T 管留置处的胆瘘多发生在拔除 T 管后。肝移植术后最常见的胆道狭窄部位在吻合口，狭窄原因多由吻合技术存在缺陷所致，一部分也与肝动脉的血流情况改变相关，其他原因包括了 ABO 血型不相容、供体肝保存时间过长、慢性排斥反应、感染、PSC 等原有胆道疾病复发。一旦怀疑胆管狭窄，需立即行经内镜逆行胆道造影来确诊，若条件允许，可同时留置支架管；若内镜无法通过狭窄部位，则需行 PTC 或开腹行 Roux-en-Y 肝管空肠吻合术。

4.肝移植的排斥反应　肝移植开展的早期，技术方面的并发症占大多数，而当移植技术及器官保存技术逐年改进和提高时，预防排斥反应的重要性在临床上就显现出来。肝移植受体在移植后较多发急性排斥反应，而慢性排斥反应较少见。肝移植后急性细胞性排斥反应的定义是移植肝功能的急剧恶化，伴有移植肝脏汇管区的混合型炎性细胞浸润、胆管上皮炎、肝动脉内膜炎和门静脉内膜炎。急性细胞性排斥反应通常发生在移植后第 2 周，肝组织活检能确诊。大多数患者出现急性细胞性排斥反应后可用大剂量糖皮质激素冲击治疗。有 10%～15% 的患者为激素耐药性排斥反应，可用单克隆抗体 OKT_3，但 OKT_3 不良反应较多，其中最严重的是急性肺水肿，故使用前患者需行全胸 X 线检查排除肺水肿。慢性排斥反应又称胆管消失综合征，常在移植后 1 年内发生。研究表明，他克莫司（FK506）能有效治疗慢性排斥反应，FK506 能挽救很大部分移植物。

5.感染并发症　几乎所有接受肝移植的患者都必须终身接受免疫抑制治疗来防止排斥反应，而感染持续性地威胁着每个移植后免疫抑制患者的生命。术后早期的细菌感染，常与手术时间长、留置引流管、胆道梗阻、PVT 和移植物功能不良相关。在病毒感染中，巨细胞病毒感染（CMV）最为常见，是临床上凶险的移植后致病原，更昔洛韦可有效预防移植后 CMV 的感染。同时，免疫抑制治疗的适量应用可使预防排斥反应和不增加感染风险之间保持平衡。

6.肝炎复发　在肝移植治疗乙肝相关性终末期肝病的早期，乙肝复发是普遍现象，常会迅速导致移植肝肝衰竭。20 世纪 90 年代初期，欧洲病毒性肝炎研究机构证明，短期应用乙肝免疫球蛋白（HBIg）的移植后患者，其乙肝复发率较低，而长期应用 HBIg 可有效预防患者肝移植后乙肝复发。目前发现若患者移植时处于乙肝病毒复制状态，移植后单用 HBIg 治疗其预防复发效果不明显，故现已不再推荐单用 HBIg，常用方案为抗病毒药联合 HBIg 治疗。但若移植后乙肝复发诊断明确，则应停用 HBIg，因为其作用仅为预防复发。

目前，肝移植后丙型肝炎（HCV）的复发率几乎是 100%，虽然 HCV 复发后，长效干扰素和利巴韦林联合治疗的方案可潜在改善患者生存率，但由于未研制出丙型肝炎免疫球蛋白，肝移植后丙型肝炎复发的预防仍在窘境中行走。

（周希环　徐艳婷　于海腾　高梅兰）

第十四章

泌尿外科危重症

第一节　肾移植

一、概述

　　肾移植是将供肾者一个肾脏植入患者（受肾者）体内的肾脏替代疗法，是慢性肾功能不全最理想的治疗方法。肾移植主要适用于肾脏功能不可逆地完全性损害的患者。自体肾移植的主要适应证为肾动脉起始部具有不可修复的病变者。同种肾移植适用于每个患有不可恢复的肾脏疾病并有慢性肾衰竭的患者。Scr > 1326 μmol/L（15 mg/dL），Ccr < 5 mL/min 是肾移植的基本依据。常见的适宜肾移植受者的原发病为原发性肾小球肾炎、慢性肾盂肾炎、间质性肾和囊性肾病等。受移植患者年龄以 15～55 岁的青壮年为好。但患者存在活动性感染、全身状况不良，营养恶化，严重心血管功能不良，严重泌尿系统畸形，高龄患者均不宜接受肾移植手术。另外，当肾脏疾病是由全身疾患所引起的局部表现时，不考虑肾移植。

　　1936 年俄国人 Voronov 为一急性肾衰竭的患者进行了尸体肾脏移植（Renal Transplantation），虽然只存活了 48 h，但却揭开了肾脏移植的序幕，而 20 世纪五六十年代欧美国家均成功地进行了肾脏移植手术，并获得了长期存活，这标志着现代器官移植的开始。目前肾脏移植已成为终末期肾脏疾病的重要治疗手段。终末期肾脏疾病的患者多存在一系列营养代谢紊乱，如低蛋白血症、贫血、高脂蛋白血症、代谢性骨病等，机体处于负氮平衡，合理的营养支持能纠正负氮平衡，提高手术耐受力，促进移植肾功能的恢复，提高移植肾的存活率，减少并发症。

　　肾小球肾炎、糖尿病性肾病、高血压性肾病、遗传性肾炎、狼疮性肾炎、肾盂性肾炎等终末期肾衰竭的患者均可接受肾脏移植手术。这类患者通常表现为：GRF < 25 mL/min、Scr > 445 μmol/L（5 mg/L）、BUN > 20 mmol/L（55 mg/dL）；食欲缺乏、呕吐、高血压、心力衰竭、贫血、出血、呃逆、肾性骨病、氮质血症、高尿酸血症、酸碱平衡失调等。

二、术前准备

肾移植手术复杂，术前准备非常重要，术前准备的好坏直接关系到术后恢复和移植肾的存活等情况。肾移植的术前准备主要包括以下方面。

1.选择恰当的手术时机　一般选择行维持性透析半年左右之后，透析时间稍长可能会减少移植后受者免疫抗体的产生。同时受移植者各项生命体征趋于平稳，心肺功能正常，且能下床活动、生活自理时进行肾移植比较合适。

2.术前透析　终末期肾脏疾病移植前都应进行透析治疗。透析的目的是纠正尿毒症患者的酸中毒、水钠滞留、高血钾、氮质血症等，以维持患者内环境的稳定，为肾移植创造理想条件。血液透析和腹膜透析均可。常规的血液透析患者，在移植术前 24 h 内需行透析一次，腹膜透析患者一般持续至移植术前。

3.纠正贫血及低蛋白血症　移植术前必须纠正患者的贫血和低蛋白血症，这有利于移植肾的存活。输血是纠正贫血常用的方法，研究发现移植术给患者输全血可以提高移植肾的存活率，但同时也会增加病毒性肝炎、艾滋病、疟疾等传染病的风险。促红细胞生成素纠正贫血的效果较好，可避免部分患者移植术前输血。术前存在低蛋白血症的患者，可给予人血白蛋白纠正。

4.组织配型　人与人之间的组织差异性致使供肾移植给受者必然会发生排斥反应，两者之间的差异越小，术后的排斥反应就越小。肾移植术前，必须进行严格的组织配型，选择最合适的供者和受者。常用的组织配型有以下 4 项。

（1）ABO 血型配型：ABO 系统与移植关系最密切。肾移植手术前，必须进行严格的血型化验，保证供者与受者血型相符。

（2）人类白细胞抗原系统（HLA）：人类白细胞抗原是人类主要组织相容性复合物，与移植密切相关。在同种移植中起着十分重要的作用，HLA-DR 抗原最重要。

（3）补体依赖性淋巴细胞毒交叉配合试验：此试验特异性、敏感性强，可检测出最高稀释度的抗体，短时间内得出结果。

（4）群体反应性抗体：此指标常用于判断肾移植受者的免疫状态。移植术前必须检测受者血清中是否存在 HLA 抗体，据此判断其免疫状态和致敏程度。

5.心理准备　肾移植术后必须保护肾功能，防止排斥反应，且需要长期服药。患者术前必须了解相关知识，对术后并发症要有充分的认识和心理准备。这样可以减少患者对手术的恐惧，且有利于手术患者的恢复。

6.术前检查　术前检查主要包括：①三大常规检查，血常规、尿常规、粪常规；②肝肾功、入院五项等；③血电解质测定如钾、钠、氯、钙、磷等；④咽拭子、痰、尿的细菌和真菌培养；⑤心电图、胸片等；⑥免疫学检查，如 T 细胞亚群、淋巴细胞毒性试验和群体反应性抗体检测等。

三、术后监测与处理

（1）肾移植术后患者应送至 ICU 加强监护与治疗，全身麻醉者术后早期应继续应用呼吸机辅助呼吸，防止出现低氧血症。加强抗感染及免疫抑制剂治疗。移植肾早期如果仍无功能，应及时行血液透析治疗等。

（2）监测各项生命体征：包括体温、脉搏、血压、呼吸。体温是观察排斥反应和感染的敏感指标，高热提示可能存在排斥或感染。术后早期，脉搏和血压的变化提示可能有出血或心功能不全，呼吸频率增快可能存在肺炎或肺萎陷。

（3）详细记录出入量和测体重：术后应严格掌握出入量，详细记录 24 h 液体入量和出量，避免液体过多导致心力衰竭或液体过少影响移植肾的灌注。密切观察尿量，尿量是反映移植肾功能的良好指标。由于对患者不显性失水的估测比较困难，可以依靠每天测量体重 2 次来估计。

（4）观察肾移植区注意肾移植区有无隆起、触痛，以及移植肾的硬度，移植肾硬度增加提示可能存在排斥反应或出血的情况。

（5）血液、尿常规检查：血液包括血常规、肾功能、生化等，血常规可反映全身状况，白细胞增高提示感染或排斥的可能。肾功能和电解质反映水、电解质状况。监测尿素氮、肌酐水平，异常升高时可能需要行血液透析治疗。术后 10 天内每天测尿常规 1 次。

（6）彩色多普勒超声检查可以观察移植肾脏的血流及排斥反应的情况，准确率达 95% 以上。

四、术后常见并发症的治疗

1. 排斥反应

（1）超急性排斥：术后 24 h 内出现，主要由受者体内存在针对供者特异性抗原的预存抗体引起的免疫应答直接损害移植肾所致。典型的临床表现为：当移植手术结束、血管钳打开后，移植肾立即出现血流灌注不全，肾脏变硬，肾表面颜色变紫，肾脏迅速变软，失去弹性。此时应立即做活检、冰冻切片，病理可见移植肾小血管广泛血栓形成、阻塞、细胞坏死，肾小球及肾小管周围毛细血管内存在大量多形核白细胞。少数为术后 48 h 内出现排斥，此时患者表现为寒战、高热、血小板下降，病理表现为肾小球毛细血管有血小板血栓形成、肾内血管栓塞、肾缺血及无尿。对于超急性排斥反应，应用抗排斥药物无效，诊断明确后应切除移植肾。

（2）急性排斥反应：此为移植器官 HLA 抗原和受者致敏淋巴细胞发生免疫损伤所致。病理可见移植肾间质水肿、淋巴细胞浸润及血管内皮细胞炎症。术后 3 个月之内大多数受者至少经历过一次以上的急性排斥反应。临床表现为在多尿的基础，突然少尿或无尿，同时出现发热、肾区压痛等临床症状。针穿刺活检，组织间隙见有明显出血。经加强免疫治疗，临床症状虽有改善，但肾功能（移植肾）很难恢复。多数患者应用抗排斥的免疫治疗效果良好，肾功能大多可恢复。但严重的排斥可能会造成不可逆性的肾损害。当肾脏受到一次较重的排斥损害后，如再次发生排斥，可进一步加重肾功能的损害。患者若在几周内频繁发生急性排斥反应，称为暴发性排斥，肾功能急剧下降，治疗可用甲泼尼龙 500 ～ 1000 mg，静脉给药，3 ～ 5 天为一个疗程。应用大剂量激素的同时，需注意其并发症，尤其是可能会加重感染，应积极预防。

（3）慢性排斥反应：它是由体液免疫和细胞免疫共同介导和参与的慢性进行性免疫损伤过程，发生在移植术后几周或几个月，肾功能逐渐减退。病理可见肾间质纤维化及小血管腔闭塞。活检表现为肾缺血、肾动脉变窄及组织间隙纤维化。临床表现为高血压、蛋白尿、四肢水肿等。此时应用免疫抑制剂治疗基本无效，如证实肾功能已丧失，应考虑移植肾切除，或重新行血液透析治疗。

2. 肾动脉狭窄 占肾移植术患者的 2%～10%，常表现为吻合口狭窄和吻合口后狭窄。前者多由手术技术因素造成。后者常发生在吻合口 0.5 cm 远端，可能由于肾动脉本身的排斥反应，或肾动脉过长或成角形成的涡流，造成动脉内膜增厚所致。也可能与动脉灌注时造成内膜损伤有关。术后患者出现难以控制的高血压，且移植肾部位可闻及传导性杂音时应高度怀疑肾动脉狭窄。如果肾功能进行性恶化及造成严重高血压，应考虑外科手术。

3. 尿路并发症

（1）尿路感染：术后患者应每天行尿细菌学培养。持续导尿者尿细菌培养常为阳性，一般拔除尿管后会转阴。尿中白细胞增多，或有临床症状时应考虑给予抗生素治疗。感染来自原双肾时感染不易控制，此时患者的双肾应予切除。

（2）尿瘘：常由技术性因素造成，严重者可导致移植失败。临床表现为突发耻骨上疼痛，尿量减少，耻骨上区有局限性压痛，穿刺可吸出尿液。多见于肾盂或输尿管坏死、输尿管膀胱吻合口漏、膀胱造瘘口尿漏，多由于动脉供血不足所致。游离肾门时损伤终末动脉或血栓形成，损伤了供应肾盂的血管；取肾时将输尿管外膜组织撕脱造成损伤。如患者肾功能良好，可做静脉肾盂造影以明确尿瘘的部位。如果有尿液外渗则应行耻骨上引流，以防组织间隙积液，形成感染。如细菌培养阳性可应用广谱抗生素。小的膀胱尿瘘给予单纯插管引流即可，待其自行愈合。输尿管膀胱吻合口瘘应考虑再移植术，或行瘘口修补，如术中发现输尿管回缩或坏死，游离切除后重新行输尿管膀胱吻合。肾盂及输尿管坏死常需手术治疗。

（3）输尿管狭窄：多由输尿管下端供血不足及输尿管本身的排斥反应造成。如果患者肾功能正常，可行静脉肾盂造影。B 超对发现输尿管积水有一定价值。确诊可行膀胱镜加逆行造影。如狭窄由输尿管口单纯水肿造成，可留置导管引流。如输尿管口完全阻塞或瘢痕狭窄则应考虑行手术治疗。

4. 移植肾周围积液

（1）移植肾周围脓肿：患者常有发热，肾区压痛，但也可无临床感染症状。超声检查发现肾周积液，或沿腹膜外积液扩散到膈下或盆腔，应行穿刺诊断。对肾周或膈下脓肿应予以外科引流。

（2）淋巴积液：在准备做肾移植时，需分离并切断沿髂血管分布的淋巴管，术后淋巴液外渗沿肾周围积聚。表现为沿肾周出现波动性肿胀，大量积液可压迫髂静脉，严重者会造成输尿管梗阻。淋巴积液可自行吸收，不必行外科引流。如需要引流则应行内引流，即在腹腔与腹膜外之间做一开口。

（3）血肿：发生严重排斥的患者可能会出现肾脏破裂，发生大出血，若病理证实有重度排斥者，应考虑肾切除。

5. 全身性并发症

（1）感染：此为肾移植术后的重要并发症及死亡原因。肾移植患者术后需应用免疫抑制药抗排异反应，机体自身抵抗力下降，多形核白细胞对细菌感染的反应能力降低，易发感染。与外界相通的器官较易发生，如皮肤、口腔、呼吸道、消化道、泌尿道等。除细菌外，常有条件致病菌病毒，如真菌、结核、带状疱疹病毒、巨细胞病毒等。感染局部出现红肿热痛表现，全身表现则为患者出现不明原因的发热、头晕、恶心等症状。确诊需痰和血细菌培养及血常规、胸片等。根据药敏试验选择敏感的抗生素。

（2）高血压：与应用大量激素、排斥反应及移植血管狭窄有关，或原有的肾脏的作用导致。肾缺血时，肾素 - 血管紧张素系统被激活，会出现高血压。早期高血压患者可表现为头痛、头晕、耳鸣、心悸、眼花、注意力不集中、记忆力减退、手脚麻木、疲乏无力、易烦躁等症状，后期可出现脑、心、肾等靶器官受损的表现。术后高血压可先给予利尿药及 β- 阻滞药，不能控制血压，则应加用血管扩张药物。

（3）消化道出血：手术刺激及术后大量应用激素、免疫抑制药可引起胃肠黏膜应激性溃疡致穿孔、出血。患者可出现呕血、黑便。严重失血者可出现低血容量性休克。必要时应行胃镜检查以确定出血部位和出血量等。移植术 2 周后应考虑应用抗酸药物治疗或应用 H_2- 受体拮抗剂。

（4）内分泌异常：大量激素类药物会导致内分泌异常，出现甲状旁腺功能亢进、糖尿病、胰腺炎等疾病，但发生率较低。①甲状旁腺功能亢进由甲状旁腺增生产生过多的甲状旁腺激素所致。移植成功后，甲状旁腺功能往往恢复正常。术后如临床仍有甲状旁腺功能亢进者，可服用维生素 D_3；如无效则行甲状旁腺切除。②糖尿病类固醇治疗使糖耐量失常，表现为隐性糖尿病。所有患者均应监测尿糖。一般控制饮食或口服降糖药物可控制。③胰腺炎与应用激素有关，发生率较低。此种情况时应将激素改为环孢素 A，并给予对症治疗。

（5）骨的缺血性坏死：在初期肾移植阶段，由于长期、大剂量的应用皮质醇类免疫抑制药，出现很多长骨头的破坏。其中，股骨头是最常见的病变部位，表现为股骨头的缺血性坏死，患者行走困难、疼痛。常需进行髋关节成形，股骨头置换。

（6）皮质醇性精神症状：与术后肾功能改变慢、尿毒素高及应用激素等大量抗排斥药物有关。临床表现为定向力障碍、幻觉、偏执狂样妄想等，这些症状也可由代谢因素、麻醉、手术或患者过度的紧张及环境因素所造成。当激素减低至维持量，患者进入正常环境，精神症状可消退。

（邢晓莉　任素珍　曹秀萍　类维振）

第二节　肾损伤

一、概述

急性肾损伤（AKI）是由各种病因引起的肾功能快速下降而出现的临床综合征，表现为肾小球滤过率（GFR）下降，伴氮质代谢产物如肌酐、尿素氮等潴留，水、电解质紊乱和酸碱平衡失调，重者可出现尿毒症的系统并发症。与急性肾衰竭（ARF）相比，急性肾损伤更强调早期诊断、早期治疗的重要性。

二、病因

急性肾损伤病因可分为肾前性、肾实质性（即肾性）和肾后性 3 类，肾实质性急性肾损伤分为肾小管性、间质性、肾小球性和小血管变性。

1.肾前性　急性肾损伤指肾脏供血不足、循环不良等导致的急性肾损伤，占 55%～60%。肾实质组织学无损伤，肾血流动力学恢复正常后，肾功能即可恢复。常见病因有血容量减少（体液丢失和出血），有效动脉血容量减少，低心搏出量，肾内血流动力学改变（肾脏血管收缩、扩张失衡和肾动脉机械性阻塞）等。

2.肾实质性　急性肾损伤指肾实质损伤导致的急性肾损伤，占 35%～50%。常见病因包括急性肾小管－间质病变（如急性肾小管肾炎、急性间质肾炎），急性肾小球－小血管病变（如急进性肾小球肾炎、急性肾小球肾炎等），慢性肾脏病或慢性肾衰竭病情进展、治疗不当、药物、感染等。

3.肾后性　急性肾损伤不足 5%，病因主要是急性尿路梗阻。膀胱以上仅有双侧性或一侧肾缺失或单一肾脏发生梗阻时才会发生急性肾损伤。膀胱和尿路梗阻可见于结石、前列腺肥大、肿瘤、腹膜后纤维化、尿路损伤、神经源性膀胱和尿潴留等。

三、临床表现

1.泌尿系统表现　肾前性急性肾损伤表现为细胞外脱水、低血压，体位改变时症状明显。尿量波动，血清肌酐轻度增高，血尿素氮增高明显。尿路梗阻者可表现为突然发生的无尿，完全性梗阻者发病前可有肉眼血尿及肾绞痛，不完全梗阻者有少尿和多尿交替出现。

2.其他系统表现　消化系统可有厌食、恶心、呕吐、腹胀；呼吸系统可发生肺部感染，并可继发呼吸衰竭；心血管系统可有血压正常或降低；肾小球性或肾血管性急性肾损伤可导致高血压伴眼底损害；高血钾与低血钙可导致心肌损伤，发生心律失常；神经系统可因水、电解质紊乱及酸碱平衡失调而出现意识淡漠或烦躁、定向力障碍、抽搐、昏迷等症状；血液系统可有出血倾向，表现为鼻出血、皮肤淤斑、注射部位血肿等；因蛋白质高分解代谢，营养状况下降，易发生感染。

四、辅助检查

1.实验室检查

（1）血清学检查：血肌酐升高，血尿素氮（BUN）升高。血钾浓度多升高，血钠可降低，血钙可降低，血浆 pH 下降。如为急性感染后肾小球肾炎和狼疮性肾炎等肾实质性疾病可有自身抗体阳性。

（2）尿液检查：尿常规可见尿色深、尿液外观多浑浊，尿蛋白可为阴性至强阳性。尿沉渣检查可见肾小管上皮细胞、上皮细胞管型、颗粒管型、红细胞、白细胞等。尿液生化检查可见肾小球滤过率下降。尿量下降。

2.影像学检查

（1）肾脏超声检查可显示有无尿路梗阻、判断肾脏大小。

（2）腹部 X 线检查可显示结石及泌尿系统畸形。

（3）CT 检查评估尿道梗阻，确定梗阻部位，明确腹膜后感染组织或腹膜后恶性肿瘤。

（4）肾血管造影可明确肾动脉梗阻。

3.肾脏穿刺活组织检查　由于急性肾损伤肾活检风险较大，应严格掌握适应证：①肾小球－小血管病变为肾活检的绝对指征；②典型急性肾小管坏死不需要肾活检，少尿期＞3周怀疑肾皮质坏死者应行肾活检；③原因不明或伴全身症状的肾小管性、肾间质性急性肾损伤者应扩大肾活检指征；④鉴别非典型急性肾小管坏死和急性肾间质坏死。绝对禁忌证：①肾前性急性肾损伤；②尿路梗阻性急性肾损伤。相对禁忌证：出血综合征、高血压。

五、诊断标准

肾功能在48 h内突然减退，患者表现为血肌酐升高，其绝对值≥26.5 μmol/L；或血肌酐较基础值升高＞50%；或尿量减少。具体分期如下：①Ⅰ期，血肌酐≥26.5 μmol/L或增至150%～200%或尿量＜0.5 mL/（kg·h），持续6 h；②Ⅱ期，血肌酐升高＞200%～300%或尿量＜0.5 mL/（kg·h），持续12 h；③Ⅲ期，血肌酐升高＞300%或＞353.6 μmol/L，且急性升高大于44.2 μmol/L或尿量＜0.3 mL/（kg·h），持续24 h或无尿12 h。

此外，还可根据2004年急性透析质量倡议指导小组制定的急性肾损伤"RIFLE"分层诊断标准进行分层诊断：①风险期（R）：短期内肾小球滤过率下降≥25%或血肌酐升高1.5倍，持续24 h以上或尿量＜0.5 mL/（kg·h），持续6 h；②损伤期（Ⅰ）：肾小球滤过率下降＞50%或血肌酐升高2倍或尿量＜0.5 mL/（kg·h），持续12 h；③衰竭期（F）：肾小球滤过率下降75%，血肌酐升高3倍或血肌酐升高≥44.2 μmol/L并在353.6 μmol/L以上，或尿量＜0.3 mL/（kg·h），持续24 h或无尿12 h；④失功能期（L）：持续急性肾衰竭，完全丧失肾功能＞4周；⑤终末期肾病期（E）：终末期肾病病程＞3个月。

六、鉴别诊断

主要与慢性肾衰竭（CRF）相鉴别。有明确肾脏病史者应考虑慢性肾衰竭。若病史不可得，则可通过影像学检查了解肾脏大小来进行鉴别诊断。腹部尿路X线检查或肾脏断层摄片可见急性肾损伤双侧肾脏对称，大小正常或增大。慢性肾衰竭除多囊肾病、糖尿病或淀粉样变性等外，一般双肾缩小或不对称。急性肾损伤早期除高磷血症外大多无严重低钙血症和严重贫血。

七、治疗

（一）手术治疗

1.适应证

（1）开放性肾损伤。

（2）闭合性肾损伤：①经积极抗休克治疗后生命指征不稳定，提示有内出血；②血尿逐渐加重，血红蛋白和血细胞比容继续下降；③腰腹部肿块明显增大；④有腹腔脏器损伤可能。

（3）经检查证实为肾粉碎伤。

（4）经检查证实为肾盂破裂。

（5）IVP 检查，损伤肾不显影，经动脉造影证实为肾蒂损伤。

（6）尿外渗视其程度、发展情况及损伤性质而定。

2.手术方法　根据损伤的程度，实施包括肾修补、肾部分切除、肾切除等手术。

（1）肾周引流术：适用于尿、血外渗，形成感染，或因贯通伤并有异物和感染。

（2）肾修补术和肾部分切除术：适用于肾裂伤。

（3）肾切除术：适用于严重的肾粉碎伤或严重的肾蒂损伤。肾切除前一定要了解对侧肾功能是否正常。须经腹部切口探查腹腔。

（4）肾损伤或粉碎的肾脏需要保留时，可用大网膜或羊肠线织袋包裹损伤的肾脏。

（5）闭合性腹内脏器损伤合并肾脏损伤行开腹探查时，要根据伤肾情况决定是否同时切开后腹膜探查伤肾。如血尿轻微、肾周血肿不明显，则不需要切开后腹膜探查伤肾。

（二）血液净化

1.急性肾损伤血液净化方式　1998 年 Roncon 建议将急性肾损伤严重程度分为以下 3 种类型并相应选择透析模式。

（1）单纯型急性肾损伤（Ⅰ级）：仅有肾功能障碍，年龄＜65 岁，无有意义的基础疾病。如氨基苷类抗生素致急性肾损伤。可隔日透析，每次 3～4 h，用标准 HD（营养合成膜透析器、碳酸氢盐透析液）。若需快速清除水分可加用单纯超滤或做血液滤过。

（2）复合型急性肾损伤（Ⅱ级）：①年龄相对较高，＞65 岁；②合并一种或两种有意义的基础病（糖尿病、心脏病、肺疾病、肝疾病、营养不良、凝血障碍）；③或伴发一种或两种急性病（心力衰竭、休克、肺功能障碍、肝衰竭、中枢神经系统紊乱、胰腺炎）；④或发生于特定情况（治疗过晚、术后、化疗后、围生后、外伤后）。若采用间歇性肾替代治疗（IRRT），建议为每天透析（或 5～6 次 / 周），可更充分地、平稳地恢复代谢和容量平衡，特别对血流动力学不稳定的患者，用长时间（5～6 h/ 次）、低流量透析，做血液透析滤过（HDF）则更好。有急性并发症者最好做连续性肾替代治疗（CRRT）。

（3）危重型急性肾损伤（Ⅲ级）：①肾衰竭是多器官功能障碍的一部分；②或发生于高龄患者（＞85 岁）；③或患者既往存在至少两种慢性病。最好用长时间（8～10 h/d）低流量透析做 HDF，用碳酸氢盐置换液更符合生理要求，能更好地维持酸碱平衡。对于水负荷过多的患者，连续性或单纯超滤能更有效地恢复水平衡。有两个器官衰竭者，最好选用 CRRT。

2.急性肾损伤血液净化方式剂量　经验性的慢性肾衰竭剂量是 3 次 / 周，每次 4～5 h，但对急性肾损伤不合适。因病情危急，并常伴高分解代谢。已观察到，透析剂量与存活率有关，周 KT/V 为 6.0，病死率为 16%；周 KT/V ＜ 3.0，病死率为 57%。故一般设定周 KT/V 为 6.0，若隔日透析，则每次透析 KT/V 需为 1.5，透析 3～5 h/ 次达到。若每日透析，则每次 KT/V 为 0.9 就可达到 6.0/ 周。另一个指标是若设定以尿素清除率是每周 180 L，则 3 次 / 周，每次需 60 L 或每周 6 次，每次 30 L 才符合要求。总之，从尿素动力学因素考虑，隔天透析较 3 次 / 周好，每天透析更好。每日透析的优点：①高效率；②减少"峰"和"谷"现象；③减少透析后反跳；④促进水、电解质、酸碱平衡恢复。

3.急性肾损伤血液净化模式

（1）间歇性肾替代治疗：①间歇性血液透析（IHD）是目前最常用的血液透析模式，以弥散方式清除小分子物质，如尿素、肌酐、钾离子、水分等。多用于单纯急性肾损伤。应用生物相容性好的高通量合成膜透析器，减少生物不相容性反应，如聚砜膜、聚丙烯腈膜。不易用低通量的醋酸纤维膜。②血液透析滤过（HDF），弥散于对流同时进行，对小分子及中分毒素清除均有效。但需专门 on-line HDF 机器，置换液由主机配置完成，需严密检查水质及置换液过滤功能，确保置换液无毒、无致热源。③间歇性腹膜透析（IPD），在某些基层医院或不具备血液透析、CRRT 设备的医院也可实施。不用抗凝药、不引起出血、不易出现低血压等是其优点。但对超滤脱水、清除高血钾、高分解代谢作用速率较慢。不适合水负荷严重、高钾、高分解代谢、呼吸功能不全、腹部引流外伤等情况。

（2）连续性肾替代治疗：①连续性动静脉血液滤过（CAVH）和连续性动静脉血液透析滤过（CAVHDF）。CAVH 是最早的模式，采用自身的 A-V 压差，驱动血液进入高通透性膜的滤器内，不用血泵，依靠动静脉压完成超滤，需补充置换液。尿素清除效果差，对高钾清除效果也差，并需动静脉分别置管，现已少用。CAVHDF 是在 CAVH 的基础上在滤器的透析液孔处逆向输入透析液，CAVHDF 对小分子溶质尿素、肌酐、钾清除效果可增加 40%，常用于 MODS 伴高分解代谢者。②连续性静静脉血液滤过（CVVH）和连续性静静脉血液透析滤过（CVVHDF）。血管通路选用静脉静脉通路，采用中心静脉留置导管。加用血泵，其余同 CAVH 和 CAVHDF。血流量 180～250 mL/min，尿素清除提高到 36 L/d，置换液量增至 48～56 L/d。此成为 CRRT 的标准模式。③缓慢连续性超滤（SCUF）。1980 年 Paganini 提出，不用透析液和置换液，血管通路可用 V-V，主要是 24 h 缓慢超滤脱水，主要用于难治性心力衰竭，特别是心脏直视手术、创伤或大手术复苏后细胞外容量增高而无高分解代谢，无肾衰竭者可用低通量透析器。

（3）连续性血液净化新技术：①连续性高通量透析（CHFD）。CHFD 的目的是具有高弥散加高对流作用。其用高通量透析器，加过温的透析液按设定的速率泵入，第 2 个泵调节透析液流出速率，净出超滤由连续的比重测定器控制，透析液可用一次性或在循环模式。其每周 KT/V 指数可达 7～10。其对高分解代谢需高清除尿素和肌酐患者作用更优。②高容量血液滤过（HVHF）。一般 CVVH 平均超滤量是 1～2 L/h、24～48 L/d，超过 50 L/d 称为高容量血液滤过。两条途径可用来完成 HVHF：①标准夜间 CVVH 加超滤 3～4 L/h；②标准夜间 CVVH，白天 2 h 大量超滤 6 L/h，这样超滤量可达 60 L/d，近年提出超滤量大于 100 L/d 更优。HVHF 需用高效滤器。③血浆置换（PP 或 PE）。PE 已是人们熟悉的技术，用于排除内源性或外源性物质，包括自身抗体、免疫复合物及透析和血滤不能清除的物质，明确有效的指征有血栓性血小板减少性紫癜、溶血性尿毒症综合征、肺出血－肾炎综合征、活动性重症狼疮、肾移植后排斥反应、格林巴利综合征、重症肌无力、重症肝衰竭等。

（孙程　曹秀萍　解树英）

第四篇

妇科、儿科危重症

第十五章

妇科危重症

第一节　异位妊娠

一、概述

异位妊娠即孕卵着床发育于子宫腔之外，是妇产科常见的急腹症之一。常见的有输卵管妊娠、卵巢妊娠、腹腔妊娠及宫颈妊娠等。

异位妊娠如发生在输卵管，则多于妊娠早期终止而发生输卵管流产或输卵管破裂，出现不同程度的腹腔出血。输卵管流产之孕卵偶尔再种植于盆腔，发展为继发性腹腔妊娠，也有极少数原发性腹腔妊娠者。卵巢妊娠则多于早孕时破裂出血。宫颈妊娠则罕见，易与流产相混。

二、临床表现

1. 症状

（1）有停经及早孕反应：大都有 6～8 周的停经，但有 20%～30% 患者无明显停经史。

（2）腹痛：突然发生下腹剧痛。如为输卵管流产，有时疼痛较弱或反复出现钝痛。如大量出血刺激腹膜及膈肌，可出现上腹疼痛、胃痛及肩胛部疼痛。

（3）内出血症状：面色苍白、出冷汗、打呵欠，并有恶心、呕吐、眩晕、四肢厥冷。有时发生休克、晕厥，程度与出血速度及出血量有关。如为输卵管流产或内出血量不多者，则内出血症状不十分明显，或于反复少量内出血后出现贫血症状。

（4）子宫出血：发生于孕卵破裂，妊娠终止后，子宫内膜剥脱而出血，有时排出蜕膜，如整块蜕膜排出，则可见到三角形之蜕膜管型，病检为蜕膜组织。

2. 体征

（1）一般情况：腹腔内出血较多时，呈贫血貌，如反复多次内出血，血液重吸收则出现黄疸。大量出血时，患者可出现面色苍白、脉快而细弱、血压下降等休克表现。

（2）腹部检查：下腹部有明显压痛及反跳痛，尤以患侧为甚，但腹肌紧张稍轻。出血量多时，超过 300 mL 则可叩出移动性浊音，有些患者下腹部可触到包块，系孕卵及盆腔积血所致。

（3）盆腔检查：①常有暗红色血液由子宫流出；②子宫较软且稍增大；③子宫颈与阴道黏膜软而稍紫蓝；④如异位妊娠破裂不久，内出血较多，阴道触诊感阴道内温度高，宫颈举痛明显，当摆动子宫颈向患侧时，下腹疼痛加剧。子宫有漂浮感，后穹隆饱满，子宫一侧及后方可触及肿块，其大小质地常有变化，边界多不清楚，触痛明显；⑤如妊娠终止较久，宫颈举痛逐渐减轻，宫体与周围血块粘连而活动度减弱，患侧输卵管有压痛及包块，后穹隆摸到如泥状软包块。如血块逐渐机化，则包块逐渐变硬。

（4）如为腹腔妊娠，超过 4 个月以上，可在腹部摸到胎体、胎位，听到胎心音及胎动。感觉胎儿在腹壁下而无明显之子宫轮廓，无子宫收缩感，必要时行子宫碘油造影以助诊断。

三、辅助检查

1. 妊娠试验　目前常用的是酶联免疫测试法或放射免疫测试法测定患者尿或血中绒毛膜促性腺激素的 β- 亚单位（β-HCG），特异性强而敏感度高。由于异位妊娠常致输卵管破裂或输卵管流产，妊娠物及其分泌物的 HCG 有时在腹腔液中浓度较高，检验时呈阳性，对诊断也很有帮助。

2. 诊断性超声　应用 B 型超声后，常用的有经腹壁探测和经阴道从阴道后穹探测 2 种方法。经腹壁探测须在膀胱充盈情况下 B 超扫描更清楚。

异位妊娠破裂的 B 超诊断：

（1）子宫轻度增大，但与停经时间长短不成比例。内膜增厚，呈蜕膜状回声，宫腔内无妊娠囊。

（2）附近区可探及包块，破裂后附近区肿块形态不规则，界限不清楚，内部回声不均匀，呈实质性或混合性光团。彩色多普勒超声显示肿块周边有丰富的网状血流。

（3）子宫直肠陷凹内可探及液性暗区，是异位妊娠破裂的有力证据，但并非特异性声像图。液性暗区短时间内进行性增大对异位妊娠破裂的诊断价值更大。

3. 阴道后穹穿刺　是对异位妊娠诊断极为有用的特殊检查方法。

（1）方法：以窥阴器轻轻插入阴道，暴露宫颈与阴道后穹，碘酒棉球擦洗消毒局部后，暴露阴道后穹（可以用宫颈钳钳夹宫颈后唇向上提起；也可不用宫颈钳，直接以窥阴器前叶顶起子宫颈），令患者咳嗽，当患者正咳时（腹压增加），迅速将穿刺针头从阴道后穹刺进子宫直肠陷凹，抽吸针筒。

（2）结果判断：①若抽吸为血液，且置于针筒内 5 min 以上不凝结，则为阳性，表明腹腔内有积血，意味着异位妊娠的可能性很大。如果再加上尿或血 HCG 阳性，则异位妊娠基本可以确定。②若抽吸不出液体，此结果为阴性。阴性结果不排除异位妊娠的诊断。③若抽吸出黄色脓样液，应考虑盆腹腔内炎症病变。

4. 腹腔镜检查　对异位妊娠诊断的意义在于它不但有助于提高异位妊娠的诊断正确性，而且有助于提高异位妊娠的早期诊断率。尤其对输卵管妊娠早期尚未破裂或流产、盆腔内无出血或血量少者更有价值。

5. 诊断性刮宫　现已很少用诊断性刮宫作子宫内膜病理检查，只在阴道流血量较多的患者有时应用。目的在于排除宫内妊娠流产。宫腔刮出物做病理检查，切片中见到绒毛者可诊断为宫内妊娠，仅见蜕膜而未见绒毛者有助于异位妊娠诊断。

6.血常规　红细胞、血红蛋白、血细胞比容，可知是否贫血，尤其是连续动态测定有助于判断有无进行性内出血，对宫外孕诊断有帮助。白细胞计数及分类有助于区别急腹痛是由于腹腔内出血或腹腔内炎症病变。

7.病理检查　剖腹手术所得标本做病理切片检查，镜下见病变输卵管内膜有蜕膜变化或管壁附着有妊娠物（绒毛、孕囊、胚芽等），则有确诊价值，或者在其他相关部位（子宫角、卵巢、盆腔腹膜、肠壁表面等）找到有妊娠物附着，均可确诊。

四、诊断

异位妊娠几乎必有腹腔内出血，是本病的基本特征之一。凡妊娠试验阳性者，若找到腹腔内出血证据，则异位妊娠的诊断基本可确定。

1.基本症状、体征

（1）停经史（多数为6周左右）、阴道流血（一般血量不多）、下腹痛（突发撕裂样或逐渐加重）等病史及症状。

（2）下腹部压痛、反跳痛等腹膜刺激征（肌紧张常不明显），贫血貌。

（3）阴道检查存在子宫颈举痛，子宫及宫旁或子宫后方软性包块。

2.妊娠试验阳性

（1）尿 β-HCG 阳性。

（2）血 β-HCG 阳性。

（3）阴道后穹穿刺液 β-HCG 阳性。

异位妊娠时，β-HCG 阳性特点是效价不高，常为弱阳性，明显低于正常早期妊娠时，较妊娠滋养细胞疾病时更低。

3.内出血证据

（1）苍白、冷汗、恶心、脉细而快、血压下降等休克征象。

（2）阴道后穹穿刺阳性（抽吸出不凝血）。

（3）腹部移动性浊音阳性出现在宫外孕可疑患者，特别是在面色苍白、脉搏细速、血压不稳或降低者，意味着腹腔内大量出血。

临床上，基本症状、体征存在，妊娠试验阳性，阴道后穹穿刺阳性，三者俱备，即可诊断为异位妊娠。值得注意的是症状与体征不必都完整、典型。例如，内出血不多时，既不会有休克表现，也不会有腹部移动性浊音；又如有的输卵管峡部异位妊娠发病早可以无停经史；还有的患者只有腹胀、腰酸和肛门坠胀感而无明显腹痛。

五、鉴别诊断

本病需与流产、黄体出血、急性附件炎、子宫肌瘤、阑尾炎、急性胃肠炎等相鉴别。

1.流产　这是常见的早期妊娠疾病。停经史、阴道流血、妊娠试验阳性、月经期下腹痛等特点都有。与异位妊娠不同的是流产的下腹痛不那么剧烈，发生的时间是在胚胎物被逐出子宫颈管的那段时间，疼痛的特点是下腹中央阵发性坠痛。B超（妊娠囊、胚芽等是否在宫腔内可见）对鉴别两者很有帮助。病理机制上，异位妊娠以内出血为主，而流产则全是外出血，所以异位妊娠往往很容易发生休克而阴道出血却不多，而流产则只有阴道大量出血时才会发生休克。

2.黄体破裂　以急腹痛和腹腔内出血为主要临床表现。但无停经史，常无阴道出血，常无休克或只有轻度休克。血和尿液妊娠试验阴性和没有停经史是最重要的鉴别点。

3.急性输卵管炎　急腹痛和腹膜刺激征与异位妊娠易混淆，基本鉴别在于它的急性炎症表现（发热、白细胞升高、阴道后穹穿刺脓性及病史诱因等）而无妊娠与内出血证据。

4.急性阑尾炎　与右侧输卵管妊娠容易混淆，鉴别要点是急性阑尾炎的炎症表现而无妊娠与内出血。阑尾炎特定的压痛点和转移性腹痛的病史常是获得正确诊断的关键。

5.卵巢囊肿扭转　发病突然，急腹痛伴恶心、呕吐等表现，有时不易与异位妊娠区别。鉴别的关键在于抓住妇科检查中附件囊肿张力高而有压痛、病史中有卵巢囊肿和缺乏妊娠和内出血依据的特点。

6.卵巢子宫内膜异位囊肿扭转破裂　突发下腹痛、腹膜刺激征和阴道后穹穿刺阳性的结果与异位妊娠有时难以区别。进行性痛经病史与以往存在卵巢巧克力囊肿的病史，依据妇科检查有子宫内膜异位症特征、辅助检查无妊娠依据等常是引导正确诊断的关键。

六、治疗

根据患者不同情况，采用手术治疗或非手术治疗。

1.手术治疗

（1）指征：①进行性内出血，休克严重，虽经中西医治疗仍不能纠正者；②停经时间长（一般2个月以上），胚胎存活，或疑有输卵管间质部妊娠、残余宫角妊娠或腹腔妊娠者；③治疗过程中妊娠试验持续阳性，包块继续增大，考虑妊娠存活者；④经产、多胎、不要求保留生育功能者，可考虑手术同时绝育；⑤合并感染、完全性肠梗阻或肠扭转者。

（2）手术方式包括2种：一是切除患者输卵管，必要时做部分卵巢切除；二是保留患者输卵管（即保守性手术）。术中若腹腔出血量多，可做自血回输。

2.非手术治疗

（1）中医中药治疗：病情稳定，内出血不多者，用中药治疗有很好疗效。本症属于少腹血瘀实证，以祛瘀、活血、止痛为主。血肿包块形成者，则应化瘀。

基本主方：丹参9～15g，赤芍6～9g，乳香3～6g，没药3～6g，桃仁6～9g。

此外，按中医"寒者温之""热者清之""虚者补之""实者泻之"的理论辨证施治。应用少腹逐瘀汤或血府逐瘀汤祛瘀、止痛、活血。

（2）化学药物治疗：主要适用于早期异位妊娠，要求保存生育能力的年轻患者。符合下列条件者可采用此法，即：①输卵管妊娠直径不超过3cm；②输卵管妊娠未破裂或流产；③无明显内出血或出血少于100mL；④血β-HCG＜3000U/L。化疗一般采用全身用药，亦可采用局部用药。

甲氨蝶呤（methotrexate，MTX）：其治疗机制是抑制滋养细胞增生，破坏绒毛，使胚胎组织坏死、脱落、吸收。肌肉或静脉注射1mg/（kg·d），4～8天一个疗程，间隔5天，共2个疗程。治疗期间应用B超和β-HCG进行严密监护，并注意患者的病情变化及药物的毒副反应。

甲氨蝶呤 - 亚叶酸钙法（MTX-CF法）：MTX 1 mg/kg 肌内注射，用于第 1、第 3、第 5 天，CF（四氢叶酸）0.1 mg/kg，肌内注射，用于第 2、第 4、第 6 天，6 天为一个疗程。CF 可以逆转 MTX 的毒性反应，起到解毒作用。

5- 氟尿嘧啶（5-Fu）：10 mg/（kg·d），加入 5% 或 10% 的葡萄糖 500 mL 内静脉滴注，4 ～ 6 h 滴完，5 ～ 10 天一个疗程。

放线菌素 D、天花粉、顺铂等目前也试用于输卵管妊娠。

（王新花）

第二节　胎盘早剥

一、概述

胎盘早剥指妊娠 20 周以后或分娩期，正常位置的胎盘在胎儿未娩出前部分或全部从子宫壁剥离。发生在妊娠 20 周前的胎盘早期剥离应视为流产。国内报道胎盘早剥的发生率为 4.6‰～ 21‰，国外的发生率为 5.1‰～ 23.3‰。发生率高低与分娩后是否仔细检查胎盘有关。有些轻型胎盘早剥于临产前可无明显症状，只在产后检查胎盘时，发现早剥处有凝血块压迹，此类患者易被忽略。胎盘早剥是引起妊娠晚期产前出血的常见疾病，起病急、进展快，如处理不及时，会危及母儿的生命。胎盘早剥按出血类型可分为外出血型、内出血型及混合型；按病情轻重可分为Ⅰ度、Ⅱ度及Ⅲ度，若无凝血功能障碍属Ⅲ A，有凝血功能障碍属Ⅲ B。Ⅱ度及Ⅲ度属重度胎盘早剥，多为内出血型或混合型，易并发 DIC、急性肾衰竭、羊水栓塞及子宫胎盘卒中，危及患者生命，胎儿往往已经死亡。

二、临床表现及分类

根据出血类型，可将胎盘早剥分为显性出血型、隐形出血型及混合型。

1.显性出血型　胎盘早剥后，底蜕膜出血并形成血肿，使胎盘从附着处分离，血液冲开胎盘边缘并沿胎膜与宫壁之间经宫颈管向外流出，称为显性出血型。大部分胎盘早期剥离属此型。

2.隐性出血型　若胎盘早剥后，胎盘边缘仍附着于子宫壁或由于胎先露部固定于骨盆入口，使血液积聚于胎盘与子宫壁之间，称为隐性出血型。随着胎盘后血肿压力的增加，血液可浸入子宫肌层，引起肌纤维分离、断裂甚至变性，当血液渗透入子宫浆膜层时，子宫表面呈现紫蓝色淤斑，称为子宫胎盘卒中。血液还可渗入输卵管系膜、卵巢生发上皮下、阔韧带内，并可渗入羊膜腔引起血性羊水。

3.混合型　隐性出血型时，当出血达到一定程度，血液冲开胎盘边缘与胎膜而外流。根据病情严重程度，Sher 将胎盘早剥分为 3 度。

（1）Ⅰ度：以外出血为主，胎盘剥离面小，通常不超过胎盘的 1/3，多见于分娩期。主要症状为阴道流血，出血量一般较多，色暗红，可伴有轻度腹痛或腹痛不明显，贫血体征不显著。腹部检查：子宫软，宫缩有间歇，子宫大小与妊娠周数相符，胎位清楚，胎心率多正常，若出血量多则胎心率可有改变，压痛不明显或仅有轻度局部（胎盘早剥处）压痛。产后检查胎盘，可见胎盘母体面上有凝血块及压迹。有时症状与体征均不明显，只有在产后检查胎盘时，胎盘母体面有凝血块及压迹，才发现胎盘早剥。

（2）Ⅱ度：胎盘剥离面为胎盘面积的1/3左右。主要症状为突然发生持续性腹痛、腰酸或腰背痛，疼痛程度与胎盘后积血量成正比。患者阴道流血不多或无阴道流血，贫血程度与阴道流血量不符。腹部检查见子宫大于妊娠周数，子宫底随胎盘血肿增大而上升。胎盘附着处压痛明显（尤其当胎盘位于前壁时），宫缩有间歇，胎位可扪清，胎儿存活。

（3）Ⅲ度：胎盘剥离面超过胎盘面积的1/2。临床表现较Ⅱ度更重，患者可出现恶心、呕吐，以至面色苍白、出汗、脉弱及血压下降等休克征象。贫血及休克程度与外出血量不相符。腹部检查：触诊子宫硬如板状有压痛，尤以胎盘附着处最明显。子宫比妊娠周数大，且随胎盘后血肿的不断增大，宫底随之升高，压痛也更明显。子宫处于高张状态，于宫缩间歇期不能很好放松，因此，胎位触不清楚。胎儿多因严重缺氧而死亡，胎心消失。若无凝血功能障碍属Ⅲ A，有凝血功能障碍属Ⅲ B。

三、辅助检查

1. 腹部 B 超检查　典型的声像图显示胎盘与子宫壁之间出现一个或多个边缘不清的液性暗区，暗区内有光点或光斑；胎盘后血肿形成时见胎盘比正常增厚，或胎盘边缘"圆形"裂开。同时可判断胎儿的宫内状况，并可排除前置胎盘。但对于较小面积的胎盘早剥，B 超可能探查不出来，所以 B 超结果阴性不能完全排除胎盘早剥。

2. 凝血功能检查　做 DIC 筛选试验，包括血小板计数、凝血酶原时间及血纤维蛋白原测定。如 3 项中有 2 项阳性并出现鱼精蛋白副凝试验（3P 试验）阳性或乙醇凝胶试验阳性，或 D- 二聚体阳性，可诊断 DIC。

3. 血液分析　主要了解患者贫血程度、有无血小板减少等情况。

4. 肾功能检查　肾功能损害者血尿酸、肌酐、尿素氮升高，二氧化碳结合力下降。

5. 胎心监护　阴道出血过多可导致胎儿窘迫甚至胎死宫内，胎心监护可帮助判断有无胎儿宫内缺氧。

四、诊断及鉴别诊断

诊断及鉴别诊断关键是要有诊断胎盘早剥的意识。重度胎盘早剥根据病史、症状、体征及实验室检查结果，诊断多无困难。患者可出现恶心、呕吐，面色苍白、四肢湿冷、脉搏细数、血压下降等休克症状，且休克程度多与阴道流血量不相符；腹部检查见胎盘附着处压痛，甚至子宫板状硬，于宫缩间歇期不能松弛，胎位扪不清，胎心可消失。要注意与先兆子宫破裂相鉴别。Ⅰ度胎盘早剥临床症状不典型，容易被忽视，往往胎盘附着处无明显压痛，有宫缩后于宫缩间歇期子宫能放松。应与前置胎盘及先兆临产见红相鉴别。根据 B 超不难与前置胎盘鉴别。先兆临产见红一般少于月经量，颜色较鲜红，常伴阴道黏液；而胎盘早剥出血常多于月经量，颜色暗红。

五、并发症

1. DIC 与凝血功能障碍

重型胎盘早剥，特别是胎死宫内的患者可能发生 DIC 与凝血功能障碍。临床表现为皮下、黏膜或注射部位出血，子宫出血不凝或仅有较软的凝血块，有时尚可发生尿血、咯血及呕血等现象。一旦发生 DIC，病死率较高，应积极预防。对胎盘早剥患者从入院到产后均应密切观察，结合化验结果，注意 DIC 的发生及凝血功能障碍的出现，并给予积极防治。

2. 子宫胎盘卒中及产后出血

胎盘早剥发生隐性出血时，血液不能外流，出血逐渐增加，压力逐渐增大而使血液渗入子宫肌层，引起肌纤维分离、断裂、变性，血液浸润甚至可达浆膜层，子宫表面出现淤斑，整个子宫呈紫蓝色，尤其在胎盘附着处特别显著，称子宫胎盘卒中。严重时血液可渗入腹腔、阔韧带、输卵管等处。子宫卒中时，由于肌纤维受血液浸润及断裂，可使子宫不收缩，引起产后大出血。

3. 急性肾衰竭

失血过多使肾灌流严重受损，造成双侧肾皮质或肾小管缺血坏死，出现急性肾衰竭。胎盘早剥多伴发妊娠期高血压疾病、慢性高血压、慢性肾疾病等，更易发生肾衰竭。

4. 羊水栓塞

胎盘早剥时，羊水可经剥离面开放在子宫血管进入母体血循环，羊水中的有形成分可形成栓子，栓塞肺血管导致羊水栓塞。

5. 胎儿宫内死亡　胎盘早剥面积超过胎盘面积的 1/2 时，胎儿多缺氧死亡。

六、治疗

（一）治疗原则

治疗的关键是及时诊断，尽快终止妊娠。确诊或可疑胎盘早剥的患者，除了病情轻、一般情况良好、宫口已扩张、估计短时间内能分娩的患者，其他均应在最短的时间内剖宫产分娩。治疗的另一个关键是积极纠正休克，防治凝血功能障碍、肾衰竭及产后出血等严重并发症。

（二）治疗方案

1. 积极纠正休克及贫血　立即吸氧，开放静脉液路，迅速输液、输血，补充血容量，改善血液循环。最好输新鲜血，既可补充血容量，又能补充凝血因子。如果短时间内无法获得新鲜血，可先补充新鲜血浆，然后输入红细胞。可测中心静脉压（CVP）、肺毛细血管楔压（PCWP）以监测血容量，指导输液量及输液速度。留置导尿管，监测尿量，每小时尿量应在 30 mL 以上。

2. 及时终止妊娠　母儿预后与诊断和处理的早晚关系密切。胎儿娩出前，胎盘早剥有可能继续加重，所以确诊后必须立即终止妊娠。

（1）剖宫产：能在短时间内结束分娩，是处理胎盘早剥分娩的主要方式，应适当放松剖宫产指征，降低孕产妇及围生儿死亡率。

适应证：病情轻的胎盘早剥，但短时间内不能分娩，或者已存在胎儿窘迫者；重度胎盘早剥必须立即手术，产妇病情恶化，即使胎儿已死，如不能立即阴道分娩，亦应立即剖宫产。

术中取出胎儿及胎盘后，立即子宫肌壁注射缩宫素并按摩子宫。发现子宫表面呈现紫蓝色淤斑，提示存在子宫胎盘卒中，配以按摩子宫及热盐水纱垫湿热敷子宫，多数子宫能收缩好转。如无效可结扎子宫动脉上行支，或用可吸收线局部"8"字缝合卒中部位的浆肌层，或行子宫捆绑术压迫止血。如经以上措施仍不能止血，在征得患者家属同意并签字后，行子宫切除术。

（2）阴道分娩：仅适用于Ⅰ度胎盘早剥，一般情况良好，宫口已扩张，估计短时间内能分娩的患者。人工破膜使羊水缓慢流出，缩小子宫腔容积，腹带裹紧腹部压迫胎盘，使其不再继续剥离。静脉滴注缩宫素加速第2产程。产程中严密观察血压、脉搏、宫底高度、宫缩及阴道出血情况，监测胎心，一旦发现出血加重或胎儿窘迫，立即剖宫产结束分娩。

（三）防治并发症

1. 产后出血　术前备好缩宫素、麦角新碱及卡前列素氨丁三醇等药物，备足血源；胎儿及胎盘娩出后，立即子宫肌壁注射缩宫素并按摩子宫；如仍出血可采取结扎子宫动脉或行子宫捆绑术等措施；如大量出血且血液不凝，应考虑凝血功能障碍，进行必要的化验并按凝血功能障碍处理；必要时切除子宫。

2. 凝血功能障碍　尽快终止妊娠，阻断促凝物质继续进入母体血液循环是防治凝血功能障碍的基础。

（1）补充凝血因子：及时足量输入新鲜血和血小板，是补充血容量和凝血因子的有效措施。血纤维蛋白原低于 2 g/L 时，应输入纤维蛋白原。为纠正血小板减少，可输入新鲜血小板浓缩液。如不能及时获得上述血源，可先输入新鲜冰冻血浆应急，每升新鲜冰冻血浆含纤维蛋白原 3 g，补充 4 g 可使患者血浆纤维蛋白原浓度提高 1 g/L。临床工作中，年轻缺乏经验的医师可能犯的错误是：重视输入红细胞而忽视补充凝血因子。

（2）肝素的应用：DIC 高凝阶段主张及早应用肝素，禁止在有显著出血倾向或纤溶亢进阶段应用肝素。如无把握则不用。

（3）抗纤溶药物的应用：应在肝素化和补充凝血因子的基础上应用，常用氨基己酸、氨甲环酸、氨甲苯酸等。

3. 肾衰竭　大量出血使肾灌注严重受损，导致肾皮质或肾小管缺血坏死，出现急性肾衰竭。如患者尿量每 h 少于 30 mL，提示血容量不足，应及时补充血容量；在补足血容量的基础上如尿量每 h 少于 17 mL，可给予呋塞米 20 ～ 40 mg 静脉注射，或 20% 的甘露醇 500 mL 快速静脉滴注，必要时重复给药，通常 1 ～ 2 天尿量可恢复正常。如经上述处理，尿量不增且血尿素氮、肌酐、血钾进行性升高，二氧化碳结合力下降，应考虑肾衰竭。出现尿毒症时，应及时进行透析治疗。

（张朝霞）

第三节 卵巢肿瘤蒂扭转

一、概述

卵巢肿瘤的蒂由骨盆漏斗韧带、卵巢固有韧带及输卵管等组成。活动度好的卵巢肿瘤，当重心偏于一侧时，因体位变换或体内压力突然改变，蒂沿着同一方向扭转，出现卵巢肿瘤蒂扭转，可发生急性腹痛，是卵巢肿瘤常见的并发症之一。多见于妊娠中期或产后，有的发生在运动时或夜间翻身时。扭转不能回复时，瘤壁破裂，血液或囊液流入腹腔，继发感染。临床需要与异位妊娠破裂或流产、阑尾炎、卵巢肿瘤破裂、输尿管结石鉴别。

二、临床表现

既往有附件肿物病史的患者，在体位改变、孕中期或分娩后突然出现一侧下腹痛，轻度扭转腹痛较轻，可随体位改变而缓解，所以会有阵发性下腹痛、缓解、再次腹痛的病史。重症患者腹痛剧烈，阵发性加剧，常伴恶心、呕吐，甚至休克。下腹部有压痛、反跳痛及肌紧张。妇科检查可扪及附件区肿物张力大，压痛，以瘤蒂部最明显。超声检查可以探及附件区肿物回声，典型病例诊断多无困难。

三、辅助检查

（1）血常规检查：血白细胞计数升高。

（2）B超检查：可探及附件区肿物回声。能检测肿块部位、大小、形态及性质，既可对肿块来源做出定位（是否来自卵巢），又可提示肿瘤性质（囊性或实性、良性或恶性），并能鉴别卵巢肿瘤、腹腔积液和结核性包裹性积液。B超检查的临床诊断符合率＞90%，但直径＜1 cm的实性肿瘤不易测出。通过彩色多普勒超声扫描，能测定卵巢及其新生组织血流变化，有助于诊断。

四、治疗

1. 确诊后立即手术切除肿物。

2. 切除时先用钳夹住扭转的蒂，然后切断以防血栓弥散到全身血循环中。对于对侧卵巢缺失、年轻患者以及其他迫切需要保留卵巢的患者，如果扭转时间较短、肿瘤尚未充血呈紫褐色，可以向家属讲明情况后慢慢使肿瘤复位，再按照常规行卵巢肿瘤切除术，保留卵巢。但术中及术后应严密观察有无血栓形成或栓塞脱落形成远处栓塞的症状、体征。

3. 术时剖检对侧卵巢有无小肿瘤，因有些肿瘤，如囊性畸胎瘤、浆液性乳头状囊腺瘤等常双侧发生。

4. 切除的肿瘤在手术结束前，由台下医师切开检查，有无恶性可疑，必要时行快速冰冻病理切片检查。

（张朝霞）

第四节　卵巢肿瘤破裂

一、概述

约 3% 的卵巢肿瘤会发生破裂，破裂有外伤性和自发性 2 种。外伤性破裂常因腹部重击、分娩、性生活、妇科检查及穿刺等引起；自发性破裂常因肿瘤过速生长所致，多数为肿瘤浸润性生长穿破囊壁。卵巢肿瘤破裂发病急、病情重，卵巢肿瘤内容物溢入腹腔，刺激腹腔引起急性腹痛，恶性肿瘤破裂时，发生腹腔和盆腔脏器的种植和转移，是较常见的妇科急腹症，必须及时诊断和处理，如延误诊治将严重影响患者的身体健康，甚至引起死亡。

二、临床表现

卵巢肿瘤破裂症状轻重取决于破裂口大小、流入腹腔囊液的性质和数量。小囊肿或单纯浆液性囊腺瘤破裂时，患者仅感到轻度腹痛；大囊肿或成熟性畸胎瘤破裂后，常致剧烈腹痛、恶心呕吐，下腹部压痛、反跳痛、肌紧张。一侧盆腔肿物缩小，局部压痛。有时导致内出血、腹膜炎、血压下降及不同程度的休克。妇科检查可发现腹部压痛、腹肌紧张或有腹水征，原有肿块摸不到或扪及缩小瘪塌的肿块。

三、辅助检查

1.B 超检查　可探及附件区肿物回声。能检测到肿块部位、大小、形态及性质，可对肿块来源做出定位，是否来自卵巢，还可提示肿瘤性质，囊性或实性、良性或恶性，并能鉴别卵巢肿瘤、腹腔积液和结核性包裹性积液。B 超检查的临床诊断符合率 > 90%，但直径 < 1 cm 的实性肿瘤不易测出。通过彩色多普勒超声扫描，能测定卵巢及其新生组织血流变化，有助于诊断。

2.腹腔穿刺或后穹隆穿刺　有囊液或血液，有时需剖腹探查才能确诊。腹腔镜下可直接看到肿块大体情况，并对整个盆腔、腹腔进行观察，又可窥视横膈部位，在可疑部位进行多点活检，抽吸腹腔液行细胞学检查，用以确诊。但巨大肿块或粘连性肿块禁忌行腹腔镜检查。

3.肿瘤标志物

（1）CA125：80% 的卵巢上皮性癌患者 CA125 水平高于正常值；90% 以上患者 CA125 水平的消长与病情缓解或恶化相一致，尤其对浆液性腺癌更具特异性。

（2）AFP：对卵巢内胚窦瘤有特异性价值，或未成熟畸胎瘤、混合性无性细胞瘤中含卵黄囊成分者有协助诊断意义。

（3）BCG：对于原发性卵巢绒癌有特异性。

（4）性激素：颗粒细胞瘤、卵泡膜细胞瘤会产生较高水平雌激素。浆液性、黏液性或勃勒纳瘤有时也可分泌一定量的雌激素。

四、诊断

（1）对原有卵巢肿瘤病史患者，突发下腹部疼痛，查体有压痛、反跳痛，妇科检查见肿块明显缩小，B超检查证实原有肿瘤缩小或消失，即可诊断。

（2）约有一半患者不知自己有卵巢肿瘤。B超检查盆腔有肿物，形状不规则，张力较小。腹腔穿刺或后穹隆穿刺抽出囊液或血液。有时需经剖腹探查才能确诊。

（3）病情危重指标：患者突然全腹剧痛，压痛及反跳痛明显，原有的肿瘤触不清轮廓；出现不同程度的休克现象；有移动性浊音。

五、治疗

1.治疗原则　一旦确诊，立即手术治疗。对于已有休克的危重患者，应立即组织人员抢救，进行心肺复苏，呼吸机辅助呼吸，建立静脉液路，心电监护，在积极抗休克的同时，争分夺秒进行手术，必要时就地手术，尽最大努力抢救患者生命。

2.手术治疗

（1）术中探查止血：疑有肿瘤破裂应立即剖腹探查或行腹腔镜探查术。术中应尽量吸净囊液，并涂片行细胞学检查，清洗腹腔及盆腔。如有卵巢破裂边缘出血，可行电凝止血。用可吸收线连续锁边缝合破口，或剔除出血部分，将边缘缝合。

（2）警惕为恶性肿瘤：切除的肿瘤在手术结束前，应由台下医师剖视探查，必要时送冰冻检查，尤需注意破口边缘有无恶变。如为恶性肿瘤，则根据肿瘤的类型、分期、患者年龄及生育要求决定手术范围。若不幸因肿瘤因素，不得已切除双侧卵巢的年轻患者，建议术后宜服用雌激素，以维持正常生理功能。

（王新花）

第五节　宫颈癌

一、概述

宫颈癌是妇科常见的肿瘤之一，可表现为不规则阴道流血或阴道大量出血，引起生命危险。宫颈癌是指发生在宫颈阴道部或移行带的鳞状上皮细胞、柱状上皮下的储备及宫颈管黏膜柱状上皮的恶性肿瘤。宫颈癌是全球女性中仅次于乳腺癌的第2个最常见的妇科恶性肿瘤。在一些发展中国家其发病率仍居首位，我国女性生殖系统恶性肿瘤中宫颈癌发病率居第1位。

二、临床表现及分期

（一）临床表现

1. 症状

早期宫颈癌常无症状，也无明显体征，与慢性宫颈炎无明显区别，有时甚至见宫颈光滑，尤其老年妇女宫颈已萎缩者。有些宫颈管癌患者，病灶位于宫颈管内，宫颈阴道部外观正常，易被忽略而漏诊或误诊。患者一旦出现症状，主要表现为以下方面。

（1）阴道流血：年轻患者常表现为接触性出血，发生在性生活后或妇科检查后出血。出血量可多可少，根据病灶大小、侵及间质内血管的情况而定。早期出血量少，晚期病灶较大表现为多量出血，一旦侵蚀较大血管可能引起致命性大出血。年轻患者也可表现为经期延长、周期缩短、经量增多等。老年患者常主诉绝经后不规则阴道流血。一般外生型癌出血较早，血量也多；内生型癌出血较晚。

（2）阴道排液：患者常诉阴道排液增加，白色或血性，稀薄如水样或米泔状，有腥臭。晚期因癌组织破溃、坏死，继发感染有大量脓性或米汤样恶臭白带。

（3）晚期癌的症状：根据病灶侵犯范围出现继发性症状。病灶波及盆腔结缔组织、骨盆壁、压迫输尿管或直肠、坐骨神经时，患者诉尿频、尿急、肛门坠胀、大便秘结、里急后重、下肢肿痛等；严重时导致输尿管梗阻、肾盂积水，最后引起尿毒症。到疾病末期，患者出现恶病质。

2. 体征　镜下早浸癌及早期宫颈浸润癌，局部无明显病灶，宫颈光滑或轻度糜烂，如一般宫颈慢性炎症表现。随着宫颈浸润癌的生长发展，类型不同，局部体征亦不同。外生型见宫颈赘生物向外生长，呈息肉状或乳头状突起，继而向阴道突起形成菜花状赘生物，表面不规则，合并感染时表面覆盖灰白色渗出物，触之易出血。内生型则见宫颈肥大、质硬，宫颈管膨大如桶状，宫颈表面光滑或有浅表溃疡。晚期由于癌组织坏死脱落，形成凹陷性溃疡，整个宫颈有时被空洞替代，并覆有灰褐色坏死组织，恶臭。癌灶浸润阴道壁见阴道壁有赘生物，向两侧宫旁组织侵犯，妇科检查扪及两侧增厚，结节状，质地与癌组织相似，有时浸润达盆壁，形成冰冻骨盆。

（二）临床分期

分期应根据仔细的临床检查，由有经验的医师于治疗前确定，盆腔检查、三合诊检查具有特殊重要性。分期一经确立，不能因治疗后有新的发现而改变已确定的分期。确定分期的基础是进行细致的临床检查。这些检查包括视诊、触诊、阴道镜检查、宫颈管刮取术、宫腔镜、膀胱镜、直肠镜、静脉肾盂造影、骨及肺的线检查；可疑直肠、膀胱受累者，要由病理学检查证实。血管造影、淋巴造影、腹腔镜检查对确定治疗方案有帮助，但对所发现的问题不作为确定分期的依据。

根据国际妇产科联盟（FICO，2006）子宫颈癌的临床分期如下。

0期：原位癌，上皮内癌；0期的病例不应该包括在浸润癌的任何治疗中。

Ⅰ期：宫颈癌局限于宫颈（扩展至宫体将被忽略）。

ⅠA期：镜下浸润癌。所有肉眼可见的病灶，包括浅表浸润，均为ⅠB期。浸润的范围限定于从上皮基底测量的间质浸润深度不超过 5 mm，不管是上皮或腺体来源，不管是静脉或淋巴脉管浸润，都不改变分期。

ⅠA₁期：可测量的间质浸润深度不超过 3 mm，宽度不超过 7 mm。

ⅠA₂期：可测量的间质浸润深度大于 3 mm，但不超过 5 mm，宽度不超过 7 mm。

ⅠB 期：肉眼可见癌灶局限于宫颈或临床前期病灶大于ⅠA₂期。

ⅠB₁期：临床癌灶不超过 4 cm。

ⅠB₂期：临床癌灶大于 4 cm。

Ⅱ期：肿瘤超出宫颈，但浸润未达盆壁，肿瘤已累及阴道，但未达到阴道下 1/3。

ⅡA 期：无明显宫旁浸润。

ⅡB 期：有宫旁浸润。

Ⅲ期：肿瘤扩展到骨盆壁，直肠检查在盆壁和肿瘤间无间隙，肿瘤累及阴道阴道下 1/3；任何不能找到其他原因的肾盂积水或肾无功能者均属Ⅲ期。

ⅢA 期：肿瘤没有扩展到盆壁，但累及阴道下 1/3。

ⅢB 期：肿瘤扩展到骨盆壁和 / 或引起肾盂积水或肾无功能。

Ⅳ期：肿瘤超出真骨盆，或侵犯膀胱或直肠黏膜。

ⅣA 期：肿瘤侵犯至邻近器官。

ⅣB 期：肿瘤播散至远处器官。

分期注意事项：①0 期包括上皮全层均有不典型细胞，但无间质浸润者；②ⅠA（ⅠA₁期及ⅠA₂期）诊断必须根据显微镜下的观察确定；③Ⅲ期应为宫旁浸润达盆壁、肿瘤与盆壁间无间隙，而且增厚为结节状时，方能确诊；④即使根据其他检查定为Ⅰ期或Ⅱ期，但有癌性输尿管狭窄而产生肾盂积水或肾无功能时，亦应列为Ⅲ期；⑤膀胱泡样水肿不能列为Ⅳ期。膀胱镜检查见隆起及沟裂，同时通过阴道或直肠检查能证实该隆起或沟裂与肿瘤固定时，应视为膀胱黏膜下受侵，膀胱冲洗液有恶性细胞时，应在膀胱壁取活体组织病理检查证实。

三、辅助检查

根据病史和临床表现，尤其有接触性出血者，应想到宫颈癌的可能，需全身检查及妇科三合诊检查，并采用以下辅助检查。

（1）B 超检查：高分辨阴道 B 超，可发现宫颈内形态不规则的低回声区，血流信号丰富，或者宫颈增粗，局部膨大，与周围组织无明显界限。此外，B 超尚可帮助了解子宫及附件有无包块，以及其大小、性状和包膜是否完整、属囊性或实性等。

（2）脱落细胞学检查：在除去宫颈表面分泌物后，以宫颈口为中心，用宫颈液基细胞学采集细胞的小刷子顺时针方向转 15 圈，做细胞学检查。阳性者必要时行阴道镜检查，宫颈行多点活检或宫颈锥形切除，连续切片做病理检查。

（3）碘试验：此试验是将碘溶液涂于宫颈和阴道壁，观察其着色情况。正常宫颈阴道部和阴道鳞状上皮含糖原丰富，被碘溶液染为棕色或深赤褐色。若不染色为阳性，说明鳞状上皮不含糖原。瘢痕、囊肿、宫颈炎或宫颈癌等鳞状上皮不含或缺乏糖原，均不染色，故本试验对癌无特异性。碘试验主要识别宫颈病变危险区，以便确定活检取材部位，提高诊断率。

（4）阴道镜检查：可发现醋白上皮及有异性血管区，并取活检，以提高诊断正确率。

（5）宫颈和宫颈管活组织检查：这是确诊宫颈癌最可靠和不可缺少的方法。选择宫颈鳞－柱交接部的3、6、9、12点处取4点组织做活检，或在碘试验、阴道镜观察到的可疑部位取活组织做病理检查。所取组织应包含上皮及间质，若宫颈刮片为Ⅲ级或Ⅲ级以上涂片，宫颈活检阴性时，应用小刮匙搔刮宫颈管，刮出物送病理检查。

（6）宫颈环形电切或锥形切除术：主要用于以下情况：①宫颈细胞学多次阳性，阴道镜检查阴性或镜下活检阴性，颈管刮除术阴性；②宫颈细胞学诊断较阴道镜下活检重，或提示可疑浸润癌；③CIN Ⅱ～Ⅲ病变或颈管刮除术阳性；④宫颈细胞学提示腺上皮异常；⑤阴道镜检查或镜下活检怀疑早期浸润癌或怀疑宫颈原位腺癌。

（7）确诊宫颈癌后，根据具体情况，进行胸部X线摄片、淋巴造影、膀胱镜、直肠镜检查等，以确定其临床分期。

四、鉴别诊断

（1）宫颈糜烂或宫颈息肉：均可引起接触性出血，外观难与Ⅰ期宫颈癌相区别，应做宫颈刮片、阴道镜检查等，最后做活检以除外癌变。

（2）宫颈结核：表现为不规则阴道流血和白带增多，局部见多个溃疡，甚至菜花样赘生物，需与宫颈癌鉴别，宫颈活检是唯一可靠的鉴别方法。

（3）宫颈乳头状瘤：此为良性病变，多见于妊娠期，表现为接触性出血和白带增多，外观乳头状或菜花状，经活检除外癌变，即可确诊。

（4）宫颈子宫内膜异位症：宫颈可出现多个息肉样变，甚至波及穹隆部，肉眼难与宫颈癌鉴别，须经宫颈活检才能确诊。

五、治疗

（一）治疗原则

现代宫颈癌的治疗对策概括为强调综合治疗，注重生活质量。除了常规治疗方法外，由新辅助化疗、同步放化疗、放射治疗和手术治疗等不同组合形成的综合治疗成为当今处理各期宫颈癌的一个重要策略。宫颈癌治疗强调个体化原则，根据患者的临床分期、年龄、一般情况、肿瘤相关因素及并发症等决定治疗方案，旨在增强治疗效果，提高生存质量，减少并发症。

（二）止血

（1）流血多者可立即置妇科手术床，迅速检查阴道内癌瘤情况。如为大块癌灶崩脱，即可用干纱布按压止血，查看有无活动性动脉出血，可用小血管钳夹住血管结扎止血。

（2）由于癌组织不可轻易清除，可局部敷以云南白药、凝血酶粉等止血药敷压于出血面而止血，再逐层严密地用纱布填塞阴道。

（3）静脉输广谱抗生素预防感染，酌情输血、止血药，局部压迫止血时采用腔内放疗。

经以上处理多能止血。

（三）手术治疗

1. 目的　手术治疗的目的是切除宫颈原发病灶及周围已经或可能受累的组织，减少并发症。其原则是既要彻底清除病灶，又要防止不适当地扩大手术范围，尽量减少手术并发症，提高生存质量。

2. 手术范围　宫颈癌的临床分期是以宫颈癌原发灶对主韧带、骶韧带和阴道的侵犯而确定的。因此，宫颈癌手术是以切除宫旁主韧带、骶韧带和阴道的宽度来确定的。

（1）宫颈癌的手术范围：子宫、宫颈、主韧带、骶韧带、部分阴道和盆腔淋巴结，一般不包括输卵管和卵巢。

（2）盆腔淋巴结清扫的手术范围：双侧髂总淋巴结、髂外淋巴结、髂内淋巴结，深腹股沟淋巴结，闭孔深、浅淋巴结，不包括腹主动脉旁淋巴。如果髂总淋巴结阳性，可以清扫到腹主动脉旁淋巴。

3. 手术类型

（1）主要类型：Ⅰ型为扩大子宫切除，即筋膜外全子宫术。Ⅱ型为扩大子宫切除，即次广泛子宫切除术，切除 1/2 骶主韧带和部分阴道。Ⅲ型为扩大子宫切除，即广泛性全子宫切除术，靠盆壁切除骶主韧带和上 1/3 阴道。Ⅳ型为扩大子宫切除，即超广泛性全子宫切除术，从骶主韧带根部切除，阴道 1/2～2/3。Ⅴ型为扩大子宫切除，即盆腔脏器廓清术（前盆、后盆、全盆）。

（2）根治性宫颈切除术及盆腔淋巴结清扫术：人们称这种手术为根治性宫颈根治术，适合治疗菜花型ⅠA～ⅡA期宫颈癌。根据报道可适用于：①年龄在 40 岁以下；②强烈要求保留生育功能；③临床分期ⅠA～ⅡA期；④肿瘤体积＜ 2 cm³ 表浅浸润或 LEEP 锥切后示宫颈肿瘤体积小；⑤临床上无影响生育的证据；⑥无脉管内浸润；⑦阴道镜检查宫颈管侵犯少；⑧无盆腔淋巴结转移。

手术范围：基本手术包括切除盆腔淋巴结，80% 宫颈及部分主韧带、宫骶韧带，阴道 2～3 cm，切断子宫动脉（再吻合或不再吻合），或仅切断子宫动脉下行支。将阴道切缘与残留宫颈间质缝合。用可吸收缝线在内口水平做预防性环形缝合，防止怀孕时宫颈管功能不全，支持无力。

（3）保留神经的宫颈癌广泛手术：主要方法是在切除主韧带时识别并推开盆腔交感神经。在未保留神经的患者中，常有尿潴留；而保留了一侧或双侧神经的患者，尿潴留发生率明显下降。

（四）放射治疗

放射治疗适于各期宫颈癌，ⅡB～ⅣB期以同步放化疗为主，放射治疗采用腔内照射与体外照射相结合的方法。FIGO 2006 年报道，按此治疗模式采用同步放化疗的各期宫颈癌的 5 年生存率分别为：ⅡB期 70.5%、ⅢA期 48.2%、ⅢB期 50.2%、ⅣA期 36.2%、Ⅳ期 84.6%；手术治疗效果：Ⅰ期 86.3%、ⅡA期 75.0%。

Ⅰ～ⅡA期子宫颈癌的根治性放射治疗效果与根治性手术治疗效果相当，ⅡB～Ⅲ期子宫颈癌的根治性放射治疗效果明显优于手术治疗。晚期子宫颈癌患者接受放射治疗，虽不能获得理想的根治疗效，但部分患者可能获得较好的姑息作用。放射治疗对ⅣA期、部分ⅣB期及手术后局部及区域复发的子宫颈癌患者，也有重要的治疗价值。

（五）化学治疗

1. 适应证　局部肿块巨大（直径大于或等于 4 cm）或桶状宫颈，可在术前行化疗或放化疗联合应用。有预后不良因素者，如手术发现髂总动脉以上有淋巴结转移、盆腔淋巴结阳性、宫旁转移、切缘阳性、放疗不敏感或病理分级 Ⅲ 级以上者。中晚期患者综合治疗。不能控制的癌性出血；转移复发患者的姑息治疗。

2. 用药途径、方案及剂量

（1）全身用药：因单药的有效率低，缓解期短，全身化疗多采用联合化疗。联合化疗中含顺铂的化疗方案可达到 40% ～ 75% 的反应率。

（2）动脉灌注用药：通过选择性或超选择性动脉插管技术，在明确局部病灶的基础上，将化疗药物通过导管直接注入肿瘤供血动脉。一般来讲，动脉灌注化疗可使局部药物浓度提高，而使全身药物浓度减少。疗效和毒性反应则取决于肿瘤类型、肿瘤血供状态、药物的作用机制与代谢动力学。最常应用动脉灌注化疗的妇科恶性肿瘤是宫颈癌。

（3）配合放射治疗。

（4）腹腔内用药：腹腔化疗可取得与全身用药相似的疗效，其机制有待进一步探讨。其方法同卵巢癌腹腔化疗。常用药物为 DDP 160 ～ 180 mg，3 ～ 4 周重复，2 ～ 3 个疗程。

（六）综合治疗

所谓的综合治疗是指根据患者的机体状况、肿瘤的病理类型、播散及浸润的范围临床分期和发展趋向，有计划、合理地应用现有的治疗手段，尽可能地提高治愈率，改善患者的生存质量。综合治疗是现代肿瘤治疗的一个趋势，但并非全部宫颈癌均需采用化疗与放疗的综合治疗。

（王新花　李金霞）

第六节　子宫内膜癌

一、概述

子宫内膜癌多发生于绝经后或围绝经期妇女，少数发生于 40 岁以下年轻妇女，绝经前后的不规则阴道流血是其主要的症状，正确处理阴道流血对子宫内膜癌的诊断和治疗较为重要。子宫内膜癌是发生于子宫内膜的一组上皮性恶性肿瘤，以来源于子宫内膜腺体的腺癌最为常见。子宫内膜癌为女性生殖道常见三大恶性肿瘤之一，占女性全身恶性肿瘤的 7%，占女性生殖道恶性肿瘤的 20% ～ 30%，近年发病率在世界范围内呈上升趋势。

二、临床表现

1.病史 对于有月经紊乱史，特别是有子宫内膜增生过长史、不孕史、长期服用激素药物、卵巢肿瘤尤其是颗粒细胞瘤，合并肥胖、高血压、糖尿病及不孕不育史的患者，一旦不规则阴道出血高度怀疑子宫内膜癌。

2.症状

（1）早期：多无症状。

（2）主要表现：绝经后阴道流血、尚未绝经者经量增多、经期延长或月经紊乱；阴道排液为血性或浆液性（因阴道排液异常就诊者约为 25%）；下腹疼痛、宫腔积脓、腰骶部疼痛、贫血、消瘦及恶病质等相应症状。

（3）妇科查体：早期无明显异常，晚期可有子宫明显增大，并宫腔积脓时触痛明显，宫颈管内偶有癌组织脱出，触之易出血。癌灶浸润周围组织时，子宫固定或在宫旁扪及不规则结节状物。

三、辅助检查

（1）细胞学检查：仅从阴道后穹隆或宫颈管吸取分泌物做涂片检查寻找癌细胞，阳性率不高。用特制的宫腔吸管或宫腔刷放入宫腔，吸取分泌物寻找癌细胞，阳性率达 90%。此法仅作为筛查，最后确诊仍须根据病理检查结果。

（2）分段诊疗性刮宫：这是最常用、最有价值的诊断方法，是确诊本病的主要依据。适应证为绝经后阴道出血；绝经后阴道 B 超内膜厚≥5 mm；生育年龄阴道不规则出血；B 超提示宫腔内有回声团。先刮宫颈管，用探针探宫腔，继之刮宫腔，刮出物分别装瓶送病理检查。若刮取组织量多呈豆腐渣样，内膜癌可能性极大，应立即停止搔刮，以防子宫穿孔或癌灶扩散。组织学常见的病理类型：①内膜样腺癌（占 80% ~ 90%）；②腺癌伴鳞状上皮分化：腺癌组织中含鳞状上皮成分，伴鳞状上皮化生成分者称为棘腺癌（腺角化癌），伴鳞癌者称为鳞腺癌；③浆液性腺癌：又称为子宫乳头状浆液性腺癌（UPSC），恶性程度高，预后极差；④透明细胞癌：恶性程度高，易早期转移。

（3）B 超检查：可了解子宫大小、宫腔内有无占位性病变、子宫内膜厚度、肌层浸润深度。极早期可见宫腔线紊乱、中断。典型声像图为子宫增大或绝经后子宫相对增大，宫腔内见实质不均回声区，形态不规则，宫腔线消失，有时见肌层内不规则回声紊乱区，边界不清，可做出肌层浸润的诊断。

（4）宫腔镜检查：可直视下观察病变情况，可疑部位取活体组织行病理学检查，提高早期内膜癌的诊断率。适应证为异常出血而诊疗性刮宫阴性；了解有无宫颈管受累；早期癌的直视下活体。

（5）CA125、CT、MRI、淋巴造影等检查有条件者，可选用血清 CA125 检测、CT、MRI 和淋巴造影等检查。

四、鉴别诊断

子宫内膜癌需与下列疾病做鉴别。

（1）绝经过渡期异常子宫出血：主要表现为月经紊乱，如经量增多、经期延长、经间期出血或不规则流血等。妇科检查无异常发现，与内膜癌的症状和体征相似。临床上难以鉴别。应先行分段刮宫，确诊后再对症处理。

（2）老年性阴道炎：主要表现为血性白带，需与内膜癌相鉴别。前者见阴道壁充血或黏膜下散在出血点，后者见阴道壁正常，排液来自宫颈管内。老年妇女还须注意2种情况并存的可能。

（3）子宫黏膜下肌瘤或内膜息肉：多表现为月经过多及经期延长，需与内膜癌相鉴别。及时行分段刮宫、宫腔镜检查及B超检查等，确诊并不困难。

（4）原发性输卵管癌：主要表现为阴道排液、阴道流血和下腹疼痛。分段刮宫阴性，宫旁扪及块物，而内膜癌刮宫阳性，宫旁无块物扪及，B超检查有助于鉴别。

（5）老年性子宫内膜炎合并宫腔积脓：常表现为阴道排液增多，浆液性、脓性或脓血性。子宫正常大或增大变软，扩张宫颈管及诊刮即可明确诊断。扩张宫颈管后即见脓液流出，刮出物见炎性细胞，无癌细胞。内膜癌合并宫腔积脓时，除有脓液流出外，还应刮出癌组织，病理检查即能证实。要注意两者并存的可能。

（6）宫颈管癌、子宫肉瘤：均表现为不规则阴道流血及排液增多。宫颈管癌病灶位于宫颈管内，宫颈管扩大形成桶状宫颈。子宫肉瘤一般多在宫腔内导致子宫增大。分段刮宫及宫颈活检即能鉴别。

五、治疗

（一）治疗原则

子宫内膜癌以手术治疗为主，辅以放疗、化疗及激素药物治疗。手术范围需根据临床分期及术中所见确定手术范围。

（二）治疗方法

子宫内膜癌主要的治疗方法为手术、放疗、化疗及内分泌治疗。治疗应根据子宫大小、肌层是否被癌浸润、宫颈管是否累及、癌细胞分化程度及患者全身情况等而定。

1.子宫内膜癌出血的治疗　阴道流血一般不会很汹涌，患者失血或贫血程度较重者应配血以便必要时输血。同时给予止血及抗感染治疗，流血来自宫口、流量不猛者，可先以探针了解宫腔情况，诊断所需子宫内膜标本刮取或刷取后，用纱布撒上止血药粉填塞，填塞必须不留空隙，用力不可过猛，填满宫腔、宫颈、阴道。当子宫内膜癌穿透子宫浆膜层，引起腹腔内出血时应立即行剖腹探查止血。根据病灶范围及患者机体情况做相应范围的手术处理。

2.手术治疗　手术是首选的治疗方法。手术目的：一是进行手术-病理分期，确定病变范围及预后相关因素；二是切除癌变的子宫及其他可能存在的转移病灶，是子宫内膜癌的主要治疗方法。

子宫内膜癌各期手术方案：

（1）Ⅰ期：应行筋膜外全子宫切除及双侧附件切除术，具有以下情况之一者，应行盆腔及腹主动脉旁淋巴结切除或取样。

①可疑的腹主动脉旁、髂总淋巴结及增大的盆腔淋巴结；②特殊病理类型为透明细胞癌、乳头状浆液性腺癌、鳞状细胞癌、癌肉瘤、未分化癌；③子宫内膜样腺癌G3；④侵犯肌层深度≥1/2；⑤癌

灶累及宫腔面积超过 50%。

（2）Ⅱ期：手术可以作为临床上发现有明显宫颈浸润患者的初始治疗，应施行根治性子宫切除术、双侧盆腔淋巴切除术和选择性腹主动脉旁淋巴结切除术。淋巴结阴性者，不宜增加放疗。初始治疗不适合手术者，可以采用全盆腔照射和腔内近距离照射，然后辅以全子宫切除及选择性主动脉旁及盆腔淋巴结清扫术。

（3）Ⅲ期：由于有阴道或宫旁浸润，在对转移病灶做全面检查后最好行盆腔外照射放疗。治疗完毕后，可以手术切除者行剖腹探查术。有盆腔外转移的患者，根据患者的不同情况，可选用扩大放射治疗野、全身化疗或者激素治疗。如果超声证实附件有包块或受侵犯，为了判断肿物的性质和进行手术病理分期，应该直接进行手术而不做术前照射。多数情况下可施行肿瘤细胞减灭术，如果子宫可切除则应行全子宫切除及附件切除术。在某些病例，术后切除标本的病理检查可能会发现在子宫内膜和卵巢均有原发灶，而非子宫内膜癌转移至卵巢。

（4）Ⅳ期：有盆腔外转移证据的患者常用全身化疗或激素治疗。局部照射也可能有益，尤其是脑转移或骨转移，盆腔照射有助于控制局部病灶和防止由局部病灶引起的出血或并发症。

手术医师的选择：

低危肿瘤（分化好和 < 1/2 肌层浸润）的淋巴结阳性率 5% 以内，不需要全面的手术分期。这类患者可以由普通妇科医师进行手术。但是有子宫外病变需行淋巴切除的高危患者，应转诊至专门的妇科肿瘤专家。全面术前检查特别是病理学和影像学资料可有效、正确地分流患者。对于腹腔镜技术经验丰富的医师来说，允许对分化好子宫的内膜癌行腹腔镜辅助阴式子宫切除，但如果发现转移则应改为开腹手术。如果需要进行手术分期，也可以通过腹腔镜进行淋巴切除术。

3. 放疗　放疗是治疗子宫内膜癌的有效方法之一。单纯放疗仅用于有手术禁忌证或无法手术切除的晚期患者。术后放疗是内膜癌最主要的术后辅助治疗，可明显降低局部复发，提高生存率。对已有深肌层浸润、淋巴结转移、盆腔及阴道残留病灶的患者，术后均须加以放疗。

已发表的资料提示，辅助放疗不是低度或中度危险的Ⅰ期患者的指征。这包括所有无浆膜侵犯的 G1 肿瘤和 < 1/2 肌层浸润的 G2 肿瘤。对全面手术分期已经排除子宫外病变的较高危妇女，放疗的效果仍不肯定，但许多人仍保留外照射以减少盆腔复发。另外，有学者提倡对高危的病例，如 G3 级和 > 1/2 肌层浸润的肿瘤施以辅助放疗。对于淋巴结阴性的高危患者，多数选择单纯阴道内近距离照射。

4. 化疗　化疗为晚期或复发子宫内膜癌综合治疗措施之一，也可用于术后有复发高危因素患者的治疗，以期减少盆腔外的远处转移。常用的化疗药物有顺铂、阿霉素、氟尿嘧啶、环磷酰胺、丝裂霉素等；可以单独应用，也可几种药物联合应用，也可与孕激素合并应用。

5. 孕激素治疗　对晚期或复发癌可用孕激素治疗，也用于治疗子宫内膜不典型增生和试用于极早期要求保留生育功能的患者。孕激素以高效、大剂量、长期应用为宜，至少应用 12 周以上方可评定疗效。常用药物为醋酸甲羟孕酮 200 ～ 400 mg/d。

过去孕激素治疗得到广泛应用，但是近期研究表明辅助性孕激素治疗对提高子宫内膜癌患者的生存率没有好处。

6. 抗雌激素制剂治疗　他莫昔芬为一种非甾体类抗雌激素药物，并有微弱雌激素作用，也可治疗内膜癌。其适应证与孕激素治疗相同。一般剂量为 10 ～ 20 mg，每天口服 2 次，长期或分疗程应用。他莫昔芬有促使孕激素受体水平升高的作用；受体水平低的患者可先服他莫昔芬使孕激素受体含量上升后，再用孕激素治疗或两者同时应用可望提高疗效。药物不良反应有潮热、畏寒、急躁等类似围绝经期综合征的表现；骨髓抑制表现为白细胞、血小板计数下降；其他不良反应可有头晕、恶心、呕吐、不规则阴道少量流血、闭经等。

（李金霞　于月燕　董挪挪）

第七节　卵巢恶性肿瘤

一、概述

卵巢肿瘤是女性生殖器常见肿瘤。卵巢恶性肿瘤是女性生殖器三大恶性肿瘤之一。至今缺乏有效的早期诊断方法，卵巢恶性肿瘤 5 年存活率仍较低，徘徊在 25% ～ 30%。随着宫颈癌及子宫内膜癌诊断和治疗的进展，卵巢癌已成为严重威胁妇女生命的肿瘤之一。

二、转移途径

1. 卵巢恶性肿瘤的转移特点　外观局限的肿瘤，却在腹膜、大网膜、腹膜后淋巴结、横膈等部位已有亚临床转移。其转移途径主要通过直接蔓延及腹腔种植，瘤细胞可直接侵犯包膜，累及邻近器官，并广泛种植于腹膜及大网膜表面。

2. 淋巴道转移　淋巴道转移也是重要的转移途径，有 3 种方式：①沿卵巢血管走行，从卵巢淋巴管向上达腹主动脉旁淋巴结；②从卵巢门淋巴管达髂内、髂外淋巴结，经髂总淋巴结至腹主动脉旁淋巴结；③沿圆韧带入髂外及腹股沟淋巴结。横膈为转移的好发部位，尤其右膈下淋巴丛密集，故最易受侵犯。

3. 血行转移　血行转移少见，终末期时可转移到肝及肺。

三、临床表现

早期常无症状，仅因其他原因做妇科检查偶然发现。一旦出现症状常表现为腹胀、腹部肿块及腹腔积液等。症状轻重取决于：①肿瘤的大小、位置、侵犯邻近器官的程度；②肿瘤的组织学类型；③有无并发症。肿瘤若向周围组织浸润或压迫神经，可引起腹痛、腰痛或下肢疼痛；若压迫盆腔静脉，出现下肢水肿；若为功能性肿瘤，产生相应的雌激素或雄激素过多症状。晚期时表现消瘦、严重贫血等恶病质征象。三合诊检查在阴道后穹隆触及盆腔内散在质硬结节，肿块多为双侧，实性或半实性，表面高低不平，固定不动，常伴有腹腔积液。有时在腹股沟、腋下或锁骨上可触及肿大淋巴结。

四、诊断

卵巢肿瘤虽无特异性症状，但根据患者年龄、病史特点及局部体征可初步确定是否为卵巢肿瘤，并对良、恶性做出估计，并进行相关辅助检查。

1. 症状　早期卵巢癌常无症状，偶尔因肿瘤生长或播散引起局部隐痛不适，不易引起患者重视。所谓卵巢癌"三联征"是指：①40 岁以上妇女；②有腹胀、腹痛等胃肠道症状；③较长时间的卵巢功能障碍。三联征至少应引起妇科医生的警惕，盆腔检查发现附件包块及包块性质的估价，仍是非常重要的。

（1）短期内出现腹胀、腹部肿块及腹腔积液。

（2）腹部包块迅速增长，外形多不规则，实质性居多，肿瘤浸润周围组织或压迫神经时，可引起腰痛或坐骨神经痛；若压迫盆腔静脉，可出现下肢水肿。

（3）腹腔积液增长迅速，表示癌组织在腹腔内蔓延，癌肿扩散到肺或胸膜，可出现胸水（但尸解证实其中一部分胸水并非转移，可能为 Meigs 综合征）。

（4）晚期癌患者可出现消瘦、贫血、低热、乏力、食欲消失等恶病质现象。

2. 妇科检查　早期卵巢癌体积小，为区别生理性与肿瘤，一般以 5 cm 为界，定期检查 2 个月。如果为功能性囊肿可缩小，如果增大，应警惕。盆腔肿块大于 5 cm 者，必须认真对待。如果肿瘤＜ 5 cm，一直持续存在仍不能放松警惕，卵巢浆液性癌中有些病例原发肿瘤体积小即开始卵巢外转移。故肿瘤小亦应注意，尤其实性肿瘤，50% 是恶性的。任何绝经后妇女，摸到盆腔包块，应作腹腔镜检查或手术探查，因为绝经后妇女 25% 的卵巢肿瘤和 50% 的实质肿瘤都是恶性的。妇科检查如果有下述发现，应高度怀疑卵巢癌。

（1）附件包块是实性或囊性，其中 50% 是恶性的，而囊性只有 10% 是恶性的。

（2）肿瘤粘连固定者多为恶性。

（3）恶性者 70% 累及双侧。

（4）肿瘤不规则，表面结节感多为恶性。

（5）子宫直肠窝结节、质硬，有时附件肿物与子宫直肠窝结节连成一片（除内异症、炎症外），约 90% 是卵巢癌。

（6）腹腔积液或合并胸水，特别是血性腹腔积液者。曾有不少卵巢癌腹腔积液被误诊为结核性腹膜炎，以致耽误治疗达数月之久。

（7）肿瘤生长迅速者。

（8）合并上腹部包块，可能为大网膜转移。

（9）锁骨上、颈部、腋下或腹股沟淋巴结肿大者，尤其左锁骨上淋巴结肿大者。

3. B 超检查　能检测盆腔肿块部位、大小、形态及性质，对肿块来源做出定位，是否来自卵巢，又可提示肿瘤性质，囊性或实性、良性或恶性，并能鉴别卵巢肿瘤、腹腔积液和结核性包裹性积液。恶性肿瘤的超声特点：①肿块多为实性；②肿块内回声不规则，强弱不均；③囊壁厚，不整齐，有突向囊腔的实性区或乳头；④肿瘤有浸润或穿破囊壁向外生长时，肿块的轮廓不清，边缘不整齐；⑤常合并腹腔积液。有经验的医生 B 超检查的临床诊断符合率超过 90%，但直径＜ 1 cm 的实性肿瘤不易测出。通过彩色多普勒超声扫描，能测定卵巢及其新生组织血流变化，有助于诊断。

4. 肿瘤标志物

（1）血清 CA125：卵巢上皮癌尤其除黏液性囊腺癌外，此抗原可增高，可用卵巢癌单克隆抗体 CA125 来测定。82% 的上皮性癌的 CA125 > 35 U/mL。但良性疾病患者为 6%，健康妇女为 1%，所以并不具备高度特异性，可作为术前诊断术后病情监测的辅助指标。

（2）血清唾液酸或脂连唾液酸检测（LSA）：LSA 是肿瘤蛋白过度合成和释放的结果，是肿瘤发生发展过程中的伴随现象。有报道 LSA 对上皮性癌的敏感性为 83%。炎症时可随急性期反应蛋白的增高而上升，会出现假阳性。

（3）血清甲胎蛋白（AFP）：AFP 是卵巢内胚窦瘤的标志物，未成熟畸形瘤、绒毛膜癌、胚胎癌含有内胚窦结构者 AFP 也可升高，AFP 常先于临床体征出现，可作为肿瘤诊断及术后病情监测指标。

（4）血清绒毛膜促性腺激素（HCC）：绒毛膜癌或其他生殖细胞肿瘤含有绒癌成分者均可阳性（如果 HCC 及 AFP 均阳性则为胚胎癌）。

（5）类固醇激素的测定：卵巢性索间质肿瘤中的各种不同组织类型的肿瘤，有一部分有分泌固醇类激素的功能，近年来发现尚可同时分泌孕激素。颗粒细胞瘤及环管状性索间质瘤可分泌雌激素，卵巢支持细胞瘤及间质细胞瘤、卵巢硬化间质瘤可分泌雄激素，血内睾酮可升高。肿瘤切除后，激素水平可下降，肿瘤复发则升高，故可作为监测病情的标志物。

（6）血清乳酸脱氢酶（LDH）：卵巢癌患者血清及腹腔积液中 LDH 明显升高。而良性肿瘤时含量低，故 LDH 对卵巢癌尤其是生殖细胞恶性肿瘤的诊断有一定帮助。

（7）神经细胞特异性烯醇化酶（NSE）：NSE 可大量存在于正常神经组织及神经细胞肿瘤中，因此，对于神经细胞肿瘤和神经内分泌性肿瘤有诊断价值。有报道（1989）称未成熟畸胎瘤及无性细胞瘤也可使 NSE 升高，对该 2 种肿瘤检测有意义。

（8）米勒管抑制激素（Mis）：由男性胎儿的性腺间质细胞产生，可使米勒管退化。女性胎儿出生后，卵巢颗粒细胞瘤也可分泌 Mis，来源于性索间质的各种肿瘤都可能会分泌该激素，故可作为性索间质瘤的监测指标。Mis 是颗粒细胞瘤一个敏感、特异、可靠的标志物。

（9）滤泡调整蛋白（FRP）：由卵巢颗粒细胞分泌，有调整滤泡发育及分泌固醇类激素的功能，检测发现，79% 的颗粒细胞瘤患者血清 FRP 升高。

（10）CEA（癌胚抗原）：上皮性囊腺癌的阳性率达 46%，但如果 CA125 正常，CEA 增高，则可能为胃肠道癌肿。

5. 腹腔镜检查　可直接看到肿块大体情况，并对整个盆、腹腔进行观察，又可窥视横膈部位，在可疑部位进行多点活检，抽吸腹腔液行细胞学检查，用以确诊及术后监护。但巨大肿块或粘连性肿块者禁忌行腹腔镜检查。腹腔镜检查无法观察腹膜后淋巴结。

6. 放射学诊断

（1）胃肠钡餐检查：可帮助了解卵巢肿瘤有无转移，侵犯胃肠道，排除肠胃道原发病变，协助鉴别腹腔积液和巨大卵巢肿瘤。

（2）X 线胸片：可显示肺部情况，以了解胸腔有无积液及肺部有无转移灶。

（3）CT 检查：可显示肿物图像，有无肝、肺及腹膜后淋巴转移。但 CT 检出率与癌灶的体积大小有关。直径 ≤ 1 cm 的病灶，检出率为 10%；直径 > 1 cm，检出率为 37%；直径 ≥ 2 cm，检出率为 42%。腹膜后淋巴转移的检出率更低，因为 80% 的转移淋巴结直径 ≤ 1 cm。但术前淋巴造影可以比较准确地估计盆腔及腹主动脉旁淋巴结转移，准确率达80%～90%，提高了术中淋巴清除的主动性和彻底性。

（4）静脉肾盂造影：了解肾的功能、肿瘤与膀胱及输尿管的关系，有利于术前估计手术难度和范围。在无特殊适应证时做CT、静脉肾盂造影及钡灌肠对诊断并无帮助。

7.细胞学检查 通过阴道脱落细胞涂片寻找癌细胞以诊断卵巢恶性肿瘤，阳性率不高，诊断价值不大。通过腹腔积液或腹腔冲洗液寻找癌细胞对Ⅰ期患者进一步确定临床分期及选择治疗方法有意义，并可用以随访观察疗效。卵巢癌常很早穿破包膜向囊外生长，有时包膜外观正常，但已有癌肿浸润，致癌细胞脱落于盆腔。Elkings报道局限在卵巢、包膜完整的卵巢癌，腹腔冲洗液中有5%可找到癌细胞，如果已有腹腔积液则癌细胞阳性率更高。可结合病情采取不同方法取材。

（1）阴道后穹隆吸液涂片检查寻找癌细胞。

（2）子宫直肠窝穿刺吸液或冲洗液查找癌细胞。

（3）腹腔积液查找癌细胞。

（4）瘤体穿刺细胞学检查。

五、鉴别诊断

1.子宫内膜异位症 内异症形成的粘连性肿块及直肠子宫陷凹结节与卵巢恶性肿瘤很难鉴别。前者常有进行性痛经、月经过多、经前不规则阴道流血等。试用孕激素治疗可辅助鉴别，B超检查、腹腔镜检查是有效的辅助诊断方法，有时需剖腹探查才能确诊。

2.盆腔结缔组织炎 有流产或产褥感染病史，表现为发热、下腹痛，妇科检查附件区组织增厚、压痛、片状块物达盆壁。用抗生素治疗症状缓解，块物缩小。若治疗后症状、体征无改善，块物反而增大，应考虑为卵巢恶性肿瘤。B超检查有助于鉴别。

3.结核性腹膜炎 常合并腹腔积液，盆、腹腔内粘连性块物形成，多发生于年轻、不孕妇女。多有肺结核史，全身症状有消瘦、乏力、低热、盗汗、食欲缺乏、月经稀少或闭经。妇科检查肿块位置较高，形状不规则，界限不清，固定不动。叩诊时鼓音和浊音分界不清。B超检查、X线胃肠检查多可协助诊断，必要时行剖腹探查确诊。

4.生殖道以外的肿瘤 需与腹膜后肿瘤、直肠癌、乙状结肠癌等鉴别。腹膜后肿瘤固定不动，位置低者使子宫或直肠移位，肠癌多有典型消化道症状，B超检查、钡剂灌肠等有助于鉴别。

5.转移性卵巢肿瘤 与卵巢恶性肿瘤不易鉴别。若在附件区扪及双侧性、中等大、肾形、活动的实性肿块，应疑为转移性卵巢肿瘤。若患者有消化道症状，有消化道癌、乳癌病史，诊断基本可成立。但多数病例无原发性肿瘤病史。

六、治疗

首选手术治疗。根据患者年龄、对生育的要求、肿瘤的性质、临床分期及患者全身情况等综合分析而确定手术范围。若为恶性肿瘤，依据术中冰冻检查确定的病理类型，决定手术范围及术后辅以相应的化学药物治疗或放射治疗。

（王新花　邢晓莉　孟萍萍）

第八节　急性附件扭转

一、概述

正常卵巢与输卵管活动度极大，可旋转 90° 而不出现症状。卵巢或输卵管在正常情况下发生重度扭转者较为罕见，一般仅发生于儿童，且与先天发育异常有关。如发生完全性扭转而未能及时诊治者，可引起附件坏死甚至坏疽，导致腹膜炎等严重后果。对于儿童及年轻患者为了保留其正常生育功能，更需及早明确诊断及时处理。

二、临床表现

1. 症状　剧烈体位变动（如旋转、翻身）后突发下腹锐性剧痛，可伴恶心、呕吐，如为不完全扭转，疼痛呈间歇性或慢性持续性。扭转并感染坏死者可出现寒战、高热。

2. 体征　腹部检查：腹肌紧张，触痛，患侧下腹部深压痛，继发感染则有反跳痛。双合诊：正常附件扭转可能扪不到包块。但可发现附件区显著触痛，体温可轻度升高。

三、辅助检查

血常规白细胞计数增多，血沉多正常。B 超可发现肿大的附件。彩色多普勒超声扫描探测卵巢血管的血液流速可明确诊断。还可借助 CT、腹腔镜协助诊断。

四、治疗

根据术中所发现的输卵管卵巢状况进行相应处理。

1. 解除附件旋转　如大体观察发现血液供应尚可，病变组织损害可恢复，则单纯予以解除旋转以恢复原有血运，这种情况一般属于早期诊断或部分性扭转，未发生静脉血栓形成的病例。解旋后附件组织基本可以复原。为避免再次复发，可缩短卵巢韧带或 / 并将卵巢外极缝合固定于盆侧壁或子宫后壁，尤其对需要保留生育功能的儿童及年轻患者更应尽量考虑做保留附件手术。但这一保守治疗有发生栓塞的危险，要在术中仔细分析权衡利弊。

2. 附件切除术　如输卵管或卵巢血管已有血栓形成或已发生坏死，为避免发生肺栓塞，应做附件切除手术，不应解旋。钳夹卵巢血管应选择在扭转部位的近侧端，要密切注意输尿管的位置，附件扭转时常导致邻近腹膜绷紧，呈帐篷样隆起，使输尿管很接近扭转的蒂，钳夹及缝扎时极易损伤。因此，最好切开骨盆漏斗韧带的腹膜，游离出卵巢动静脉再行钳夹、切断、缝扎。

3. 腹腔镜手术　在腹腔镜直视下解旋，观察 10 min，缺血部位恢复，组织基本无损者就给以保守治疗；除解旋外还可做卵巢固定手术。

（王新花　张朝霞　赵彦明）

第十六章

儿科危重症

第一节　新生儿呼吸窘迫综合征

一、概述

新生儿呼吸窘迫综合征（Neonatal Respiratory Distress Syndrome，NRDS）又称为新生儿肺透明膜病，系指新生儿由于肺泡表面活性物质（Pulmonary Surfactant，PS）缺乏，导致肺顺应性降低，生后不久出现呼吸窘迫并呈进行性加重的临床综合征。发病率占活产儿总数的 1% ～ 2%，多见于早产儿，早产儿中发生率为 10% ～ 20%。出生体重越低，发病率越高，出生体重在 1000 ～ 1500 g 者发生率可达 57%。严重呼吸窘迫在 1000 g 以下的婴儿中极为常见。病理特征为广泛肺不张和肺泡及细支气管壁上附有嗜伊红性透明膜。

二、临床表现

本病主要见于早产儿，其他促使本病发生的因素包括围产期窒息史、母亲患糖尿病史、剖宫产分娩、重度 Rh 溶血病及基因变异等。症状往往于生后数小时内出现，生后 24 ～ 48 h 病情最重、病死率较高。主要临床表现为呼吸增快，频率超过 60 次 /min，呼吸困难，鼻翼扇动，明显的三凹征，持续性呼气呻吟、呼吸暂停，呼吸音普遍减弱，有时可闻及捻发音，皮肤苍白或发绀，持续吸氧也不能改善。严重低氧时，出现心动过缓（心率＜ 100 次 /min）、肌肉松弛、活动减少、反应低下，并常见低体温。轻者呼吸困难持续 3 ～ 5 天后逐渐减轻，其他症状也随之改善。病情严重者常因呼吸衰竭或因其他并发症造成死亡。

三、检查

1. X 线检查　X 线表现早期可见肺透明度减低，并有细颗粒状、网状或毛玻璃样阴影，以肺门区较重；病情严重时大面积肺野密度增高，呈"白肺"，并见充气的支气管显影。按病情严重程度 X 线改变可分为 4 级：Ⅰ级，两肺野普遍透亮度降低，可见均匀散在的细颗粒状、网状或毛玻璃样阴影；Ⅱ级，除Ⅰ级改变外可见超出心影的充气支气管影；Ⅲ级，除Ⅰ、Ⅱ级改变加重外还可见心脏与膈面的边缘不清；Ⅳ级，即"白肺"，支气管充气征更加明显，似秃叶树枝。早期 X 线改变出现于生后数小时内临床症状尚不严重时，有利于较早地对本病做出诊断。

2. 实验室检查

（1）血气分析：由于通气不良，肺灌流量减少及右向左分流，出现低氧血症、高碳酸血症及酸中毒，血液 pH 明显下降，BE 降低。

（2）血生化检查：最近国内外均报道测定脐血总蛋白来预测新生儿 NRDS 的发生，结果两者之间有较密切的关系。以 51.0 g/L 为分界点，低于或等于此值者，NRDS 的发生率为 29.60%，高于此值者仅 0.58%，两者差异非常显著（$P < 0.01$），脐血总蛋白与 PS 的关系目前尚不清楚，但脐血总蛋白可代表胎儿的成熟程度。随着胎龄或体重的增加，脐血总蛋白的水平逐渐上升，当接近足月儿或体重达 2500 g 以上时，脐血总蛋白水平趋向稳定。检查方法在出生后即刻取脐静脉血 2 ～ 3 mL，测血清总蛋白。此可作为一种普查方法，简单而快速地预测 NRDS 的发生，对脐血总蛋白 < 51.0 g/L 者，早期应用呼吸道持续正压给氧（CPAP）可防止重症 NRDS 的发生。同时对于 > 51.0 g/L 而出现呼吸窘迫症状的婴儿，首先应除外其他疾病，避免应用 CPAP 造成不必要的损伤。

其他生化检查可见血钾因组织分解破坏而升高，但正常围产儿亦常有高血钾。NRDS 患儿血清胆红素普遍较高，与肝功能异常有关。

（3）脐血内分泌激素测定：有人认为皮质类固醇、甲状腺素、环磷酸腺苷、雌激素及催乳素可促进胎儿肺成熟，而胰岛素则有拮抗皮质类固醇的作用，抑制卵磷脂的合成，并通过实际检测发现发生 NRDS 组与未发生 NRDS 组上述激素水平有显著差异。有报道，在 57 例胎龄 26 ～ 36 周的未成熟儿中，23 例发生 NRDS 者血清催乳素平均值为（140.4 ± 30.7）mg/mL，34 例未发生 NRDS 者则为（276.4 ± 26.4）mg/ml（$P < 0.01$）。另有报道，在孕龄 27 ～ 35 周的 70 例早产儿中，14 例发生 NRDS 者脐血胰岛素平均值显著高于健康组 [分别是（22.3 ± 3.7）μg/mL 和（8.5 ± 3.6）μg/mL，$P < 0.01$]，血中此类内分泌激素与 PS 的合成是否有因果关系，或仅系一种伴随的变化，目前尚未清楚，但可作为一种指示剂，预测 NRDS 发生的危险度。

（4）羊水或胃内容物泡沫试验：取羊水或生后 1 h 内的胃内容物 1 mL 置于试管中，加入等量生理盐水和 1 mL 95% 的乙醇并用力振荡 15 s，静止 15 min 后观察试管液面周围泡沫环的形成。如无泡沫环，则为阴性，表示 PS 缺乏，肺未成熟，易发生 NRDS；泡沫少于 1/3 试管周围为（+），泡沫多于 1/3 试管周围为（++），表示已有一定量 PS，但肺成熟度还不够；试管周围有一圈或双层泡沫为（+++），表示 PS 较多，肺已成熟。本试验可作为 L/S 测定的一个筛选程序。

（5）卵磷脂 / 鞘磷脂比值（L/S）测定：羊水 L/S < 1.5 表示肺未成熟，NRDS 发生率可达 58%；L/S 为 1.5 ～ 1.9 表示肺成熟处于过渡期，NRDS 发生率约 17%；L/S 为 2.0 ～ 2.5，表示肺基本成熟，NRDS 发生率仅 0.5%。

四、治疗

（一）氧疗

本病的基本病理生理变化为低氧血症、呼吸性酸中毒、代谢性酸中毒及由此而加重的肺血管痉挛和右向左分流。给氧可纠正缺氧，减少无氧酵解，改善代谢性酸中毒，从而阻断本病的恶性发展。

1. 缺氧的判断 根据临床表现判断是否缺氧是不可靠的。由于胎儿血红蛋白对氧有较大的亲和力，新生儿氧－血红蛋白解离曲线较年长儿左移，在较低的氧分压下仍可保持较高的氧饱和度，可不出现青紫，且通过血气分析发现有 1/10 无青紫的婴儿实际上血氧过低。相反，正常新生儿在生后 24 ～ 48 h 也可出现周围性（肢端及口周）青紫，有 28% 的口唇青紫的婴儿血氧正常。最可靠的判断方法为动脉血氧监测，正常的动脉 PaO_2 为 11.1 ～ 14.4 kPa（83 ～ 108 mmHg），动脉化毛细血管血较前者低 2.7 ～ 4.0 kPa（20 ～ 30 mmHg）。有条件也可进行经皮氧分压测定（$TCPO_2$）。

2. 给氧方法 鼻导管法、头罩给氧或经 CPAP 给氧，如无自主呼吸可通过呼吸机供氧。送入婴儿呼吸道的氧应经过加温及湿化，并保持吸入氧气浓度的稳定。氧过多可造成各种损害，不足又不能纠正缺氧状态。因此，最好进行持续性的经皮氧分压测定，无条件时应最少每 4 h 测定 1 次动脉血 PaO_2，使之保持在 6.7 ～ 10.7 kPa（50 ～ 80 mmHg）。因周围氧浓度（FiO_2）与 PaO_2 无固定关系，不一定严格限制吸入气的 FiO_2。严重的 NRDS 可吸入 FiO_2 为 1.0 的氧，但高浓度氧可直接损害肺脏，因此，氧应以尽可能小的剂量和尽可能短的时间给予。

3. 氧过多的并发症

（1）晶体后纤维组织增生：这是由于血氧过高所致。有人认为早产儿 PaO_2 > 13.3 kPa（100 mmHg）持续 6 h 或短时间极高的 PaO_2 即可造成晶体后纤维组织增生。胎龄愈短，易损性愈大。血氧过高使视网膜动脉收缩，血氧恢复正常后出现血管扩张、增生和视网膜水肿，严重者视网膜剥离，造成失明。因此，进行氧疗时应定时检查眼底，如有血管痉挛，应减少氧的吸入量。氧浓度以不超过 60% 为宜。

（2）支气管、肺发育不良：这与 PaO_2 无关，而是由于吸入高浓度氧所致，还可能与长期机械通气及 NRDS 时肺脏的易损性增高有关。病理变化为肺泡壁、基底膜和细支气管上皮增厚、坏死、纤维化。支气管、肺发育不良可发生在 NRDS 的恢复期，表现为呼吸困难加重，对氧和通气压力的需要增加，呼吸机械不能撤离。并发此症的婴儿约有 40% 死亡，恢复的婴儿常反复发生呼吸道感染及喘鸣。

（3）其他并发症：主要为呼吸抑制、吸收性肺不张及中毒性肺损害等。

（二）机械通气治疗

机械通气治疗是目前治疗 NRDS 最重要的措施。机械通气使呼气末保持一定正压，防止呼气末肺泡的萎陷，并使一部分萎陷的肺泡重新张开，增加了残气量，使通气功能改善，减少肺内分流，激发自主呼吸。有人认为还可促进 PS 的合成。这种治疗常常使病情迅速改善，呼吸可在数分钟内由反复暂停变得有规律，呼吸深度增加，PaO_2 迅速升高，$PaCO_2$ 降低，甚至 X 线改变也可在数分钟内改善。2016 年最新版《欧洲新生儿呼吸窘迫综合征防治共识指南》指出，机械通气这一呼吸支持形式可以挽救患儿的生命，但却容易引起肺损伤，治疗策略应该尽可能缩短机械通气时间。

（三）表面活性物质替代疗法

此法为治疗 NRDS 的特异方法，可从根本上解决问题，与应用正压使肺泡扩张相比更接近生理状态，并可避免后者的并发症。自从 1959 年 Avery 和 Mead 首次发现 PS 缺乏是 NRDS 的病因后，就提出了 PS 替代疗法。此后有人用人工合成的二棕榈酰卵磷脂气道喷雾对该病进行治疗，但未取得明显效果。近年来对 PS 的研究已有了很大进展，可以从多方面取得 PS，天然制剂可以取自动物肺灌洗液、成人肺灌洗液及足月儿羊水，人工合成制剂的效果也有很大提高且具有来源充足、无抗原性等优点。给药方法通常是将替代物的悬浊液从气管插管处慢慢滴入，同时改变其体位，使药物在肺内均匀分布。因目前制剂来源不同，给药剂量亦不同，一般为 $100 \sim 200 \, mg/kg$，现主张按需给药，如呼吸机参数吸入氧浓度 > 0.5 或平均气道压 $> 8 \, cmH_2O$，应重复给药。应强调尽早给药，未成熟儿出生后建立呼吸之前立即给药可预防 NRDS 的发生，至少可减少重症 NRDS 的发生。通常单剂药物在整个 NRDS 病程中有效，可能是由于其半衰期较长或由于某种未知原因激发了天然 PS 的合成。近年来国外不少报道表明，应用 PS 可使临床症状及血气迅速改善，病死率较对照组明显降低。

（四）液体通气

该技术采用高氟化碳液体灌入肺内，同时进行机械通气，但液体通气对新生儿的安全性有待进一步研究。

（五）体外膜肺

发达国家一些较大的新生儿医疗中心已开展该技术，作为严重呼吸衰竭的最后治疗手段。

（六）其他治疗

其他治疗包括纠正酸碱、水电解质、循环功能失衡，治疗肺动脉高压、颅内出血、感染等并发症。

五、预后

重症者病死率甚高，为围产儿死亡的重要原因，占活产早产儿死亡原因的首位。体重越低病死率越高，病情严重者大多在 3 天内死亡，存活时间 > 3 天者恢复的希望较大。随着近年来机械通气的普遍应用，以及 PS 替代疗法的初步实施，本病的病死率明显降低。国外报道无须机械辅助通气和仅给予恒定气道正压的 NRDS 患儿的病死率为 7%，接受各种支持疗法的全部 NRDS 患儿的病死率为 11%，国内报道 30 例 NRDS，死亡 9 例，占 30%。死亡率已从过去的 60% 下降为 20% 左右。本病的预后与治疗方法、急性并发症的识别及处理有密切关系。有人统计经换气治疗存活的婴儿中，中枢神经系统缺陷的发生率为 11% ～ 29%，主要为脑积水或脑性瘫痪伴智力障碍，可能是颅内出血的结果。支气管肺发育不良的发生率为 20% ～ 30%，其中约 30% 的患儿在 3 岁以内死亡。晶体后纤维组织增生的发生率与动脉氧分压（PaO_2）高及持续时间有关。

（孙程　王艳春　薛玲喜　张桂兰）

第二节 新生儿心力衰竭

一、概述

新生儿心力衰竭（简称心衰）是由于某些原因使心脏工作能力减弱，导致心搏出量不能满足循环及全身组织代谢需要而出现的一系列病理状态。本病是新生儿期常见的急症之一，病情发展迅速，如不及早处理，常可危及生命。

二、诊断

1. 临床特点　新生儿心力衰竭发展快，有时迅速转入濒危状态，面色苍白，脉搏细弱，心音弱，心脏杂音常不能闻及，心率减慢，呼吸快，两肺满布啰音或呼吸减慢、暂停，此时诊断有一定的困难，但肝大、心界扩大、肺淤血同时存在，提示心力衰竭。

（1）轻度充血性心力衰竭。具备下列中任何3项可诊断：①心脏扩大（X线或超声心动图）；②心动过速（> 150次/min）；③呼吸增快（> 60次/min）；④湿肺（肺部有湿啰音，轻度肺水肿）。

（2）中度充血性心力衰竭。符合以上标准加下列3项中任何1项：①奔马律；②肝增大（> 3 cm）；③肺水肿。

（3）重度充血性心力衰竭。出现血压下降，心音低钝等周围循环衰竭的表现。

新生儿左心衰竭和右心衰竭很难明确区分，肝大发生较早。左心衰竭时，左心室的舒张末压升高，左心房、肺静脉与肺毛细血管压力相继增高，肺部淤血，肺顺应性降低，呼吸困难出现早，并对机械呼吸反应差。心力衰竭时气道阻力升高，肺泡和气道中有渗出，干扰气体交换，发绀明显。新生儿心力衰竭的夜间阵发性呼吸困难发生率不高，夜间呼吸困难往往比白天轻。

2. 急诊检查

（1）胸部X线平片：心脏扩大，心胸比例> 0.6及肺水肿。

（2）心脏彩超：心脏扩大，心排血量减少，测量肺动脉压力。

（3）血气分析：出现低氧血症、高碳酸血症及酸中毒，血液pH明显下降，BE降低。

三、治疗

（一）治疗关键

积极治疗原发病，减轻心脏前后负荷；改善微循环，增加心室收缩力，提高氧合作用；控制感染。

（二）原发病及诱因的治疗

原发病及诱因的治疗是解除心力衰竭的重要措施，如复杂心脏畸形应及时手术矫治。

（三）一般治疗

1. 密切观察病情，进行心电监护　保持合适的温度，肺水肿时头胸部抬高 15°～30°　烦躁不安者给予镇静剂。控制液量与滴速，补液量一般为 80～100 mL/（kg·d），凡有水肿时可减为 40～80 mL/（kg·d），钠为 1～4 mmol/（kg·d），钾为 1～3 mmol/（kg·d）。最好依据测得电解质浓度决定补给量，宜 24 h 平均给予。维持水电解质平衡，及时纠正代谢紊乱，如低血糖、低血钙及酸中毒等。

2. 供氧　心力衰竭均需供氧，但对动脉导管开放的先天性心脏病患儿供氧应慎重。因血氧增高可促使动脉导管关闭，要监测血氧，纠正酸碱紊乱，必要时应用人工辅助呼吸。

（四）药物治疗

1. 洋地黄的应用

（1）洋地黄制剂的选择，首选地高辛，因其作用可靠，吸收和排泄迅速，使用安全。

（2）用法及用量：地高辛口服饱和量，早产儿 0.02～0.03 mg/kg，足月儿为 0.04 mg/kg；静脉注射，早产儿 0.015～0.025 mg/kg，足月儿 0.03 mg/kg，首次用饱和量的 1/2，余量均分 2 次，每隔 4～8 h 给药 1 次。末次给药后 12 h 可开始给维持量，剂量为饱和量的 1/4，分 2 次，次 /12 h。

（3）注意事项：①密切观察病情变化，并依据其变化随时调整用量；②新生儿尤其早产儿容易引起洋地黄中毒，且洋地黄中毒症状多不明显，故用药过程中应监测心电图，如心率＜100 次 /min，出现异位搏动及二度以上房室传导阻滞等应立即停药；③电解质紊乱（如低血钠、低血镁、高血钙等）、缺氧及肝肾功能不全时可增加洋地黄的毒性作用，应注意及时纠正。

（4）洋地黄中毒的治疗：①立即停药，监测心电图。②肾功能正常者，静脉滴注 0.3% 的氯化钾，全天总量不超过 2 mmol/kg。有二度以上房室传导阻滞者禁用。③心动过缓用阿托品 0.01～0.03 mg/kg 静脉注射或皮下注射。④有严重室性心律失常，用苯妥英钠每次 2～3 mg/kg，在 5 min 内缓慢静脉注射，或用利多卡因每次 1 mg/kg 静脉注射，必要时 5～10 min 重复 1 次，最多不超过 5 次。

2. 利尿药的应用　利尿药可加速水钠的排泄，减少血容量，减轻前负荷，有利于心功能恢复。

（1）呋塞米：每天 1 mg/kg，静脉滴注后 5～10 min 起作用，疗效维持 6～8 h，必要时每 8～12 h 重复应用。

（2）氢氯噻嗪：每天 2～3 mg/kg，分 2～3 次口服。

（3）螺内酯：每天 1～2 mg/kg，分 3 次口服。

以上（2）（3）两药用于需长期使用利尿药者，两药同时应用，可防止钾离子丢失。

3. β 受体激动药　本类药物能使心肌收缩力加强，增加心排血量，新生儿常用多巴胺和多巴酚丁胺。

（1）多巴胺：增加心肌收缩力和心排血量，选择性的扩张心、脑、肾等重要脏器的血管。常用剂量为 3～5 μg/（kg·min）。

（2）多巴酚丁胺：较强的增加心肌收缩力的作用，加快心率作用小，无外周血管收缩作用。常用剂量为 5～10 g/（kg·min）。

4. 血管扩张剂　血管扩张剂作用于动脉，使周围血管阻力降低，减轻后负荷，增加心排血量；作用于小静脉，使静脉容量增加，降低前负荷。

（1）酚妥拉明：扩张小动脉和毛细血管，降低周围血管阻力，剂量每次 0.3 ~ 0.5 mg/kg 静脉滴注，间隔 3 ~ 4 h 1 次；或 0.5 ~ 5.0 μg/（kg·min）持续静脉滴注。

（2）硝普钠：直接扩张小动脉和小静脉，改善心排血量和组织灌注，剂量为 0.5 ~ 5.0 g/（kg·min）持续静脉滴注，应避光应用。

5. 血管紧张素转化酶抑制剂　卡托普利（开搏通）：可抑制血管紧张素 I 转换酶活性，使血管转换酶 II 生成减少，小动脉扩张，后负荷减低；还能使醛固酮生成减少、水潴留减少、前负荷降低、改善心功能。新生儿口服剂量为每次 0.1 mg/kg 开始，每天 2 次，逐渐增加至 1 mg/（kg·d），分 2 次口服。不良反应有血钾升高，粒细胞减少及蛋白尿，偶有肾肝损害。

（薛海红　杜唯　张茜　阮月芹）

第三节　小儿急性肾衰竭

一、概述

急性肾衰竭（ARF）是指任何原因引起的急性肾脏损害，临床上以水、电解质代谢紊乱，酸中毒和氮质血症为主要表现者，统称为 ARF，简称急性肾衰。在较大综合性医院里，急性肾衰竭的发生率为 1∶1000。

二、诊断

1. 少尿　尿量＜ 250 mL/（m² · d）为少尿，＜ 50 mL/（m² · d）为无尿，尿比重＜ 1.012；尿常规有蛋白尿，红、白细胞及管型。少尿期一般 7 ~ 14 天，短则 2 ~ 3 天，长者可达 2 个月。肾中毒所致者少尿期较短，肾缺血所致者较长。

2. 电解质紊乱　表现为三高（高钾、高磷及高镁）和三低（低钠、低氧及低钙）。高钾为死亡的主要原因之一；高磷可致血钙降低，引起低钙惊厥，对心肌亦有影响；高镁可致深腱反射消失和中枢抑制状态；低钠多为稀释性，可致脑水肿、昏迷等。

低氧易出现疲劳、嗜睡、注意力不集中、记忆力下降等症状，严重者甚至出现意识障碍或死亡，还可引起心率和血压改变；低钙可引起神经肌肉兴奋性增高、骨质钙化障碍、心机兴奋性和传导性增高、免疫功能下降等。

3. 代谢性酸中毒　中至重度者，表现为恶心、呕吐、乏力、嗜睡、呼吸深快、面色灰、口唇樱桃红、血压下降、心律不齐，甚至昏迷。

4. 氮质血症　尿素氮和肌酐升高，主要因为蛋白质分解代谢旺盛及肾小球滤过率下降，可引起多个系统的症状。消化系统：食欲差、恶心、呕吐、腹痛及腹泻，重者出现贫血及 10% ~ 40% 的患者出现消化道出血；神经系统：意识淡漠、嗜睡或躁动，重者发生谵妄、抽搐和昏迷；心血管系统：尿毒症性心包炎、心肌损害；还可伴有水肿、呼气带有尿臭味。

5. 心力衰竭、肺水肿 因容量负荷过大所致，约 30% 患者可出现心力衰竭。表现为呼吸困难、不能平卧、心率加快、肺底出现湿性啰音，亦可出现下肢水肿。

6. 高血压 可出现轻到中度高血压，是因血容量增加和循环中肾素 - 血管紧张素水平增高所致，严重者可发生高血压脑病。

7. 易合并感染 有人统计约 70% 的患者合并感染，呼吸道及泌尿道最常见，约 30% 的患者死于感染。

8. 功能性试验

（1）快速补液试验：患儿确实存在有效血容量不足，可行此试验。液体量 10 ～ 15 mL/kg，40 ～ 60 min 注射完毕，补液后尿量达 40 mL/h 以上，示肾前性少尿。如为器质性肾衰竭，不做此试验，对心力衰竭者应慎用。

（2）甘露醇试验：用 20% 的甘露醇 0.5 ～ 1.0 g/kg 于 15 min 静脉注入，2 h 内尿量 < 40 mL 为肾衰竭。

（3）呋塞米（速尿）试验：肾前性少尿经补液、甘露醇试验仍无尿量增加者，可用呋塞米 10 mg/kg 静脉滴注，如仍无效可诊为急性肾衰竭。

9. 多尿期 少尿期过后，当 24 h 尿量超过 250 mL/m² 时，提示已进入多尿期，5 ～ 7 天达高峰，尿量每天可多达数千毫升，多尿期一般持续 2 周。多尿早期，虽尿量增加，但代谢产物排泄不多，血钾和尿素氮仍有升高现象，尿比重仍低；多尿后期，肾功能改善，体内尿素排泄增多，一切代谢紊乱逐渐稳定，要防止脱水、低血钾及低血钙。

10. 恢复期 辅助检查：

（1）尿液：尿比重低，在 1.010 ～ 1.012，可见红细胞及上皮细胞。

（2）血液：红细胞和血红蛋白低，血细胞比容亦降低，血小板正常或减少，血尿素氮、肌酐进行性增高。

（3）肾功能：肾小球滤过率减低，肾原性肾衰竭肾小管功能障碍。

（4）心电图：多为高钾血症引起的改变，如 T 波高尖、P-R 间歇延长，QRS 增宽，传导阻滞。

一般在发病 1 个月左右进入恢复期，临床症状消失，肾小球功能逐渐恢复正常，肾小管功能多数在 6 个月恢复，少数患儿肾功能为永久性损害，发展成慢性肾功能不全。

三、治疗

除病因治疗外，主要的治疗是使患儿能度过肾衰竭期，使少尿引起的内环境紊乱减至最低程度，争取肾脏病变的恢复。

（一）少尿或无尿期的治疗

1. 去因治疗 对引起急性肾衰竭的病因应尽量避免和彻底根除，不能去除的原因应综合治疗，一切按急性肾衰竭的抢救步骤进行，才能起到事半功倍的效果。

2.改善肾血流灌注

（1）肾区热敷、理疗、大型超短波或拔火罐治疗。

（2）肾周围脂肪囊封闭疗法：用 0.25% 的普鲁卡因 10～20 mL 做肾包囊封闭治疗。

（3）扩血管药物的应用：①酚妥拉明 5～10 mg/次，稀释后静脉注射，4～8 h 可重复使用；②山莨菪碱，0.2～2.0 mg/（kg·次），静脉滴注，4～6 h 可重复使用；③普鲁卡因 1～2 g/次，静脉滴注，每天 1 次；④利尿合剂：普鲁卡因 0.500 g、氨茶碱 0.125 g、咖啡因 0.125 g、维生素 C 1.000 g，加入 10%～20% 的葡萄糖液 150 mL 内静脉滴注。以上为 5～10 岁用量，其他年龄组可做适当加减。

（4）甘露醇及利尿药的应用：实验证明甘露醇对正常灌注的肾脏可降低肾血管的阻力，增加肾血流量。对灌注不良的肾脏可恢复肾血流及肾小球滤过。呋塞米及依他尼酸也可直接作用于肾小动脉而使肾血流量增加，呋塞米 1 mg/kg 静脉注射，甘露醇 0.5 g/kg，静脉滴注 30 min，每 6～8 min 1 次。

3.严格限制液体入量，防止发生并发症　每天液体入量＝（前一天尿量＋不显性失水量＋异常丢失液量）−内生水。不显性失水按 300～400 mL/（m²·d）[婴儿 20 mL/（kg·d），幼儿 15 mL/（kg·d），儿童 10 mL/（kg·d）]计算；内生水按 100 mL/（m²·d）；异常丢失按 1/3～1/4 张液体补给，丢多少补多少。体温增高 1 ℃失水增加 0.1 mL/（kg·d）。使每天日体重下降 0.5%～1.0% 较理想。除异常丢失外，一般不另给钠盐。

4.限制蛋白质摄入　每天供给优质蛋白 0.5 g/kg，以减轻组织蛋白分解，多给糖类饮食。

5.高钾血症的治疗　应将血清钾控制在 6 mmol/L（6 mEq/L）以下。

6.低钠血症　多为稀释性低钠，严格限制液体入量，排除体内过多的水分是防治的关键。血钠以 120 mmol/L 为界，＞ 120 mmol/L 不必补钠，如＜ 120 mmol/L 并出现低钠综合征时，可补给钠，3% 的氯化钠每 6 mL/kg 可提高血钠 5 mmol/L，计算方法如下：

3% 氯化钠的毫升数＝（130 mmol/L−测得患儿血钠 mmol/L 数）× 1.2 × 体重（kg）

一般先给 1/3～1/2 量，注射后如血钠上升，症状改善，则提示真正缺钠，可把余量 1 次或分 2 次给予。

7.纠正酸中毒　当酸中毒明显，pH 在 7.2 以下，或二氧化碳结合力低于 13.47 mmol/L（30 Vol%）时，可用碱性药物纠正。5% 碳酸氢钠 1 mL/（kg·次），可提高二氧化碳结合力 1 mmol/L。如血钠过高，可选用氢离子吸附剂——氨丁三醇（THAM），每 0.6 g 分子 THAM 6.7 mL/（kg·次），提高二氧化碳结合力 1 mmol/L。而遇有肝脏疾病或有肝功能异常时可选用 28.75% 的谷氨酸钠，每 110 mg/（kg·次）可提高二氧化碳结合力 1 mmol/L（1 mEq/L）。目前在儿科临床已较少使用乳酸钠纠正酸中毒。

8.纠正低血钙、高血磷　低血钙时常伴有高血磷，降低血磷可使血钙升高。口服 10% 的氢氧化铝可与磷在肠道结合以减少磷的吸收，降低血磷浓度，用量 60 mg/（kg·d）分次口服。当血磷下降至正常或接近正常值时，可给钙剂口服或静脉注射，如经以上治疗血磷仍＞ 4.4～5.6 mmol/L（13.6～17.3 mg/dL）可考虑透析。

9.防治感染　急性肾衰竭时，抵抗力下降易发生感染，常见的感染为尿路感染，其他有败血症、呼吸系统感染、胃肠道感染等。又因抗生素的应用受到很大限制。因此，感染致死仍是死亡的主要原因，应首选对细菌敏感而对肾脏无毒或毒性很低的抗生素。

10.其他治疗

（1）心力衰竭：及时给药洋地黄制剂，化量较正常用量减少 1/3～1/4，维持量相当于化量的

1/5 ～ 1/6。因洋地黄 2/3 经肾脏排泄，少尿或无尿期可能致洋地黄潴留中毒，故用量要偏小。

（2）高血压：常发生于液体过多或肾实质损伤期，与肾缺血及肾素产生增加有关。前者通过限制盐及水的摄入，多数不用药物，血压即下降至正常；后者多随肾脏病的恢复逐渐下降，凡是血压＞18.7/12.0 kPa（140/90 mmHg）时，多需用药物控制。二氮嗪 5 ～ 7 mg/kg 静脉注射，作用迅速，数秒钟内使血压下降，维持降压达 4 ～ 12 h，有的患儿可达 24 h 之久，对高血压危象、高血压脑病应首选；亦可用利舍平 0.06 ～ 0.08 mg/（kg·次），肌内注射或静脉注射，可同时加用肼屈嗪 0.10 ～ 0.15 mg/（kg·次），肌内注射；甲基多巴、卡托普利等亦可选用。

11. 营养支持　供给足够的热量，以减少组织分解、减轻高钾血症、酸中毒、氮质血症。热量至少 140 ～ 160 kJ/（kg·d），正常儿童对葡萄糖的利用速度为 6 ～ 8 mg/（kg·min）［或 0.4 ～ 0.5 g/（kg·h）］；供给白蛋白、支链氨基酸等，给予 0.5 g/（kg·d），最高可达 1.5 ～ 2.0 g/（kg·d）；另供给 10% ～ 20% 的脂肪乳静脉滴注，每克脂肪可供给 38.9 kJ 热量，从小剂量供给 0.5 ～ 1.0 g/（kg·d），以后每 2 天增加 0.5 g/kg，总量不超过 4.5 g/（kg·d），或不大于总热量的 40%。此外，维生素及各无机盐类应及时补充以促进肾功能的恢复。

12. 透析疗法　已广泛应用于急性肾衰竭患者，根据患者情况可采用不同的透析方法。

（二）多尿期的治疗

在多尿早期仍按少尿期处理，尿量增多后注意水分补充，并及时补给多种电解质，防止低钾、低钠、低钙血症的发生。此时补入量应负于出量，同时避免脱水发生。开始数日应依患儿尿量及血清电解质含量而调整补给量，以后补入量为前 1 天尿量的 3/4 为宜。随着氮质血症的好转，蛋白质的摄入可不受限制，最好给优质蛋白，如乳类和蛋类等。

（三）恢复期的治疗

此期加强营养及护理，给三高饮食（高蛋白、高维生素、高热能），以尽快促进机体的恢复，定期复查随访。

四、预后

预后与原发病的性质和程度有关。由严重创伤、手术引起，伴有全身性疾病如狼疮性肾小球肾炎、败血症、内毒素休克、大面积烧伤等，预后均差；严重脑病变如颅内出血，肝硬化伴腹腔积液所致的急性肾衰竭预后亦较差。

肾脏病变的程度和范围：肾脏损害越重，少尿期越长，如少尿期超过 2 周以上或病程中少尿与无尿间歇出现，预后不良，约 75% 的患儿死于此期；其他原因所致肾梗死者预后亦差；无并发症的急性肾小管病变预后良好；过敏性肾脏损害而投用皮质激素有效者预后较好；非少尿型肾功衰竭预后往往也较少尿型肾衰竭轻，预后相对良好，但如果处理不当仍有 26% 的病死率；年龄越小预后越差，尤其合并泌尿系畸形或先天性心脏病者；在学龄儿童中急进性肾炎预后最差，肾小球肾炎预后最好；合并感染者占 ARF 的 70%，其中病死率却高达 30% 左右，积极预防和治疗感染是非常重要的。

由于治疗方法的不断改进，尤其近年来采用了透析疗效，使病死率由原来的70%～90%降到目前的25%～30%，患者主要死于严重并发症及原发病。早期血液透析可大大提高治愈率，处理及时、正确也可改善预后。

（王新花　程洁　李金霞　刘永云）

参考文献

[1] Steadman R H, Van Rensburg A, Kramer D J.Transplantation for acute liver failure: perioperative management.Curr Opin Organ Transplant, 2010, 15（3）: 368-373.

[2] Martin P, DiMartini A, Feng S, et al.Evaluation for liver transplantation in adults: 2013 practice guideline by the American Association for the Study of Liver Diseases and the American Society of Transplantation. Hepatology, 2014, 59（3）: 1144-1165.

[3] 常超, 信栓力, 朱元洲, 等.多巴酚丁胺负荷超声与平板运动心电图诊断冠心病的临床研究.中西医结合心脑血管病杂志, 2012, 10（1）: 19-20.

[4] 常超, 赵秀峰, 信栓力, 等.小剂量多巴酚丁胺负荷超声评价急性心肌梗死后存活心肌.临床荟萃, 2012, 27（6）: 500-505.

[5] 李春盛.急危重症医学进展.北京: 人民卫生出版社, 2014.

[6] 王敬东, 李长江.急危重症医学诊疗.上海: 同济大学出版社, 2014.

[7] 张培荣, 杜金云, 李安民, 等.临床急危重症诊疗学.石家庄: 河北出版传媒集团, 河北科学技术出版社, 2012.

[8] 张桂玲, 赵会娟, 任文娟, 等.儿科急症急救与常见病治疗.长春: 吉林科学技术出版社, 2014.

[9] 罗嫚丽, 严慧, 张淑敏.儿科危急重症.北京: 化学工业出版社, 2013.

[10] 封志纯, 陈贤楠.儿科重症医学理论与诊疗技术.北京: 北京大学医学出版社, 2011.

[11] Mohammed, Ei-Naggar.儿童重症医学.封志纯, 洪小杨, 译.3版.北京: 军事医学科学出版社, 2015.

[12] 黄艳仪, 王沂峰, 黄东健.妇产科危急重症救治.北京: 人民卫生出版社, 2011.

[13] 丁艳丽.临床妇产科常见急危重症.西安: 西安交通大学出版社, 2014.

[14] 周建新.神经外科重症监测与治疗.北京: 人民卫生出版社, 2013.

[15] 柯开富.神经重症监护管理与实践.北京: 科学出版社, 2013.

[16] 李文志.危重病症的诊断与治疗.北京: 人民卫生出版社, 2013.

[17] 王天龙, 黄宇光, 李天佐, 等.危重症患者麻醉管理进阶参考.北京: 北京大学医学出版社, 2012.

[18]　王辰，席修明 . 危重症医学 . 北京：人民卫生出版社，2012.

[19]　徐发林 . 新生儿重症医学 . 郑州：郑州大学出版社，2014.

[20]　中华医学会感染病学分会肝衰竭与人工肝学组 . 肝衰竭诊治指南（2012 年版）. 实用器官移植电子杂志，2013，21（4）：210-216.

[21]　姜小鹰 . 福建省危重症护理学学科发展与趋势 . 海峡科学，2009（1）：102-109.

[22]　郭燕红 . 加强科学管理促进护理事业健康发展 . 护理管理杂志，2009，9（5）：1-2.

[23]　刘华平，巩玉秀，么莉，等 . 护士人力资源现状分析和配置标准研究 . 中国护理管理，2005，5（4）：22-25.

[24]　吴欣娟，沈宁，刘华平，等 . 我国临床护理工作范畴及岗位设置的初步研究 . 中华护理杂志，2004，3（9）：683-685.

[25]　郭燕红 . 建立专科护士制度提高护理专业技术水平 . 现代护理，2004，10（9）：785-786.